新文京開發出版股份有限公司

新世紀・新視野・新文京 — 精選教科書・考試用書・專業參考書

生命科學
Life Sciences

第 **3** 版

藥理學

Pharmacology

Third Edition

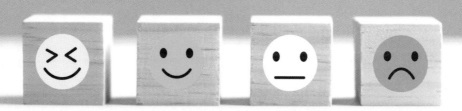

 呂安云 編著

三版序

　　藥理學是綜合基礎醫學及臨床護理的理論及應用，在醫學領域中占有非常重要的角色，是一門非常專業的應用科學。藥理學特色在於藥物種類繁多與相關作用機制及影響複雜，對於專業學習者是一大挑戰；對於醫學相關的學生及執業的醫護人員來說，其肩負民眾用藥的衛教責任，因此更需具備扎實的藥理學基礎，才能為病患用藥做安全把關。

　　為使讀者在學習時能夠一目瞭然及迅速理解，本書在編排方面，將作用機轉、用途、藥物動力學、副作用及禁忌症等皆以條列方式列出；在文字敘述方面，力求簡明扼要及深入淺出，避免艱澀及不常用的內容，並且涵蓋許多最新上市的新藥介紹。在文中也加入許多繪製之插圖及摘要表格，幫助讀者在最短時間內記憶及複習。另外，於每章節末尾附加了重點整理及自我評量，讓讀者在準備考試或自我修習方面皆俾益良多。

　　最後感謝新文京開發出版股份有限公司的支持，編輯部不辭辛勞的校對及美編精心繪製圖表，謹此致謝。而編者才疏學淺，疏漏之處尚祈各方先進及讀者不吝指教，非常感謝。

呂安云　謹識

目 錄

總目錄

CHAPTER 01　緒論及藥理學基本概念　1

CHAPTER 02　孕婦、幼兒及老人之藥物治療　35

CHAPTER 03　自主神經系統藥物　49

CHAPTER 04　中樞神經系統藥物 (I)　91

CHAPTER 05　中樞神經系統藥物 (II)　119

CHAPTER 06　中樞神經系統藥物 (III)　149

CHAPTER 07　抗發炎、抗過敏及免疫相關藥物　185

CHAPTER 08　消化系統藥物　217

CHAPTER 09　呼吸系統藥物　247

CHAPTER 10　泌尿生殖系統藥物　265

CHAPTER 11　心血管系統藥物 (I)：心臟用藥　287

CHAPTER 12　心血管系統藥物 (II)：血液用藥　333

CHAPTER 13　內分泌系統藥物　363

CHAPTER 14　抗感染藥　423

CHAPTER 15　抗腫瘤藥　507

CHAPTER 16　毒物學　553

詳細目錄

CHAPTER 01　緒論及藥理學基本概念

第一節　藥理學簡介　3

第二節　藥物動力學　4

第三節　藥物效用學　18

第四節　藥物交互作用　25

第五節　藥物探索與研發及使用規範　29

CHAPTER 02　孕婦、幼兒及老人之藥物治療

第一節　懷孕及哺乳期間之藥物使用　37

第二節　幼兒之藥物使用　42

第三節　老年人之藥物使用　43

CHAPTER 03　自主神經系統藥物

第一節　自主神經概論　51

第二節　膽鹼性致效劑　61

第三節　膽鹼性拮抗劑　68

第四節　神經節及神經肌肉阻斷劑　71

第五節　腎上腺素性致效劑　74

第六節　腎上腺素性拮抗劑　81

CHAPTER 04　中樞神經系統藥物 (I)

第一節　中樞神經系統簡介　93

第二節　帕金森氏症藥物　95

CONTENTS

第三節　阿茲海默症藥物　100

第四節　癲癇藥物　103

第五節　緩解肌肉痙攣的藥物及解痙劑　112

CHAPTER 05 中樞神經系統藥物 (II)

第一節　麻醉性鎮痛劑　121

第二節　偏頭痛藥物　131

第三節　全身麻醉劑　135

第四節　局部麻醉劑　143

CHAPTER 06 中樞神經系統藥物 (III)

第一節　抗思覺失調症藥物　151

第二節　憂鬱症及躁鬱症藥物　155

第三節　鎮靜安眠藥及焦慮解除劑　164

第四節　中樞神經興奮劑及注意力不足過動症藥物　172

第五節　藥物濫用　176

CHAPTER 07 抗發炎、抗過敏及免疫相關藥物

第一節　免疫抑制劑　187

第二節　組織胺與抗組織胺　192

第三節　非固醇類抗發炎藥　195

第四節　痛風藥物　205

第五節　類風濕性關節炎藥物　208

CHAPTER 08 消化系統藥物

第一節　消化性潰瘍藥物　219

第二節　緩瀉劑　226

第三節　止瀉劑　230

第四節　鎮吐劑　232

第五節　減肥藥　236

第六節　其他胃腸道藥物　236

CHAPTER 09 呼吸系統藥物

第一節　鎮咳劑　249

第二節　祛痰藥物　251

第三節　過敏性鼻炎藥物　252

第四節　氣喘藥物　256

CHAPTER 10 泌尿生殖系統藥物

第一節　利尿劑　267

第二節　影響子宮活動的藥物　274

第三節　男性性功能障礙及攝護腺肥大藥物　278

CHAPTER 11 心血管系統藥物 (I)：心臟用藥

第一節　降血壓藥物　289

第二節　心臟衰竭藥物　303

第三節　心律不整藥物　313

第四節　心絞痛藥物　324

CONTENTS

CHAPTER 12 心血管系統藥物 (II)：血液用藥

第一節　貧血藥物　335

第二節　凝血異常藥物　341

第三節　降血脂藥　353

CHAPTER 13 內分泌系統藥物

第一節　下視丘與腦下垂體荷爾蒙及相關
　　　　藥物　365

第二節　腎上腺皮質藥物　375

第三節　甲狀腺異常藥物　381

第四節　胰島素和口服降血糖藥　387

第五節　雌激素與影響生殖系統藥物　400

第六節　雄性素與抗雄性素藥物　410

第七節　骨骼礦物質恆定的藥物　413

CHAPTER 14 抗感染藥

第一節　抗菌劑的基本原理　425

第二節　細胞壁合成抑制劑　429

第三節　蛋白質合成抑制劑　437

第四節　葉酸拮抗劑　447

第五節　其他抗菌劑　449

第六節　抗分枝桿菌藥物　452

第七節　抗黴菌藥　457

第八節　抗病毒藥　463

第九節　抗原蟲藥　489

第十節　抗蠕蟲藥　497

第十一節　消毒劑與防腐劑　501

CHAPTER 15 抗腫瘤藥

第一節　抗腫瘤藥的基本原理　509

第二節　抗腫瘤藥　511

CHAPTER 16 毒物學

第一節　簡介　555

第二節　中毒之處理　556

參考文獻　560

索引　561

CHAPTER

01

緒論及藥理學基本概念

Introduction and Basic Principles of Pharmacology

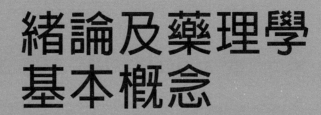

學習目標
Objectives

1. 了解藥理學的定義及藥物的命名方式。

2. 了解藥物動力學中的吸收、分布、代謝及排泄等四個過程,影響這些過程的因素及如何計算藥物在體內的藥物動力學參數。

3. 了解藥物效用學中,受體的特性、藥物與受體間的關係及訊息如何傳遞。

4. 比較效價、效力間之差異及如何計算、判斷治療指數。

5. 了解交互作用改變藥物吸收、分布、代謝及排泄的機轉及區別相加、協同及拮抗等作用間之差異。

6. 認識藥物的發展流程。

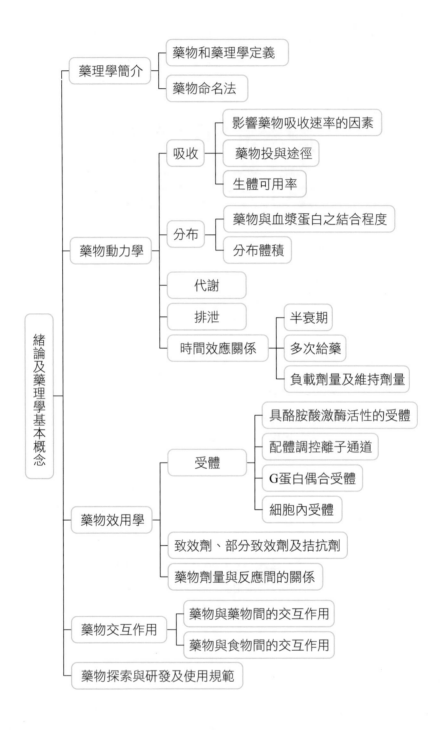

緒論及藥理學基本概念

- 藥理學簡介
  - 藥物和藥理學定義
  - 藥物命名法
- 藥物動力學
  - 吸收
    - 影響藥物吸收速率的因素
    - 藥物投與途徑
    - 生體可用率
  - 分布
    - 藥物與血漿蛋白之結合程度
    - 分布體積
  - 代謝
  - 排泄
  - 時間效應關係
    - 半衰期
    - 多次給藥
    - 負載劑量及維持劑量
- 藥物效用學
  - 受體
    - 具酪胺酸激酶活性的受體
    - 配體調控離子通道
    - G蛋白偶合受體
    - 細胞內受體
  - 致效劑、部分致效劑及拮抗劑
  - 藥物劑量與反應間的關係
- 藥物交互作用
  - 藥物與藥物間的交互作用
  - 藥物與食物間的交互作用
- 藥物探索與研發及使用規範

前言

　　藥物是用來改變或評估生理或病理狀態的物質；藥理學則是研究藥物作用與治療用途的科學。藥物治療的目的為預防、治療或是控制多種疾病，為了達到這個目標，適當的治療劑量必須準確地送達目標組織且避免中毒情形發生。另外也需了解藥物多快可以發生作用，作用時間多長及藥物的強度等。通常藥物的作用會被藥物、食物或環境物質所改變，進而造成療效降低或毒性增加，甚而影響藥物的藥物動力學性質。

　　本章節將探討藥理學相關知識、藥物動力學、藥物效用學、藥物交互作用及藥物探索、研發與使用規範。

第一節　藥理學簡介

一、藥物和藥理學的定義

　　藥物 (drugs) 是用來改變或評估生理或病理狀態的物質。藥理學 (Pharmacology) 則是研究藥物的作用與治療用途的科學。其範疇包括藥劑學 (Pharmaceutics)、藥物動力學 (Pharmacokinetics)、藥物效用學 (Pharmacodynamics)、基因藥理學 (Pharmacogenomics)、藥品經濟學 (Pharmacoeconomic)、藥物治療學 (Pharmacotherapeutic)、生藥學 (Pharmacognosy) 及毒物學 (Toxicology) 等。因此，身為醫護人員的我們，在照顧病人之前，應先了解藥物對人體如何作用，以及相關的藥學知識，如此一來才能達到藥物的治療目標，最大的效益；最小的傷害。

二、藥物命名法

　　在藥理學的領域裏，一般藥物至少有三種名字，包括化學名 (chemical name)、學名或法定名 (generic or official name) 及商品名 (brand name or trade name)（圖 1-1）。

1. 化學名：依據藥物的化學組成及原子排列來命名，因較冗長及複雜，一般較少使用。
2. 法定名：為國際所選用與認可的名字，一個藥物只有一個學名。由於教科書、法定刊物或各種藥物相關資料大部分都採用法定名，因此法定名亦等於學名 (generic name)。
3. 商品名：為藥廠研發藥物時，對於該藥上市後所給予的專屬命名，並且向政府衛生主管機關申請許可證，核准後所用的專屬名稱。商品名的特徵是英文名稱，第一個字母為大寫且藥物名稱之右上角有 ® 的符號。同一種藥物由不同的藥廠製造研發，便會有多種不同的商品名。

與藥理學最有相關的領域包括藥劑學、藥物動力學及藥物效用學。其中藥劑學為探討各種藥物劑型如何影響藥物對身體的反應；藥物動力學是身體對藥物做了什麼；主要是探討藥物在體液和組織之濃度如何隨時間與反應強度的變化。藥物效用學則是探討藥物對身體做了什麼，典型地包括藥物作用之分子機轉。

藥物若要產生良好的治療效果，則必須在作用位置（例如：作用的組織或器官）達到適當的濃度，才能表現出治療效果。另外，藥物引起反應的大小亦取決於藥物在身體的濃度及過程。這些過程可分為三種藥物活性相，包括藥劑相 (pharmaeceutical phase)、藥物動力相 (pharmacokinetic phase) 及藥物效用相 (pharmacodynamic phase)。圖 1-2 說明此三相對藥物活性的關係。

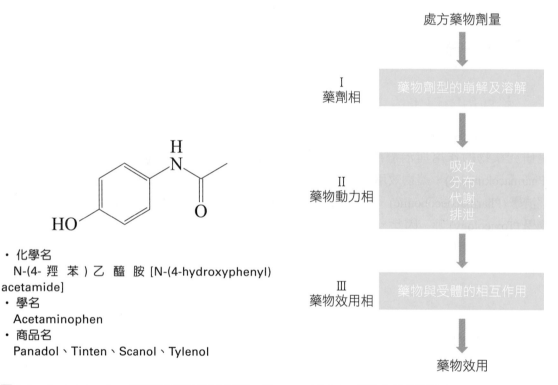

・化學名
N-(4-羥苯)乙醯胺 [N-(4-hydroxyphenyl) acetamide]
・學名
Acetaminophen
・商品名
Panadol、Tinten、Scanol、Tylenol

圖 1-1　Acetaminophen 的化學結構及其化學名、法定名及商品名。

圖 1-2　藥物作用的流程。

處方藥物劑量

I
藥劑相　　藥物劑型的崩解及溶解

II
藥物動力相　　吸收　分布　代謝　排泄

III
藥物效用相　　藥物與受體的相互作用

藥物效用

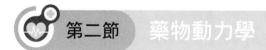

第二節　　藥物動力學

大部分的藥物要在標的器官引起生理作用或化學改變才能產生藥理作用。為了產生作用，藥物要有足夠的量到達標的器官。對局部給藥來說，藥效取決於藥物穿透皮膚的能力，然對大部分的藥物而言，則須通過各種不同的屏障才能到達標的器官。

　　藥物動力學一字是由希臘文 pharmakon（藥物）和 kinesis（運動、移動）組成，其含義是研究藥物在身體旅行的過程，主要是偵測藥物進入人體後，其血漿濃度隨著時間所產生的變化。藥物要到達作用位置需要面對很多障礙，最大的障礙則是分隔我們器官的細胞膜。口服給藥後，藥物須通過胃腸道的細胞膜及微血管的內皮細胞才能進入血液中，接下來要越過微血管細胞才能離開血液進入組織間液中。依據藥物作用的機轉，藥物也可能會進入具有膜包覆的胞器，因此，藥物要產生作用之前則需穿透各種膜及屏障。

　　當藥物嘗試穿透各種細胞膜進入標的器官時，會受限於很多的狀況。例如口服給藥時，胃酸及消化酵素會將藥物分解；肝臟的酵素及其他器官也可能將藥物轉變成無活性的分子；由於藥物本身是一個外來物，吞噬細胞也可能嘗試要將其移除或引發免疫反應，腎臟、小腸及其他器官也可能嘗試要將其移出身體外。

　　先前的例子說明了藥物動力學的過程，而這些過程我們將其分成吸收 (absorption)、分布 (distribution)、代謝 (metabolism) 及排泄 (excretion) 等四個範疇（圖 1-3），以下將對這四個過程進行探討。

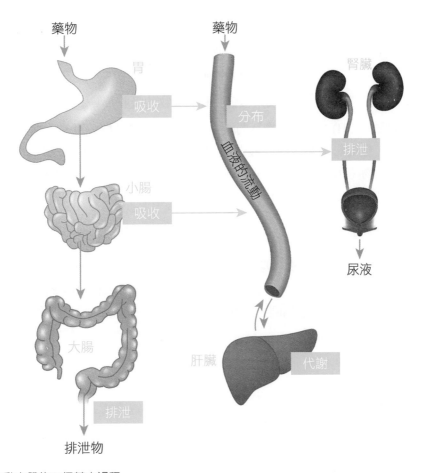

圖 1-3　藥物動力學的四個基本過程。

吸收

指藥物從投予部位進入全身血液循環的過程稱之。藥物在體內需通過細胞的細胞膜才能到達作用位置，因此通過細胞膜的難易度決定身體不同腔室對藥物吸收與分布的速率和量的大小。由於細胞膜是由脂質雙層所組成，因此小分子（例如：尿素、酒精及水）、非離子性及脂溶性的藥物則是經由被動擴散 (passive diffusion) 來穿過細胞膜。然而，也需具備某種程度的親水性，才能溶解於血液及其他體液中，以被送到它們的作用位置。

一、影響藥物吸收速率的因素

吸收過程的速率受藥物本身的化學性質及吸收位置的生理因素所影響。以下為影響藥物吸收的重要因素：

1. 溶解速率：藥物要被吸收，必須先溶解，因此可快速被溶解的藥物，有較快的起效時間。
2. 藥物特性：脂溶性藥物較水溶性藥物易通過細胞膜被吸收且分布廣。
3. 吸收表面積：吸收表面積大，藥物的吸收快，由於小腸表面富含絨毛、微絨毛，吸收表面積遠大於胃部，因此為口服藥物的主要吸收位置。
4. 吸收部位的血流量：局部血流速率大，藥物吸收快，相反的，局部血流速率小，藥物吸收慢。當熱敷時，局部血流變多，藥物會快速的被吸收而產生藥效。
5. 腸胃道的蠕動：腸胃道蠕動太快或太慢皆不利於藥物的吸收。
6. 吸收部位的酸鹼值 (pH)：許多藥物為弱酸性或弱鹼性，因此酸鹼度易改變其帶電性，影響細胞膜通透性，進而影響吸收。一般弱酸性藥物（例如：Salicylic acid）在胃中較容易被吸收；弱鹼性藥物（例如：Ephedrine）則在腸中較易被吸收，但實際上因小腸的吸收表面積大，故為藥物的主要吸收部位。

二、藥物投與途徑

藥物投與的途徑主要根據藥物本身的性質及治療目的來決定。一般主要有兩種投與途徑，一是經由腸道途徑給藥 (enteral)，另一種是非腸道途經給藥 (parenteral)。對於各種不同的給藥途徑，藥物吸收途徑的模式也不相同，因此給藥途徑對藥物的起效時間及作用的強度影響很大。表 1-1 列出常見的投與途徑。

(一) 腸道途徑給藥

⮑ 口服給藥 (Per Os; PO)

口服是最常用的給藥途徑，其吸收涉及藥物通過胃腸道上皮細胞的轉運。由於藥物特性的不同以及胃腸道環境的影響，因此藥物的吸收有非常大的不確定性。藥物從胃腸道吸收後，在進入全身循環之前會先經由肝門靜脈進入肝臟，當藥物在肝臟代謝後，到達全身循環的原

型藥物量將大為減少，此即稱為首度效應 (first-pass effect)（圖 1-4），此類藥物就要使用舌下、直腸或注射給藥來避開首度效應，例如：Lidocaine 及 Nitroglycerin。

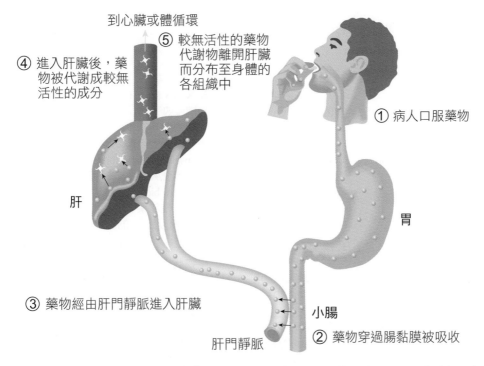

圖 1-4　藥物進行首度效應的過程。病人口服藥物後，經由胃後進入小腸被吸收，在進入全身循環之前會先經由肝門靜脈進入肝臟被代謝成較無活性的成分，之後離開肝臟而分布至身體的各組織中，此即稱為首度效應。

(二) 非腸道途徑給藥

非腸道途徑給藥主要適用在胃腸道吸收效果不佳及在胃腸道中不穩定的藥物，然通常都能準確的控制藥物到達體內的劑量。主要分成靜脈注射、肌肉注射和皮下注射三種（表 1-1）。

➲ 靜脈注射 (Intravenous; I.V.)

主要是將藥物或營養液直接注射到靜脈中。由於不會經由胃腸道吸收，因此可避免肝臟的首度效應。

➲ 肌肉注射 (Intramuscular; I.M.)

將藥物懸浮在非水的物質中，當此物質擴散至肌肉外時，藥物仍能沉澱在注射部位，慢慢溶解出，以維持在一定濃度範圍之上。藥物吸收的快慢由藥物的水溶性及注射部位的血流速度來決定。當藥物水溶性高及注射部位水流速度快皆會使藥物的吸收變快。

⊃ 皮下注射 (Subcutaneous; S.C.)

藥物動力學類似肌肉注射，藥物吸收快慢的決定因子也與肌肉注射雷同。

✚ 表 1-1　常見藥物投與途徑的特性

	名稱	生體可用率	優點	缺點	備註
腸道途徑給藥	口服給藥	5~< 100%	1. 方便、安全及經濟的給藥方法 2. 可使用活性碳捕捉已進入消化道的藥物以防止中毒	1. 起效慢、吸收不規則且難預期藥效 2. 易受胃酸及消化酶破壞的藥物，避免口服給藥，例如 Insulin 及 Penicillin G 3. 首度效應大，故生體可用率小 (low bioavailability) 4. 具刺激性的藥物，可能會引起噁心及嘔吐的副作用	常用製劑包括錠劑 (tablets)、膠囊劑 (capsules) 及散劑 (powders)，其中錠劑又分成咀嚼錠、發泡錠、膜衣錠、腸溶錠、持續釋放錠、糖衣錠及舌下錠等
非腸道途徑給藥	靜脈注射	100%	1. 藥物直接進入血液循環，作用快速，常作為急救使用 2. 可預期血中藥物濃度 3. 可允許使用大量體積或刺激性的藥物	1. 反應快速，危險性大 2. 藥物必須是水溶性，因此不適用於不溶性的懸浮液或油性製劑 3. 不能含有細菌或熱原 4. 對高血壓及心臟衰竭病人易有水分過多的情形	
	肌肉注射	75~≤ 100%	適用於中等容積藥物及油溶性或懸浮性製劑	注射部位會有刺激及疼痛感	
	皮下注射	75~≤ 100%	適用於小容積、緩慢吸收或對局部組織無刺激性的藥物，如 Insulin 及疫苗等	1. 注射部位會有刺激及疼痛感 2. 不適合用於大量體積的藥物	

註：

1. 腸衣錠 (enteric-coated preparations)：在藥品外圍包覆一層腸衣，此腸衣只會在鹼性環境中崩解，因此可用來保護藥品，讓藥品能完整通過胃後，到達小腸才被釋放。此舉不僅能避免被胃酸破壞、降低對胃的刺激性，也能增加藥品的活性。如：刺激性瀉劑 -Bisacodyl (Dulcolax®)。服用此類藥品時，儘量不要搭配胃藥，以免提高胃中酸鹼值，而讓藥品提早在胃中溶離，且不可磨碎，以免因劑型破壞而影響藥效。

2. 持續釋放錠 (sustained-release preparations)：為經特殊劑型設計，主要將藥物設計成一個可以長時間穩定釋放有效成分的裝置，因此可延長藥效，減少服藥次數，並使藥物血中濃度維持在一恆定狀態。通常價格昂貴，服用時需整粒吞服不可磨粉或壓碎。

3. 糖衣錠 (sugar-coated tablets)：藥品由一層高度光澤的糖衣所包覆，可掩飾藥品苦味及增加安定性。由於外表的糖衣易吸濕及怕熱，因此須儲存於乾燥陰涼環境中，以免變質。

4. 膜衣錠 (film coated tablets)：藥品由一層膜衣所包覆，可提高藥品安定性並防潮，有利於保存。

5. 舌下錠 (sublingual tablets)：不需經由消化道吸收，因此成分不容易被破壞。主要藉由舌下豐富微血管，幫助藥品吸收，以達快速作用的效果。然缺點為適用於高脂溶性及需使用小劑量的藥物，且對口腔黏膜會有刺激性。服用時不可磨碎或吞服，常見藥物為－硝化甘油 (Nitroglycerin; NTG)。

(三) 其他投藥途徑

⮑ 局部給藥 (Topical)

皮膚和黏膜為常用的給藥方法，可充分發揮局部治療的作用，並減少藥物對其他部位的影響及全身的毒性作用。必要時可能須使用無菌手套以防止交叉感染。常用的製劑包括軟膏 (ointment)、糊劑 (paste)、眼藥水 (eye drops)、滴鼻劑 (nasal drops)、肛栓 (anal suppository) 及陰道栓劑 (vaginal suppository) 等。

⮑ 經皮吸收給藥 (Transdermal)

在皮膚表面給藥，藥物以恆定速率通過皮膚，進入血液循環產生全身或局部的作用。優點為避開肝臟首度效應、可維持有效血中濃度，降低副作用及給藥次數，延長作用時間。缺點為當運動或發燒導致體溫上升時，則會增加藥物的吸收，且易有紅疹及搔癢的副作用。例如：Scopolamine、尼古丁及Nitroglycerin貼片。

⮑ 吸入給藥 (Inhalational)

適用於氣體或揮發性液態藥物，可通過肺泡迅速吸收來發揮藥效。缺點為藥效持續時間較短及需對病人做用藥指導。例如：氣喘用藥或吸入性全身麻醉劑。

⮑ 直腸給藥 (Rectal)

乃經由局部靜脈直接吸收進入血液循環，故血中濃度高，由於吸收快速，常作為無法口服給藥時的替代方式。適用於昏迷、不能施予口服給藥的病人及幼兒，然缺點為吸收不規則且難預期藥效。

三、生體可用率 (Bioavailability; F)

生體可用率是指藥物經由任何途徑給藥進入全身血液循環的原型藥，占原投與量之百分比。舉例來說，若口服 100 毫克的藥物，後來有 80 毫克的原型藥被吸收，則生體可用率為 80%。通常生體可用率大，代表越多藥物能在體內產生藥效，吸收越完全。例如：靜脈注射的生體可用率幾乎達 100%。如兩藥品在相同條件下，其生體可用率和吸收程度相似，則稱之為二藥品具生體相等性 (Bioequivalence; BE)。

⮑ 影響生體可用率的因素

1. 肝臟的首度效應

口服給藥之藥物經消化道吸收，經肝門靜脈進入肝臟後，部分藥物會被肝臟代謝分解失去活性，造成藥物首度效應，減少可作用之藥物量。典型的例子為 Propranolol、Lidocaine 及 Nitroglycerin。

2. 藥物的物理型態

藥物本身的脂溶性、分子大小、錠劑崩解速率及劑型添加物等皆會影響**藥物的溶解度，進而影響藥物的吸收。**

3. 藥物在胃腸道之安定性

　　胃酸或消化酵素的破壞、其他藥物或食物存在及胃排空時間都會影響藥物的安定性。

4. 病人的生理因素

　　年齡、性別、懷孕、體重及體表面積等。

分布

　　藥物離開血流進入身體各組織的過程稱之。一般來說，組織灌流的血流量、體內特殊的生理屏障及藥物與血漿蛋白之結合程度皆會影響藥物的分布。

一、組織灌流的血流量

　　血液流動的速率決定藥物每分鐘運送到器官和組織的最大量。當血液灌流良好的組織或區域（例如：心臟、肝臟及腦部）能獲得大量的藥物；相反的，血液灌流較差的組織或區域（例如：肌肉、皮膚或脂肪），則藥物分布較少。

二、體內特殊的生理屏障

　　對大部分的藥物來說，可自由穿透微血管壁的孔洞而離開血管，然而在分布的過程中，身體有兩個主要的障礙，分別是血腦障壁 (blood-brain barrier; BBB) 及胎盤，是許多藥物不易進入的區域，因此要通過此兩大障礙則須脂溶性高或有運輸蛋白的幫忙，因此限制了藥物的使用。但同時，許多化合物對中樞神經系統或胎盤有潛在性傷害時，此兩大障礙反而可當做一個安全的緩衝物。

三、藥物與血漿蛋白之結合程度

　　藥物可與身體內的各種蛋白質進行可逆的結合，其中最重要且量最多的蛋白質為與酸性藥物（例如：非固醇類抗發炎藥、磺胺類藥物）結合的白蛋白 (albumin)（圖 1-5）。白蛋白由於分子量大，藥物與之結合後（結合型藥物），無法分布到作用位置，因此無法產生藥效，然也不易被代謝或排泄，因此作用時間長。當藥物與蛋白質分開，形成游離態藥物後（游離型藥物），即可產生藥效，但作用時間較短。

　　藥物與血漿蛋白結合後，除了可延長藥物的作用時間外，通常較不穩定，且易與其他藥物產生交互作用 (drug-drug interaction)（表 1-2）。例如：當一個病人服用 A 藥，其游離態藥物約為 10%，如再同時服用其他高蛋白的結合藥物時，則易因蛋白取代作用，導致游離態濃度增加；如服用 B 藥，其游離態藥物約為 50%，如再同時服用其他高蛋白結合藥物時，則也因為蛋白取代作用，導致游離態濃度增加，兩者雖然都因為蛋白取代作用導致游離態濃度增加，但 A 藥增加的百分比顯然更多，因此與蛋白結合高的藥物除了較不穩定外，也易產生交互作用。

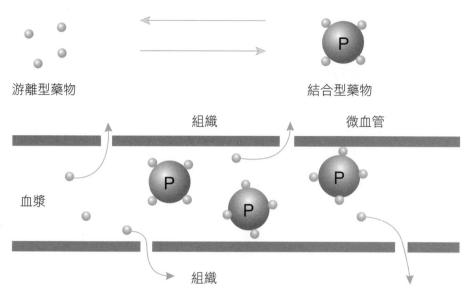

游離型藥物　　　　　　　　　　　　　　結合型藥物

組織　　　　　　　　微血管

血漿

組織

圖 1-5　藥物與蛋白質結合的情形。當藥物與蛋白質結合後，分子較大，因此較不易通過微血管壁的孔洞。

✚ 表 1-2　比較兩個藥物與血漿蛋白結合後被其他藥物取代的情形

	被取代前	被取代後	游離型藥物增加的百分比
藥物 A			
結合型藥物的百分比	90	80	+100
游離型藥物的百分比	10	20	
藥物 B			
結合型藥物的百分比	50	40	+10
游離型藥物的百分比	50	60	

四、分布體積 (Volume of Distribution; Vd)

　　分布體積是一種假設性藥物散播進入液體的體積。雖然藥物分子分布在體內的確實體積不能被計算出。然而，明顯的分布體積的求得，在臨床上是具有某些用途的。它的計算是由投藥劑量 (dose; D)，以及產生的血漿濃度 (plasma concentration; C) 來決定（即 Vd=D/C）。Vd 可作為藥物是否可以與血漿中蛋白或組織結合部位結合，或分布在血漿或細胞外空間的一個指標（表 1-3）。

$$Vd（分布體積）= \frac{D（投藥劑量）}{C（藥物的血漿濃度）}$$

【範例 1】

一個劑量 30 mg 的藥物投予時，血漿中的藥物濃度為 2 mg/L，此時分布體積為多少？

$$Vd = \frac{D}{C} = \frac{30mg}{2mg/L} = 15L$$

　　另外，由分布體積也可計算出藥品達到最初標的血漿濃度所需的負載劑量 (loading dose)。負載劑量 = 藥物的血漿濃度 × 分布體積。

【範例 2】

某藥品之血漿濃度 100 μg/mL，分布體積 (Vd) 為 10 L，則應服用之負載劑量為多少？

負載劑量 = 100 μg/mL × 10 L (1 L = 1000 mL，10L=10,000mL)
　　　　 = 100 μg/mL × 10,000 mL = 1,000,000 μg = 1,000 mg=1 g

✚ 表 1-3　藥物特性與分布體積的大小

	分子量大或與血漿蛋白結合高的藥物	低分子量且親水性的藥物	低分子量且親脂性的藥物
分布體積	小	中	大
分布部位	血漿	血漿與組織間液	血漿、組織間液與細胞內液
半衰期	短	中	長
作用期	短	中	長

🍬 代謝

　　藥物代謝涉及酵素的作用來將藥物的化學結構做改變。當藥物被代謝時，一般是將脂溶性的化合物轉換成較具水溶性的物質，以便被腎臟排出。除此之外，仍可讓藥物不活化、增加藥物的治療效果（例如：Codeine 轉變成鎮痛效果較佳的 Morphine）、促使前驅物活化（例如：無活性的 Levodopa 轉變成具抗帕金森氏症的 Dopamine）及增加或降低藥物的毒性。

　　大部分的藥物主要在肝臟代謝，是由微粒體酶（又稱細胞色素 p-450 氧化酶系統）所催化。在人類肝臟中以處理外源的化學物質之去毒性有關的 p-450 主要分成 CYP1、CYP2 及 CYP3 三大類，每一大類皆具有不同受質之專一性，也因酵素系統之多樣性而能提供身體代謝大量不同藥物的能力。CYP3A4（最主要）、CYP2D6、CYP2C9、CYP1A2 和 CYP2B6 於代謝過程中扮演重要的角色。其中 CYP3A4 代謝的藥物約占所有藥物之 50%；CYP2D6 約占 20%；CYP2C9 和 CYP 2C19 共約占 15%。

藥物代謝牽涉到第一相 (Phase I) 與第二相 (Phase II) 二種代謝過程。**第一相反應須細胞色素 (cytochrome) p-450 酵素系統參與來進行氧化、還原及水解反應**，產物通常不具活性，但有時仍會比原型藥更具毒性或致癌性；**第二相反應則牽涉到結合反應**，正常時是形成沒有活性的化合物（圖 1-6）。**然而並非所有藥物都先進行第一相後，再進行第二相反應**（表 1-4）。

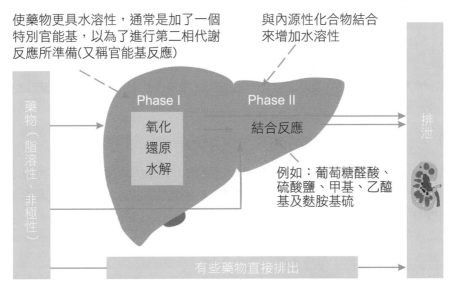

圖 1-6　藥物代謝的過程。藥物代謝牽涉到第一相與第二相兩種代謝過程。第一相反應的產物通常不具活性，但有時仍會比原型藥物更具毒性或致癌性；第二相反應則牽涉到結合反應，正常時是形成沒有活性的化合物。然而**並非所有藥物都先進行第一相後，再進行第二相反應**。

✚ 表 1-4　藥物的代謝反應

分期	代謝的種類	作用機轉	備註
第一相 (phase I)	**氧化** (oxidation)、**還原** (reduction) 及**水解** (hydrolysis)	化學反應	通常會將藥物轉變成更具極性（水溶性）的分子，而易於由腎臟排出。一般來說藥理作用也會減弱
第二相 (phase II)	**結合反應** (conjugation)，包括葡萄醣醛酸化 (glucuronidation)、硫酸化 (sulfation)、甘胺酸化 (glycination)、甲基化 (methylation) 及乙醯化 (acetylation)	與其他物質結合，例如：葡萄醣醛酸 (glucuronic acid)、甘胺酸 (glycine) 及硫酸鹽 (sulfate) 等	代謝物水溶性更高，通常較無毒性且活性減弱

　　很多因素包括基因、疾病、年齡以及併服的藥物皆會改變肝臟的代謝功能。當藥物誘導肝臟代謝酵素，則稱此藥物為酵素誘導劑 (enzyme inducers)，此過程會使藥物的血中濃度下降；相反的，當藥物抑制肝臟代謝酵素，則稱此藥物為酵素抑制劑 (enzyme inhibitors)，一般則會使藥物的血中濃度上升（表 1-5）。

+ 表 1-5 酵素誘導劑及抑制劑的作用

	細胞色素 P-450 誘導劑	細胞色素 P-450 抑制劑
食物或藥物	**Phenytoin**、**Phenobarbital**、Rifampin、菸及酒	**Cimetidine**、葡萄柚汁、Erythromycin 及 Ketoconazole
交互作用	**加速藥物代謝，減少藥物之血中濃度**	**抑制藥物代謝，增加藥物之血中濃度**
例子	Rifampin-Warfarin 併用：Rifampin 會誘導肝微粒體酶，加速 Warfarin 代謝，因而降低 Warfarin 之抗凝血作用	葡萄柚汁-Warfarin 併用：葡萄柚汁會抑制肝微粒體酶，減少 Warfarin 代謝，因而增強 Warfarin 之抗凝血作用

註：當有心血管疾病、腎功能不全、飢餓及阻塞性黃疸者皆會導致代謝減少，藥物的血中濃度上升。

排泄

　　將藥物移出體外的方式有很多種，其中最重要的方式是由腎臟排出。其他則包括由肺、乳汁或膽汁等管道排出體外。由膽汁排出的藥物會再從胃腸道再吸收進入全身循環，促使藥物的作用時間延長，此過程稱為腸肝循環 (enterohepatic circulation)（圖 1-7）。

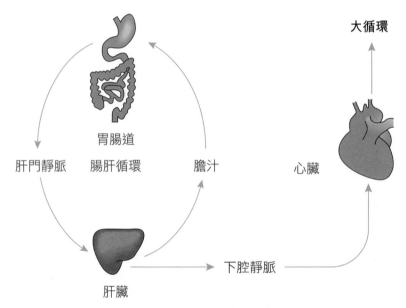

圖 1-7　藥物經由胃腸道吸收及進行腸肝循環的過程。藥物經由胃腸道吸收後，會先透過肝門靜脈進入肝臟後，才會進入心臟及全身血液循環。另外，有少數進行腸肝循環的藥物，由肝臟排泄，隨膽汁進入腸道再吸收後，重新經肝臟進入全身循環，將使得藥物作用時間較一般長。

　　腎臟對藥物之排泄步驟依序為腎絲球過濾作用 (glomerular filtration)、腎小管主動分泌 (tubular secretion) 及腎小管被動再吸收 (tubular reabsorption)（表 1-6）。當藥物經肝臟代謝後，水溶性增加，容易由腎臟排出，如脂溶性仍高，則容易穿過細胞膜而再吸收回體內。因此，改變尿液酸鹼值可增加管腔內藥物離子化的型態，降低藥物擴散回全身的循環量及增加無用藥物

的廓清率（表1-7）。其他影響藥物排出的因素包括年齡（嬰兒的腎臟未發育完全，排出的藥物量減少，因此給藥時應考慮）及腎小管主動分泌的競爭等。

➕ 表 1-6　腎臟對藥物之排泄過程

步驟	移動方向	移動的藥物種類	備註
腎絲球過濾作用	腎小球→鮑氏囊	**小分子藥物（血球和大分子的血漿蛋白除外）**	菊糖 (inulin) 及肌酸酐 (creatinine) 與血漿蛋白結合少及不進行腎小管分泌或再吸收，因此可用來檢測病人之腎絲球過濾之能力
腎小管主動分泌	腎小管管壁細胞→腎小管管腔	弱酸或弱鹼性藥物	1. 發生在近曲小管 2. 加速 K^+、H^+ 及藥物等物質的排出，用於維持體液 pH 值的恆定
腎小管被動再吸收	腎小管管腔→腎小管管壁細胞	水溶性及離子性藥物	1. 發生在遠曲小管 2. 維持體內重要物質的恆定

➕ 表 1-7　尿液酸鹼值對藥物排泄的影響

	酸性藥物	鹼性藥物
酸化尿液（NH_4Cl；氯化銨）	藥物不帶電荷，易再吸收，不易由腎臟排除	藥物帶電荷，不易再吸收，易由腎臟排除。例如：Amphetamine 及 Quinine 中毒時，可使用氯化銨酸化尿液，加速藥物排出（此屬於藥物動力學拮抗）
鹼化尿液（$NaHCO_3$；碳酸氫鈉）	**藥物帶電荷，不易再吸收，易由腎臟排除。例如：Salicylate 及 Aspirin 中毒時，可使用碳酸氫鈉鹼化尿液，加速藥物排出**	藥物不帶電荷，易再吸收，不易由腎臟排除

🍬 時間效應關係

　　藥物的吸收、分布、代謝及排泄等過程的血漿濃度變化與時間的關係可以圖1-8表示。在圖中，製劑經過吞服、溶解、待胃排空後在小腸吸收，最初血漿中並無藥物的存在，當吸收時藥物的血漿濃度會迅速增加，約2小時後達到 6 mcg/mL 的最小有效濃度，而後慢慢上升進入 6 ~12 mcg/mL 的治療範圍中，而後達到最高濃度。藥物因進行代謝及排泄，血漿濃度會慢慢下降，只要濃度仍高於最小有效濃度，仍然是有作用的。當藥物達到最高濃度時則會產生副作用 (adverse effects)。

　　這些數值在臨床上具有重要的意義。當病人因嚴重的偏頭痛而服用半顆的 Aspirin 錠劑，此時血漿濃度在最小有效濃度之下，因此並無法緩解偏頭痛。當服用 2 或 3 顆時，藥物血漿濃度會進入治療範圍中，疼痛因而緩解。當服用 6 顆以上，則會產生胃出血及耳鳴的副作用。對護理人員來說，非常重要的目標即是將藥物濃度維持在治療範圍中。

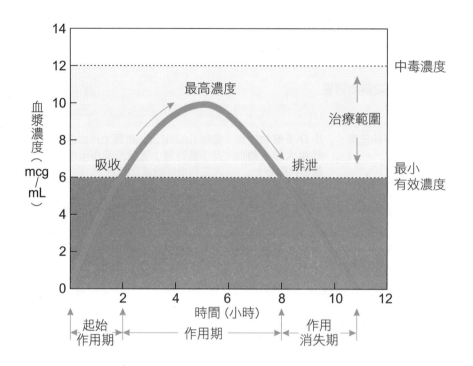

圖 1-8　血漿內藥物濃度的變化。起始作用期 (onset of action)：指血漿藥物濃度達到最小有效濃度所需的時間；作用期 (duration of action)：指藥物從開始作用到作用消失的時間；作用期內有一最高的血漿濃度，相對應時間即為作用最大期，然需注意最高的血漿濃度不可超出中毒濃度；作用消失期 (termination of action)：指藥物若超過作用期不給藥，則血漿藥物濃度降到最小有效濃度以下而失去藥效的時間。中毒濃度與最小有效濃度之間的藥物血漿濃度則稱為治療範圍 (therapeutic range)。

(一) 半衰期 (Half-life; $t_{1/2}$)

　　如圖 1-8，當藥物濃度維持在治療範圍中即是藥物的作用期，藥物的作用期大約 6 小時。最常用來描述藥物作用期的是半衰期，為藥物血漿濃度減為原來一半所需的時間，可用來判斷藥物血漿濃度下降速度的指標。某些藥物半衰期只有幾分鐘，然而有些藥物則可能需要幾小時或幾天，例如抗心律不整藥 Amiodarone (Cordarone®) 其半衰期約為 40~55 天。到底半衰期是長好還是短好呢？這可能要視病人的狀況及治療目標而定。當藥物的半衰期短，則適合用在較短的治療過程中。例如牙齒治療過程中需使用 15~20 分鐘的局部麻醉劑，Procaine 的半衰期為 8 小時就已經綽綽有餘了，此時如果給予一個更長半衰期的藥物則會產生副作用。

　　通常短效的藥物可以快速排出，副作用相對較少，然具長時間的藥物則可使用在心臟衰竭、高血壓或預防偏頭痛、癲癇及懷孕等狀況。

　　根據經驗，當停止給藥後，藥物經過四個半衰期，約 94% 的藥物從身體排出，就某藥半衰期 8 分鐘來說，其排出時間大約 32 分鐘，雖然仍有少部分的藥物停留在體內，然其量少到並無法產生作用或毒性反應。Felodipine 的半衰期為 10 小時，經過 40 小時後，約 94% 的藥物幾乎都排出體外，然而這樣的規則並不適用在肝、腎功能損傷的病人。當某種因素使得半衰期改變時，就須調整藥物劑量，因此預測藥物在病人體內是否有較長或較短的半衰期是很

重要的。當有心臟衰竭、腎臟疾病或肝硬化時，通常會增加藥物的半衰期，相對排泄時間也較長；當肝臟血流增加、與蛋白質結合降低或代謝增加時皆會減少藥物的半衰期，則排泄的時間也相對較短。

半衰期較短的藥物，必須每隔 3~4 小時給藥 1 次；半衰期較長的藥物則需減少給藥頻率或降低藥物劑量。另外半衰期也決定在多次給藥或當劑量改變後達到穩定狀態所需之時間及當終止服藥後藥物從身體排出所需的時間。

(二) 多次給藥

在多次給藥時，藥物以固定速率給予，如給予的藥物與排出的藥物相等時，則藥物的血漿濃度會漸漸地升高然後達到高原狀態（圖 1-9）。圖中藥物的半衰期為 1 天，每天給予 2 mg，當第一天給予 2 mg 後，血中濃度由 0 mg 增加至 2 mg，經過第一個半衰期（或一天），身體儲存的藥物量將降至 50% －即從 2 mg 降至 1 mg，當第二天再給予 2 mg 後，血中濃度將由 1 mg 增加至 3 mg，再經過一個半衰期（或一天），身體儲存的藥物量從 3 mg 降至 1.5 mg，當第三天再給予 2 mg 後，血中濃度將由 1.5 mg 增加至 3.5 mg，再經過一個半衰期（或一天），身體儲存的藥物量從 3.5 mg 降至 1.75 mg，第四天血中藥物濃度將達到 1.9 mg，第五天再給予 2 mg，則血中濃度將達到 3.9 mg，之後到達 4 mg 時，剛好每天給予的量等於排出的量，即達到先前所說的高原狀態。一般而言，約經過 4 個半衰期後可達到穩定狀態的血中濃度，如果終止服藥，大部分的藥物經過 4 個半衰期後將從身體排出。

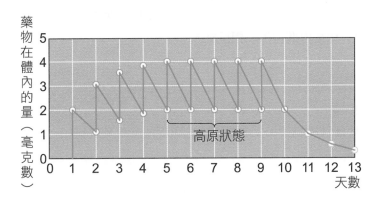

圖 1-9　藥物於血漿中達到穩定狀態的速率

(三) 負載劑量及維持劑量

如果所有的多次劑量大小一樣，則稱為維持劑量 (maintenance doses)。如果需要一更迅速的起始作用時間，則可在維持劑量之前以一次較大劑量來達成，此劑量即稱為負載劑量 (loading doses)。單一負載劑量常用於連續輸注前或不連續多次用藥前。一般可經由分布體積乘以穩定狀態的血漿濃度而得到負載劑量的值（負載劑量＝穩定狀態血中濃度 × 分布體積）。然對於治療指數狹窄的藥物來說，如病人分布體積不確定，將導致負載劑量的計算更困難，而導致藥物超過高原濃度而引起中毒。

重點回顧

1. 吸收：
   (1) 藥物從投予部位進入全身血液循環的過程。
   (2) **小分子、非離子性及脂溶性**的藥物易經由**被動擴散**運送來穿過細胞膜。
   (3) **生體可用率是指藥物經由任何途徑給藥進入全身血液循環的原型藥，占原投與量之百分比稱之。**
   (4) 影響生體可用率的因素：肝臟的首度效應、藥物的物理型態、藥物在胃腸道之安定性及病人的生理因素。

2. 分布：
   (1) 當藥物與血漿蛋白結合後，除了可延長藥物的作用時間外，通常較不穩定，而易與其他藥物產生交互作用。
   (2) **Vd（分布體積）** $= \dfrac{D（投藥劑量）}{C（藥物的血漿濃度）}$

3. 代謝：
   (1) 藥物被代謝時，一般是將脂溶性的化合物轉換成較具水溶性的物質，以便被腎臟排出。
   (2) 藥物代謝率涉兩種過程：第一相與第二相。
   - 第一相：包括進行氧化、還原及水解反應，產物通常不具活性，但仍會比原型藥更具毒性或致癌性，一般需**細胞色素 p-450 氧化酶系統**催化。
   - 第二相：主要進行接合反應，正常時是形成沒有活性的化合物。然而並非所有藥物都先進行第一相後再進行第二相反應。

4. 排泄：
   (1) 由膽汁排出的藥物會再從胃腸道再吸收進入全身循環，促使藥物的作用時間延長，此過程稱為腸肝循環。
   (2) 酸化尿液可促使鹼性藥物排出；鹼化尿液則可促使酸性藥物排出。

第三節　藥物效用學

　　藥物效用學 (Pharmacodynamics) 是由字根 pharmaco（藥物）與 dynamic（改變）組成。簡單地說，就是藥物對身體做了什麼，即探討藥物如何使身體改變，典型的為藥物作用之分子機轉。一般來說，藥物要先與受體 (receptor)、離子通道 (ion channel)、酵素 (enzyme) 及載體分子 (carrier) 等分子標的物結合才能產生作用。不管是何種標的物，都會形成一複合物，最常見的分子標的物則是受體。

　　大部分的藥物對結合部位有高度的專一性，而每一個細胞具有特別之特性，可讓它去辨識。因此當藥物出現後，藥物受體或標的物必須經過構型變化，與之結合並活化受體而導致藥理反應。由於蛋白質的構造容易進行折疊與互補至藥物分子，因此大部分的受體都是蛋白質構造。藥物分子與蛋白質標的之交互作用是經由共價鍵 (covalent bond)、離子鍵 (ionic bond)、氫鍵 (hydrogen bond) 及凡得瓦力 (van der Waals) 等不同之化學鍵結，鍵結力量由強而弱依序為共價鍵＞離子鍵＞氫鍵＞凡得瓦力。其中除了共價鍵需要相當之能量才能斷裂，為不可逆外，其餘皆為可逆的。

一、受體

　　指可與藥物結合並產生作用的大分子，其特性為：

1. 蛋白質構造。
2. 與藥物結合為可逆且具有立體選擇性。
3. 數目有限，因此有飽和作用。
4. 藥物可促進、減弱或阻斷訊息的產生或傳遞。
5. 可被向上調節 (upregulated) 或向下調節 (downregulated)。

　　我們身體有許多不同的受體，依存在位置分成：

1. 細胞膜受體：位於細胞膜上，如膽鹼性、腎上腺素性及胰島素受體等。
2. 細胞質受體：位於細胞質內，如性激素及腎上腺皮質激素受體等。
3. 細胞核受體：位於細胞核內，如甲狀腺素受體。

　　另外根據受體的結構、訊息傳遞過程及受體位置等特點將受體分為四大類（表 1-8）：

1. 具酪胺酸激酶活性的受體 (tyrosine kinase-linked receptors)。
2. 配體調控離子通道 (ligand-gated ion channel)。
3. G 蛋白偶合受體 (G protein-coupled receptors system)。
4. 細胞內 受體 (intracellular receptors)。

藥理 小常識

1. 向上調節：指受體長期反覆與拮抗劑接觸，產生的受體數目增加或對藥物的敏感性升高。如長期使用 Propranolol 等藥物，停藥後會出現甲狀腺機能亢進。
2. 向下調節：指長期使用一種致效劑之後，組織或細胞對致效劑的敏感度和反應性下降。尤其是 G 蛋白偶合的受體，例如：Isoproterenol 治療氣喘所產生的耐受性。

✚ 表 1-8　受體的四種型式

受體種類	配體調控離子通道	G 蛋白偶合受體	具酪胺酸激酶活性的受體	細胞內受體
位置	細胞膜	細胞膜	細胞膜	**細胞內（作用緩慢）**
偶合	直接	G 蛋白	直接	透過 DNA
例子	菸鹼性、GABA$_A$ 及麩胺酸受體	1. 以 cAMP 作為二級傳訊者：β、α$_2$、M$_2$ 及 DA 受體 2. 以 IP$_3$、DAG 作為二級傳訊者：α$_1$、H$_1$、M$_1$ 及 M$_3$ 受體 3. 以 cGMP 作為二級傳訊者：腸道黏膜及血管平滑肌	胰島素、生長因子及細胞激素等受體	1. 細胞質：**固醇類荷爾蒙**(例如 progesterone、estrogen、testosterone) 及醣皮質素 (glucocorticoids) 受體 2. 細胞核：甲狀腺素荷爾蒙受體
圖例				
說明	當配體與受體結合後，會使離子通道打開，引發去極化或過極化反應，而後產生細胞作用	當配體與受體結合後會產生二級傳訊者，進而將訊息傳至細胞內部而引發生理、生化反應	當配體結合至受體，會使得受體被活化而後引發配體－受體磷酸化，進而產生細胞作用	配體須進入細胞質內與受體結合後才會引發生理作用

＊○：配體；R：受體；E：酵素。

藥理 小常識

1. 儲備受體 (spare receptor)

   即剩餘、未被占領的受體,指藥物產生最大作用不需要占據全部的受體。

2. 突觸前受體 (presynaptic receptor)

   又稱自體受體 (autoreceptor),主要以負迴饋機轉來抑制突觸神經傳遞物質的釋放,例如:α_2、$5HT_{1A}$ 等受體。當腎上腺素性神經突觸的 NE 分泌過多時,突觸前的 α_2 受體會被興奮而抑制 NE 釋放;反之,若 NE 分泌過少時,則會抑制突觸前受體而增加 NE 釋放。

二、致效劑、部分致效劑及拮抗劑

藥物分子占據一個受體時不一定會引起受體的活化。結合與活化代表藥物經由受體調控而產生反應的兩個重要步驟。藥物與受體結合的傾向是由親和力 (affinity) 決定,然而當結合後,藥物活化受體的傾向則表示為效力 (efficacy)。因此高親和力的藥物,藥效強;低親和力的藥物則需較高濃度來與受體結合,因此藥效較弱。效力即是內在活性 (intrinsic activity),如藥物可以促使受體強烈活化,即代表內在活性高,相反則表示內在活性低。藥物依其與受體結合的傾向及產生的效力分為致效劑 (agonists)、拮抗劑 (antagonists) 及部分致效劑 (partial agonists)(圖 1-10)。

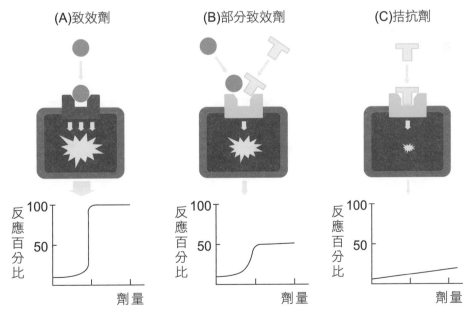

圖 1-10 致效劑、部分致效劑及拮抗劑產生最大作用之比較。(A) 致效劑與受體結合後,可產生最大的細胞反應;(B) 部分致效劑與受體結合後,無法達到最大的細胞反應;(C) 拮抗劑與受體結合後,無法產生任何細胞反應。

(一) 致效劑

　　與受體有親和力，結合後隨著濃度的增加，作用漸漸增加，可產生最大的細胞反應。例如：Phenylephrine 是 α_1 致效劑，可產生與內生性配體正腎上腺素 (norepinephrine) 的作用一樣，與血管平滑肌細胞膜上的 α_1 受體結合時，可使小動脈收縮，血管阻力增加，造成血壓上升。

(二) 部分致效劑

　　與受體有親和力，結合後隨著濃度的增加，作用漸漸增加，但無法達到最大的細胞反應。同時兼具致效劑及拮抗劑的特性，於相同劑量時產生小於致效劑的效應，但於高濃度下會競爭性拮抗致效劑，而導致拮抗效應。例如：Tolazoline 阻斷 α 受體時會產生降壓作用，然也可興奮 α 受體產生豎毛和散瞳作用。

(三) 拮抗劑

　　可與受體結合（具有親和力），但結合後無法產生任何細胞反應（效力或內在活性）。

三、藥物劑量與反應間的關係

　　藥物產生最大效應與受體數量多寡有關，當藥物濃度增加，與受體結合的比例增加，引發細胞反應也較大。描述藥物濃度與反應間的關係曲線稱為劑量－反應曲線 (dose-response curve)（圖 1-11）。

　　與劑量反應曲線相關的兩大特性為最大效力 (maximal efficacy) 及效價 (potency)，詳述於表 1-9。

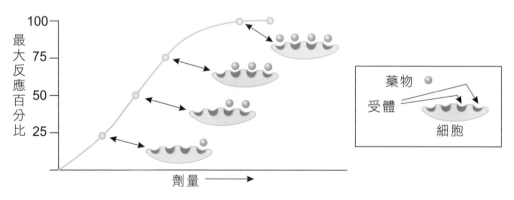

圖 1-11　藥物劑量與反應間的關係曲線。藥物與受體結合後激發生理反應，反應的強度也與藥物的數量成正比。

✚ 表 1-9　最大效力與效價之定義

名詞	定義
最大效力（內在活性）	藥物作用於受體所能產生的最大反應。當藥效反應越大者，藥物的最大效力越大，治療效果越佳。於劑量反應曲線中最高點即代表內在活性大（圖 1-12）
效價（藥效強度）	比較藥物產生相同藥效時所需要的劑量，劑量越小者，效價高，藥效強度大（圖 1-13）

　　一般最大反應或是效力比藥物效價更為重要，一個藥物具有較大的藥效比具有較大效價更具有治療優勢。圖 1-14 顯示不同藥物效價與藥效的反應。但最大效力及效價之間並沒有直接相關性，由圖顯示，B 的效價較 A 來的小，但它們的最大效力是一樣的。

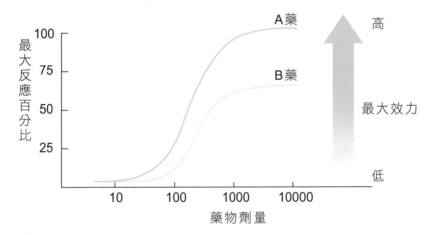

圖 1-12　比較 A 藥和 B 藥之最大效力（圖中最高點即是）。由圖中顯示，B 藥的最高點比 A 藥來的低，表示不管給多少劑量的 B 藥皆無法比 A 藥的效果來的好。

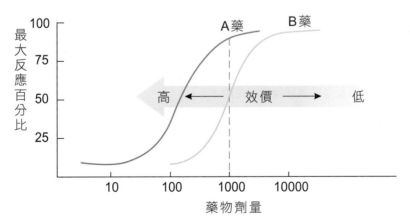

圖 1-13　比較 A 藥及 B 藥之效價。由圖中顯示，A 藥所使用的劑量遠比 B 藥來的少，即表示 A 藥的效價比 B 藥效價高，藥效強。

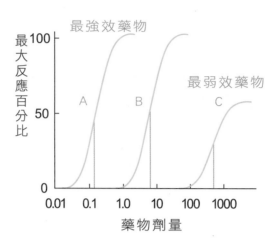

圖 1-14　藥物劑量與反應間的關係曲線，顯示不同藥物在效價及效能的差異。圖中效力大小為 A=B>C；效價大小為 A>B>C。

　　另一重要的藥物劑量－反應曲線的特徵為**評估藥物安全性的治療指數** (therapeutic index; T.I.)，主要為藥物產生毒性的劑量與臨床上產生有效劑量的比值。表 1-10 描述此兩個名詞的定義。圖 1-15 比較二個藥物間治療指數的大小。

(A) 治療指數大的藥物劑量反應曲線

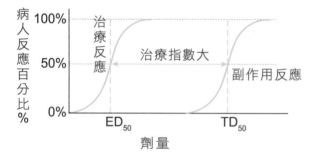

(B) 治療指數小的藥物劑量反應曲線

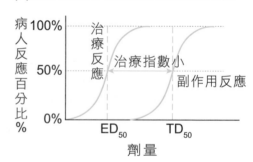

圖 1-15　藥物的治療指數。(A) 治療指數大的藥物劑量反應曲線；(B) 治療指數小的藥物劑量反應曲線。

✚ 表 1-10　半數有效劑量及半數致死劑量的定義

名詞	定義	
半 數 有 效 劑 量 (median effective dose; ED_{50})	使 50% 實驗動物產生作用所需的劑量，可作為藥物強度指標。當 ED_{50} 大，效價小，藥效弱；ED_{50} 小，效價大，藥效強	$$T.I. = \frac{LD_{50}}{ED_{50}} = \frac{TD_{50}}{ED_{50}}$$ T.I. 值越大，表示安全性高，療效高；T.I. 值越小，表示毒性越大，療效低（T.I. < 10，即表示有明顯毒性或副作用）
半 數 致 死 劑 量 (median lethal dose; LD_{50})	使 50% 實驗動物死亡所需的劑量。可由 LD_{50} 判斷藥物的毒性，當 LD_{50} 大，毒性小；LD_{50} 小，毒性大	

註：半數有效濃度 (median effective concentration; EC_{50})=ED_{50}

重點回顧

1. 受體分成四種型式。

	具酪胺酸激酶活性的受體	配體調控離子通道	G 蛋白偶合受體	細胞內受體
位置	細胞膜	細胞膜	細胞膜	**細胞內** （作用緩慢）
偶合	直接	直接	G 蛋白	透過 DNA
例子	**胰島素**、生長因子及細胞激素等受體	菸鹼性、$GABA_A$ 及麩胺酸受體	1. 以 cAMP 作為二級傳訊物質：β、α_2、M_2 及 DA 受體 2. 以 IP_3、DAG 作為二級傳訊物質：α_1、H_1、M_1 及 M_3 受體	細胞質：**固醇類及糖皮質素受體** 細胞核：甲狀腺素受體

2. 藥物依其與受體結合的傾向及產生的效力分為致效劑、拮抗劑及部分致效劑。

特性 \ 藥物	致效劑	部分致效劑	拮抗劑
親和力	V	V	V
效力	+++	+	±

3. 劑量反應曲線的三大特徵為最大效力、效價及治療指數。

名詞	定義
最大效力	藥物作用於受體所能產生的最大反應。效力大，治療效果佳
效價	**比較藥物產生相同藥效時所需的劑量。劑量小，藥效強**
治療指數	$T.I. = \dfrac{LD_{50}}{ED_{50}} = \dfrac{TD_{50}}{ED_{50}}$ **T.I. 值越大，表示安全性高**，療效高；T.I. 值越小，表示毒性越大，療效低

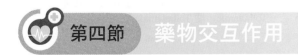

第四節　藥物交互作用

　　當一個藥物的作用被食物、藥物或其他物質（如菸、酒）所改變，進而造成療效減弱或增強時，我們稱此現象為藥物交互作用。藥物交互作用包括藥物與藥物間交互作用 (drug-drug interaction) 及藥物與食物間交互作用 (drug-food interaction)。

一、藥物與藥物間交互作用

同時服用兩種或兩種以上的藥品，所產生之互相影響的效果，統稱為藥物與藥物間之交互作用。藥物與藥物間之交互作用可能是互相加強或是互相干擾。一般依作用原理分為兩大類：

➲ 第一大類

為最常見的藥物動力學交互作用：就是藥物進到身體後，進行吸收、分布、代謝及排泄而改變藥物的血中濃度及影響藥物的療效（表 1-11）。

✚ 表 1-11　藥物動力學交互作用

	方式	機轉	例子
吸收	改變胃腸道 pH 值	制酸劑會提高胃內 pH 值，因此會增加鹼性藥品的吸收	Ketoconazole 在酸性溶液中溶離，制酸劑會提高 pH 值而減少 Ketoconazole 的溶離及吸收
	改變胃腸道蠕動	促進胃腸道蠕動會降低藥物的吸收；抑制胃腸道蠕動則會增加藥物的吸收	1. Metoclopramide 會促進胃腸道蠕動而減少與之併用藥物的吸收 2. Propantheline 及 Atropine 等藥物會抑制胃腸道蠕動，增加與之併用藥物的吸收而造成毒性增加
	誘導嘔吐	降低口服藥物的吸收	Apomorphine 為催吐劑，會降低與之併用藥物的吸收
	形成錯合反應或螯合作用	藥物與藥物，或藥物與食物形成錯合反應而減少吸收	1. 鈣離子與四環素類藥物會形成不溶性複合物而延緩其吸收 2. Cholestyramine 為膽酸結合樹脂，會與許多藥物結合而妨礙它們的吸收 3. 制酸劑所含的鎂或鋁離子會讓 Alendronate 的吸收大大降低
	降低局部血流量	減少吸收	Epinephrine 加到局部麻醉劑中，會使血管收縮，延緩局部麻醉劑的吸收而延長其作用
分布	蛋白質結合態置換	藥物可逆性的與血漿蛋白結合，併用之藥物若與同一種蛋白結合，則會互相競爭，親合性高者會將另一藥品置換出來，而分布至組織中及被代謝排除	1. Phenylbutazone 從白蛋白的結合位置取代 Warfarin，使 Warfarin 的血中濃度上升 2. Sulfonamide 從白蛋白的結合位置取代 Tolbutamie，使 Tolbutamide 的血中濃度上升
代謝	抑制或誘導肝臟代謝酵素	誘導肝臟代謝酵素，使得其他藥物代謝增加，血中濃度下降；抑制肝臟代謝酵素，使得其他藥物代謝減少，血中濃度增加	酵素誘導劑 Phenobarbital 會誘導肝臟代謝酵素，增加 Warfarin 的代謝；酵素抑制劑 Cimetidine 會抑制肝臟代謝酵素，降低 Amiodarone 的代謝，使血中濃度上升而產生中毒
	減少肝臟血流量或減少首度效應	增加肝血流量及首度效應，皆會使藥效降低	Propranolol 為 β 拮抗劑，會使心輸出量減少，肝臟血流量減少，而降低 Lidocaine 的代謝速度

✚ 表 1-11 藥物動力學交互作用（續）

	方式	機轉	例子
排泄	影響腎絲球過濾作用	降低心輸出量，會降低腎血流量，使得腎絲球過濾減少，藥物的排泄因而降低	－
	競爭腎小管之主動分泌	每種蛋白質對藥物親合力不同，經由類似途徑運送者會產生競爭，如藥物與蛋白質結合達飽和，則另一藥物之主動分泌減少，排除即減少	Probenecid 與口服的 Ganciclovir 同時服用可能因腎小管排除之競爭作用而導致 Ganciclovir 之腎清除率降低。因此同時服用 Probenecid 及 Ganciclovir 的病人，需嚴密監測 Ganciclovir 之毒性
	影響腎小管之被動再吸收	藥物之再吸收決定於藥物的親脂性及尿液的 pH 值，因此，弱酸性藥物若鹼化尿液則排除多；弱鹼性藥物如酸化尿液則排除增加	氯化銨 (NH_4Cl) 可酸化尿液，加速鹼性藥物（如 Amphetamine）的排出；碳酸氫鈉 ($NaHCO_3$) 可鹼化尿液，加速酸性藥物（如 Aspirin、Barbiturates）的排出

⊃ 第二大類

為藥效學的交互作用，一般分成加成作用 (addition)、協同作用 (synergism) 與拮抗作用 (antagonism)，其中拮抗作用又分成化學性拮抗 (chemical antagonism)、生理性拮抗 (physiological antagonism) 及藥理性拮抗 (pharmacological antagonism)（表 1-12）。

✚ 表 1-12 藥效學交互作用

方式	機轉	例子	備註
加成作用	當兩種作用相同的藥物併用後，其效果與分別投藥之效果的代數和相同	1. 利尿劑可降低 10 mmHg 的收縮壓，β 拮抗劑可降低 15 mmHg 的收縮壓，兩者併用可降低 25 mmHg 的收縮壓 2. 同時使用 Aspirin 與其他抗發炎止痛藥，而導致腸胃道出血的機率大增	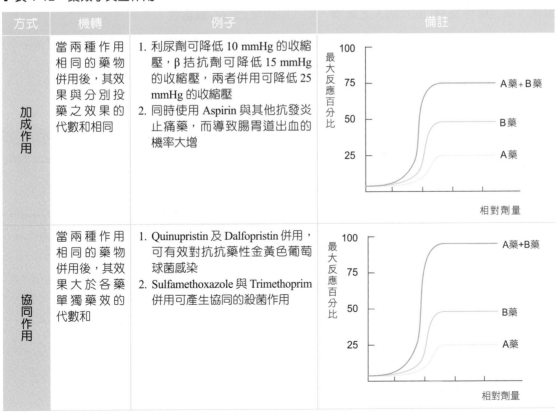
協同作用	當兩種作用相同的藥物併用後，其效果大於各藥單獨藥效的代數和	1. Quinupristin 及 Dalfopristin 併用，可有效對抗抗藥性金黃色葡萄球菌感染 2. Sulfamethoxazole 與 Trimethoprim 併用可產生協同的殺菌作用	

✚ 表 1-12　藥效學交互作用（續）

方式		機轉	例子	備註
拮抗作用	化學性拮抗	兩藥物產生化學性中和或結合作用	1. Protamine（鹼性帶正電）中和 Heparin（酸性帶負電） 2. 螯合劑可螯合重金屬，減少其毒性	
	生理性拮抗	兩藥物作用於不同受體，但對同一生理系統產生相反作用	1. Ach（心跳減慢）、Epinephrine（心跳加快） 2. **組織胺（氣管痙攣）、Epinephrine（氣管擴張）**	
	藥理性拮抗	兩藥物競爭同一受體而使得藥效減弱	1. Prazosin（α_1 受體拮抗劑）、Norepinephrine（α_1 受體致效劑） 2. Naloxone（μ 受體拮抗劑）、Morphine（μ 受體致效劑）	

二、藥物與食物間交互作用

所謂藥物與食物間的交互作用是指服藥時或期間所攝取之食物影響（增強或減弱）藥物在體內的作用，而導致的結果包括 (1) 治療的失敗，如抗菌劑之血中有效濃度不足；(2) 產生藥物毒性，如造成肝損傷；(3) 增加副作用的發生率，如戒酒反應 (disulfiram-like syndrome)、致死性高血壓等及 (4) 危及病人之病情，如高血鉀增加的心臟毒性。

一般來說，可分成幾個方面來說明，包括 (1) 食物影響藥物的吸收；(2) 食物影響藥物的代謝；(3) 食物影響藥物的毒性及 (4) 食物影響藥物的作用等（表 1-13）。

✚ 表 1-13　藥物與食物間之交互作用

交互作用機轉	例子
食物影響藥物的吸收	1. 降低吸收：含鈣食物會降低 Tetracyclines 的吸收；小麥麩及燕麥片會降低 Digoxin 的吸收 2. 增加吸收：高卡路里的食物會增加 Saquinavir 的吸收
食物影響藥物的代謝	葡萄柚汁所含的類黃酮 flavonoids 成分會抑制肝微粒體酶 CYP3A4 的作用，導致與之併用的抗心律不整藥及鈣通道阻斷劑的藥效增加或副作用產生的機會增加
食物影響藥物的毒性	單胺氧化酶抑制劑與乳酪、牛肉及紅酒等含酪胺的食物併用會產生高血壓危象
食物影響藥物的作用	菠菜、花椰菜、甘藍及肝臟等富含維生素 K 的食物會減少抗凝血劑的作用

重點回顧

請參考表 1-11 及表 1-12。

第五節　藥物探索與研發及使用規範

一般而言，開發一項新藥，從該新藥被發現到能夠實際應用在治療病人，約耗時十至十五年，而所需的資金大約為十億美元左右，然如此大的花費包含了上千次的失敗，但最終往往只有一個能成功地獲得上市許可。因此了解新藥開發與審核流程，即可了解為何新藥開發的過程需要如此巨大且冗長的努力來使一個藥物最終能治療病人。整體新藥研發的流程包括：新藥發現與探索、臨床前動物試驗及臨床試驗等，具有臨床療效後，才能查驗登記並上市（表 1-14）。以下詳述重要之藥物研發三大階段：

一、藥物研發三大階段

(一) 新藥發現與探索 (Drug Discovery)

當研究者對疾病作用機轉了解，以及標的物確認後，會著手尋找所謂的領先化合物 (lead compound)——可以針對標的作用，並且可以改變疾病自然病程的分子。而在數年測試後，這個領先化合物或許會發展成一個新藥。通常一個領先化合物，需要再合成千百個衍生物，以評估並比較其活性、毒性、安定性、藥物動力學後，選上數個具有潛力的候選藥物 (drug candidate) 來進入下一階段之臨床前試驗。

(二) 臨床前試驗 (Pre-clinical Tests)

有潛力之新藥首先必須進行急性與慢性毒性、生殖表現之影響、致癌及致突變之可能性、以及安全之劑量範圍等動物試驗。當臨床前試驗執行完畢後，即可收集所有研發相關之實驗結果及文獻等資料向藥物管理機構申請「新藥人體試驗」(investigational new drug; IND)，其資料包括：藥物來源組成、製造方法與規格、藥理與毒理之各種動物實驗、藥物動力學及臨床試驗計畫書等。若 IND 通過 FDA 的評審，則開始進行人類之臨床試驗。

(三) 臨床試驗 (Clinical Trials)

新藥的臨床試驗分成四個階段，分別是第一期 (phase I)，第二期 (phase II)，第三期 (phase III)，和第四期 (phase IV)。其中一～三期是上市前申請「新藥查驗登記」(new drug application; NDA) 所需。參與臨床試驗的病人分為對照組與試驗組；試驗組給予研究之新藥，而對照組為給予已上市之藥物作比較。由於參與的受試者為人，因此臨床試驗的執行應在衛生主管機關核可之醫學中心或醫院執行，而且必須經過人體試驗倫理委員會 (Institutional Review Board; IRB) 之同意，以保障人體試驗的品質符合藥品優良臨床試驗規範 (good clinical practice; GCP)。茲將一～四期之情形分別簡述如下：

◌ 第一期 (Phase I)

由於動物試驗不能百分百模擬人體的狀況，因此仍須在人體身上進行實驗，此階段首度進入人體試驗。以健康之志願者為測試對象或是特定疾病族群，通常 20~100 人，主要是觀察藥物對人體之安全性與藥理作用。隨著劑量的增加，觀察受試者之耐受程度與症狀，並評估藥物之藥物動力學及藥物效用學，以了解藥品之安全性與治療之劑量。在抗癌新藥之人體試驗，由於使用之新藥毒性較大，會直接以癌症病人為對象。

◌ 第二期 (Phase II)

以小規模之病人，通常 100~500 人，評估不同劑量對病人之有效性與安全性，以作為第三期臨床試驗劑量之依據。

◌ 第三期 (Phase III)

擴大第二期之臨床試驗規模，以 1,000~5,000 病人為試驗對象，依隨機分配法，將病人分成試驗組和對照組，並依雙盲 (double blind) 試驗之準則進行試驗，若新藥合乎上市許可之法規，即可向藥品管理機構申請新藥查驗登記 (new drug application; NDA)。當 NDA 許可後，製造業者就其標籤上所描述之核可用途進行新藥之促銷。在 NDA 許可後或上市販售期間，新藥臨床使用之安全性仍必須加以監視。

✚ 表 1-14　新藥研究開發與上市流程

階段		目的	時間	化合物數目
非臨床試驗	新藥發現與探索	發現新化學物質、化合物分離純化	3~6 年	5,000~10,000
	臨床前試驗	進行動物的毒性及藥理試驗		250
	測試新藥申請 (IND)	－		－
臨床試驗	第一期 (phase I)	測試對象：20~100 人，了解藥品之安全性與治療之劑量	6~7 年	5
	第二期 (phase II)	測試對象：100~500 人，評估藥物療效及進一步安全評估		
	第三期 (phase III)	測試對象：1,000~5,000 人，評估藥品長期使用後之有效性與安全性		
申請新藥查驗登記 (NDA)		－	0.5~2 年	－
第四期 (phase IV)（新藥監視期）		藥品上市後追蹤，主要監測該藥物是否有先前幾個階段沒發現的副作用或是不良反應等情況	－	1

⊃ 第四期 (Phase IV)

　　隨著更多病人開始使用該新藥，製藥公司必須持續而謹慎地注意其後續使用情況，並且必須定期監視通報不良反應、嚴重副作用及死亡之情形；有些嚴重之副作用，將導致政府當局下令停止生產，並下架回收。例如減肥藥諾美婷 Sibutramine 因會導致血壓升高、心搏過速及心悸等副作用外，也可能與單胺氧化酶抑制劑、口服避孕藥及偏頭痛藥物產生交互作用，因此被迫於 2010 年撤離市場。

二、開立處方

　　處方箋就是俗稱的「藥單」，為病人在全民健保特約醫療院所接受治療時，由醫師將治療上所需用的藥品、用法及使用量記載在處方箋上交給病人。處方必須清晰的傳達至藥師確實需要之藥物及病人如何使用藥物。同樣重要的是當處方使用商品名時需要書寫清晰，由於它會有相似性，因此醫師應同時標明其學名及商品名，以避免混淆不清。

　　完整的處方箋包括病人姓名、年齡（或出生年月日）、診斷、處方醫師簽名（或蓋章）、醫療院所名稱及地址、聯絡電話、藥品名稱、劑型、單位含量、藥品數量、劑量及用藥指示、處方有效期限、開立處方日期、連續處方指示（包括連續處方的領藥次數及時間間隔）等。

　　由於藥用度量衡及十進位公制系統均被採用，故開立處方者須熟悉單位之換算。表 1-15 及表 1-16 為常用之度量衡及十進位公制系統。

✚ 表 1-15　公制單位之字首及縮寫

字首	縮寫	倍數	字首	縮寫	倍數
Giga	G	10^9	Nano	n	10^{-9}
Mega	M	10^6	Micro	μ	10^{-6}
Kilo	K	10^3	Milli	m	10^{-3}

✚ 表 1-16　公制重量及容量單位

公制重量單位			公制容量單位		
中文名	縮寫	公克	中文名	縮寫	升
公斤	kg	10^3g	－	－	－
公克	g	1g	公升	L	1L
毫克	mg	10^{-3}g	毫升	mL	10^{-3}L
微克	μg	10^{-6}g	微公升	μL	10^{-6}L
毫微克	ng	10^{-9}g	毫微升	nL	10^{-9}L

處方中對病人之指示有時以拉丁文縮寫作為開立處方者之速記式書寫，對病人如何及何時必須服藥向藥師下達簡潔的指示。下列為一些普遍使用之拉丁文縮寫（表 1-17）。

✛ 表 1-17　常用處方縮寫語

縮寫	中文	縮寫	中文
aa, $\overline{aa}$	各	mist.	混合劑
a.c.	飯前	Non rep.;N.R.	不得重配
a.h.	每隔 1 小時	o.d.	右眼
ad	加至	o.s.	左眼
aq.	水	o.u.	兩眼
a.u.	兩耳	p.c.	飯後
a.d.	右耳	P. M.	下午
a.s.	左耳	p.o.	口服
A.M.	早上	p.r.	直腸給藥
b.i.d.	一天兩次	p.r.n.	需要時
c.,$\overline{c}$	與	q.	每
caps.	膠囊	q.d.	每天
conc.	濃的	q.h.	每小時
dil.	稀釋	q. (1,2,3,4,6) h	每 (1,2,3,4,6) 小時
div.	分	q.i.d.	一天四次
ft.	製成	q.s.	足量
gel.	凝膠	℞	取用
gtt.	滴	Sig.; S	用法指示
h.	小時	s.o.s.	必要時給一次
h.s.	睡前	ss.	一半
i.c.	兩餐間	stat.	立即
inh.	吸入劑	sol.	溶液
inj.	注射劑	sus.	懸液劑
lot.	洗劑	syr.	糖漿劑
M.	混合	tab.	錠劑
M.et.N.	早晚	t.i.d.	一天三次

自我評量

1. (　) 藥物在肝臟代謝的第一期 (phase I) 反應，不包括下列何者？ (A) 氧化 (oxidation) (B) 水解 (hydrolysis)　(C) 結合作用 (conjugation)　(D) 羥化 (hydroxylation)。

2. (　) A藥和B藥之最大藥物反應(Emax)相同，但A藥和B藥之ED_{50}分別為10 mg/mL和 5 mg/mL，則下列何者正確？(A) efficacy：A藥＞B藥　(B) efficacy：A藥＜B藥 (C) potency：A藥＞B藥　(D) potency：A藥＜B藥。

3. (　) Nitroglycerin (NTG) 經由舌下或經皮膚（貼劑）給藥的目的為何？ (A) 以利併用其他擴增冠狀動脈循環用藥　(B)減少低血壓之副作用　(C)避開肝臟代謝之前渡效應 (D) 減少反射性心搏過速之副作用。

4. (　) 藥物和 glucuronic acid 結合後會產生何種變化？ (A) 增加藥物脂溶性　(B) 降低藥物水溶性　(C) 增加藥物排泄　(D) 增加藥物分布。

5. (　) 老年人較適合選用下列何種性質之苯二氮平類藥物 (benzodiazepines) 治療失眠？ (A) 起效作用慢，作用時間長　(B) 起效作用慢，作用時間短　(C) 起效作用快，作用時間長　(D) 起效作用快，作用時間短。

6. (　) 糖皮質酮 (glucocorticoids) 和其 steroid receptor 結合，而影響細胞之基因表現，是屬於何種受體反應？(A) G protein-coupled receptor　(B) enzyme-linked receptor　(C) ligand-gated ion channel　(D) intracellular receptor。

7. (　) 藥物的中毒劑量 (TD_{50}) 與有效劑量 (ED_{50}) 的比值，稱為：(A) 生體可用率 (bioavailability)　(B) 生物相等性 (bioequivalence)　(C) 藥物效價 (potency)　(D) 治療指數 (therapeutic index)。

8. (　) 如果一個藥物的半衰期為 10 小時，以靜脈輸注此藥物後，在血液中達到穩定濃度所需的時間約多久？ (A) 5 小時　(B) 10 小時　(C) 20 小時　(D) 40 小時。

9. (　) 何種方式給藥，最易受病人之首度效應(first pass effect)的影響？ (A)靜脈注射　(B) 口服　(C) 舌下給藥　(D) 肛門給藥。

10. (　) 給病人口服 120 mg 藥物後，測其血中未變化藥物總量為 30 mg，則其生體可用率 (bioavailability) 為多少％？ (A) 50％　(B) 45％　(C) 30％　(D) 25％。

11. (　) A 藥、B 藥、C 藥和 D 藥之治療係數 (therapeutic index) 分別為 1、10、100 和 1000，則何藥最安全？ (A) D 藥　(B) C 藥 (C) B 藥　(D) A 藥。

12. (　) 關於藥物的安全性，可由下列何者知道？ (A) 半衰期　(B) 藥物效能 (efficacy) (C) 藥物效價 (potency)　(D) 治療指數 (therapeutic index)。

13. (　) 藥物之代謝在 phase II 主要為何種代謝？ (A) oxidation　(B) reduction　(C) conjugation　(D) hydrolysis。

14. (　) 某病人以靜脈注射每公斤 12 mg 劑量之藥物後，測病人血中濃度為 4 mL/μg（假設該藥物快速分布，且測最高血濃度時其排泄可忽略），則該藥物之分布體積 (Vd) 為多少？ (A) 1 L/kg　(B) 2 L/kg　(C) 3 L/kg　(D) 4 L/kg。

15. (　) 長期使用 Diazepam 藥物突然停頓會產生憂鬱、失眠或情緒激昂等現象，此現象稱之為：(A) 耐藥性 (tolerance)　(B) 戒斷症狀 (withdrawal syndrome)　(C) 中樞反射 (central reflex)　(D) 外錐體症狀 (extrapyramidal syndrome)。

16. (　) 某藥之TD_{50}為0.5 mg/kg，ED_{50}為10 μg/kg，則其治療係數(therapeutic index)為：(A) 5　(B) 10　(C) 50　(D) 100。

17. (　) 組織胺 (histamine) 會作用於氣管平滑肌 H_1 受體，而引起氣管痙攣；此時，給予腎上腺素 (epinephrine) 則可活化氣管平滑肌 β_2 受體而使之鬆弛。此例中腎上腺素對抗組織胺的氣管痙攣作用是屬於何種拮抗 (antagonism)？ (A) 藥理性　(B) 生理性　(C) 化學性　(D) 物理性。

18. (　) 下列何者最能產生肝臟酵素誘導作用 (enzyme induction)？ (A) Phenobarbital　(B) Cimetidine　(C) Ketoconazole　(D) Erythromycin。

19. (　) 肝臟代謝藥物的反應可分為第一相 (phase I) 及第二相 (phase II)。有關藥物代謝的敘述，下列何者正確？ (A) 藥物皆須經過第一相及第二相的代謝反應才能排出體外　(B) 藥物的代謝皆須依序先經第一相反應，再經第二相反應　(C) 細胞色素 (cytochrome)p450 酵素系統參與第一相代謝反應　(D) 水解作用 (hydrolysis) 及結合作用 (conjugation) 屬於第一相代謝反應。

20. (　) 甲、乙、丙三種藥物作用在相同受體，其濃度與藥理作用曲線圖如下，下列敘述何者正確？ (A) 使用丙藥最安全　(B) 甲藥能結合的受體最少　(C) 丙藥與受體的親和力最高　(D) 乙藥的藥理作用強度比甲藥小。

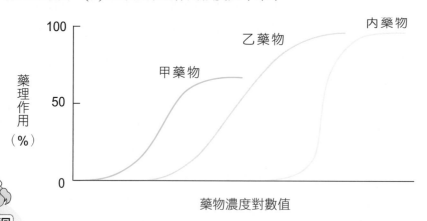

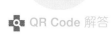

QR Code 解答

CHAPTER

02

孕婦、幼兒及 老人之藥物治療

Drug Therapy in Pregnancy, Pediatric and Geriatric Patients

學習目標
Objectives

1. 了解懷孕及哺乳期間藥物使用之注意事項。

2. 了解幼兒用藥之考量點及注意事項。

3. 了解有關老化的生理改變，如何影響藥物在老年人的藥物動力學及藥物效用學。

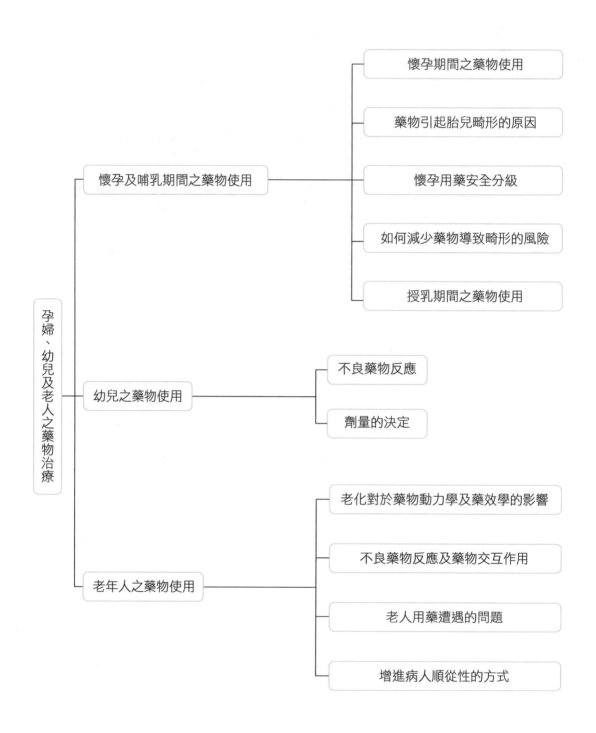

前言

隨著知識的發達與普及，人們對於用藥安全的需求也隨之增加，尤其是老年人、嬰幼兒及懷孕婦女等特殊族群的用藥，他們在生理生化功能上與普通人有很大的差異，他們對藥物的反應也會大不相同。那麼這些人用藥時應該注意哪些呢？以下將對這三個族群的用藥做詳細探討。

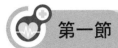

第一節　懷孕及哺乳期間之藥物使用

一、懷孕期間之藥物使用

懷孕婦女的用藥關係著胎兒的安全性，因此多數的準媽媽為了保護自己的小孩免受到任何傷害通常會隱忍病痛不敢使用藥物，導致病情加重而影響胎兒，於是讓準媽媽們陷於是否使用的兩難抉擇。也因為如此建立正確懷孕期間的用藥安全觀念便顯得相當重要。

其實，不論是已經懷孕或是正準備懷孕的女性，都有使用藥物的疑慮。因此，要減少藥物對胎兒的傷害，除了計畫性的懷孕之外，最好能夠瞭解藥物的安全分級制度，以及在懷孕不同階段服藥的影響，才能真正保障自己的健康，避免胎兒受到藥物的影響。

二、藥物引起胎兒畸形的原因

胎兒的先天性畸形佔妊娠的 2~3%，其中染色體異常占半數以上。其他因素則包括胚胎器官發育不全、子宮內感染、致畸形藥物、放射線物質以及環境污染等。在此將重點放在藥物所導致的畸形方面。

許多藥物可通過胎盤進入胎兒體內，對胎兒產生不良的影響；有些藥物則可直接導致胎盤功能降低，影響胎兒的正常發育。當孕婦用藥不當時，則往往會引起流產或使胎兒產生功能性疾病，甚至造成先天性畸形。由藥物引起的胎兒損害或畸形，一般都發生在妊娠期的前三個月內，特別是前 8 個星期內最為明顯。因為著床後的受精卵已開始分化，並逐漸形成不同的組織和器官。在這個重要階段，如果孕婦使用某些藥物，將會干擾一些組織和器官的細胞生長發育，從而導致胎兒身體殘缺不全或甚至出現畸形，例如 Thalidomide 所引起之海豹肢，其他藥物詳見表 2-1。

✚ 表 2-1　致畸胎的藥物

藥物	致畸胎作用
抗腫瘤藥／免疫抑制劑	
Cyclophosphamide	中樞神經系統畸形、繼發性癌症
Methotrexate	中樞神經系統及四肢畸形
抗癲癇藥	
Carbamazepine	神經管缺陷
Phenytoin	胎兒發育遲緩、中樞神經缺陷
Valproic acid	神經管缺陷
精神科藥物	
Barbiturates	妊娠後期服用將會導致新生兒戒斷症候群
Opioids	
Benzosiazepines	
性荷爾蒙	
Androgens (ex: Danazol)	女嬰男性化
Diethylstilbestrol	陰道癌
其他藥物	
Alcohol	胎兒酒精症候群、死胎、自發流產、精神發育遲滯
血管收縮素轉換酶抑制劑	腎衰竭、腎小管發育不全
Propylthiouracil、Methimazole	胎兒和新生兒甲狀腺腫及甲狀腺機能低下
Isotretinoin 和其他維生素 A 衍生物	中樞神經系統、顱面、心血管及其他病變
Lithium	愛伯斯坦氏異常（心臟缺陷）
非固醇類抗發炎藥	動脈導管過早關閉
口服降血糖藥 (ex: Tolbutamide)	新生兒血糖低下
Tetracyclines	牙齒及骨骼病變
Thalidomide	四肢短小、內部器官缺陷
Warfarin	骨骼及中樞神經缺損

三、懷孕用藥安全分級

　　有鑑於孕婦用藥的困擾，台灣對於藥品之懷孕分級，主要是參考美國食品藥物管理局 (Food and Drug Administration; FDA) 對懷孕用藥的分級。對於懷孕用藥安全，美國食品藥物管理局將各種藥物分為 A、B、C、D、X 等五級。表 2-2 是懷孕分級 A、B、C、D、X 等五級的定義及說明。

✚ 表 2-2　懷孕用藥安全分級

級別	定義	安全性	附註
A	沒有致畸形之疑慮，為安全的藥物，有足夠的證據證明用於懷孕初期及後期皆不會造成胎兒之危害。這類藥物不多，維生素即屬此類	安全	由於在孕婦身上做臨床試驗較困難，因此能證明 A 級的藥物很少，B 級次之。通常醫師或藥師會建議孕婦服用 A 級或 B 級的藥品
B	動物實驗證實對胎兒無害，但缺乏足夠的孕婦實驗，因此無法證實此類藥物對胎兒有害。許多常用藥即屬此類，例如 Acetaminophen 乙醯胺酚	可能安全	
C	動物實驗顯示對胎兒有害，但沒有對孕婦做過對照組研究。屬於此一等級的藥物，只能以經驗判斷對胎兒的潛在利益大於潛在的危險性的前提下才使用。例如 Lorazepam 及 Haloperidol 在使用上就要小心諮詢	除非有治療的需要，否則宜避免使用	須由醫師斟酌使用
D	已有實驗證實對胎兒有危險性，但在考量利弊得失下，如治療的利益大於潛在的危險性仍可接受。例如抗癲癇藥 Carbamazepine 及 Phenytoin	避免使用	如果不使用藥物控制病情，媽媽的病情會惡化到傷害到胎兒的話，此時就需要服用藥物，例如抗癲癇藥
X	動物或人體試驗均已證實對胎兒有害，且使用後其危害明顯大於其益處，因此孕婦絕對禁用。如治療青春痘藥物 A 酸 (Isotretinoin) 及沙利竇邁 (Thalidomide) 等	致畸胎性	孕婦或即將懷孕的婦女絕對不能使用

　　不管是何種藥物，由於孕婦的人體實驗並不太容易執行，有時醫師只能從實際用藥經驗來評估安全性。一般來說，A、B 級是屬於對胎兒比較安全的藥物，對於正準備懷孕或是已經懷孕的婦女，醫師就會優先選擇此類藥物。大部分的藥物屬於 C 級，但是這類藥物因證據不足，所以醫師或藥師會評估孕婦可承擔的風險後酌情使用。D 級的藥物除非在危機、無可選擇或不用藥物控制病情，媽媽的疾病對胎兒的傷害更大時才會使用。至於 X 級的藥物，懷孕婦女是絕對禁用的。

四、如何減少藥物導致畸形的風險

　　為了減少胎兒畸形的產生，最好的方式為減少藥物的使用，假如可行的話，懷孕時應全程禁用藥物。對於罹患癲癇、甲狀腺疾病、氣喘及慢性高血壓等慢性或特殊疾病的女性，因為需要長期服用藥物，所以最好在準備懷孕或已經懷孕時，就必須更加注意藥物使用的安全性問題。避免藥物傷害胎兒的最好方式就是計畫性懷孕。在準備懷孕的階段，由醫師評估各種治療藥物的安全性，選擇對胎兒沒有傷害的藥物或遵守非必需的藥物服用、選擇最安全的藥物、使用最低有效劑量、避免服用成藥等原則才可以避免藥物對胎兒造成的傷害。

五、授乳期間之藥物使用

哺乳期婦女若使用藥物有可能會排至乳汁中，如果在乳汁中的濃度過高，有可能會產生藥理作用而造成傷害。很不幸的，這方面的研究非常少，表 2-3 列出一些危險性的藥物，但很多藥物的危險性是不確定的，因此在使用上仍要特別的注意。

藥物口服吸收後，有許多因素會影響藥物分泌至乳汁中，圖 2-1 表示哺乳媽媽攝取藥物後，母親及寶寶體內的藥物動力學特性：哺乳媽媽口服藥物後，需先經過代謝分布至血液中，再分泌至乳汁中，母乳及藥物被寶寶吸收後，進到寶寶體內代謝分布後排出體內。

➕ 表 2-3　哺乳期間禁用的藥物

管制物質	Amphetamine Cocaine Heroin Marijuana Phencyclidine
抗腫瘤藥／ 免疫抑制劑	Cyclophosphamide Cyclosporine Doxorubicin Methotrexate
其他	Bromocriptine Ergotamine Lithium

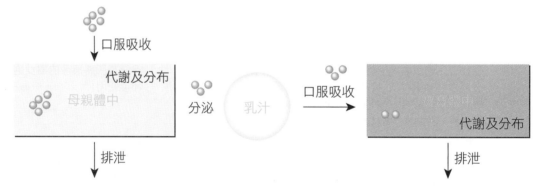

圖 2-1　藥物於授乳婦及嬰兒之藥物動力學示意圖。

一般來說分子小、脂溶性高的藥物易分泌至乳汁中，其他影響藥物從乳汁中吸收的特性如下：

1. 口服吸收程度

藥物口服吸收後，會先分布於血液中再分泌至乳汁，因此在母體口服吸收少的藥物，進入母體循環的量也少，相對分泌到乳汁的量也就少。

2. 蛋白質結合率

有些藥物口服吸收後會和血液中的蛋白質結合，結合成大分子後就不易分泌至乳汁中。

3. 酸鹼性與離子化

乳汁的 pH 值為 6.9~7.6，因此弱酸性藥物成離子態，而不易分布至乳汁中。

4. 脂溶性

乳汁中含有乳化脂肪，因此脂溶性高的藥物分泌至乳汁中多，相反的水溶性的藥物分泌至乳汁中的量相對較少。

5. 半衰期

半衰期短的藥物，停留在血液中的時間短，因此分泌至乳汁中的量也就很少。

6. 分子量

分子量大的藥物不容易分泌至乳汁中，如肝素、干擾素、胰島素、Infliximab 及 Etanercept。

大部分的藥物都可能會在乳汁中偵測到，然濃度可能低到以至於沒有傷害，因此於哺乳期間使用藥物是安全的，然而對正在服用藥物的哺乳婦女，仍需要有警覺心，假如可以避免的話當然要避免，如果不行的話，應該要採取以下的措施來減少風險。

1. 於哺乳後儘快服用藥物。
2. 儘可能使用短效性或（及）高蛋白結合的藥物，以避免在體內造成累積。
3. 選擇不會進入乳汁的藥物。
4. 選擇不會影響嬰兒的藥物（表 2-4）。
5. 避免使用有風險的藥物，例如綜合感冒等複方藥物。
6. 儘可能在短時間內使用最少的有效劑量。
7. 相同成分藥物，儘量選擇藥膏、噴鼻或吸入等劑型來減少因口服或注射產生的全身性問題。

✚ 表 2-4　哺乳期間可使用的藥物

藥物分類	藥物	備註
鎮痛劑	Acetaminophen、Flurbiprofen、Ibuprofen、Ketorolac、Mefenamic acid、Morphine、Sumatriptan	大部分的鎮痛劑對哺乳媽媽來說是安全的。但 Aspirin 因可能造成嬰兒雷氏症候群，或使用高劑量會造成代謝性酸中毒等。Codeine 也避免使用，如非得使用，則使用最低的有效劑量，因此要小心謹慎使用
抗凝血劑	Acenocoumarol、Heparin、Warfarin	Warfarin 在血漿中偵測不到，因此孕婦使用時對胎兒的影響並不大
抗憂鬱劑	Sertraline、抗憂鬱劑	Citalopram、Fluoxetine、Venlafaxine，容易蓄積在寶寶體內造成不良反應，因此較不建議使用
抗癲癇藥	Carbamazepine、Phenytoin、Valproic acid	哺乳時可用，但應注意寶寶是否有過度興奮或鎮靜的反應
抗組織胺	Loratadine、Chlorpheniramine、Levocetirizine	分泌到乳汁的量極少，可以使用
抗菌劑	Aminoglycosides、Cephalosporines、Macrolides、Penicillins	避免使用 Chloramphenicol 及 Tetracycline
β 腎上腺素性拮抗劑	Labetalol、Propranolol	─

✚ 表 2-4　哺乳期間可使用的藥物（續）

藥物分類	藥物	備註
內分泌藥物	Insulin、Levothyroxine、Propylthiouracil	Propylthiouracil 會分泌到乳汁中，但濃度非常低，且研究顯示並不會影響新生兒的甲狀腺功能
醣皮質素	Prednisolone、Prednisone	於乳汁中的分泌量相當有限，因此嬰兒實際從母乳中攝取的量也很少，因此相當安全

第二節　幼兒之藥物使用

　　小孩或老年人對藥物的反應或敏感度與其他成人不一樣，小孩對藥物的敏感性主要是因為器官尚未發育完全；在老年人方面則主要是因為器官退化。由於這兩個族群對藥物的敏感性，因此也大大的增加不良藥物反應。本節將探討導致藥物敏感性的因子及如何使用藥物是安全的。另外下一節將討論老年人用藥。

　　小孩可細分為新生兒（滿 28 天～滿 1 歲）、嬰兒（1 歲~3 歲）、幼兒（3 歲~6 歲）與兒童（6 歲~18 歲），這些階段因年齡相關之生理差異，而會改變許多藥物之藥物動力學及藥效學性質，因此在接受藥物治療時，具有別於成人之特殊考量。從新生兒至嬰幼兒期，各器官尚未發育成熟，胃腸道酸鹼度、蠕動、排空、體液分布、肝臟功能及腎臟功能均與成人不同，因此藥物之藥物動力學與藥效學特性也會有差異。嬰幼兒與小孩對藥物作用之敏感性高，許多未見於成人之副作用亦可能發生，因此身為醫護人員的我們應該了解這些藥物在幼兒身上的獨特作用，以便能給予幼兒安全及有效的藥物治療。表 2-5 為幼兒之藥物動力學變化情形。

✚ 表 2-5　幼兒之藥物動力學

藥物動力學	影響的情形
吸收	• 胃內 pH 值高、蠕動慢、排空時間長，在胃內吸收的藥物較完全，在十二指腸吸收的藥物則較少 • 靜脈輸液量不能大且速度不能過快，為相對安全的藥物投與途徑 • 非特殊情況不採用皮下（易感染、吸收注射容量少）或肌肉注射（不易吸收） • 由於皮膚薄，因此對外用藥物吸收快且多
分布	• 血漿蛋白結合低，游離藥物濃度高，易導致藥物中毒 • 體液總量占體重比例高，水溶性藥物被細胞外液稀釋後較難進入細胞發揮作用 • 血腦障壁尚未發育完全，因此應降低給藥劑量，以免影響中樞神經的發育
代謝	代謝酶系統未健全，代謝能力低
排泄	腎血流、腎絲球過濾率及腎小管主動分泌的情形皆較低，導致排泄慢、易中毒

一、不良藥物反應

　　像成人一樣，小孩易受不良藥物反應導致藥物濃度過高的情形。此外，小孩因器官尚未成熟且有些器官正在發育中，因此更易產生不良藥物反應，表 2-6 列出幼兒易產生的不良藥物反應。

✚ 表 2-6　幼兒之獨特的不良藥物反應

藥物	不良反應
雄性素	男性早熟且骨骺板早點閉合而影響身高
Aspirin 及其他水楊酸藥物	酸中毒、呼吸抑制，因感染水痘、流行性感冒所引起的雷氏症候群
Chloramphenicol	灰嬰症候群
Fluoroquinolones	肌腱斷裂
醣皮質素	生長受抑制
Hexachlorophene	中樞神經毒性
Nalidixic acid	軟骨侵蝕
Phenothiazines	嬰兒猝死症
Sulfonamides	核黃疸
Tetracyclines	牙齒、骨骼發育受影響

二、劑量的決定

　　目前為止，只有少數的小孩藥物劑量是確定的，對大部分使用而沒有確切的藥物劑量，可以從成人的劑量推算出來，這個方法即按體表面積計算。這是一個較為被推薦的方法，一般認為科學性強，適合成年人又適合各年齡層的小孩，不論年齡大小皆可按照一個標準準確給藥。

　　　兒童劑量＝成人劑量×（兒童體表面積／1.73）

第三節　老年人之藥物使用

　　台灣已進入高齡社會，老年人隨著年齡的增加，導致身體的生理機能退化，因此常見同時罹患多種疾病及用藥種類複雜的情形。也由於用藥種類的複雜，易產生用藥之不良反應、藥物與藥物或藥物與食物間的交互作用等。另外，由於老年人健康功能狀態的歧異性及多樣性 (heterogeneity/diversity)，在用藥上呈現高度個人化現象 (individualized)，使得老年人的用藥

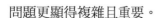

問題更顯得複雜且重要。

一、老化對於藥物動力學及藥效學的影響

人體的各種生理機能會隨著年齡的增加而有老化的現象，這些生理變化相對的會影響藥物在體內的藥物動力學及藥效學的變化。改變的程度取決於個別老年人在構造上及生理上的變化、疾病的種類、遺傳體質及環境等因素的影響。

藥物動力學的改變可能會使得血中濃度增加，這可從藥物的吸收、分布、代謝及排泄等四個方向來探討；藥效學的改變，則代表藥物在組織器官或受體上的敏感度變化，這些改變皆使老年人暴露在藥物不良反應的風險中，詳細如表 2-7。

✚ 表 2-7 老化對於藥物動力學及藥效學的影響

藥物動力學	老化的影響	影響的藥品
吸收	· 增加胃內 pH 值 · 降低吸收表面積 · 降低內臟血流量 · 降低胃腸道蠕動 · 降低胃排空速率	· 影響需要胃酸水解成活性代謝物的藥物，而減低它的效果，例如：Chlorazepate 代謝成活性的 Desmethyldiazepam · 胃排空延遲，可能會增加藥物的作用時間
分布	· 降低心輸出量 · 降低身體總含水量 · 降低淨體重 · 降低血漿白蛋白 · 增加 α_1 酸性醣蛋白 · 增加體脂肪	· 親水性藥品（如毛地黃、鋰鹽）會因分布體積減少，使得藥物在血漿中的濃度增加，因此須調整劑量以免產生毒性 · 親脂性藥品則因老年人體內脂肪增加，則會有較大的分布體積，故起效慢，作用時間延長，長期使用易蓄積體內導致副作用 · 酸性藥物（如 Warfarin、Theophylline、Phenytoin、Tolbutamide）主要與白蛋白結合，當老化、肝硬化、腎衰竭等原因使白蛋白減少時，會使游離型藥物的濃度增加，增強藥物的療效及副作用。此外如果併服幾種同樣是高蛋白結合率的藥物，則更要注意藥物交互作用 · 當發炎、外傷或癌症等因素使得 α- 酸性醣蛋白增加時，會增加鹼性藥物（如 Propranolol、Lidocaine、Imipramine、Quinidine）與之結合，減少游離型藥物的濃度，而降低其療效
代謝	· 降低肝臟體積 · 降低肝臟代謝酵素活性 · 降低肝臟血流量	· 肝臟代謝與血流有關，當老化時肝血流會明顯減少，另外心臟衰竭時，肝血流更相形減少，因此主要由肝臟代謝的藥物如 β 阻斷劑、Lidocaine，在此時就會增加血漿濃度甚而達到中毒濃度 · 老化除了肝血流量減少，也會減少肝臟體積，而影響代謝酵素的量及活性，使得 Digoxin、Penicillin 及 Diazepam 等藥物的半衰期延長，因此使用於老年人須減低劑量
排泄	· 降低腎臟血流量 · 降低腎絲球過濾速率 · 降低腎小管分泌能力 · 降低腎元的數目	老年病患常有高血壓、動脈硬化及糖尿病等疾病且腎臟體積、腎血流量、腎絲球過濾率及腎小管的分泌功能因老化而減少，使得腎臟排除能力更形降低；若藥物是完全仰賴腎臟排除，就更容易因腎臟功能衰退而使得藥物的清除率降低，血漿中的藥物濃度上升，而提高其危險性，常見的藥物有 Allopurinol、Aminoglycosides、Cephalosporins、Digoxin 及 Chlorpropamide 等

✚ 表 2-7　老化對於藥物動力學及藥效學的影響（續）

藥物動力學	老化的影響	影響的藥品
藥效學	老化改變組織器官對藥品的敏感度，降低對藥效的調節能力，使藥物的作用增強或減弱	• 腦部的老化隨著年齡的增加而漸增，中樞神經系統合成多巴胺的量減少，相對增加多巴胺阻斷劑藥物的敏感度，例如使用 Metoclopramide 的老年人較年輕人易出現錐體外的症狀 • 對周邊血管選擇性較高的 α_1 阻斷劑：Prazosin、Terazosin 及 Doxazosin 會增加姿態性低血壓的風險，造成暈眩及跌倒的情形

二、不良藥物反應及藥物交互作用

　　老年人發生不良藥物反應(adverse drug reactions; ADRs)的比例較非老年人來的高且嚴重，且隨著年齡的增加發生的個案數也有逐漸增加的趨勢，且有較高之比例是屬於致命性的不良反應，此可能與老年人使用較多的藥物有關。一般除了年齡之外，仍有幾項與不良藥物反應有關的因素包括：

- 腎功能降低而導致藥物的蓄積。
- 多重用藥。
- 罹患更嚴重的疾病。
- 共病症。
- 大量使用治療指數低的藥物（如：Digoxin）。
- 藥物動力學的改變而增加個別的差異性。
- 長期治療時不適當的監控。
- 病人的順從性差。

　　老年人大部分的不良藥物反應是可以避免的，以下幾點為避免 ADR 的發生：

- 了解病患全部用藥，並調整或減少用藥品項。
- 說明因老化而導致藥物改變藥物動力學及藥效學的情形。
- 自最低劑量用起，再慢慢增加劑量，且從最簡單、最安全及最便宜的藥物之藥量開始慢慢增加。
- 監控臨床反應及血漿濃度來作為藥物調整的依據。
- 用藥的種類要少。
- 注意藥物的不良反應。
- 採取措施增加病人的順從性。
- 勿擅自停藥、換藥。
- 鼓勵病患將舊有的藥物丟掉。
- 避免使用表 2-8 的藥物。

✚ 表 2-8　老年人避免使用的藥物

藥物		避免使用的原因	替代療法
鎮痛劑	Ketorolac	胃出血	・輕微疼痛：Acetaminophen、Ibuprofen ・中度至嚴重疼痛：Morphine、Oxycodone
	Meperidine	在老年人體內易產生蓄積的副作用	
	Propoxyphene	止痛效果並不優於 Aspirin 或 Acetaminophen，且易產生鴉片類藥物的不良藥物反應	
抗憂鬱劑	Amitriptyline Doxepine	具強烈的抗膽鹼及鎮靜作用，除會造成口乾、便秘、尿液滯留、頭昏眼花及運動困難外，也可能會產生姿勢性低血壓的副作用	選擇性血清胺再回收抑制劑或其他抗憂鬱劑
	Fluoxetine	長半衰期；精神激昂、失眠及厭食症	使用較短半衰期的選擇性血清胺再回收抑制劑，例如：Sertraline
第一代抗組織胺	Chlorpheniramine Diphenhydramine Hydroxyzine Promethazine	具強效抗膽性作用，會造成便祕、尿液滯留及視覺模糊等副作用，且會隨著年齡的增加，增加其半衰期而延長鎮靜作用	第二代抗組織胺，例如 Cetirizine、Fexofenadine 或 Loratadine
降血壓藥	Doxazosin Prazosin Terazosin	低血壓、口乾及尿失禁	Thiazide 類利尿劑、ACE 抑制劑、β 阻斷劑及鈣通道阻斷劑
	Clonidine	姿態性低血壓、中樞副作用	
	Guanethidine	姿態性低血壓、憂鬱	
	Methyldopa	心跳徐緩、憂鬱	
	Reserpine	憂鬱、性無能、鎮靜、姿態性低血壓	
鎮靜安眠藥	Barbiturates	身體依賴性且有較強的混亂及認知障礙問題	Temazepam、Zolpidem、Zaleplon、Ramelteon、Eszopiclone 及短效的 Benzodiazepine
	Chlordiazepoxide Diazepam Flurazepam	因半衰期長而延長鎮靜作用，導致增加跌倒及骨折的危險	
尿失禁的藥物	Oxybutynin Tolterodine	尿液滯留、混亂、幻覺及鎮靜	行為療法
肌肉鬆弛劑	Carisoprodol Cyclobenzaprine Metaxalone Methocarbamol	抗膽鹼作用、鎮靜及認知障礙	解痙劑（如：Digoxin）

三、老年人用藥遭遇的問題

1. 多種疾病纏身及服用多種藥物：隨著年齡的增加，罹病的種類多，服藥的機率及種類也隨之增加，發生交互作用的機率也隨之增加。

2. 給藥時程複雜：服藥種類多，有可能會導致給藥時程過於複雜，皆會降低老人服藥的順從性。

3. 多重就醫：老人可能同時找多位醫師看病或自行購買成藥，如果每位醫師只在意自己的處方，將會導致病人重複用藥且藥物交互作用的機率增加。

4. 認知及身體功能減退：隨著年齡的增加，身體功能減退，抗壓性差，一旦遭遇藥物過量或藥物交互作用衝擊時，所帶來的危險性也較大。

5. 不遵醫囑：自行調藥、停藥、使用非處方藥、服用成藥或吃錯藥等。

6. 無法自行服藥：老人因視力、認知障礙或無法閱讀處方，導致藥物錯用或不遵照醫囑的機率增加。

四、增進病人順從性的方式

1. 藥物的種類儘量減至最低，服藥的時程儘量以最簡單的方式簡化給藥的種類及次數。

2. 使用容易開啟之包裝、易吞服之劑型。

3. 使用輔助工具，例如藥物紀錄卡及分裝藥盒等。

4. 使用較大字體之用藥指示及標籤。

5. 新增或改藥時，同時提供口頭及書面指示。

重點回顧

1. 懷孕用藥分級分為 A、B、C、D、X 等五級。A、B 級屬安全的藥物；C 級會評估後酌情使用；D 級的藥物除非在危機、無可選擇或不用藥物控制病情，媽媽的疾病對胎兒的傷害更大時才會使用；X 級的藥物，懷孕婦女是絕對禁用的。

2. 影響藥物從乳汁吸收的特性：口服吸收程度、蛋白質結合率、**酸鹼性與離子化**、脂溶性、半衰期及分子量大小。

3. 小孩因年齡之生理差異會改變許多藥物之藥物動力學及藥效學，因此在接受藥物治療時，需考量胃腸道酸鹼度、蠕動、排空、體液分布、肝臟功能及腎臟功能的不同，以便能給予幼兒安全及有效的藥物治療。

4. 人體生埋機能老化時會影響藥物在體內的藥物動力學及藥效學的變化。改變的程度取決於老年人在構造上及生理上的變化、疾病的種類、遺傳體質及環境等因素的影響。

自主神經系統藥物

Drug Affecting the Autonomic Nervous System

學習目標
Objectives

1. 比較自主神經系統中交感神經及副交感神經的差異。

2. 了解乙醯膽鹼於膽鹼性神經的作用；正腎上腺素於腎上腺素性神經的作用。

3. 了解膽鹼性致效劑及拮抗劑的作用機轉、用途、禁忌症、懷孕用藥分類及重要的交互作用。

4. 區別神經節阻斷劑、去極化及競爭型神經肌肉阻斷劑，並進一步說明代表性藥物、作用機轉、用途、禁忌症、懷孕用藥分類及重要的交互作用。

5. 了解腎上腺素性致效劑活化 α_1、α_2、β_1 及 β_2 受體的藥理作用、代表性藥物、作用機轉、用途、禁忌症、懷孕用藥分類及重要的交互作用。

6. 了解腎上腺素性拮抗劑阻斷 α_1、α_2、β_1 及 β_2 受體的藥理作用、代表性藥物、作用機轉、用途、禁忌症、懷孕用藥分類及重要的交互作用。

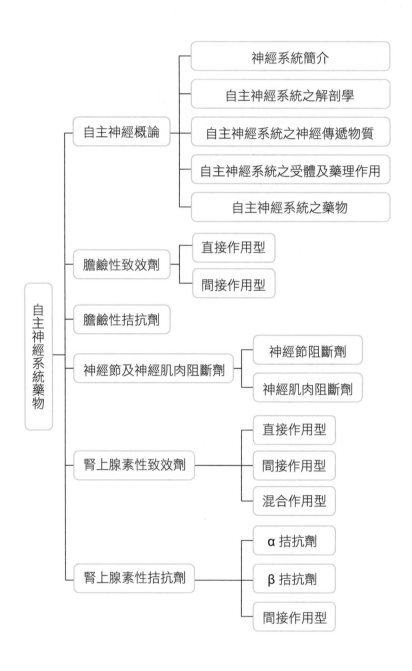

前言

　　神經系統與內分泌系統有許多共同性質，且兩者間是相互合作，共同調節與整合身體各部位的功能。二系統皆以化學物質作為訊息的傳導。內分泌系統是藉由改變血中荷爾蒙的濃度將訊息傳送到目標組織。相反的，神經系統則是藉由神經纖維產生的電位脈衝達到快速訊息傳遞，使作用細胞受到神經末梢釋放的神經傳遞物質影響而有專一性反應。自主神經藥物的作用通常是藉由興奮部分的自主神經系統或阻斷其作用來達成。本章將介紹自主神經概論、膽鹼性致效劑、膽鹼性拮抗劑、神經節及神經肌肉阻斷劑、腎上腺素性致效劑及腎上腺素性拮抗劑。

 第一節　自主神經概論

一、神經系統簡介

　　神經系統在解剖上可分為中樞神經系統 (central nervous system; CNS) 及週邊神經系統 (peripheral nervous system; PNS)。中樞神經系統由大腦與脊髓組成。週邊神經系統則包括位於大腦與脊髓外的神經細胞元，一般細分為可將訊息由週邊帶回中樞神經系統的感覺（輸入）神經元 (afferent neurons)，及可將大腦與脊髓的訊息傳遞到週邊組織的運動（輸出）神經元 (efferent neurons)。其中運動神經元可依功能再分成體神經系統 (somatic nervous system; SNS) 及自主神經系統 (autonomic nervous system; ANS)。體神經系統可透過意識加以控制，像是骨骼肌的收縮；自主神經系統則可分成交感及副交感神經系統，一般是不需意識控制，自然地調節每日所需及身體重要功能的需求，其調節的作用組織 (effector tissue) 包括心肌、平滑肌及腺體的分泌等（圖 3-1）。

二、自主神經系統之解剖學

　　自主神經系統包含交感神經系統 (sympathetic nervous system) 與副交感神經系統 (parasympathetic nervous system) 兩個主要的解剖學分支。此兩系統皆利用兩種輸出神經元將脈衝由中樞神經系統帶到作用器官，第一種神經細胞稱為節前神經元 (preganglionic neuron)，其細胞本體位於中樞神經系統內，由腦幹或脊髓延伸出，在神經節部位形成一個突觸，在此與節後神經元 (postganglionic neuron) 相連結，節後神經元的細胞本體始於神經節，終端則位於心臟、血管、內臟和腺體上（圖 3-2）。由於副交感的節前神經元是由顱神經及薦神經離開中樞神經系統，故又名為顱薦 (craniosacral) 神經部門。交感的節前神經元是由胸神經與腰神經離開中樞神經系統，故又名為胸腰 (thoracolumbar) 神經部門。腎上腺髓質亦是交感神經系統的一部分，它包含嗜鉻細胞 (chromaffin cell)，可被節前的交感神經支配而合成與分泌腎上腺素 (epinephrine) 進入血液中，相似於交感神經節後釋放的正腎上腺素。

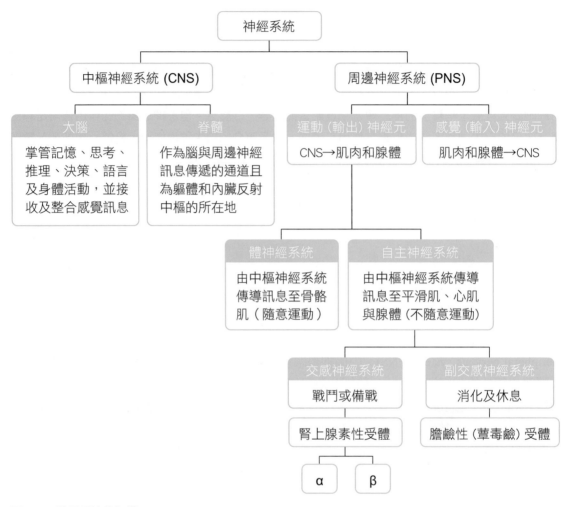

圖 3-1　神經系統的架構。

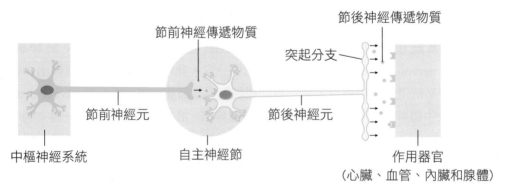

圖 3-2　自主神經的基本構造。

當身體遭遇緊急變化時，交感神經會被激發而產生「戰鬥或備戰」反應 (fight or flight response)，讓身體隨時面臨緊急狀況而立即產生心跳加快、血壓上升、血液轉移至骨骼肌、肝臟產生葡萄糖提供能量、支氣管擴張使更多空氣進入肺臟以及瞳孔擴張和遠視使得視力更加強等。副交感神經則是「休息和消化」反應 (rest and digest response)，可促進消化作用、心跳和血壓皆下降，支氣管收縮等。通常副交感神經和交感神經的作用是相反的（圖 3-3）。

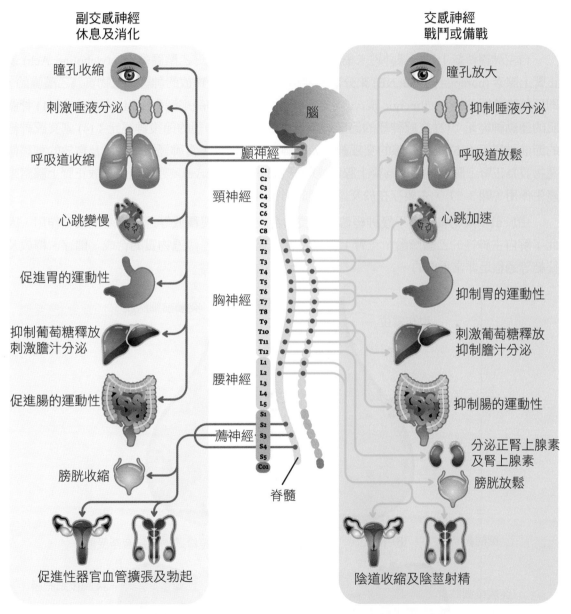

圖 3-3　交感神經與副交感神經的起源及對作用器官的影響。大部分的器官都由兩種自主神經系統所支配，但活性是由一個系統所控制，少部分器官像腎上腺髓質、腎臟及豎毛肌等則只有交感神經支配。

三、自主神經系統之神經傳遞物質

大部分神經元間沒有結構上的連續性存在，神經細胞間的聯繫及神經細胞與作用器官間的聯繫，都是透過神經末梢釋放的神經傳遞物質 (neurotransmitters) 來傳遞訊息。這釋放過程是由於：(1) 動作電位到達神經末梢，進而使細胞膜產生去極化；(2) 配體門控鈣離子通道打開；(3) 鈣離子進入突觸前神經元；(4) 訊息傳至突觸小泡；(5) 突觸小泡移至細胞膜；(6) 神經傳遞物質以胞泄方式 (exocytosis) 釋放；(7) 神經傳遞物質結合至受體；(8) 訊息傳至突觸後細胞（圖3-4）。

自主神經傳統上是根據神經末梢所分泌的神經傳遞物質－乙醯膽鹼 (acetylcholine; Ach) 或正腎上腺素 (norepinephrine; NE) 來分類。當神經纖維合成及釋放的神經傳遞物質為乙醯膽鹼，即稱為膽鹼性神經 (cholinergic nerve)，亦即藉由釋放乙醯膽鹼來產生作用，這些包括 (1) 骨骼肌的運動神經元；(2) 交感神經的節前神經元；(3) 副交感神經的節後神經元；(4) 副交感神經的節前神經元；(5) 支配汗腺的交感神經節後神經元。另外，當神經纖維合成及釋放的神經傳遞物質為正腎上腺素，即稱為腎上腺素性神經 (adrenergic nerve)，亦即藉由釋放正腎上腺素來產生作用（圖 3-5），主要存在於交感神經的節後神經元。

由於很多藥物會藉由干擾神經傳遞物質的合成、儲存與釋放等過程來產生藥理作用，因此了解自主神經的乙醯膽鹼、正腎上腺素及腎上腺素等神經傳遞物質的合成、儲存、釋放及終結等過程是非常重要的。

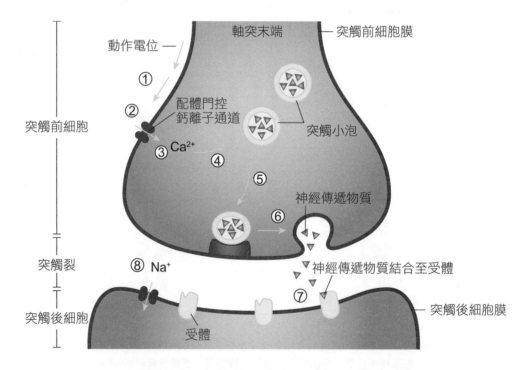

圖 3-4　神經末梢去極化至神經傳遞物質與受體結合之順序。(1) 動作電位傳至神經末梢；(2) 配體門控鈣離子通道打開；(3) 鈣離子進入突觸前神經元；(4) 訊息傳至突觸小泡；(5) 突觸小泡移至細胞膜；(6) 神經傳遞物質以胞泄方式釋放；(7) 神經傳遞物質結合至受體；(8) 訊息傳至突觸後細胞。

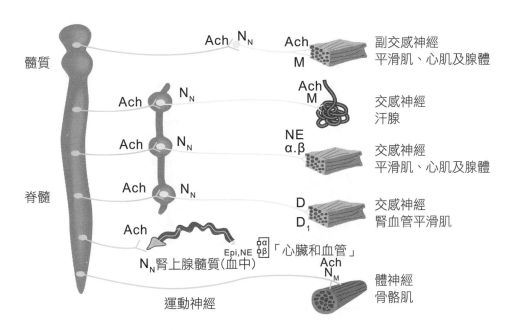

圖 3-5   自主神經與體神經的神經傳遞物質。α：α 腎上腺素性受體；β：β 腎上腺素性受體；M：蕈毒鹼受體；N_N 神經型的菸鹼性受體；N_M：肌肉型的菸鹼性受體；D：多巴胺受體；Epi：腎上腺素；NE：正腎上腺素；Ach：乙醯膽鹼。

(一) 乙醯膽鹼的生命週期

Ach 的生命週期包括合成、儲存、釋放、與受體結合、分解及膽鹼再回收等六個步驟（圖 3-6）。

1. 合成

Ach 是 由 乙 醯 輔 酶 A (acetyl-CoA) 及 膽 鹼 (choline) 經 由 膽 鹼 乙 醯 轉 移 酶 (choline acetyltransferase; ChAT) 催化而成。其中乙醯輔酶 A 存在神經末梢的粒腺體中，而膽鹼則是由載體 (carrier) 自細胞外運送至細胞質中，這運送過程會被 Hemicholinium 所抑制。膽鹼的吸收則是合成 Ach 的速率決定步驟。

2. 儲存

被合成的 Ach 由細胞質轉移至突觸小泡 (synaptic vescicles) 內儲存。此轉運過程可被 Vesamicol 所阻斷。

3. 釋放

當動作電位到達神經末梢，引起鈣離子內流，即可促使突觸小泡與細胞膜融合 (fusion)，並藉由胞泄作用將 Ach 釋放到突觸間隙，這釋放過程可被肉毒桿菌毒素 (Botulinum toxin) 所阻斷。

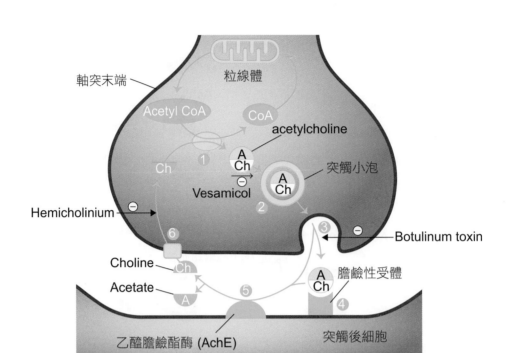

圖 3-6　乙醯膽鹼的生命周期及所抑制的藥物。①～⑥等六個步驟的詳細內容，請參閱內文。

4. 與受體結合

Ach 自突觸小泡釋放並擴散穿過突觸間隙後，會與突觸後受體結合來產生生理反應。

5. 分解

乙醯膽鹼酯酶 (acetylcholinesterase; AchE) 在突觸間隙中會將乙醯膽鹼分解成膽鹼及醋酸鹽 (acetate)，因而使得作用於細胞的信號快速終止。

6. 膽鹼再回收

醋酸鹽會從突觸間隙擴散，而膽鹼則會被膽鹼再回收系統攝回神經末梢。一旦進入神經末梢，膽鹼可再被用來合成 Ach，直到下一個動作電位產生才會被釋放。

(二) 正腎上腺素的生命週期

NE 的生命週期包括合成、儲存、釋放、與受體結合，及將神經傳遞物質由突觸間隙移除等五個步驟（圖 3-7）。

1. 合成

酪胺酸 (tyrosine) 藉由鈉離子運輸系統進入腎上腺素性神經元的細胞質中，在該處被酪胺酸羥化酶 (tyrosine hydroxylase; TH) 氫氧化成二羥基苯丙胺酸 (dihydroxyphenylalanine; DOPA)，此為合成 NE 的速率決定步驟（此酵素可被 Metyrosine 抑制）。DOPA 隨後被多巴去

羧基酶 (dopa decarboxylase; DD) 去羧基形成多巴胺 (dopamine; DA)。DA 主動累積在交感神經末梢之突觸小泡中,在小泡內的多巴胺 -β- 羥化酶 (dopamine-β-hydroxylase; DBH) 會將 DA 羥基化形成 NE。

2. 儲存

被合成的 NE 會儲存於突觸小泡。在腎上腺髓質中,NE 會被甲基化形成 Epi,二者皆存在嗜鉻細胞中,在受刺激時,腎上腺髓質會釋放 85% 的 Epi 與 15% 的 NE。

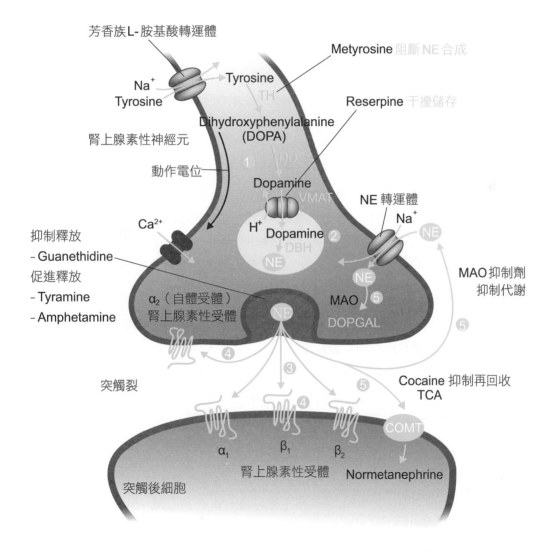

圖 3-7　正腎上腺素的生命周期及抑制的藥物。TH:tyrosine hydroxylase 酪胺酸羥化酶;DD:dopa decarboxylase 多巴去羧基酶;DBH:dopamine-β-hydroxylase 多巴胺 -β- 羥化酶;MAO:monoamine oxidase 單胺氧化酶;DOPA:Dihydroxyphenylalanine 二羥基苯丙胺酸;DOPGAL:dihydroxyphenyl glycolaldehyde 二羥基苯羥乙醛;VMAT:vesicular monoamine transporter 囊泡單胺轉運蛋白。

3. 釋放

當動作電位傳至神經末梢時，細胞膜產去極化而促使鈣通道打開，激發鈣離子進入細胞質中，促進突觸小泡與細胞膜融合，並藉由胞泄作用將 NE 釋放到突觸間隙。此過程會被 Guanethidine 所阻斷，但會被 Amphetamine 及 Tyramine 所興奮。

4. 與受體結合

NE 從突觸小泡釋放後會以擴散方式穿過突觸間隙，再與作用器官的突觸後受體或神經末梢上的突觸前受體結合，之後引發一連串的細胞反應。

5. 再回收與代謝分解

NE 在突觸釋出後，大部分會經由再回收 1 (reuptake 1) 被吸收進入神經元中，而被儲藏在突觸小泡或粒腺體的單胺氧化酶 (monoamineoxidase; MAO) 代謝（此再回收過程可被 Cocaine 及 TCA 阻斷），少部分則擴散出而被兒茶酚胺 - 氧 - 甲基轉移酶 (catechol-O-methyltransferase; COMT) 所代謝，稱為再回收 2 (reuptake 2)。

四、自主神經系統之受體及藥理作用

Ach 和 NE 利用不同的受體來產生藥理作用，而每一種神經傳遞物質可和許多不同的受體亞型產生交互作用。一般可將受體分為膽鹼性受體 (cholinergic receptors) 和腎上腺素性受體 (adrenergic receptors)。其中膽鹼性受體又分成菸鹼型 (nicotinic) 及蕈毒鹼型 (muscarinic)；腎上腺素性受體又細分為 α 與 β 兩種型式。

(一) 膽鹼性受體－菸鹼型

菸鹼型受體位於中樞神經系統、腎上腺髓質、自主神經節及神經肌肉接合處。位於神經肌肉接合處的受體稱為肌肉型菸鹼性受體 (nicotinic$_M$; N_M)，其他則稱為神經型菸鹼性受體 (nicotinic$_N$; N_N)。此類受體的功能可調控離子通道。當被 Ach 活化時，可讓鈉離子內流，產生去極化而引發動作電位。位於神經節上的受體會選擇性被 Hexamethonium 所阻斷，而神經肌肉接合處的受體則會被競爭型肌肉鬆弛劑 Tubocurarine 所阻斷。

(二) 膽鹼性受體－蕈毒鹼型

蕈毒鹼受體位於心臟、平滑肌、外分泌腺體與大腦等作用器官。目前被分成 M_1、M_2、M_3、M_4 與 M_5 等五種亞型，其中 M_1 位於自主神經節、M_2 位於心臟、M_3 位於腺體和平滑肌，而 M_4 與 M_5 大部分侷限於中樞神經系統，然其角色並不是很清楚。當這些受體與乙醯膽鹼等藥物結合後會有多種不同的傳遞分子機制以產生信號。其中 M_1、M_3、M_5 是透過磷脂醯肌醇 (phosphatidylinositol) 產生作用，而 M_2、M_4 則是透過抑制腺苷酸環化酶，降低細胞內 cAMP 而產生作用。

由於受體的功能會影響藥物的藥理作用，因此了解藥物作用於何種受體及受體如何作用，對於預測藥理作用是非常重要的。表 3-1 摘錄出膽鹼性受體存在的位置及藥理作用。

(三) 腎上腺素性受體

　　腎上腺素性受體可分成 α 與 β，其中 α 可細分為 α_1 與 α_2；β 則可細分為 β_1、β_2 與 β_3。α_1 受體存在作用器官之突觸後細胞膜上，被活化時可促使細胞膜磷脂醯肌醇產生肌醇三磷酸 (inositol triphosphate; IP_3) 及二醯甘油 (diacylglycerol; DAG)，其中 IP_3 可促使鈣離子由內質網釋出到細胞質中。α_2 受體存在突觸前神經末梢與其他細胞，可由釋放的 NE 或其他藥物來調整神經傳遞物質的釋放，因此又稱為自體受體。當突觸前 α_2 受體被活化，會抑制腺苷酸環化酶，減少細胞內 cAMP 生成，抑制 NE 釋出；相反的，抑制突觸前 α_2 受體，則會促進 NE 釋出。另外，不管興奮任一 β 受體，皆會促使 Gs 活化，增加細胞內 cAMP 的濃度來產生藥理作用。表 3-2 摘錄出腎上腺素性受體的位置及藥理作用。

✚ 表 3-1　膽鹼性受體的位置及藥理作用

受體種類	位置	藥理作用
神經型菸鹼性受體 (N_N)	所有自主神經的神經節和腎上腺髓質	刺激交感和副交感神經的節後神經纖維及促使腎上腺髓質釋出腎上腺素
肌肉型菸鹼性受體 (N_M)	神經肌肉接合處	骨骼肌收縮
蕈毒鹼性受體 (M)	眼睛	**睫狀肌收縮**適合近距離視覺；虹膜環狀肌收縮產生縮瞳 (A)虹膜及瞳孔的解剖構造　(B)瞳孔收縮
	心臟	降低心跳速率、心收縮力及傳導速率
	肺臟	支氣管平滑肌收縮及**刺激腺體分泌**
	膀胱	**膀胱逼尿肌收縮**、三角肌及括約肌鬆弛，兩者共同作用而促進排尿
	胃腸道	胃腸道平滑肌收縮、括約肌鬆弛及促進**胃酸分泌**
	腺體	**增加汗腺、唾液腺及淚腺分泌**
	性器官	勃起

✚ 表 3-2　腎上腺素性受體的位置及藥理作用

受體種類	位置	藥理作用
α_1	眼睛	虹膜放射肌收縮產生散瞳 (A)虹膜及瞳孔的解剖構造　(B)瞳孔放大

✚ 表 3-2　腎上腺素性受體的位置及藥理作用（續）

受體種類	位置	藥理作用
α₁	皮膚、內臟及黏膜的小動脈	收縮
	靜脈	收縮
	陰莖、儲精囊	收縮產生射精
	膀胱	三角肌及括約肌收縮而抑制排尿
α₂	突觸前神經末梢	抑制神經傳遞物質釋放
β₁	心臟	增加心跳速率、心收縮力及房室結傳導速率
	腎臟	腎素釋放
β₂	小動脈（心臟、肺臟、骨骼肌）	擴張
	支氣管	放鬆
	子宮	放鬆
	膀胱	逼尿肌鬆弛
	肝臟	肝醣分解
	骨骼肌	增加收縮及肝醣分解
β₃	脂肪	脂肪分解
dopamine	腎臟	擴張腎血管

五、自主神經系統之藥物

　　自主神經系統的藥物主要分成膽鹼性藥物 (cholinergic drugs) 及腎上腺素性藥物 (adrenergic drugs)，其中膽鹼性藥物可以影響很多膽鹼性受體的活性，大部份可以直接或間接的模仿或阻斷 Ach 的作用。可分成膽鹼性致效劑 (cholinergic agonists)、膽鹼性拮抗劑 (cholinergic antagonists)、神經節阻斷劑 (ganglionic blocking agents) 及神經肌肉阻斷劑 (neuromuscular blocking agents) 等四大類。這四大類藥物和其作用的受體如表 3-3。腎上腺素性藥物則可分成腎上腺素性致效劑 (adrenergic agonists) 及腎上腺素性拮抗劑 (adrenergic antagonists)。這些藥物將在第二節至第六節中做詳細的探討。

✚ 表 3-3　膽鹼性藥物及其受體

	受體種類		
	蕈毒鹼 (M)	神經型菸鹼性受體 (NN)	肌肉型菸鹼性受體 (NM)
受體位置	汗腺、血管及所有由副交感神經調節的器官	自主神經系統所有的神經節	神經肌肉接合處
活化受體的作用	心跳減慢、增加腺體分泌及平滑肌收縮等	促進神經節訊息的傳導	骨骼肌收縮
受體致效劑	Bethanechol	Nicotine	Nicotine

✚ 表 3-3　膽鹼性藥物及其受體（續）

	受體種類		
	蕈毒鹼 (M)	神經型菸鹼性受體 (NN)	肌肉型菸鹼性受體 (NM)
受體拮抗劑	Atropine	Mecamylamine	Tubocurarine、Succinylcholine
間接作用型的膽鹼性致效劑	膽鹼酯酶抑制劑：Physostigmine、Neostigmine 及其他膽鹼酯酶抑制劑可以活化所有膽鹼性受體		

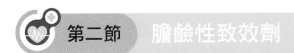

第二節　膽鹼性致效劑

　　膽鹼性致效劑可作用於膽鹼性受體，模擬 Ach 來產生藥理作用，作用方式可以是直接或間接（圖 3-8）。直接作用型的膽鹼性致效劑 (direct-acting cholinergic agonists) 可與蕈毒鹼型或菸鹼型受體結合來產生作用，分別被稱為蕈毒鹼型或菸鹼型致效劑。間接作用型的膽鹼性致效劑 (indirect-acting cholinergic agonists) 則是藉由抑制 AchE，而在突觸中增加 Ach 濃度和延長 Ach 的作用時間。依抑制酵素可分為可逆與不可逆型兩大類。可逆型的膽鹼酯酶抑制劑 (reversible cholinesterase inhibitors) 結合至酵素通常是幾分鐘至幾小時，然而不可逆型的膽鹼酯酶抑制劑 (irreversible cholinesterase inhibitors) 則是以共價鍵與酵素永久的結合，作用時間通常較久。表 3-4 摘錄出直接與間接作用型的藥物之臨床用途。

一、直接作用型

　　直接作用型之藥物可直接作用於菸鹼型或蕈毒鹼型受體，模擬 Ach 來產生藥理作用。藥物主要為合成的膽鹼酯類化合物，例如 Bethanechol，或是自然界生成的 Pilocarpine 生物鹼。所有直接作用型藥物，由於不易被酵素分解，因此作用時間皆比 Ach 來的長。

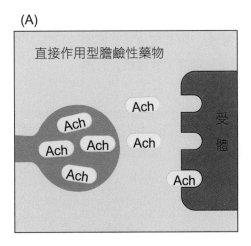

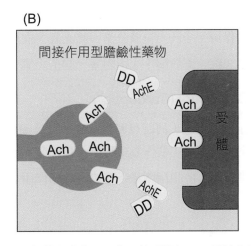

圖 3-8　(A) 直接作用型的藥物可釋放更多的 Ach 至突觸裂，促使更多的 Ach 作用於受體上；(B) 間接作用型的藥物可結合至 AchE，防止 Ach 被分解，增加突觸裂 Ach 濃度，促使更多的 Ach 作用於受體上。DD：間接作用型的藥物。

✚ 表 3-4　直接與間接作用型藥物之臨床用途

藥物		治療疾病	重症肌無力 診斷	重症肌無力 治療	手術後腹脹及尿液滯留	修格蘭氏症候群	青光眼	非去極化神經肌肉阻斷劑的解毒劑	蕈毒鹼拮抗劑的解毒劑	阿茲海默症
直接作用型		Bethanechol			✓					
		Carbachol					✓			
		Pilocarpine				✓	✓			
		Cevimeline				✓				
間接作用型	可逆	Neostigmine		✓				✓		
		Ambenonium		✓						
		Pyridostigmine		✓				✓		
		Edrophonium	✓					✓		
		Physostigmine					✓		✓	
		Donepezil								✓
		Galantamine								✓
		Rivastigmine								✓
		Tacrine								✓
	不可逆	Echothiophate					✓			

➲ Bethanechol (Urecholine®)

1. **作用與用途：**可興奮蕈毒鹼受體，造成胃腸蠕動及膀胱逼尿肌收縮，促使尿液排出，**用於治療產後或手術後腹脹及尿液滯留。**

2. **副作用：**發汗、唾液分泌、臉潮紅、血壓降低、噁心、腹痛與支氣管收縮。

3. **禁忌症：**胃潰瘍、尿道阻塞、腸道阻塞、低血壓、氣喘及甲狀腺機能亢進。

➲ Carbachol (Carboptic®)

1. **作用與用途：同時可興奮蕈毒鹼及菸鹼性受體，**由於效價高，作用時間長，因此很少用於全身治療。主要作為縮瞳劑，藉由收縮瞳孔及降低眼內壓，用於治療青光眼。

2. **副作用：**於眼用劑量下較少產生副作用。

● Pilocarpine (Slagen®)

1. **作用與用途**：主要由毛果芸香屬的植物萃取出來，為三級胺生物鹼。局部投與時可興奮膽鹼性受體，快速收縮瞳孔及睫狀肌，促使房水流出，眼壓下降，用於**治療廣角型與狹角型青光眼**。口腔噴霧給藥，可強烈刺激汗腺、淚腺及唾液分泌，用於治療修格蘭氏症候群 (Sjogren's syndrome)。

2. **副作用**：中樞神經系統失調、唾液及汗水分泌。

● Cevimeline (Evoxac®)

1. **作用與用途**：可興奮蕈毒鹼受體，增加唾液與汗腺分泌，用於治療乾燥症或修格蘭氏症候群。

2. **副作用**：出汗、噁心、鼻炎、腹瀉、唾液過多及頻尿等。

二、間接作用型

　　AchE 是專門將 Ach 水解產生醋酸鹽及膽鹼的酵素，功能為終止 Ach 的作用。乙醯膽鹼酯酶抑制劑可抑制 AchE，減少 Ach 被分解，增加 Ach 從膽鹼性神經末梢釋出，間接產生膽鹼性作用。一般分為可逆型與不可逆型二大類，可逆型結合至 AchE 較弱，且很快被腎臟清除，因此作用時間短；不可逆型與 AchE 間以共價鍵結合，不易分離，必須合成新的酵素分子才能回復酵素的活性，因此作用時間較久（圖 3-9）。

(一) 可逆型膽鹼酯酶抑制劑

● Neostigmine (Prostigmin®)

1. **作用與用途：為四級胺構造，水溶性高，不易進入中樞神經系統**。於治療劑量下，可加強 Ach 作用於菸鹼性及蕈毒鹼受體，**用於改善重症肌無力**、作為 Tubocurarine 或其他**非去極化神經肌肉阻斷劑的解毒劑**及刺激胃腸道蠕動與膀胱逼尿肌的收縮。

2. **副作用**：唾液分泌、血壓降低、噁心、腹痛、腹瀉與支氣管痙攣。

3. **禁忌症**：氣喘、慢性阻塞性肺臟疾病、消化性潰瘍、尿道或胃腸道阻塞之病人。

4. **類似藥物：**
   - Ambenonium (Mytelase®)
   - **Pyridostigmine** (Mestinon®)：**口服治療重症肌無力的首選藥**。

● Edrophonium (Tensilon®)

1. **作用與用途**：為四級胺構造，作用時間短，約 10~20 分鐘，常以靜脈注射，用於**診斷重症肌無力** (Tensilon test)。

2. **副作用**：唾液分泌、血壓降低、噁心、腹痛、腹瀉與支氣管痙攣。

(A) Ach和膽鹼酯酶的作用

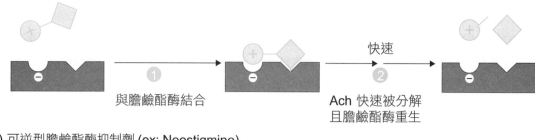

① 與膽鹼酯酶結合

快速

② Ach 快速被分解
且膽鹼酯酶重生

(B) 可逆型膽鹼酯酶抑制劑 (ex: Neostigmine)

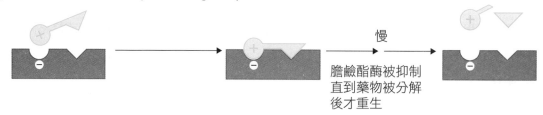

慢

膽鹼酯酶被抑制
直到藥物被分解
後才重生

(C) 不可逆型膽鹼酯酶抑制劑 (ex: Echothiophate)

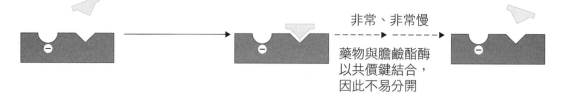

非常、非常慢

藥物與膽鹼酯酶
以共價鍵結合，
因此不易分開

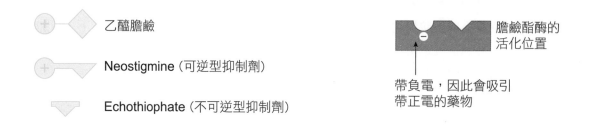

乙醯膽鹼

Neostigmine（可逆型抑制劑）

Echothiophate（不可逆型抑制劑）

膽鹼酯酶的
活化位置

帶負電，因此會吸引
帶正電的藥物

圖 3-9　(A) 乙醯膽鹼與膽鹼酯酶結合後，很快就被水解，因此作用時間非常短暫。

(B) 可逆型膽鹼酯酶抑制劑 Neostigmine 與膽鹼酯酶結合後，雖然可被膽鹼酯酶水解，但較慢，因
此作用時間較 Ach 長。

(C) 不可逆型膽鹼酯酶抑制劑 Echothiophate 與膽鹼酯酶以共價鍵結合後，由於不易被水解，因此作
用時間非常長。

重症肌無力

✱ 致病機轉

重症肌無力 (myasthenia gravis; MG) 為一種自體免疫的神經肌肉疾病，病人的免疫系統會產生抗體來破壞或攻擊骨骼肌的菸鹼性受體，導致神經肌肉接合處的受體數目下降，產生肌肉顫動、軟弱及容易疲勞，主要症狀為眼皮下垂、吞嚥困難及肌肉無力等，嚴重時更會產生呼吸麻痺，而需使用呼吸機來維持生命（圖 3-10）。

✱ 診斷

靜脈注射 Edrophonium 來診斷。其中約有 90% 的病人可在數分鐘內得到症狀的明顯改善。

✱ 治療藥物

1. 膽鹼酯酶抑制劑：可改善病人肌肉無力的症狀，是治療的第一線用藥，其中以 Pyridostigmine 最常用。
2. 醣皮質素：可抑制自體免疫機轉，減少抗體產生，作為膽鹼酯酶抑制劑控制無效時的替代藥物。
3. Azathioprine、Cyclosporin：可抑制 T 淋巴球或輔助型 T- 細胞產生白血球間質素 2 (interleukin-2)，而達到細胞免疫抑制作用。

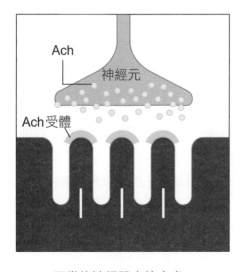

(A) 正常的神經肌肉接合處

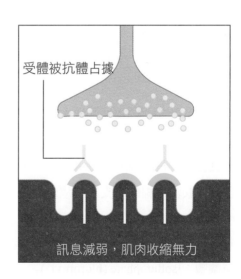

(B) 重症肌無力病人之神經肌肉接合處

圖 3-10 (A) 正常的神經肌肉接合處所釋放的 Ach 可作用於 Ach 受體，促使神經肌肉的訊息傳遞；(B) 重症肌無力病人之神經肌肉接合處的菸鹼性受體被抗體佔據，抑制神經肌肉的訊息傳遞，因此肌肉收縮減弱。

⊃ Physostigmine (Antilirium®)

1. **作用與用途：為三級胺生物鹼（會穿透 BBB）**，作用廣泛，**可使瞳孔**、睫狀肌**收縮**、房水外流、眼壓下降，用於**治療青光眼**，且可作為蕈毒鹼拮抗劑（例如：Atropine）之解毒劑。

2. **副作用：心跳過慢、心輸出量下降**、支氣管過度分泌、肌肉無力、痙攣及昏迷等。

⊃ Donepezil（Aricept®; 愛憶欣）

1. **作用與用途：**可通過 BBB，抑制 AchE，減少 Ach 被分解，用於治療阿茲海默症。

2. **副作用：**胃腸不適、失眠及肌肉痙攣等。

3. **類似藥物：**
   - Galantamine (Reminyl®)
   - Rivastigmine（Exelon®; 憶思能）
   - Tacrine (Cognex®)：會導致肝損傷，因此避免使用。

(二) 不可逆型膽鹼酯酶抑制劑

　　不可逆型的膽鹼酯酶抑制劑與 AchE 以共價鍵結合，藉以防止 Ach 被水解，而使作用時間增長。當鍵結產生時酵素會永久失去活性，如果要恢復 AchE 的活性，則需加入膽鹼酯酶活化劑或合成新的酵素分子。

　　此類藥物在結構中都含有一個磷原子，因此又稱為有機磷膽鹼酯酶抑制劑 (organophosphate cholinesterase inhibitors)。由於脂溶性高，易由皮膚吸收（除了 Echothiophate），甚至快速到達各個器官或組織。藥物包括神經毒氣的 Sarin、Soman 和 Tabun；殺蟲劑的 Parathion 和 Malathion；以及治療青光眼的 Echothiophate。

⊃ Echothiophate (Phospholine®)

1. **作用與用途：**可抑制 AchE，減少 Ach 被水解，收縮睫狀肌，促使房水外流，眼壓下降。由於極性高，常被製成眼用水溶液，用於治療青光眼。

2. **副作用：**腹瀉、**縮瞳**、支氣管痙攣、**流涎**、盜汗、**心博減慢**、肌肉麻痺、顫抖、頻尿及意識混亂等。

3. **中毒之處理：**給予 Atropine 緩解蕈毒鹼過量的症狀；給予 Pralidoxime 活化 AchE。

4. **類似藥物：**Isoflurophate (Floropryl®)。

藥理小常識

青光眼

　　青光眼為房水排出異常，造成眼壓升高，使得視神經血液循環不良、萎縮，進而導致失明。主要分為原發性、續發性與先天性青光眼。治療方式包括藥物治療、雷射與手術等。其中藥物治療的目的在於降低病人的眼壓而非治療視神經萎縮，詳細的治療藥物如下表。

✚ 青光眼治療藥物

	種類	藥物	作用機轉	副作用	備註
減少房水生成	β 拮抗劑	· Timolol · Betaxolol · Carteolol	阻斷睫狀肌的 β 受體，減少房水從睫狀肌上皮分泌	支氣管平滑肌收縮、心跳減慢、局部使用易有結膜充血、灼熱感及刺痛感	1. 為第一線治療藥物 2. 氣喘、充血性心衰竭及糖尿病病人禁用
	α 拮抗劑	· Brimonidine	刺激睫狀肌的突觸前 α_2 受體，減少房水生成	疲勞、頭痛、嗜睡、口乾。局部使用後有紅眼及刺痛感等	有腦部或冠狀動脈功能不全、雷諾氏症、姿態性低血壓、肝或腎功能異常者應小心使用
	碳酸酐酶抑制劑	· Dorzolamide · Brinzolamide · Acetazolamide	抑制碳酸酐酶，減少房水產生	感覺異常、低血鉀、食慾不佳、倦怠與憂鬱	有口服與眼藥水等劑型，由於口服副作用多，因此不適合長期使用
增加房水排出	膽鹼性致效劑	· Pilocarpine · Carbachol · Echothiophate	藉由收縮睫狀肌而促使房水外流	縮瞳、視覺模糊	由於光腺不佳時會導致視力不良，且多種藥物陸續上市，因此使用率已降低
	前列腺素衍生物	· Latanoprost · Travoprost · Bimatoprost	改善葡萄鞏膜房水流出暢通，增加房水排出	眼球發炎、結膜充血、眼周色素沉澱與刺激睫毛生長	藥效長，一天使用一次，可提高患者用藥的方便性
	滲透性利尿劑	· Mannitol · Glycerol	靜脈注射可提高血漿滲透壓，增加房水排出，使眼壓下降	頭痛、視力模糊、噁心、嘔吐、下痢及利尿	腎功能衰竭、急性肺水腫、嚴重脫水及充血性心衰竭病人禁用

重點回顧

藥物	作用機轉與用途	副作用
直接作用型		
Bethanechol (Urecholine®)	興奮 M 受體，造成胃腸道蠕動及膀胱逼尿肌收縮，用於治療產後或手術後之腹脹及尿液滯留	發汗、唾腺分泌、臉潮紅、血壓降低、噁心、腹痛與支氣管收縮
Carbachol (Carboptic®)	興奮 M 及 N 受體，藉由收縮瞳孔及降低眼內壓，用於治療青光眼	副作用少
Pilocarpine (Slagen®)	局部投與促使房水外流，眼壓下降，用於治療廣角型與狹角型青光眼且可刺激汗腺、淚腺及唾腺分泌，用於治療修格蘭氏症候群	中樞神經系統失調、唾液及汗水分泌
Cevimeline (Evoxac®)	作用於 M 受體，增加唾液與汗腺分泌，用於治療乾燥症或修格蘭氏症候群	出汗、噁心、鼻炎、腹瀉、唾液過多及頻尿
間接作用型 - 可逆型之膽鹼酯酶抑制劑		
Neostigmine (Prostigmin®) Ambenonium (Mytelase®) Pyridostigmine (Mestinon®)	可加強 Ach 作用於 N 及 M 受體，用於改善重症肌無力，刺激胃腸道蠕動及作為競爭型神經肌肉阻斷劑之解毒劑	唾液分泌、血壓下降、噁心、腹痛、腹瀉與支氣管痙攣
Edrophonium (Tensilon®)	短暫抑制 AchE，用於診斷重症肌無力	唾液分泌、血壓下降、噁心、腹痛、腹瀉與支氣管痙攣
Physostigmine (Antilirium®)	可使瞳孔、睫狀肌收縮，房水外流，眼壓下降，用於治療青光眼及作為蕈毒鹼拮抗劑之解毒劑	心跳過慢、心輸出量下降、支氣管過度分泌、肌肉無力、痙攣及昏迷
Donepezil（Aricept®; 愛憶欣） Galantamine (Reminyl®) Rivastigmine（Exelon®; 憶思能） Tacrine (Cognex®)	抑制 AchE，減少 Ach 被分解，用於治療阿茲海默症	胃腸不適、失眠及肌肉痙攣
間接作用型 - 不可逆型之膽鹼酯酶抑制劑		
Echothiophate (Phospholine®) Isoflurophate (Floropryl®)	抑制 AchE，增加 Ach 濃度，促進房水外流，眼壓下降，用於治療青光眼	腹瀉、縮瞳、支氣管痙攣、流涎、盜汗、心博減慢、肌肉麻痺、顫抖及意識混亂

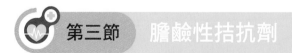

第三節　膽鹼性拮抗劑

　　如同膽鹼性致效劑一樣，膽鹼性拮抗劑可拮抗蕈毒鹼及菸鹼性兩大類受體，菸鹼性拮抗劑包括神經節阻斷劑及神經肌肉阻斷劑，此兩大類藥物將於第四節討論。蕈毒鹼拮抗劑則是與 Ach 競爭蕈毒鹼受體，產生瞳孔放大、心跳加速、腺體分泌減少及支氣管鬆弛等作用。表3-5 列出蕈毒鹼受體的位置、活化及阻斷後的作用。有了這樣的背景知識，對於選擇副作用少

的藥物來說是很重要的。Atropine 為這類的代表性藥物，其他的蕈毒鹼拮抗劑基本上也都有相似的週邊作用，然而仍有某種程度的選擇性，詳見表 3-7。

✚ 表 3-5　活化及阻斷蕈毒鹼受體後藥理作用之差異

受體	位置	活化後的作用	阻斷後的作用
蕈毒鹼	腺體	增加唾腺、淚腺、支氣管、胃腺及汗腺分泌	口乾、眼睛乾燥、減少支氣管、胃液及汗腺等分泌
	中樞神經系統	增加認知功能	混亂、幻覺
	心臟	心跳減慢、收縮力及傳導速率皆下降	增加心跳速率、心收縮力及房室結傳導速率
	肺臟	支氣管平滑肌收縮	支氣管平滑肌鬆弛
	膀胱－逼尿肌 括約肌、三角肌	收縮（促進排尿） 鬆弛	放鬆（**抑制排尿**） 收縮
	胃腸道平滑肌	增加運動性及緊張度（促進蠕動）	**降低運動性及緊張度**（便秘）
	眼睛－虹膜環狀肌 睫狀肌	收縮（縮瞳） 收縮	鬆弛（**散瞳**） 鬆弛（視覺模糊）

○ Atropine (Sal-Tropine®)

為最有名的蕈毒鹼拮抗劑，主要存在顛茄植物中，因此又稱為顛茄生物鹼。

1. **作用機轉：**對於蕈毒鹼受體有高度親和力，會以競爭方式結合並防止 Ach 結合至受體上。

2. **藥理作用：**
   (1) 中樞神經系統：於治療劑量時會產生興奮作用；毒性劑量時會造成幻覺及精神錯亂；更高劑量時則會產生昏迷、呼吸抑制及死亡等。
   (2) 眼睛：使虹膜環狀肌鬆弛產生散瞳（對光無反應）；睫狀肌鬆弛導致視覺模糊。常用在視網膜檢查和晶狀體折射失誤的檢測（屈光度測定）。目前使用短效型 Tropicamide（散瞳時間約 6 小時）來代替 Atropine（散瞳時間約 7~10 天）。對患有狹角型青光眼的病人來說，**Atropine 會使眼壓上升而誘發眼睛疼痛，因此禁用。**
   (3) 心血管系統：低劑量時可活化中樞迷走神經，導致心跳減慢；高劑量時（>1 mg）會阻斷竇房結上的蕈毒鹼受體，而造成心跳加快。
   (4) 其他平滑肌：可鬆弛支氣管平滑肌、膀胱逼尿肌及胃腸道平滑肌。
   (5) 外分泌腺：可阻斷唾腺、淚腺、支氣管與汗腺等腺體分泌，其中以唾腺敏感性最高（低劑量即可減少唾液分泌），胃壁分泌胃酸的細胞則最不敏感（需高劑量才可抑制胃酸分泌）。

所有蕈毒鹼受體皆會被 Atropine 及其他抗膽鹼性藥物所阻斷。在一些位置可能只要一點點劑量就可以被阻斷，然而在某些位置可能需要比較高的劑量才能被阻斷。表 3-6 列出這些器官上所存在的蕈毒鹼受體依序由低劑量到高劑量的 Atropine 所興奮後的藥理作用。

✚ 表 3-6　Atropine 的劑量及其藥理作用間的關係

Atropine 的劑量	藥理反應
低劑量 ↓ 高劑量	唾液腺－減少分泌 汗腺－減少分泌 支氣管腺體－減少分泌 心臟－心跳減慢 眼睛－縮瞳、視力模糊 膀胱－逼尿肌鬆弛、三角肌及括約肌收縮－抑制排尿 腸道－降低胃腸道蠕動及緊張度 肺臟－支氣管擴張 胃－減少分泌

3. **治療用途：**

　(1) 麻醉前給藥，減少唾液、支氣管分泌及降低手術時心跳減緩的危險性。

　(2) 散瞳作用強，常用在眼底檢查。

　(3) 作為蕈毒鹼致效劑中毒之解毒劑。

4. **副作用：**口乾、畏光、視覺模糊、眼壓上升、尿液滯留、便秘、心跳加速、幻覺、妄想及體溫上升（抑制汗腺分泌）等。

5. **交互作用：**抗組織胺、抗思覺失調症藥物及三環式抗憂鬱劑皆具有抗膽鹼性作用，因此避免併用。

6. **解毒劑：**Physostigmine。

7. **禁忌症：**腸無力、尿液滯留、攝護腺肥大及**狹角型青光眼**。

✚ 表 3-7　其他蕈毒鹼拮抗劑之臨床用途

	藥物	作用機轉及用途	副作用
天然生物鹼	Scopolamine (Transderm-Scop®)	抑制前庭與中樞神經系統之傳導，進而抑制嘔吐反射，用於治療動暈症	視覺模糊、心跳加快、口乾、便秘及尿液滯留
合成及半合成藥物	Benztropine (Cogentin®) Biperiden (Akineton®) Trihexyphenidyl (Artane®)	抑制紋狀體之膽鹼性神經活性，用於治療帕金森氏症	口乾、噁心、視線不清、頭昏眼花、神經質及低血壓
	Dicyclomine (Bentyl®) Glycopyrrolate (Robinul®) Propantheline (Pro-Banthine®) Pirenzepine (Gastrozepine®) Mepenzolate (Cantil®) Methscopolamine (Pamine®)	抑制胃酸分泌及減少胃腸道蠕動，治療胃潰瘍及作為胃腸解痙劑	噁心、口乾、神經衰弱、頭暈、心情緊張、嗜睡及視力模糊
	Cyclopentolate (Cyclogyl®) Homatropine (Equipin®) Tropicamide (Mydriacyl®)	鬆弛睫狀肌及虹膜環狀肌，治療假性近視及作為眼底檢查	過敏、流淚、結膜發紅、眼瞼過敏、眼壓增高、畏光、及視力模糊
	Ipratropium (Atrovent®) Tiotropium (Tiova®)	鬆弛支氣管平滑肌及抑制分泌，用於**治療氣喘及慢性阻塞性肺部疾病**	咳嗽、頭痛、腹部不適、心悸、視力模糊及尿液滯留

✚ 表 3-7　其他蕈毒鹼拮抗劑之臨床用途（續）

	藥物	作用機轉及用途	副作用
合成及半合成藥物	Oxybutynin (Ditropan®) Tolterodine (Detrol®) Darifenacin (Enablex®) Solifenacin (VESIcare®) Fesoterodine (Toviaz®) Trospium (Trosec®)	鬆弛膀胱逼尿肌而抑制排尿，用於治療尿失禁	困倦、視覺模糊、口乾、便秘、頭暈及潮紅

重點回顧

參考表 3-7。

第四節　神經節及神經肌肉阻斷劑

神經節阻斷劑 (ganglionic blocking agents) 是阻斷自主神經節的菸鹼性受體，神經肌肉阻斷劑 (neuromuscular blockers) 則是阻斷神經肌肉接合處的菸鹼性受體。其中神經肌肉阻斷劑具有重要的臨床用途，而神經節阻斷劑則因副作用大，目前已慢慢被其他藥物所取代。

一、神經節阻斷劑

由於缺乏選擇性，產生很多藥理作用，因此臨床用途受限制。目前只有 Mecamylamine 在臨床上仍有使用。

◯ Mecamylamine (Inversine®)

1. **作用與用途：**可與 Ach 競爭自主神經節的菸鹼性受體，干擾神經節的訊息傳遞，用於治療高血壓。
2. **副作用：**
   (1) 副交感：心跳加速、視覺模糊、散瞳、便祕、畏光、尿液滯留及口乾。
   (2) 交感：無汗症、眩暈及姿態性低血壓。

二、神經肌肉阻斷劑

神經肌肉阻斷劑分成中樞作用型的解痙劑 (antispasmodic drugs) 及周邊作用型的神經肌肉阻斷劑二大類。其中解痙劑可作用在中樞神經系統，用來舒緩腦性麻痺、中風或脊髓受傷等所引起之骨骼肌痙攣與僵硬，藥物包括 Baclofen 及 Dantrolene 等（於「中樞神經系統藥物 (I)」中詳細探討）。周邊作用型的神經肌肉阻斷劑則會阻斷運動終板上菸鹼性受體的訊息傳遞，而降低肌肉強度，用來作為全身麻醉之輔助劑或作為運動後肌肉痙攣或疼痛之治療。依作用機轉分為：(1) 競爭型／非去極化神經肌肉阻斷劑 (competitive/nondepolarizing neuromuscular blockers) 及 (2) 非競爭型／去極化神經肌肉阻斷劑 (non-competitive/depolarizing neuromuscular blockers) 兩大類（表 3-8）。

(一) 競爭型／非去極化神經肌肉阻斷劑

箭毒 (curare) 是第一個被發現具有神經肌肉阻斷的藥物，為南美洲亞馬遜土著將其塗抹於箭頭，用來迅速將獵物麻痺的毒藥。Tubocurarine 為最早提煉出來的藥物，在 1940 年代初期被引進臨床使用。然由於會產生副作用，目前已慢慢被其他藥物所取代。

◐ Tubocurarine（d-TC；管箭毒素）

帶正電的四級胺構造，不易穿過細胞膜、中樞神經系統及胎盤，因此不能口服，只能靜脈或肌肉注射給藥，對胎兒的影響也較小。

1. **作用與用途**：可與 Ach 競爭運動終板的菸鹼性受體，然無法產生去極化，最終因肌肉麻痺而鬆弛。常作為手術時麻醉的輔助藥物，藉以放鬆骨骼肌。然而並非所有肌肉對 Tubocurarine 皆有相同的敏感性，通常是小型且快速收縮的臉部及眼部肌肉最先受影響，接著是手指、四肢、頸部與軀幹等部位的肌肉，最終癱瘓則為橫膈肌。

2. **副作用**：低血壓、氣喘、臉部潮紅及蕁麻疹（因組織胺釋放所致）。

3. **解毒劑**：人工呼吸及 Neostigmine（即藥效可被 Neostigmine 減弱）等膽鹼酯酶抑制劑。

4. **禁忌症**：重症肌無力及電解質不平衡者（低血鉀易增加肌肉麻痺作用）。

5. **交互作用**：全身麻醉劑、胺基配醣體及鈣通道阻斷劑等皆會加重神經肌肉阻斷作用，故不可與這些藥物併用。

(二) 非競爭型／去極化神經肌肉阻斷劑

◐ Succinylcholine (Anectine®)

1. **作用與用途**：可活化神經肌肉接合處的菸鹼性受體，產生去極化，然並不會立刻被突觸的 AchE 水解，因而造成受體持續被刺激，**局部肌肉先呈現短暫興奮**，但時間一久受體對 Ach 的敏感性消失而造成肌肉麻痺。由於作用時間極為短暫，適合用於麻醉誘導時之快速氣管內插管。

2. **藥物動力學**：**靜脈注射易被肝臟或血漿中的 AchE 迅速水解，作用時間短**，通常以點滴持續注入給藥。**靜脈注射時也應緩慢，否則易導致肌痛顫搐、心搏過緩的副作用。**

3. **副作用**：**惡性體溫過高** (malignant hyperthermia)、心律不整、**高血鉀**、全身肌肉強直、酸中毒及**呼吸暫停**等。

※ 容易誘發惡性高體溫的藥物，常見於病人手術時使用的吸入性麻醉劑 Halothane 及去極化神經肌肉阻斷劑 Succinylcholine。**治療時常使用 Dantrolene，其作用機轉為抑制鈣離子由肌漿網釋出，重新調整肌漿網內鈣離子的平衡，使體溫恢復正常。**常見的副作用為肌肉無力、嗜睡、眩暈、全身不適感、腹瀉以及倦怠等。

4. **交互作用**：膽鹼酯酶抑制劑、胺基配醣體及四環素皆會加強 Succinylcholine 的肌肉鬆弛作用，因此避免併用。

➕ 表 3-8　神經肌肉阻斷劑的特徵

	藥物	給藥途徑	作用時間	組織胺釋放	心臟毒蕈鹼受體	副作用	解毒劑	備註
競爭型神經肌肉阻斷劑	Mivacurium (Mivacron®)	IV	短效	++	-	臉部脖子潮紅、紅疹、唾液分泌、呼吸抑制、心跳減慢（除 Pancuronium 及 Succinylcholine 外）、低血壓、肌肉痠痛及惡性高體溫	膽鹼酯酶抑制劑 (ex: Neostigmine)	恢復時間快，適合短時間手術。易被血漿中膽鹼酯酶分解，如先天缺乏膽鹼酯酶者，易導致藥物半衰期延長
	Atracurium (Tracrium®)	IV	中效	+	-			於血漿中自發性的被酵素分解，分解產物可能會引起顏面潮發作
	Cisatracutium (Nimbex®)	IV	中效	-	-			在血漿中自動分解，為唯一使用在腎衰竭病人而不需減量的競爭型神經肌肉阻斷劑
	Pancuronium (Pavulon®)	IV	中效	-	++			副作用比 Tubocurarine 少，但會拮抗迷走神經而導致心跳加速
	Rocuronium (Zemuron®)	IV	中效	-	-			開始作用時間快速，有助於對病人進行氣管插管
	Vecuronium (Norcuron®)	IV	中效	-	-			廣泛使用，然偶爾會延長麻痺作用（可能與活性代謝物有關）
	Tubocurarine	IV、IM	長效	++	-			會引起組織胺釋放，降低血壓，並會促進神經節阻斷作用，目前較少使用
	Metocurine (Metubine®)	IV	長效	+	-			比 Tubocurarine 較少有低血壓及氣管收縮的副作用
去極化神經肌肉阻斷劑	Succinylcholine (Anectine®)	IV、IM	短效	+	++		無	易被血中膽鹼酯酶分解，作用時間短，用於簡短手術

重點回顧

參考表 3-8。

第五節　腎上腺素性致效劑

　　當藥物是模擬 NE、Epi 與 DA 等神經傳遞物質來產生藥理作用，我們稱之為擬交感神經藥物 (sympathomimetics drugs) 或腎上腺素性致效劑 (adrenergic agonists)。依藥物作用方式可分成直接、間接與混合作用型三大類。

1. 直接作用型

　　可直接結合及活化 α 與 β 受體，產生類似刺激交感神經釋放 NE 所產生的作用，例如 Epinephrine、Isoproterenol、Norepinephrine。

2. 間接作用型

(1) 促進 NE 釋放：會被吸收入突觸前神經元中，造成神經末梢突觸小泡釋放 NE，NE 接著穿過突觸並與 α、β 受體結合，例如 Amphetamine。

(2) 抑制 NE 再回收：抑制 NE 再回收，促使突觸間隙 NE 量增加，進而活化 α 與 β 受體，例如：三環式抗憂鬱劑。

(3) 抑制 NE 被分解：由於 NE 再回收易被 MAO 分解，因此抑制 MAO 可增加 NE 的量，進而活化 α 與 β 受體，增強交感神經的活性。

✚ 表 3-9　腎上腺素性致效劑的化學分類及對受體的特異性

	分類／特性	藥物／受體
兒茶酚胺	1. 效價高、藥效強 2. 極性高，較不易通過中樞神經系統，故無中樞興奮作用 3. 易被單胺氧化酶 (MAO) 及兒茶酚胺－氧－甲基轉移酶 (COMT) 所代謝，作用時間短 4. 口服無效，需以注射或吸入方式給藥	Epinephrine (α_1, α_2, β_1, β_2) Norepinephrine (α_1, α_2, β_1) Isoproterenol (β_1, β_2) Dopamine (β_1, DA, α_1) Dobutamine (β_1)
非兒茶酚胺	1. 脂溶性高，較易通過中樞神經系統，有中樞興奮作用 2. 不易被單胺氧化酶及兒茶酚胺－氧－甲基轉移酶所代謝，作用時間長 3. 可口服給藥	Methoxamine (α_1) Naphazoline (α_1, α_2) Oxymetazoline (α_1, α_2) Phenylephrine (α_1) Ritodrine (β_2) Terbutaline (β_2) Salbutamol (β_2) Metaproterenol (β_2) Fenoterol (β_2) Formoterol (β_2) Salmeterol (β_2)

3. 混合作用型

可直接結合、活化 α 與 β 受體及促進神經末梢突觸小泡釋放 NE。

由於抑制 NE 再回收及被分解的藥物適用於治療憂鬱症及帕金森氏症，因此此兩大類藥物將於「中樞神經系統藥物 (I) 及 (II)」中詳細探討。

每一個藥物對受體的結合程度皆不同，因此欲了解腎上腺素性藥物的藥理作用及副作用（表 3-10），就必須先了解藥物對受體的特異性（表 3-9）。

✚ 表 3-10　活化腎上腺素性受體之臨床用途及副作用

受體	藥理作用	臨床用途	副作用
α_1	收縮皮膚、內臟及黏膜之血管	止血、解除鼻充血、延長局部麻醉劑之作用時間及治療低血壓	高血壓、組織壞死及心跳減緩
	散瞳	做眼底檢查	
α_2	作用於中樞神經系統，抑制交感神經的血管運動中樞功能	治療高血壓	低血壓、心跳減緩及反彈性高血壓
	作用於脊髓的突觸前 α_2 受體，降低疼痛訊息傳至大腦	治療嚴重疼痛	
β_1	心跳加快、收縮力增強及心博量增加	用於心跳停止、心臟衰竭、休克及房室結阻斷	心律不整及導致心絞痛
β_2	放鬆支氣管及子宮平滑肌	治療氣喘及安胎	高血糖及震顫
DA	促使腎血管擴張	治療低容積性休克	－

一、直接作用型

➲ Epinephrine 腎上腺素 (Bosmin®; Adrenalin®)

為兒茶酚胺類藥物之一，是在腎上腺髓質中由酪胺酸合成。活化受體：α_1、α_2、β_1 及 β_2。

1. 作用與用途：

(1) 活化 α_1 受體，促使皮膚、黏膜與內臟小動脈收縮，血壓上升，解除鼻充血及延長局部麻醉劑的作用時間；收縮虹膜放射肌引起散瞳，作為眼底檢查。

(2) 活化 β_1 受體，促使心跳加快、收縮力增強，心輸出量增加，用於緩解房室結阻斷及作為心臟停止時功能恢復之藥物。

(3) 活化 β_2 受體，鬆弛支氣管及子宮平滑肌，治療氣喘（為急性氣喘之首選藥）及安胎；擴張肝臟與骨骼肌血管，增加骨骼肌及某些內臟的血流量；促進肝臟醣解及升糖素釋出而使血糖上升。

(4) 活化β$_2$受體，抑制IgE所誘發的組織胺釋放，**用於治療過敏性休克**（屬生理性拮抗）。

(5) 可收縮睫狀體的血管以減少房水形成，用於治療青光眼。

(6) 活化 β$_3$ 受體，促進三酸甘油酯水解成游離脂肪酸及甘油。

2. **藥物動力學**：易被 MAO 及 COMT 代謝，因此口服無效。可經由局部或注射給藥，其中以靜脈注射作用最快，主要作為緊急處理呼吸道狀況的藥物。

3. **副作用**：心跳加速、心律不整、焦慮、頭痛、震顫、及高血壓。

4. **禁忌症**：高血壓、糖尿病、心律不整及甲狀腺機能亢進。

5. **交互作用**：單胺氧化酶抑制劑可抑制 MAO，減少 Epinephrine 被分解；三環式抗憂鬱劑可干擾 Epinephrine 進入神經末梢，因而延長及加強 Epinephrine 的作用。

◗ Norepinephrine 正腎上腺素 (Levophed®; Noradrenaline®)

為腎上腺素性神經的神經傳遞物質。活化受體：α 及 β$_1$ 受體，其中 α 受體最明顯。

1. **作用與用途**：

(1) 活化 α$_1$ 受體，促使皮膚、黏膜與內臟小動脈收縮，血壓上升，用於治療因外傷開刀造成的低血壓或休克。

(2) 活化 β$_1$ 受體，促使心跳加快、收縮力增強，心輸出量增加，用於緩解房室結阻斷及作為心臟停止時功能恢復之藥物。

2. **藥物動力學**：口服後極易被 MAO 及 COMT 代謝，因此口服無效。

3. **副作用**：同 Epinephrine。

◗ Isoproterenol (Isuprel®)

第一個在臨床上使用的選擇性 β 致效劑。活化受體：β$_1$ 與 β$_2$ 受體。

1. **作用與用途**：可活化 β$_1$ 與 β$_2$ 受體，促使心跳加快、收縮力增強及鬆弛支氣管平滑肌，用於緩解房室傳導阻斷、治療休克及氣喘。由於選擇性差，目前只用於緩解麻醉時所導致的支氣管痙攣。

2. **副作用**：心律不整、心絞痛及高血糖等。

◗ Dopamine (Intropin®)

為 NE 的中間代謝前驅物，在腎上腺髓質及中樞神經系統的基底核自然產生。活化受體：多巴胺、β$_1$ 與 α$_1$ 受體（劑量由小到大所興奮的受體）。

1. **作用與用途**：

(1) 活化 DA 受體，促使腎臟與內臟的小動脈擴張，增加腎臟與其他內臟的血流，提高腎絲球過濾率，造成利尿作用，用於治療低容積性休克。

(2) 活化心臟 β_1 受體，增強心臟收縮力、心跳速率，用於治療心臟衰竭。

(3) 活化 α_1 受體，促使血管收縮，血壓上升。

2. **副作用**：心絞痛、高血壓、心律不整及組織壞死（高劑量）。

○ Midodrine (Amatine®)

1. **作用與用途**：活化α_1受體，促使血管收縮維持血壓，用於治療血壓過低或姿態性低血壓。

2. **副作用**：毛髮增生、心跳變慢、尿液滯留、皮膚過敏及感覺異常。

○ Phenylephrine (Neosynephrine®)

1. **作用與用途**：活化 α_1 受體，促使皮膚、黏膜與內臟小動脈收縮，血壓上升、解除鼻充血及延長局部麻醉劑的作用時間；收縮虹膜放射肌引起**散瞳，作為眼底檢查**。另外也會產生反射性心跳減緩的作用，用於治療陣發性心室上搏動過速。

2. **副作用**：反射性心跳減慢及高血壓性頭痛。

3. **類似藥物**：
   - Naphazoline (Privine®)、Oxymetazoline (Nezeril®)、Xylometazoline (Otrivin®)、Tetrahydrozoline (Tyzine®)：可使鼻黏膜血管收縮，用於解除鼻充血，但易有反彈性鼻充血的副作用，因此 3~5 天後應停止使用。
   - Methoxamine (Vasotyl®)：治療陣發性心室上搏動過速。

○ Dobutamine (Dobutrex®)

1. **作用與用途**：**可活化 β_1 受體**，促使心跳加快、收縮力增強、心輸出量增加。靜脈輸注，治療心臟衰竭及休克。由於增加心輸出量時，對心跳速率只有些微改變，且不會明顯提高心肌需氧量，因此為**治療心臟衰竭的首選藥物**。

2. **副作用**：心律不整、心絞痛及高血壓。

○ Metaproterenol (Alupent®)

1. **作用與用途**：可活化 β_2 受體，鬆弛支氣管平滑肌，改善呼吸道功能，用於治療氣喘。

2. **副作用**：心跳加速（較高劑量時）、骨骼肌顫抖、暈眩、頭痛及血壓變動等。

○ Terbutaline (Bricanyl®)

1. **作用與用途**：為短效 β_2 致效劑，可鬆弛支氣管平滑肌，用於治療氣喘。

2. **副作用**：心跳加速（較高劑量時）、骨骼肌顫抖、暈眩、頭痛及血壓變動等。

3. **類似藥物：**

藥物		給藥方式	備註
短效型	Terbutaline (Brethine®)	吸入	起效快、可立即終止急性氣喘發作，為急性氣喘的第一線藥物
	Pirbuterol (Maxair®)	吸入	
	Albuterol (Ventolin®)	吸入	
	Levalbuterol (Xopenex®)	吸入	
	Bitolterol Mesylate (Tornalate®)	吸入	
	Fenoterol (Berotec®)	吸入	
	Procaterol (Mrptin®)	吸入	
長效型	Salmeterol (Serevent®)	吸入	起效慢，而不用於急性氣喘發作，主要用於長期預防
	Formoterol (Foradil®)	吸入	
	Arformoterol (Brovana®)	吸入	
	Albuterol (Ventoline®)	口服	
	Terbutaline (Brethine®)	口服	

4. **副作用：**骨骼肌顫抖、頭痛、噁心及心跳加速（較高劑量時）。

● Ritodrine (Yutopar®)

1. **作用與用途：**可活化 β_2 受體，鬆弛子宮平滑肌，作為安胎藥，用於預防早產或習慣性流產。

2. **副作用：**肺水腫、低血壓、高血糖及心跳加速（較高劑量時）。

● Mirabegron (Betmiga®)

1. **作用與用途：**可活化 β_3 受體，鬆弛膀胱逼尿肌，增加儲尿量，進而改善膀胱過動症 (overactive bladder; OAB) 之急尿症狀。

2. **副作用：**高血壓、咽喉炎、泌尿道感染及頭痛。

二、間接作用型

可促使 NE 由神經末梢釋出。

● Amphetamine (Dexedrine®)

1. **作用與用途：**可促使交感神經末梢釋出 NE 及 DA，活化 α 與 β 受體，產生血管收縮、心跳加速等效應且可穿透 BBB，興奮中樞神經（DA 釋放所致）、減少疲倦及壓抑下視丘食慾中樞，用於改善昏睡症、治療過動兒注意力不集中及肥胖症等。

2. **副作用：**失眠、體重減輕、思覺失調症、成癮性、瞳孔放大、心悸、高血壓及體溫上升。

3. **解毒劑：**可服用 NH_4Cl（氯化銨）酸化尿液加速排出。

4. **類似藥物：**
   - Methamphetamine (Desoxyn®)
   - Dexmethylphenidate (Focalin®)

➲ Methylphenidate (Ritalin®)

1. **作用與用途：**結構與藥理作用皆與Amphetamine類似，可促進NE、DA釋放及減少再回收，用於治療過動兒注意力不集中或昏睡症。

2. **副作用：**失眠、食慾不振及頭暈。

➲ Cocaine

於局部麻醉劑中討論。

三、混合作用型

同時兼具直接與間接作用型的藥物。

➲ Ephedrine（麻黃鹼）

1. **作用與用途：**
   (1) 為一植物生物鹼，可直接興奮 α_1、α_2、β_1 與 β_2 受體及間接促進交感神經末梢釋出 NE，產生支氣管擴張、**鼻黏膜血管收縮**及心臟收縮等作用，用於治療氣喘、過敏性鼻炎及低血壓。
   (2) 可通過 BBB 產生中樞興奮作用，增加警覺性及減輕疲勞。
   (3) 化學結構類似安非他命，**可作為安非他命合成之原料藥。**

2. **副作用：**心悸、失眠、高血壓、中樞興奮及作用漸減性。

※ 作用漸減性 (tachyphylaxis)：短時間內重覆使用某藥，藥效快速降低，即使增加劑量也無法達到原來的藥效。

3. **禁忌症：**高血壓、心血管疾病及甲狀腺機能亢進。

➲ Pseudoephedrine (Sudafed®)

1. **作用與用途：**可間接釋放 NE 及活化 α_1 受體，收縮鼻黏膜血管，常與抗組織胺併用，緩解過敏性鼻炎及感冒的鼻塞、流鼻水、搔癢等症狀。

2. **副作用：**心跳加速、頭痛、眩暈及緊張焦慮。

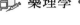

重點回顧

藥物	受體	作用機轉與用途	副作用
直接作用型			
Epinephrine 腎上腺素 (Bosmin®; Adrenalin®)	α_1、α_2、β_1、β_2	• 興奮 α_1 受體，促使血管收縮、血壓上升、解除鼻充血、延長局部麻醉劑作用時間及產生散瞳作用而作為眼底檢查 • 興奮 β_1 受體，促使心跳加快、收縮力增強，用於房室結阻斷及作為心臟停止時功能恢復之藥物 • 興奮 β_2 受體，鬆弛支氣管平滑肌，治療氣喘 • 興奮 β_2 受體，抑制 IgE 所誘發的組織胺釋放，用於治療過敏性休克 • 減少房水形成，治療青光眼	腦出血、心律不整、焦慮及不安等
Norepinephrine 正腎上腺素 (Levophed®; Noradrenaline®)	α_1、α_2、β_1	興奮 α_1 受體，促使血管收縮，血壓上升，治療低血壓或休克；興奮 β_1 受體，使心臟收縮力增強及心跳加快，用於緩解房室結阻斷及作為心臟停止時功能恢復之藥物	高血壓、反射性心搏過慢及心律不整
Isoproterenol (Isuprel®; Isoprenaline®)	β_1、β_2	興奮 β_1、β_2 受體，促使心跳加快、收縮力增強及支氣管平滑肌鬆弛，用於房室傳導阻斷、氣喘、休克及心臟衰竭	心律不整、頭痛及焦慮等
Dopamine (Intropin®)	DA、β_1、α_1	活化 DA 受體，促使腎血管擴張、腎血流增加；活化 β_1 受體，增強心收縮力、心跳速率；活化 α_1 受體，促使血管收縮，血壓上升，用於治療心臟衰竭及低容積性休克	噁心、嘔吐、心律不整及高血壓
Midodrine (Amatine®)	α_1	興奮 α_1 受體，促使血管收縮血壓上升，用於姿態性低血壓	毛髮增生、心跳變慢、尿液滯留、腸胃症狀、皮膚過敏及感覺異常
Phenylephrine (Neosynephrine®)	α_1	活化 α_1 受體，促使皮膚、黏膜與內臟小動脈收縮，血壓上升、解除鼻充血；收縮虹膜放射肌引起散瞳作用，作為眼底檢查	反射性心跳減慢及眼壓上升
Dobutamine (Dobutrex®)	β_1	活化 β_1 受體，增強心收縮力、增加心跳速率及心輸出量，用於治療心臟衰竭及休克	心律不整、心絞痛及高血壓

藥物	受體	作用機轉與用途	副作用
Metaproterenol (Alupent®) Terbutaline (Bricanyl®) Fenoterol (Berotec®) Salbutamol (Albuterol®) Pirbuterol (Maxair®) Procaterol (Mrptin®) Arformoterol (Brovana®) Formoterol (Perforomist®) Salmeterol (Serevent®)	β_2	活化 β_2 受體，鬆弛支氣管平滑肌，用於治療氣喘	骨骼肌顫抖、高血糖及心跳加速
Ritodrine (Yutopar®)	β_2	興奮 β_2 受體，鬆弛子宮平滑肌，作為安胎藥，用於預防早產及流產	肺水腫、低血壓、高血糖及心跳加速
Mirabegron (Betmiga®)	β_3	興奮 β_3 受體，鬆弛膀胱逼尿肌，進而改善膀胱過動症	高血壓、咽喉炎、泌尿道感染及頭痛
間接作用型			
Amphetamine (Dexedrine®)		促進交感神經末梢釋出 NE、DA 及活化 α、β 受體，產生血管收縮、心跳加速等作用，且可穿透 BBB，興奮中樞神經、減少疲倦及壓抑下視丘食慾中樞，用於改善昏睡症、治療過動兒注意力不集中及肥胖症	失眠、體重減輕、精神分裂症、成癮性、瞳孔放大、心悸、高血壓及體溫上升
Methylphenidate (Ritalin®)		促進 NE、DA 釋放及抑制再回收，延長 DA 在突觸的作用時間，用於治療過動兒注意力不集中或昏睡症	失眠、食慾不振及頭暈
混合作用型			
Ephedrine（麻黃鹼）		• 興奮 α、β 受體及促進 NE 釋出，產生支氣管擴張、鼻黏膜血管及心臟收縮，用於治療氣喘、過敏性鼻炎及低血壓 • 可興奮中樞神經，增加警覺性、減輕疲勞及產生失眠	心悸、失眠、高血壓、中樞興奮及作用漸減性
Pseudoephedrine (Sudafed®)		可間接釋放 NE 及活化 α_1 受體，收縮鼻黏膜血管，常與抗組織胺併用緩解過敏性鼻炎及感冒的鼻塞、流鼻水及搔癢等症狀	心跳加速、頭痛、眩暈及緊張焦慮

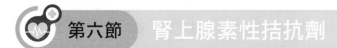

第六節　腎上腺素性拮抗劑

　　腎上腺素性拮抗劑可與腎上腺素性受體結合但不會引起細胞內反應。一般分成 α 拮抗劑 (α-adrenergic antagonists)、β 拮抗劑 (β-adrenergic antagonists) 及間接作用型腎上腺素性拮抗劑 (indirect-acting adrenergic blockers) 等三大類。

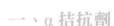
一、α 拮抗劑

α拮抗劑可與NE以競爭或非競爭的方式結合至α受體，對受體的親和力大於NE，因此可以從受體將NE取代出來。降壓作用來自於拮抗α_1受體，然也會阻斷α_2受體造成NE釋放，而引起反彈性心跳加速，因此臨床用途少。

● Phenoxybenzamine (Dibenyline®)

1. **作用與用途**：與 α 受體以共價鍵結合，造成不可逆的阻斷，導致血管擴張，阻力下降，**用於治療嗜鉻性細胞瘤** (pheochromocytoma) 所引起的高血壓危象及雷諾氏症 (Raynaud disease)。

2. **副作用**：鼻塞、噁心、嘔吐、射精困難、姿態性低血壓及反射性心搏過速。

3. **禁忌症**：心絞痛及心律不整。

● Phentolamine (Regitine®)

1. **作用與用途**：可拮抗 α 受體，導致血管擴張，阻力下降，然因作用時間短，主要用於**診斷嗜鉻性細胞瘤所引起的高血壓**。

2. **副作用**：鼻塞、噁心、嘔吐、射精困難、姿態性低血壓及反射性心搏過速。

3. **禁忌症**：心絞痛及心律不整。

● Prazosin (Minipress®)

1. **作用與用途**：可拮抗 α_1 受體，舒張血管平滑肌而達到降壓作用，用於治療高血壓。

2. **副作用**：姿態性低血壓、射精困難、鼻充血、頭痛、頭暈、疲勞及第一劑量昏厥現象 (first dose syncope)。

3. **注意事項**：
   (1) 為避免第一劑量昏厥現象，可將首次劑量調整為正常劑量的1/3到1/4，且在睡前投與，致使此效應降至最低。
   (2) 選擇性阻斷 α_1 受體，對 α_2 影響較小，故較不會增加NE釋出及反射性心搏過速的副作用。

藥理小常識

嗜鉻性細胞瘤

　　嗜鉻性細胞瘤為腎上腺髓質腫瘤。本身會引起體內腎上腺素濃度過高，致使心悸、體重減輕、盜汗及血壓升高等症狀。一般可靜脈注射 Phentolamine 來診斷，當注射後如血壓快速下降，則可推測是罹患嗜鉻性細胞瘤，治療時可使用 Phenoxybenzamine 等降壓藥來控制，或使用 β 拮抗劑來治療心悸或進行外科手術摘除功能異常的腎上腺。

4. **類似藥物：**
   - Doxazosin (Cardura®)
   - Terazosin (Hytrin®)

➲ Tamsulosin (Flomax®)

1. **作用與用途：** 可拮抗攝護腺平滑肌上的 α_{1A} 受體，鬆弛攝護腺平滑肌，用於治療良性攝護腺肥大所造成的排尿困難及夜間頻尿等，為治療攝護腺肥大的首選藥。由於對血管的 α_1 受體影響小，因此對血壓影響極微，故不適用於高血壓患者。

2. **副作用：** 姿態性低血壓、頭痛、暈眩、鼻塞、背痛及射精困難。

3. **類似藥物：**
   - Alfuzosin (Xatral®)
   - Silodosin (Urief®)。

二、β 拮抗劑

β 拮抗劑可同時阻斷 β_1 與 β_2 受體，降低心臟收縮力及心跳速率，用於治療**心絞痛、高血壓、心律不整**、心肌梗塞及甲狀腺機能亢進所導致的心跳過速，另外對於青光眼的治療及偏頭痛的預防也都有不錯的效果。一般可分成非選擇性的 β 拮抗劑 (non-selective β-adrenergic antagonists) 及選擇性的 β 拮抗劑 (selective β-adrenergic antagonists) 兩大類。

(一) 非選擇性的 β 拮抗劑

➲ Propranolol (Inderal®)

為第一代藥物且是第一個廣泛使用於臨床的 β 拮抗劑。

1. **作用與用途：**
   (1) 可拮抗β受體，使得心跳減慢、收縮力降低、心輸出量減少及減少房水分泌，用於治療青光眼、高血壓、心律不整、心肌梗塞、**心絞痛及甲狀腺機能亢進**所引起的心搏過速。
   (2) 可阻斷兒茶酚胺所引起的腦部血管擴張，降低偏頭痛的發生率及嚴重度，用於**預防偏頭痛**。

2. **副作用：** 心跳減慢、房室結阻斷、疲勞、眩暈、低血糖、四肢冰冷、低血壓及支氣管收縮。

3. **禁忌症：** 心臟衰竭、**氣喘**及糖尿病。

4. **交互作用：** 如與鈣通道阻斷劑或降低心跳速率及心收縮力的藥物併用，會導致嚴重的心臟抑制作用，因此併用時應小心謹慎。

⊃ Nadolol (Corgard®)

1. **作用與用途**：可拮抗 β 受體，使得心跳減慢、收縮力降低及抑制腎素釋放，用於治療心絞痛及高血壓。

2. **副作用**：頭昏眼花、心搏徐緩及疲憊。

3. **類似藥物**：

　　・　Penbutolol (Levatol®)

　　・　Sotalol (Betapace®)：於心律不整藥中討論。

⊃ Timolol (Timoptic®)

1. **作用與用途**：可拮抗 β 受體，使得心跳減慢、收縮力降低及減少房水生成，眼壓下降，局部給藥治療青光眼，全身給藥治療高血壓及心絞痛。

2. **副作用**：心跳減慢、疲勞及胸悶。

⊃ Pindolol (Visken®)

1. **作用與用途**：為β拮抗劑，但仍具有交感神經活性（即內在擬交感神經活性；ISA）的作用，因此對心臟抑制作用小，故較不會引起心跳過慢的副作用，主要用於治療高血壓。

2. **副作用**：心跳變慢、下肢水腫及喘鳴等。

3. **類似藥物**：Carteolol (Cartrol®)。

⊃ Labetalol (Trandate®)

1. **作用與用途**：**可拮抗 α_1 及 β 受體**，使血管擴張、心跳減慢及收縮力降低，**用於治療高血壓**。

2. **副作用**：頭昏、虛弱、喘鳴及皮疹。

⊃ Carvedilol (Coreg®)

1. **作用與用途**：**可拮抗 α_1 及 β 受體**，使血管擴張，心輸出量降低、心跳減慢及心肌耗氧量減少，用於治療充血性心衰竭、高血壓及心肌梗塞等疾病。

2. **副作用**：眩暈、頭痛、虛弱、心跳過慢、低血壓及水腫等。

(二) 選擇性 β 拮抗劑

　　選擇性 β 拮抗劑在正常劑量下可阻斷 β_1 受體，高劑量時則連同 β_2 受體也會被阻斷。由於對 β_2 受體的作用較小，因此非常適合用在氣喘或糖尿病伴隨有心血管疾病的病人。

● Acebutolol (Sectral®)

1. **作用與用途**：選擇性拮抗 β_1 受體，使得心跳減慢、收縮力降低，且抑制腎素分泌，常用於治療高血壓及心律不整。

2. **副作用**：心跳徐緩、眩暈、疲倦及房室結阻斷。

3. **類似藥物**：

　　• Atenolol (Tenormin®)

　　• Bisoprolol (Zebeta®)

　　• Esmolol (Brevibloc®)：易被紅血球的酯酶迅速代謝，故半衰期非常短。

　　• Metoprolol (Betaloc®)

　　• Nebivolol (Bystolic®)

　　• Betaxolol (Kerlone®)

　　由於 β 阻斷劑可阻斷 β_1 受體，導致心跳減慢、收縮力降低及 AV 傳導阻滯，因此在心血管疾病方面有不同的治療用途，各種 β 拮抗劑詳細治療用途如表 3-11。

✚ 表 3-11　β 拮抗劑的治療用途

	高血壓	心絞痛	心律不整	心肌梗塞	偏頭痛預防	心臟衰竭	青光眼
第一代：非選擇性 β 阻斷劑							
Carteolol							✓
Nadolol	✓	✓	✓		✓		
Pindolol	✓		✓				
Propranolol	✓	✓	✓	✓	✓		
Sotalol			✓				
Timolol	✓		✓	✓	✓		
第二代：選擇性的 β_1 阻斷劑							
Acebutolol	✓	✓	✓				
Atenolol	✓	✓	✓	✓			
Betaxolol	✓	✓	✓	✓			✓
Bisoprolol	✓		✓	✓		✓	
Esmolol	✓		✓				
Metoprolol	✓	✓	✓	✓	✓	✓	

✚ 表 3-11　β 拮抗劑的治療用途（續）

	高血壓	心絞痛	心律不整	心肌梗塞	偏頭痛預防	心臟衰竭	青光眼
第三代：α、β 阻斷劑							
Carvedilol	✓	✓	✓	✓		✓	
Labetalol	✓						
Nebivolol	✓						

三、間接作用型之腎上腺素性拮抗劑

間接作用型之腎上腺素性拮抗劑可分成腎上腺素性神經元阻斷劑及中樞型的 α₂ 致效劑。

(一) 腎上腺素性神經元阻斷劑

⊃ Reserpine (Serpasil®)

1. **作用與用途**：是一種植物生物鹼，**可促使 NE、DA 及 5-HT 等神經傳遞物排空**，干擾 β 受體使心跳減慢，心輸出量減少；干擾 α₁ 受體，使血管擴張，用於治療高血壓。由於易造成憂鬱症導致自殺，已慢慢被其他藥物所取代。

2. **副作用**：姿態性低血壓、腹部痙攣、腹瀉、精神性抑鬱、自殺、帕金森氏症、胃潰瘍及陽萎。

⊃ Guanethidine (Ismelin®)

1. **作用與用途**：阻斷 NE 從腎上腺素性神經末梢釋出，使交感神經活性降低，由於易造成姿態性低血壓及性功能障礙，目前已較少使用。

2. **副作用**：痙攣、胃酸分泌增加、腹瀉、姿態性低血壓及陽萎。

3. **類似藥物**：Guanadrel (Hylorel®)。

(二) 中樞型 α₂ 致效劑

⊃ Clonidine (Catapres®)

1. **作用與用途**：可活化中樞突觸前的 α₂ 受體，間接抑制 NE 釋出，造成周邊血管阻力下降、心跳速率和心輸出量減少，用於治療高血壓。另外也可阻斷疼痛訊息由週邊傳至大腦，用於治療疼痛。

2. **副作用**：鎮靜、暈眩、口乾、低血壓、心跳徐緩及驟然停藥導致的反彈性高血壓。

3. **類似藥物**：
   - Guanabenz (Wytensin®)
   - Guanfacine (Tenex®)

⊃ Methyldopa (Aldomet®)

1. **作用與用途：**在中樞代謝成甲基正腎上腺素 (α-methylnorepinephrine)，活化中樞突觸前 α₂ 受體，間接抑制 NE 釋出，造成血管擴張、血壓下降，為孕婦高血壓常用藥物。

2. **副作用：**焦慮、憂鬱、疲勞、性功能障礙、肝毒性、口乾及姿態性低血壓。

藥理小常識

妥瑞氏症

妥瑞氏症被認為是因為突觸後的多巴胺受體過度反應所致 (dopamine receptor hyper-responsiveness)。Clonidine 為 α₂ 致效劑，於低劑量時會負回饋抑制腦部藍斑分泌正腎上腺素，進而抑制多巴胺的作用，由於副作用小，目前為治療妥瑞氏症常用的藥物。

重點回顧

藥物	受體	作用機轉與用途	副作用
α 拮抗劑			
Phenoxybenzamine (Dibenyline®)	α₁、α₂	可拮抗 α 受體，導致血管擴張，阻力下降，用於治療嗜鉻性細胞瘤所導致的高血壓	鼻塞、噁心、嘔吐、射精困難、姿態性低血壓及反射性心搏過速
Phentolamine (Regitine®)	α₁、α₂	可拮抗 α 受體，導致血管擴張，阻力下降，然因作用時間短，主要用於診斷嗜鉻性細胞瘤所引起的高血壓	鼻塞、噁心、嘔吐、射精困難、姿態性低血壓及反射性心搏過速
Prazosin (Minipress®) Doxazosin (Cardura®) Terazosin (Hytrin®) Tamsulosin (Flomax®) Alfuzosin (Xatral®) Silodosin (Urief®)	α₁	阻斷 α₁ 受體，舒張血管平滑肌及膀胱內括約肌而達到降壓及排尿的作用，用於治療高血壓及良性攝護腺肥大	姿態性低血壓、頭痛、暈眩、鼻塞、背痛及射精困難
β 拮抗劑			
Propranolol (Inderal®) Nadolol (Corgard®) Penbutolol (Levatol®) Sotalol (Betapace®)	β₁、β₂	可拮抗 β 受體，使得心跳減慢、收縮力降低、心輸出量減少及減少房水分泌，用於治療青光眼、高血壓、心律不整、心肌梗塞心絞痛及甲狀腺機能亢進所引起的心搏過速	心跳減慢、房室結阻斷、疲勞、眩暈、低血糖、四肢冰冷、低血壓及支氣管收縮
Timolol (Timoptic®)	β₁、β₂	可拮抗 β 受體，使得心跳減慢、收縮力降低及減少房水生成，眼壓下降，用於治療青光眼、高血壓及心絞痛	心跳減慢、疲勞及胸悶

藥物	受體	作用機轉與用途	副作用
Pindolol (Visken®) Carteolol (Cartrol®)	β_1、β_2	可拮抗 β 受體，但仍具有交感神經活性的作用，因此對心臟抑制作用小，故較不會引起心跳過慢的副作用，主要用於治療高血壓	心跳變慢、下肢水腫及喘鳴
Labetalol (Trandate®) Carvedilol (Coreg®)	α_1、β	可拮抗 α_1 及 β 受體，使血管擴張、心跳減慢及收縮力降低，用於治療高血壓	頭昏、虛弱、喘鳴及皮疹
選擇性 β 拮抗劑			
Acebutolol (Sectral®) Atenolol (Tenormin®) Bisoprolol (Zebeta®) Esmolol (Brevibloc®) Metoprolol (Betaloc®) Nebivolol (Bystolic®) Betaxolol (Kerlone®)	β_1	可拮抗 β_1 受體，使得心跳減慢、收縮力降低，用於治療高血壓、心律不整及心絞痛	心跳徐緩、眩暈、疲倦及房室結阻斷
間接作用型之腎上腺素性拮抗劑			
Reserpine (Serpasil®)		可排空 NE、DA 及 5-HT，促使心跳減慢、心輸出量減少及血管擴張，主要用於治療高血壓	姿態性低血壓、腹部痙攣、腹瀉、精神性抑鬱、自殺、帕金森氏症、胃潰瘍及陽萎
Guanethidine (Ismelin®) Guanadrel (Hylorel®)		阻斷 NE 從神經末梢釋出，降低交感神經活性，用於治療中、重度高血壓	腹部痙攣、胃酸分泌增加、腹瀉、姿態性低血壓及陽萎
中樞型 α_2 致效劑			
Clonidine (Catapres®) Guanabenz (Wytensin®) Guanfacine (Tenex®)	α_2	可活化中樞突觸前 α_2 受體，間接抑制 NE 釋出，造成周邊血管阻力下降、心跳速率和心輸出量減少，用於治療高血壓	鎮靜、暈眩、口乾、低血壓、心跳徐緩及驟然停藥導致的反彈性高血壓
Methyldopa (Aldomet®)	α_2	在中樞代謝成甲基正腎上腺素，活化中樞突觸前 α_2 受體，間接抑制 NE 釋出，造成血管擴張、血壓下降，用於治療高血壓	焦慮、憂鬱、疲勞、性功能障礙、肝毒性、口乾及姿態性低血壓

自我評量

1. (　　) 下列何者在臨床上常用來診斷重症肌無力？ (A) Propranolol　(B) Edrophoniun　(C) Atropine　(D) Isoproterenol。

2. (　　) 下列何種神經肌肉阻斷劑是屬於去極化型？ (A) Mivacurium　(B) Pancuronium　(C) Tubocurarine　(D) Succinylcholine。

3. (　　) 下列何種副交感神經藥物因不易進入腦部，因此不適用於治療退化性老年癡呆症 (Alzheimer's Disease)？ (A) Donepezil　(B) Rivastigmine　(C) Physostigmine　(D) Neostigmine。

4. (　　) 下列何種藥物的清除半衰期 (elimination half-life) 最長？ (A) timolol　(B) nadolol　(C) pindolol　(D) esmolol。

5. (　　) 有關 β 受體拮抗劑之臨床用途，下列何者錯誤？ (A) 降血壓　(B) 治療心絞痛　(C) 抗心律不整　(D) 治療氣喘。

6. (　　) Dopamine 會產生下列的藥理作用，但哪一項除外？ (A) 增加心輸出量　(B) 擴張腎血管　(C) 擴張支氣管　(D) 血壓上升。

7. (　　) 下列何種降低眼內壓之藥物對中樞神經(CNS)會產生作用？ (A) Physostigmine　(B) Acetylcholine　(C) Bethanechol　(D) Edrophonium。

8. (　　) 下列何種藥物可用於治療患有嗜鉻性細胞瘤 (pheochromocytoma) 的病人？ (A) Phenylephrine　(B) Phenoxybenzamine　(C) Physostigmine　(D) Clonidine。

9. (　　) 下列何者不是 1995 年東京地鐵發生沙林 (sarin) 毒氣攻擊事件受害者的症狀？ (A) 心跳加速　(B) 瞳孔縮小　(C) 頻尿　(D) 唾液增加。

10. (　　) 下列何種藥物不適用於青光眼治療？ (A) Pilocarpine (B) Timolol (C) Acetazolamide (D) Atropine。

11. (　　) 下列何種擬交感神經作用劑，具有強心作用，較適合用於心臟衰竭病人之急救？ (A) Ephedrine　(B) Naphazoline　(C) Metaproterenol　(D) Dobutamine。

12. (　　) 下列何者不是 physostigmine 的作用？ (A) 膀胱逼尿肌收縮　(B) 瞳孔放大　(C) 血壓下降　(D) 心跳減速。

13. (　　) 下列何種副交感神經藥物不用於治療重症肌無力 (myasthenia gravis)？ (A) Neostigmine　(B) Bethanechol　(C) Pyridostigmine　(D) Ambenonium。

14. (　　) 治療青光眼的藥物中，下列何者是藉由直接作用於膽鹼性受體 (cholinergic receptor) 而降低眼壓？ (A) Atropine　(B) Echothiophate　(C) Pilocarpine　(D) Timolol。

15. (　　) 具有抗蕈毒鹼活性的藥物禁用於下列哪一類病人？ (A) 青光眼　(B) 腹瀉　(C) 高血壓　(D) 痛風。

16. (　　) 一位婦人與先生吵架後，喝下一瓶含巴拉松的農藥，在 30 分鐘之內被送至急診室，馬上進行鼻胃管灌洗。她的症狀包括縮瞳、出汗、流涎、流淚、排便及支氣管痙攣。請下列哪一組藥物可以用來治療這些中毒的症狀？ (A) Atropine + Pralidoxime　(B) Nitroglycerin + Hydrochlorothiazide　(C) Propranolol + Theophylline　(D) Tubocurarine + Lidocaine。

17. (　　) Clonidine 主要經由活化中樞神經系統的何種受體而達到降血壓的作用？ (A) α_1 腎上腺素性受體　(B) α_2 腎上腺素性受體　(C) β_1 腎上腺素性受體　(D) β_2 腎上腺素性受體。

18. (　　) 一個 54 歲的男人有頻尿、漏尿等狀況，被診斷出是前列腺肥大的問題，剛開始使用藥物幾個禮拜後，確實可以減輕尿失禁問題。請問下列哪一個藥物可以直接作用在膀胱，改善膀胱出口阻塞及促進排尿的問題？ (A) Clonidine　(B) Epinephrine　(C) Doxazosin　(D) Pyridostigmine。

19. (　　) Propranolol 治療甲狀腺亢奮引起之震顫及心悸，但病人有下列何種疾病時，不宜使用？ (A) 高血壓　(B) 心搏過速　(C) 氣喘　(D) 偏頭痛。

20. (　　) 有一個 2 歲小孩誤食了 Atropine 中毒，請問下列哪一個症狀是 Atropine 中毒的徵兆？ (A) 胃腸道蠕動加快　(B) 心跳加快　(C) 促進胃酸分泌　(D) 縮瞳。

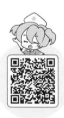

QR Code 解答

CHAPTER

04

中樞神經系統藥物 (I)

Drug Affecting the Central Nervous System (I)

學習目標
Objectives

1. 了解中樞神經系統的神經傳遞物質及其功能。

2. 了解帕金森氏症藥物、阿茲海默症藥物、癲癇藥物、解痙劑及緩解肌肉痙攣藥物的機轉、用途、配伍禁忌、交互作用、懷孕用藥分類、及重要副作用。

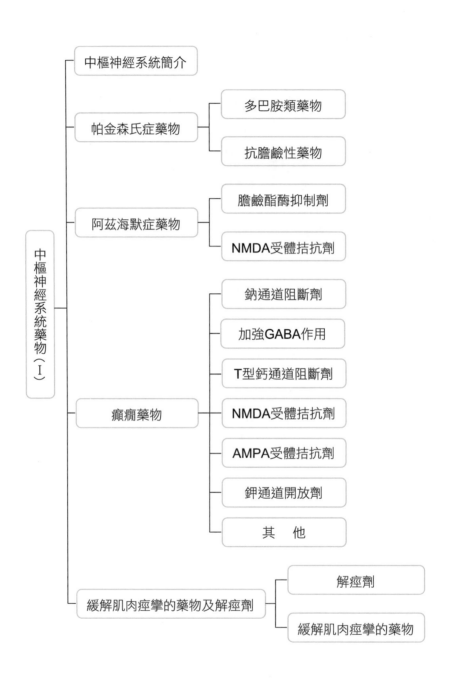

前言

　　神經退化性疾病是一種腦部及脊髓細胞失去功能的症狀。腦部及脊髓是由神經元所構成，負責運動、處理訊息、進行判定等不同功能。由於神經元或髓鞘會隨著時間而失去功能，因此都有可能會造成神經退化性疾病。

　　一般來說，神經退化性疾病需要經過一段長時間後症狀才會出現。通常是在很多細胞死亡或是功能停止時，症狀才會被注意到。各種類型的神經退化性疾病有各自的特徵，通常好發於中年或老年人，且隨著時間症狀會更加嚴重。本章第二、三節將探討帕金森氏症及阿茲海默症兩種神經退化性疾病。

　　另外，兩個與神經學有關的疾病包括癲癇與痙攣也將一併在本章的第四、五節討論。癲癇為一種腦部慢性病變而導致腦部細胞突然且重複的過度放電，在發作時，腦部細胞會有異常放電的現象，在行為上，病人可能出現意識障礙、肢體抽搐或感覺異常等症狀。痙攣是由控制隨意運動的大腦或脊髓節段損傷造成，可能與脊髓損傷、缺氧性腦損害、腦外傷、嚴重頭部受傷或某些代謝疾病有關，通常會造成某些肌肉持續性收縮，而後導致肌肉僵硬或緊繃，有時甚至會對行走、動作或說話會產生干擾。

第一節　中樞神經系統簡介

　　中樞神經系統 (central nervous system; CNS) 包括腦和脊髓，功能為使體內各器官之機能相互合作、協調及將來自於體外環境變化之訊息綜合起來，加以分析及調整後，再發布命令以應付外在環境變化。神經元 (neurons) 與神經膠細胞 (neuroglia) 為二種主要的細胞。

　　神經元能傳導神經衝動及傳遞訊息，為參與細胞間聯繫的主要細胞。在結構上具有樹突 (dendrites)、細胞本體(soma)、軸突(axon)及神經末梢(nerve terminals)等四項特徵（圖4-1）。細胞本體含細胞核、內質網、核醣體、高爾基體、粒腺體及溶小體等維持細胞功能所需之胞器。由細胞本體伸出之較短分枝稱為樹突，細胞本體與樹突具有表面受體，可接收鄰近神經元之訊息。從樹突進來之訊息會傳達至細胞本體，而經軸突將訊息傳遞至神經末梢。

　　軸突含有神經絲 (neurofients) 與微小管 (microtubules)，功能為傳播動作電位 (action potential)，能將鈉、鉀濃度維持在 -65 mV 之膜電位差。當受到刺激時，離子通道會開啟，促使鈉離子內流，引發去極化反應 (depolarization)，這也會引發鄰近通道開啟，造成動作電位傳播，當抵達神經末梢時，會引發化學訊息釋放，而將訊息傳遞至鄰近細胞。

　　神經傳遞物質是由神經元釋放之化學訊息。一般可將它們分為胺基酸、單胺、嘌呤、胜肽及其他等五大類（表4-1）。所有這些分子是由神經末梢合成，而後在突觸小泡中儲存及釋放。

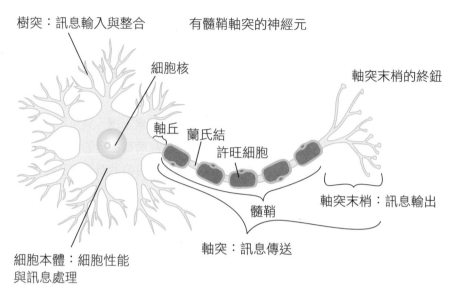

圖 4-1　神經元之結構組成。

✚ 表 4-1　中樞神經系統之神經傳遞物質

種類	神經傳遞物質
胺基酸	麩胺酸 (glutamate)、天門冬胺酸 (aspartate)、甘胺酸 (glycine)、γ- 胺基丁酸 (γ-amino butyric acid; GABA)
單胺及其他生物胺	多巴胺 (dopamine; DA)、正腎上腺素 (norepinephrine; NE)、腎上腺素 (epinephrine; Epi)、血清胺 (serotonin; 5-HT)、組織胺 (histamine)
胜肽	生長素抑制激素 (somatostatin)、物質 P (substance P)、類鴉片胜肽 (opioid peptides)、神經降壓素 (neurotensin)、升壓素 (vasopressin)
嘌呤	腺苷酸 (adenosine)、腺苷單磷酸 (adenosine monophosphate; AMP)、腺苷三磷酸 (adenosine triphosphate; ATP)
其他	乙醯膽鹼 (acetylcholine; Ach)、一氧化氮 (nitric oxide; NO)

　　當動作電位到達神經末梢，引發去極化，鈣離子通道打開，鈣離子流入，促使含神經傳遞物質的突觸小泡與細胞膜融合，藉由胞泄作用釋出內容物至突觸間隙而活化受體。活化受體後，神經傳遞物質必須去活化以結束其作用及進一步讓訊息得以傳輸。

　　實際上，所有中樞神經作用的藥物都是藉由調整化學性突觸傳導的某些步驟來產生作用，有些是阻斷神經傳遞物質的合成、儲存、代謝和釋放來抑制突觸傳輸，有些則是活化或阻斷突觸前、後的受體，藉由影響離子通道或干擾二級傳訊者的作用來產生藥效。由於中樞神經系統的疾病經常影響到特定神經元之神經傳遞物質，因此了解神經傳遞物質的功能及在特定腦部疾病中所扮演之重要角色，對於藥物的使用是非常重要的（表4-2）。

✚ 表 4-2　神經傳遞路徑與疾病的概要

分類	神經傳遞物質	功能	相關疾病	受體
調節作用	多巴胺	・姿態及運動控制 ・行為作用、成癮 ・內分泌控制	・帕金森氏症 ・思覺失調症、藥物濫用 ・高泌乳素血症	D_1~D_5
調節作用	乙醯膽鹼	・運動控制 ・學習／記憶	・帕金森氏症 ・阿茲海默症	N、M（大部分）
調節作用	血清胺	感覺處理及廣泛恒定功能	憂鬱、焦慮、強迫症及嘔吐	$5HT_1$~$5HT_7$
調節作用	正腎上腺素	警醒系統：控制清醒與警覺調控血壓、控制情緒	憂鬱症、焦慮症及與疼痛有關	α_1、α_2、β_1~β_3
抑制作用	γ-胺基丁酸	抗焦慮 抗痙攣	焦慮 癲癇	$GABA_A$、$GABA_B$
興奮作用	麩胺酸	促使痙攣	癲癇	NMDA、非 NMDA
抑制作用	甘胺酸	抑制性神經傳遞物質	―	甘胺酸受體

第二節　帕金森氏症藥物

　　帕金森氏症是由於黑質體 (substantia nigra) 與紋狀體 (corpus striatum) 的抑制性多巴胺神經元活性降低而引發一種漸進性肌肉運動之神經疾病。特徵包括靜坐震顫 (resting tremor)、動作遲緩 (bradykinesia)、肌肉僵硬 (rigidity) 及姿態不穩 (postural instability)。常發生在老年人，除非接受治療，否則易隨時間惡化，死亡原因為不良於行而致肺栓塞 (pulmonary embolism) 或吸入性肺炎 (aspiration pneumonia)。

　　由於**帕金森氏症**主要是**興奮性的膽鹼性神經元與抑制性的多巴胺神經元之間的不平衡。**因此治療目標在於**恢復基底核中的多巴胺神經元活性**，並拮抗膽鹼性神經元的刺激作用，如**此即能恢復 DA 及 Ach 間的平衡**，用來改善動作遲緩、步伐或姿態不穩等症狀。治療藥物包括多巴胺類藥物 (dopaminergic agents) 和膽鹼性拮抗劑 (cholinergic antagonists)。其中以多巴胺類藥物最常用（圖 4-2）。

♥ 多巴胺類藥物

一、多巴胺前驅物

　　此類藥物很早即用於治療帕金森氏症，雖然治療效果不錯，然長期使用易產生運動困難，因此常與多巴胺致效劑併用來加強作用及減輕副作用。對有認知異常或年紀較大者可優先選擇。

⮫ Levodopa（左多巴；Dopar®）

1. **作用與用途：** 由於 DA 水溶性高，不能直接通過 BBB，因此無法有效治療帕金森氏症。Levodopa 為多巴胺的前驅物，可穿透 BBB 進入腦中，經脫羧基酶(decarboxylase)的作用形成 DA，抵銷紋狀體過量的膽鹼性活性並恢復兩種系統的平衡。Levodopa 單獨給予僅 1~3% 的劑量能進入腦部，其餘都在週邊被代謝，產生不良的反應。為了防止 Levodopa 於週邊代謝及增加腦內的可用率，須併服 **Carbidopa 等多巴脫羧基酶抑制劑**(dopa decarboxylase inhibitors; DDCI)或**兒茶酚胺-氧-甲基轉移酶抑制劑**(catechol-O-methyltransferase inhibitors; COMTI)**來增加 Levodopa 在腦中的含量及療效**（圖 4-2），然多巴脫羧基酶的作用會被維生素 B₆ 所增強，因此**服用 Levodopa 時，不能與維生素 B₆ (Pyridoxine)併用**。

2. **藥物動力學：**

    (1) 空腹時快速由小腸吸收，在胃腸和肝中大量轉變成 DA，代謝迅速，幾乎完全由尿液排出。然由於半衰期極短（1~2 小時），易造成血中濃度波動而產生開－關現象 (on-off phenomenon)，使病人突然喪失正常的運動能力。此種現象可使用多巴胺受體致效劑、COMTI 及 MAOI 來改善。

    (2) 含大量蛋白質的食物會與 Levodopa 競爭腸道的吸收而干擾其進入 CNS。

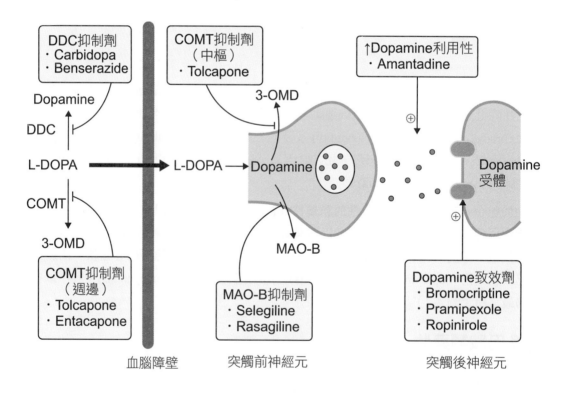

圖 4-2　帕金森氏症藥物的作用機轉。Levodopa 併用 DDCI 及 COMTI 後，使得 Levodopa 在周邊不易被代謝，因此進入中樞的量變多了。多巴脫羧基酶 (dopa decarboxylase; DDC)；B 型單胺氧化酶 (monoamine oxidase B; MAO-B)；兒茶酚胺 - 氧 - 甲基轉移酶 (catechol-O-methyltransferase; COMT)；3- 氧 - 甲基多巴 (3-O-methyldopa; 3-OMD)；左多巴 (Levodopa; L-Dopa)。

3. **副作用**：噁心、嘔吐、運動困難、心律不整、姿態性低血壓、幻覺、妄想、惡夢、**意識混亂、厭食、血壓降低、類偏狂的聯想力**、療效起伏及唾液與尿液呈現紅棕色等。

※ 療效起伏與長期治療有關，即病人突然在有、無療效之間變動。另外，某些病人對 Levodopa 的反應逐漸減弱 (wearing-off effect)，改善這些現象包括使用最低劑量、嚴重病人才使用此藥、或採用停藥一段時間（5~14 天）後再慢慢以較低劑量恢復使用。

4. **交互作用**：請參考表 4-3。

5. **禁忌症**：思覺失調症、青光眼及胃潰瘍。

6. **類似藥物**：

   - Levodopa/Carbidopa (Sinemet®)
   - Levodopa/Benserazide (Madopar®)
   - Levodopa/Carbidopa/Entacapone (Stalevo®)

✚ 表 4-3　Levodopa 的交互作用

藥物種類	藥物	交互作用機轉
增加作用	Carbidopa	抑制 Levodopa 周邊的脫羧基作用
	Entacapone、Tolcapone	抑制 Levodopa 在腸道及周邊組織被 COMT 分解
	Rotigotine、Bromocriptine、Pramipexole、Ropinirole	直接作用於多巴胺受體，因此增加 Levodopa 轉變成 Dopamine 的作用
	Amantadine	促進 Dopamine 釋放
	膽鹼性拮抗劑	阻斷中樞的膽鹼性受體，幫助 Ach 及 DA 達成平衡
降低作用	・Reserpine ・**維生素 B_6** (Pyridoxine) ・抗精神病藥物 ・色胺酸、酪胺酸等芳香類胺基酸	・排空 Levodopa ・增加 Levodopa 被脫羧基酶破壞 ・阻斷紋狀體的多巴胺受體 ・減少 Levodopa 的吸收
增加毒性	**單胺氧化酶抑制劑** (ex: selegiline、phenelzine)	抑制單胺氧化酶，減少 Levodopa 代謝，引起**高血壓危象**

二、多巴胺受體致效劑

多巴胺受體致效劑(dopamine receptor agonists)能直接興奮多巴胺受體，用於治療帕金森氏症，然藥效較Levodopa弱。由於不會與高蛋白食物競爭腸道的吸收及不會因長期使用而導致藥效降低，因此為第一線治療藥物。藥物包括Bromocriptine與Cabergoline兩個麥角生物鹼衍生物及Apomorphine、Ropinirole與Pramipexole等三個非麥角生物鹼衍生物。

(一) 麥角生物鹼衍生物

由於耐受性差且副作用大，臨床上使用受限制。

⊃ Bromocriptine (Parlodel®)

1. **作用與用途**：可直接興奮多巴胺受體（圖 4-2），加強多巴胺神經活性，用於早期的帕金森氏症，如與 Levodopa 併用，則可延長治療效果及降低運動功能異常。

2. **副作用**：嗜睡、運動失調、混亂、幻覺、認知障礙、頭昏眼花、憂鬱、胃腸不適、姿態性低血壓及瓣膜性心臟病。

3. **禁忌症**：思覺失調症、心肌梗塞及周邊血管疾病。

4. **類似藥物**：
   - Cabergoline (Dostinex®)

(二) 非麥角生物鹼衍生物

⊃ Pramipexole (Mirapex®)

1. **作用與用途**：可直接興奮多巴胺受體（圖 4-2），用於早期的帕金森氏症。如與 Levodopa 併用，可降低運動功能異常及減少 Levodopa 的劑量。

2. **副作用**：水腫、疲勞、暈厥、頭昏眼花、嗜睡、姿態性低血壓、心律不整及胃腸不適。

3. **類似藥物**：
   - Ropinirole (Requip®)
   - Apomorphine (Apokyn®)
   - Rotigotine (Neupro®)

三、兒茶酚胺-氧-甲基轉移酶抑制劑

目前有兩個兒茶酚胺-氧-甲基轉移酶抑制劑為 Entacapone 及 Tolcapone。由於 Entacapone 比 Tolcapone 來的安全、有效，因此被廣泛使用。

⊃ Entacapone (Comtan®)

1. **作用與用途**：可選擇性抑制 COMT，減少 Levodopa 於腸道及週邊組織的代謝，促使腦中 DA 濃度大幅上升（圖 4-2）。臨床上將 Levodopa、Carbidopa 及 Entacapone 合併，來減少 Levodopa 被分解，大大提升 Levodopa 的藥效。

2. **副作用**：腹瀉、姿態性低血壓、心律不整、思覺失調症、運動困難、嗜睡、噁心及厭食。

3. **類似藥物**：
   - Tolcapone (Tasmar®)：具有嚴重猛爆性肝臟壞死的副作用，因此需適當的進行肝功能監測。故只用於對其他藥物無反應而正經歷運動波動之病人。

四、促進多巴胺釋放

➲ Amantadine (Symmetrel®)

1. **作用與用途**：為一抗病毒藥物，可抑制病毒外殼脫落 (uncoating)，用於治療及預防 A 型流行性感冒，且具有抑制 DA 再回收及促進 DA 由神經元釋放出來，增加腦部 DA 含量（圖 4-2），用於治療帕金森氏症。長期使用後效果逐漸降低，且藥效也不比 Levodopa 或多巴胺受體致效劑來的好，因此為第二、三線治療藥物。

2. **副作用**：混亂、便祕、口乾、尿液滯留、視覺模糊、坐立不安、焦躁、困惑、幻覺、周邊水腫及網狀青斑(livedo reticularis)。

五、B 型單胺氧化酶抑制劑

➲ Selegiline、Deprenyl (Lopar®)

1. **作用與用途**：可抑制 B 型單胺氧化酶 (monoamine oxidase B; MAO_B)，減少 DA 代謝，進而增加 DA 在腦中的濃度，用於**治療帕金森氏症**（圖 4-2）。**與 Levodopa 併用時，可大幅降低 Levodopa 的劑量**及縮短 Levodopa 產生運動困難的時間。

2. **副作用**：胃腸不適、姿態性低血壓、心律不整、思覺失調症、失眠及運動困難。

3. **交互作用**：避免與 Fluoxetine 及色胺酸 (tryptophan) 等促進血清胺活性之藥物併用，以免產生混亂、激動、僵硬、顫抖、昏迷、發汗及死亡等血清胺症候群之症狀。

4. **類似藥物**：Rasagiline (Azliect®)。

🍬 膽鹼性拮抗劑

➲ Trihexyphenidyl (Artane®)

1. **作用與用途**：可阻斷紋狀體的蕈毒鹼受體，藉以恢復 DA 及 Ach 間的平衡，用於治療帕金森氏症。雖然藥效較 Levodopa 或多巴胺受體致效劑弱，但由於耐受性佳，因此常作為第二線治療藥物。

2. **副作用**：口乾、鎮靜、混亂、妄想、幻覺、視覺模糊、畏光、便秘、心跳過速及尿液滯留。

3. **交互作用**：避免與酒精、三環氏抗憂鬱劑及單胺氧化酶抑制劑併用，以免產生嚴重的鎮靜作用。

4. **類似藥物**：
   - Benztropine (Cogentin®)

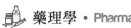

重點回顧

藥物	作用機轉與用途	副作用
多巴胺類藥物－多巴胺前驅物		
Levodopa（左多巴；Dopar®）	可穿透 BBB 進入腦中，經脫羧基酶作用形成 DA 來治療帕金森氏症。一般須併服 DDCI 或 COMTI 來增加 Levodopa 在腦中的含量及療效	噁心、嘔吐、運動困難、心律不整、姿態性低血壓、幻覺、妄想、惡夢、意識混亂、類偏狂的聯想力、療效起伏及唾液與尿液呈現紅棕色
多巴胺類藥物－多巴胺受體致效劑		
Bromocriptine (Parlodel®) Cabergoline (Dostinex®) Pergolide (Permax®) Pramipexole (Mirapex®) Ropinirole (Requip®) Apomorphine (Apokyn®) Rotigotine (Neupro®)	興奮多巴胺受體，加強多巴胺神經活性，用於早期的帕金森氏症	嗜睡、運動失調、混亂、幻覺、認知障礙、頭昏眼花、憂鬱、胃腸不適、姿態性低血壓及瓣膜性心臟病
多巴胺類藥物－兒茶酚胺-氧-甲基轉移酶抑制劑		
Entacapone (Comtan®) Tolcapone (Tasmar®)	選擇性抑制 COMT，減少 Levodopa 於腸道及週邊組織的代謝，促使腦中 DA 濃度大幅上升	腹瀉、姿態性低血壓、心律不整、精神病、運動困難、嗜睡、噁心及厭食
多巴胺類藥物－促進多巴胺釋放		
Amantadine (Symmetrel®)	可抑制病毒外殼脫落，治療及預防 A 型流感，且可抑制 DA 再回收及促進 DA 由神經元釋放出來，增加腦部 DA 含量，用於治療帕金森氏症	混亂、便祕、口乾、尿液滯留、視覺模糊、坐立不安、焦躁、困惑、幻覺及網狀青斑
多巴胺類藥物－B 型單胺氧化酶抑制劑		
Selegiline、Deprenyl (Lopar®) Rasagiline (Azliect®)	可抑制 MAO_B，減少 DA 代謝，進而增加 DA 在腦中的濃度，用於治療帕金森氏症	胃腸不適、姿態性低血壓、心律不整、精神病、失眠及運動困難
膽鹼性拮抗劑		
Trihexyphenidyl (Artane®) Benztropine (Cogentin®) Procyclidine (Kemadrin®)	可阻斷紋狀體的蕈毒鹼受體，藉以恢復 DA 及 Ach 間的平衡，用於治療帕金森氏症	口乾、鎮靜、混亂、妄想、幻覺、視覺模糊、畏光、便祕、心跳過速及尿液滯留

第三節　阿茲海默症藥物

　　阿茲海默症 (Alzheimer's disease; AD)，又稱失智症，多半發生在 65 歲以上的老年人。隨著時間推進，病人的大腦神經細胞會遭到破壞，初期以海馬迴與杏仁核為主要的目標，最終則會擴展至整個大腦，導致大腦萎縮，使得認知與記憶功能逐步惡化。成因目前還不清楚，可能是一種蛋白質錯誤摺疊 (protein misfolding) 的大腦疾病。特徵為大腦中有沉澱斑塊

(plaques)、神經纖維絲纏結 (neurofibrillary tangles) 及皮質區內膽鹼性神經元消失（圖 4-3），由於糾結和斑塊會阻斷神經彼此溝通和傳遞訊息的功能，因此會出現整體記憶喪失、語言和情緒障礙、空間定位功能異常、社交技巧快速退化、睡眠障礙、憂鬱、焦慮、食慾降低及體重減輕等症狀。

　　目前並無有效的治療方法，主要策略為加強中樞神經的膽鹼性神經活性，藉以補償前腦基底核膽鹼性神經元之喪失或拮抗 NMDA 受體。常用藥物為 Donepezil、Galantamine、Rivastigmine 等膽鹼酯酶抑制劑及 NMDA 受體拮抗劑 Memantine。目標為改善病人之日常生活、行為及認知功能，但並無法完全治癒。

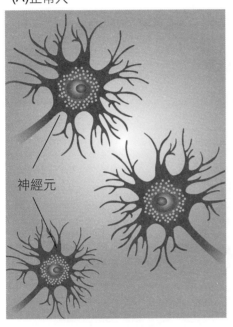
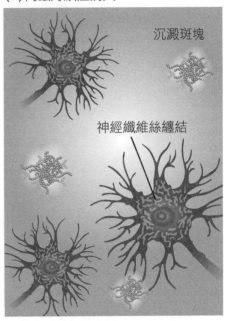

圖 4-3　正常人及阿茲海默症病人的大腦神經細胞。(A) 正常人大腦的神經構造；(B) 阿茲海默症病人的大腦中有沉澱斑塊、神經纖維絲纏結及皮質區內膽鹼性神經元消失，因而影響神經的溝通及訊息傳遞的功能。

一、膽鹼酯酶抑制劑

⊃ Donepezil（Aricept®; 愛憶欣）

1. **作用與用途：** 可通過 BBB，藉由抑制 AchE，增加 Ach 含量，來增強膽鹼性神經活性（圖 4-4）。用於**治療輕、中度阿茲海默症**。

2. **藥物動力學：** 半衰期長達60小時，一天服用一次即可。4~6週後若出現耐受性，可增加劑量。

3. **副作用：** 噁心、嘔吐、腹瀉、暈眩、頭痛及食慾減退。

4. **交互作用**：第一代抗組織胺、三環式抗憂鬱劑及傳統的抗思覺失調症藥物皆會阻斷膽鹼性受體，降低膽鹼酯酶抑制劑的作用，因此避免併用。

5. **類似藥物**：

- **Rivastigmine**（Exelon®; 憶思能）：有口服及貼片兩種劑型，其中貼片耐受性佳且對無法吞嚥的病人非常適合。口服給藥，半衰期短，一天服用兩次。
- **Galantamine**（Nivalin®; 利憶靈）：經由肝臟代謝及腎臟排泄，因此肝、腎功能不佳的病人應減少劑量。
- Tacrine (Cognex®)：為第一個核准使用改善 AD 認知功能的藥物，然具肝毒性，目前已較少使用。

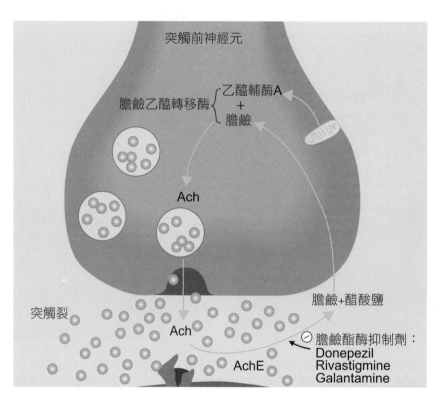

圖 4-4　膽鹼酯酶抑制劑的作用機轉。膽鹼酯酶抑制劑可抑制乙醯膽鹼酯酶，減少 Ach 被分解，增加 Ach 的量而可改善阿茲海默症。AchE：乙醯膽鹼酯酶。

二、NMDA 受體拮抗劑

⟳ Memantine (Namenda®)

1. **作用與用途**：可拮抗 NMDA 受體，降低麩胺酸與 NMDA 受體結合，進而緩解失智症的症狀及疾病的進展，用於治療中、重之阿茲海默症（圖 4-5）。

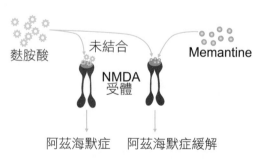

圖 4-5　Memantine 的作用機轉。

2. **藥物動力學：** 由腎臟排泄，因此腎功能不佳的病人應減少劑量。

3. **副作用：** 頭痛、高血壓、幻覺、失眠、噁心及嘔吐。

重點回顧

藥物	作用機轉與用途	副作用
膽鹼酯酶抑制劑		
Donepezil（Aricept®; 愛憶欣） **Rivastigmine**（Exelon®; 憶思能） Galantamine（Nivalin®; 利憶靈） Tacrine (Cognex®)	抑制 AchE，增加 Ach 含量，用於**治療阿茲海默症**	噁心、嘔吐、腹瀉、暈眩、頭痛及食慾減退
NMDA 受體拮抗劑		
Memantine (Namenda®)	拮抗 NMDA 受體，降低麩胺酸與 NMDA 受體結合，用於治療阿茲海默症	頭痛、高血壓、幻覺、失眠、噁心及嘔吐

第四節　癲癇藥物

　　癲癇是一種複雜的症候群，主要是中樞神經系統的神經元過度興奮，導致不正常的亂放電。開始時可能是局部的放電異常，然後可能散布到腦中其他區域。放電的部位及散布的範圍決定產生的症狀。範圍可能由短暫的注意力喪失至持續的數分鐘痙攣發作，產生的症狀則視侵犯腦中的功能性區域而定，當牽涉到運動皮質會導致驚厥，如波及到腦幹則會導致意識喪失。

　　發作的原因包括腦部感染、腫瘤、發育異常、各種代謝性疾病、酒精及某些藥物引起，有時甚至生理功能異常，都可能引起癲癇發作，只有一小部分的癲癇是與遺傳有關。

　　依發作之類型可分成局部性癲癇 (partial seizures) 與全面性癲癇 (generalized seizures) 兩大類。局部性癲癇乃起源於一大腦半球的某部位，發作時若意識沒有變化稱之為單純型，若意識有障礙或喪失則稱為複雜型。如發作病灶處同步放電而使周遭區域之神經元活化，則局部性癲癇可續發性全面性的 (secondarily generalizes) 而涉及整個腦部。全面性癲癇發作時則是整個腦部一起放電，依據運動性痙攣的出現有無，又可區分為強直－陣攣性癲癇（大發作）[tonic-clonic seizures (grand mal)]、失神性癲癇（小發作）[absence seizures (petit mal)]、肌陣攣性癲癇 (myoclonic seizure)、及無張力癲癇 (atonic seizure) 等。

　　治療目的乃是以最簡單的藥物來防止癲癇發作，讓病人可以回復正常的生活。由於多種藥物的療效相當，因此藥物毒性通常是選擇藥物的主要考量，也因為藥物須長期使用，因此

副作用越少越好。治療時通常以單一藥物治療，當單一藥物治療無效時，第二個藥物才會加入（表 4-4）。由於大部分的癲癇藥物都具有中樞抑制作用，因此避免與酒精、抗組織胺及鴉片類製劑等具中樞抑制作用的藥物併用。如欲停藥也應採漸進式的方式，以免引發癲癇重積狀態。

　　癲癇藥物依作用機轉分成**鈉通道阻斷劑、加強 GABA 作用**、T 型**鈣通道阻斷劑**、NMDA 受體拮抗劑、**AMPA 受體拮抗劑**、鉀通道開放劑及其他等七大類（圖 4-6）。

➕ 表 4-4　癲癇的種類及治療藥物

癲癇種類		臨床表徵	治療藥物			
			傳統抗癲癇藥		新型抗癲癇藥	
局部性癲癇	單純型	意識無障礙，但局部感覺及運動有異樣	耐受性差、交互作用多、較不安全、但較便宜	• Carbamazepine • Phenytoin • Valproic acid • Phenobarbital • Primidone	耐受性佳、交互作用少、安全，但較昂貴	• Oxcarbazepine • Gabapentin • Lamotrigine • Levetiracatam • Pregabalin • Topiramate • Tiagabine • Zonisamide
	複雜型	意識不清，或合併有自動症（如喃喃自語或漫無目的手亂抓東西等）				
	續發性全面性	意識不清，剛開始為單純型或複雜型的症狀，慢慢演變成強直 - 陣攣性癲癇				
全面性癲癇	強直 - 陣攣性癲癇（大發作）	軀體及四肢強直性的伸張及收縮		• Carbamazepine • Phenytoin • Valproic acid • Phenobarbital • Primidone		• Lamotrigine • Levetiracetam • Topiramate
全面性癲癇（續）	失神性癲癇(小發作)	常發生在小孩子，會有凝視片刻之意識障礙	（續）	• Ethosuximide • Valproic acid	（續）	• Lamotrigine
	肌陣攣性癲癇	無明確意識障礙，會有一個或多個肢體肌肉的閃電樣抽動		• Valproic acid		• Lamotrigine • Levetiracetam • Topiramate
	癲癇重積狀態	肢體抽搐、深度昏迷、意識昏迷並伴隨怪異行為		• Lorazepam • Phenytoin • Diazepam		－
	無張力癲癇	部分或全身肌肉張力突然下降，造成頭頸下垂、張口、肢體下垂或全身跌倒		• Valproic acid • Clonazepam • Phenytoin		－

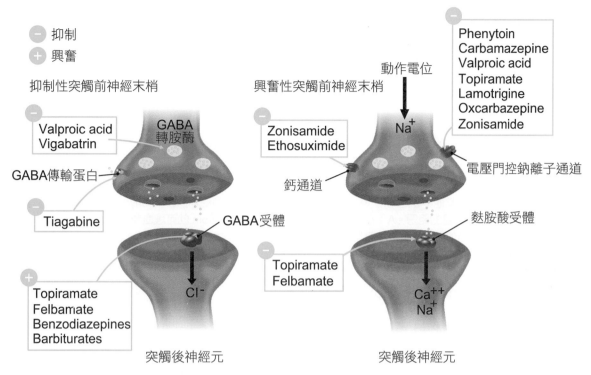

圖 4-6　癲癇藥物的作用機轉。

一、鈉通道阻斷劑

➲ Phenytoin（Dilantin®; 癲能停）

1. **作用及用途**：阻斷鈉通道，減少腦中異常神經衝動散布，進而抑制癲癇之重複性動作電位產生（圖 4-6），用於治療局部性癲癇、大發作、癲癇重積狀態 (status epilepticus) 及心律不整（為 IB 抗心律不整藥）。

2. **藥物動力學**：低劑量時，代謝速率與流經肝臟之藥物總量成比例；高劑量時，則因肝臟代謝酵素呈現飽和作用，使血中濃度大幅升高 (>20 mcg/mL)，而產生中毒現象（圖 4-7）。

3. **副作用**：眼球震顫、運動失調、**牙齦增生**、多毛症、嗜睡、過敏性紅疹、巨母紅血球性貧血、畸胎、複視及Steven-Johnson症候群。

4. **交互作用**：

   (1) Carbamazepine 及 Phenobarbital 皆會誘導肝臟代謝酵素，降低 Phenytoin 的血中濃度；Amiodarone、Cimetidine 及 Isoniazid 皆會抑制肝臟代謝酵素，增加 Phenytoin 之血中濃度。

   (2) Phenytoin 本身也會誘導肝臟代謝酵素，加速口服避孕藥、抗凝血劑、Quinidine、Cyclosporin 及 Chloramphenicol 等藥物的代謝。

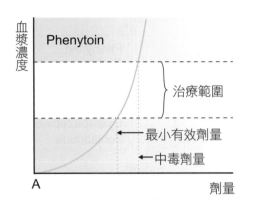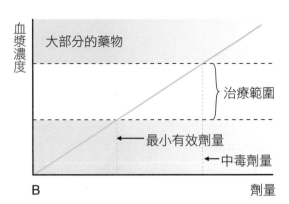

圖 4-7　Phenytoin 與其他藥物之劑量－血漿濃度之關係圖。大部分的藥物比起 Phenytoin 有較大的最小有效劑量及中毒劑量的範圍。A：在治療範圍內，小劑量的 Phenytoin 就可讓血漿濃度出現劇烈的變化。B：對大多數的藥物來說，小劑量增加對血漿濃度影響並不大，因此要將 Phenytoin 的血漿濃度維持在治療範圍內並不容易。

⊃ Carbamazepine（Tegretol®；癲通）

1. **作用與用途：阻斷鈉通道**，減少腦中異常神經衝動散布，進而抑制癲癇之重複性動作電位產生（圖 4-6）。用於治療局部性癲癇、大發作（首選藥）、躁鬱症及三叉神經痛。

2. **副作用：**複視、運動不能、頭暈、噁心、嘔吐、頭痛、過敏性紅疹、畸胎、白血球減少、貧血、血小板減少及史蒂芬斯－強森症候群 (Stevens-Johnsons syndrome; SJS)。

※ HLA-B 1502 基因，被證實與漢人族群因服用 Carbamazepine 引起史蒂芬斯－強生症候群及毒性表皮溶解症 (toxic epidermal necrolysis; TEN) 有高度關聯性，因此用藥前可做「HLA-B 1502 基因檢測」來降低副作用的產生。

3. **交互作用：**
   (1) Carbamazepine 會誘導肝臟代謝酵素，誘導自身及其他藥物的代謝，導致藥效縮短。
   (2) Phenytoin 和 Phenobarbital 皆可誘導肝臟代謝酵素，降低 Carbamazepine 之血中濃度；葡萄柚汁則會抑制肝臟代謝酵素，增加 Carbamazepine 的血中濃度。

4. **類似藥物：**
   • Oxcarbazepine (Trileptal®)。
   • Eslicarbazepine acetate (Aptiom®)。

⊃ Valproic acid（Depakene®；帝拔癲）

1. **作用與用途：**可干擾鈉通道及抑制 GABA 轉胺酶 (GABA transaminase; GABA-T)，**增加血漿中 GABA 濃度**（圖 4-6），用於治療所有局部性、全面性癲癇及躁鬱症。

2. **副作用：**體重增加、禿頭、顫抖、胃腸不適（可服用腸衣錠改善）、肝衰竭、胰臟炎及血小板數目降低。

3. **交互作用：**Valproic acid 會抑制 Phenobarbital、Phenytoin 和 Carbamazepine 的代謝，導致這些藥物的血中濃度上升。

4. **類似藥物：**
   - Valproate sodium (Depakene®)：為 Valproic acid 的鈉鹽。
   - Divalproex sodium (Depakote®)：為 Valproic acid 與其鈉鹽併用。

◯ Lamotrigine（Lamictal®；樂命達）

1. **作用與用途：** 可阻斷鈉及鈣通道，減少麩胺酸釋放，輔助治療局部性、全面性癲癇及躁鬱症（圖 4-6）。
2. **副作用：** 頭痛、複視、嗜睡、頭暈、嘔吐、睡眠障礙及過敏性紅疹。
3. **交互作用：** 酵素誘導劑 Carbamazepine 及 Phenytoin 皆會降低其血漿濃度；酵素抑制劑 Valproic acid 則會增加其血漿濃度。

◯ Zonisamide (Zonegran®)

1. **作用與用途：** 為磺胺類抗菌劑，但不具抗菌作用。作用廣泛，可阻斷鈉、T 型鈣通道及調節 $GABA_A$ 受體，輔助治療局部性癲癇。
2. **副作用：** 嗜睡、認知功能障礙、厭食、頭痛、噁心及腎結石。

◯ Lancosamide (Vimpat®)

1. **作用與用途：** 可阻斷鈉通道，使得神經細胞膜穩定，用於治療複雜型局部性癲癇及單純或複雜型局部性癲癇之合併有次發性全身癲癇病人之輔助治療。
2. **副作用：** 噁心、暈眩、運動失調、頭痛、複視、疲倦及嗜睡。

◯ Rufinamide (Banzel®)

1. **作用與用途：** 可延長鈉離子通道的不活化期以減少神經興奮，治療雷葛氏症候群。
2. **副作用：** 嗜睡、頭痛、頭暈、嘔吐及 QT 間期縮短。
3. **禁忌：** 家族性 QT 間期縮短症候群及同樣會使 QT 間期縮短的藥物 (ex: Phenytoin、Lidocaine)。

二、加強 GABA 作用

◯ Phenobarbital（Luminal®；魯米拿）

效果好、價錢便宜且一天只需服用一次，為最早使用的癲癇藥物，但因副作用大，目前已被其他藥物所取代。

1. **作用與用途：** 可與 $GABA_A$ 受體之 BARB 位置結合，藉以打開氯通道，促進 GABA 與受體結合時之抑制作用（圖 4-6），用於治療大發作、局部性癲癇及癲癇重積狀態。
2. **副作用：** 嗜睡、運動失調、眼球震顫、眩暈、過敏性紅疹及依賴性等。

3. **交互作用：**

　　(1) 可誘導肝臟微粒體酶，加速藥物本身及併服藥物之代謝，使血中濃度下降。

　　(2) 具中樞抑制作用，因此避免與酒精、Benzodiazepine 類及鴉片類等具中樞抑制作用的藥物併用。

4. **類似藥物：**

　　‧ Primidone（Mysoline®；邁蘇靈）：於體內代謝成 Phenobarbital，用於治療大發作及局部性癲癇。

⊃ Diazepam (Valium®)

1. **作用與用途：**可與 GABA$_A$ 受體之 BZD 位置結合，藉以打開氯通道，促進 GABA 與受體結合時之抑制作用（圖 4-6）。靜脈注射治療**癲癇重積狀態**及小兒熱痙攣 (febrile seizures) 的**首選藥**。

2. **副作用：**困倦、嗜睡、疲勞、運動失調、暈眩及行為改變。

3. **類似藥物：**

　　‧ Clonazepam (Klonopin®)：治療小發作及肌陣攣性癲癇。

　　‧ Lorazepam (Ativan®)：靜脈注射治療癲癇重積狀態。

⊃ Tiagabine (Gabatril®)

1. **作用與用途：**可抑制 GABA 傳輸蛋白，干擾 GABA 再回收進入突觸前神經元，讓更多的 GABA 與受體結合而產生抑制作用（圖 4-6），輔助治療局部性癲癇。

2. **副作用：**神經質、震顫、頭暈、緊張、注意力不集中及抑鬱。

⊃ Gabapentin (Neurontin®)

1. **作用與用途：為GABA類似物**，可增加GABA合成及釋放，藉以加強GABA的抑制作用，輔助治療局部性癲癇、**疱疹後神經痛**(postherpetic neuralgia)、糖尿病周邊神經病變(diabetic peripheral neuropathy)及預防偏頭痛。

2. **副作用：**嗜睡、暈眩、運動失調、眼球震顫與頭痛。

3. **類似藥物：**Pregabalin (Lyrica®)。

⊃ Vigabatrin（Sabril®；赦癲易）

1. **作用與用途：**可抑制GABA轉胺酶，增加GABA的血中濃度，藉以加強GABA的抑制作用，輔助治療局部性癲癇（圖4-6）。

2. **副作用：**噁心、鎮靜、憂鬱、精神病及體重增加等。

三、T 型鈣通道阻斷劑

➲ Ethosuximide (Zarontin®)

1. **作用與用途：可抑制 T 型鈣通道**，降低閾值電流，為治療小發作的首選藥（圖 4-6）。

2. **副作用**：頭暈、嗜睡、躁動、流口水、過敏性紅疹及白血球數目降低。

四、NMDA 受體拮抗劑

➲ Felbamate (Felbatol®)

1. **作用與用途**：可活化 $GABA_A$ 受體及阻斷 NMDA 受體 (N-methyl-D-asparate receptors)，輔助治療局部性癲癇及雷葛氏症候群 (Lennox-Gastaut syndrome)（圖 4-6）。由於副作用大，在臨床上使用受限制。

2. **副作用**：再生不良性貧血、肝損害、胃腸不適、嗜睡、暈眩、頭痛及複視。

五、AMPA 受體拮抗劑

➲ Topiramate (Topamax®)

1. **作用與用途**：目前作用機轉仍不清楚，但可能的機轉為 (1) 阻斷鈉通道，干擾神經元去極化所誘發的動作電位；(2) 增強 GABA 活化 $GABA_A$ 受體；(3) 拮抗 AMPA 受體 (Alpha-amino-3-hydroxy-5-methyl-4-isoxazole propionic acid receptors)（圖 4-6）。用於治療局部性癲癇或併有雷葛氏症候群之癲癇、大發作及預防偏頭痛。

2. **副作用**：嗜睡、疲倦、頭昏、認知功能減損、神經質及意識混亂。

➲ Perampanel (Fycompa®)

1. **作用機轉與用途**：為AMPA受體拮抗劑，可抑制突觸後神經元受麩胺酸調控之AMPA受體，減少與癲癇發作相關之中樞興奮性神經元過度興奮，用於治療局部癲癇發作併有或未有續發型全身發作之輔助治療，另外也用於原發性泛發性強直陣攣之輔助治療。

2. **副作用**：頭暈、嗜睡、頭痛、易怒、攻擊及自殺傾向等。

3. **注意事項**：Perampanel 主要經由肝臟代謝，半衰期長達 105 小時，若併服會縮短其半衰期之藥品（ex: carbamazepine 及 phenytoin 等），則可縮短藥物調整頻率。

六、鉀通道開放劑

➲ Retigabine (Ezogabine) (Trobalt®)

1. **作用與用途**：促使鉀離子通道打開，用於治療局部性癲癇。

2. **副作用**：嗜睡、暈眩、嘔吐、混亂、耳鳴及言語不清。

七、其他

◯ Levetiracetam (Keppra®)

1. **作用與用途**：詳細作用機轉仍未完全清楚，但可局部抑制 N 型鈣離子電流，降低鈣離子由神經內的貯存處釋出及結合**突觸囊泡蛋白 (synaptic vesicle protein 2A; SV2A)** 而影響神經傳遞物質自囊泡釋出（圖 4-8）。用於治療局部性癲癇。

2. **副作用**：無力、頭痛、嗜睡、暈眩、感染、皮膚過敏。

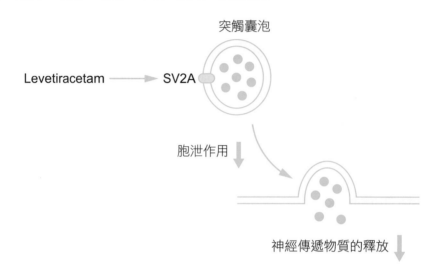

圖 4-8　Levetiracetam 的作用機轉。Levetiracetam 可與突觸囊泡蛋白 (SV2A) 結合而減少神經傳遞物質的釋放。

重點回顧

藥物	作用機轉與用途	副作用
鈉通道阻斷劑		
Phenytoin（Dilantin®；癲能停）	阻斷鈉通道，減少腦中異常神經衝動散布，用於治療局部性癲癇、大發作、癲癇重積狀態及心律不整	眼球震顫、運動失調、牙齦增生、多毛症、嗜睡、過敏性紅疹及巨母紅血球性貧血
Carbamazepine（Tegretol®；癲通） Oxcarbazepine (Trileptal®) Eslicarbazepine acetate (Aptiom®)	阻斷鈉通道，減少腦中異常神經衝動散布，用於治療大發作、躁鬱症及三叉神經痛	複視、運動不能、頭暈、噁心、嘔吐、頭痛、過敏性紅疹、畸胎、白血球減少、貧血、血小板減少及史蒂芬斯－強森症候群
Valproic Acid （Depakene®；帝拔癲） Valproate Sodium (Depakene®) Divalproex Sodium (Depakote®)	干擾鈉通道及抑制 GABA 轉胺酶，增加血漿中 GABA 濃度，用於治療局部性、全面性癲癇及躁鬱症	體重增加、禿頭、顫抖、胃腸不適、肝衰竭、胰臟炎及血小板數目降低

藥物	作用機轉與用途	副作用
Lamotrigine（Lamictal®；樂命達）	阻斷鈉及鈣通道，減少麩胺酸釋放，輔助治療局部性、全面性癲癇及躁鬱症	頭痛、複視、嗜睡、頭暈、嘔吐、睡眠障礙及過敏性紅疹
Zonisamide (Zonegran®)	阻斷鈉、鈣通道及調節 GABA$_A$ 受體，輔助治療局部性癲癇	嗜睡、認知功能障礙、厭食、頭痛、噁心及腎結石
Lancosamide (Vipat®)	阻斷鈉通道，用於治療單純或複雜性之局部發作	噁心、暈眩、運動失調、頭痛、複視、疲倦及嗜睡
Rufinamide (Banzel®)	可延長鈉離子通道不活化期以減少神經興奮，治療雷葛氏症候群	嗜睡、頭痛、頭暈、嘔吐、QT 間期縮短
加強 GABA 作用		
Phenobarbital（Luminal®；魯米拿） Primidone（Mysoline®；邁蘇靈）	可與 GABA$_A$ 受體結合，藉以打開氯通道而產生抑制作用，用於治療大發作、局部性癲癇及癲癇重積狀態	嗜睡、運動失調、眼球震顫、眩暈、過敏性紅疹及產生依賴性
Diazepam (Valium®) Clonazepam (Klonopin®) Lorazepam (Ativan®)	可與 GABA$_A$ 受體結合，藉以打開氯通道而產生抑制作用，用於治療癲癇重積狀態及小兒熱痙攣	困倦、嗜睡、疲勞、運動失調、暈眩及行為改變
Tiagabine (Gabatril®)	可抑制 GABA 傳輸蛋白，干擾 GABA 再回收，進而產生抑制作用，輔助治療局部性癲癇	神經質、震顫、頭暈、緊張、注意力不集中及抑鬱
Gabapentin (Neurontin®) Pregabalin (Lyrica®)	為 GABA 類似物，可增加 GABA 合成及釋放來加強抑制作用，輔助治療局部性癲癇、疱疹後神經痛及糖尿病周邊神經病變	嗜睡、暈眩、運動失調、眼球震顫及頭痛
Vigabatrin（Sabril®；赦癲易）	可抑制 GABA 轉胺酶，增加 GABA 的血中濃度，藉以加強抑制作用，輔助治療局部性癲癇	噁心、鎮靜、憂鬱、精神病及體重增加
T 型鈣通道阻斷劑		
Ethosuximide (Zarontin®)	可抑制 T 型鈣通道，降低電流閾值，為治療小發作的首選藥	頭暈、嗜睡、躁動、流口水、過敏性紅疹及白血球數目降低
NMDA 受體拮抗劑		
Felbamate (Felbatol®)	可活化 GABA$_A$ 受體及阻斷 NMDA 受體，輔助治療局部性癲癇及雷葛氏症候群	再生不良性貧血、肝損害、胃腸不適、嗜睡、暈眩、頭痛及複視
AMPA 受體拮抗劑		
Topiramate (Topamax®)	阻斷鈉通道，干擾神經元去極化、增強 GABA 活化 GABA$_A$ 受體及拮抗 AMPA 受體，用於治療局部性癲癇及大發作	嗜睡、疲倦、頭昏、認知功能減損、神經質及意識混亂

藥物	作用機轉與用途	副作用
Perampanel (Fycompa®)	為 AMPA 拮抗劑，可減少中樞興奮性神經元過度興奮，用於治療局部性癲癇	頭暈、嗜睡、頭痛、易怒及自殺傾向等
鉀通道開放劑		
Retigabine (Trobalt®)	促使鉀通道打開，用於治療局部性癲癇	嗜睡、暈眩、嘔吐、混亂、耳鳴及言語不清
其他		
Levetiracetam (Keppra®)	可抑制 N 型鈣離子電流，降低鈣離子釋出及結合至突觸囊泡蛋白而影響神經傳遞物的釋出，用於治療局部性癲癇	無力、頭痛、嗜睡、暈眩、感染及皮膚過敏

第五節　緩解肌肉痙攣的藥物及解痙劑

　　解痙劑(spasmolytic drugs)可緩解因腦或脊髓病變所引起的痙攣(spasticity)、僵直(rigidity)和肌張力不全(dystonia)。局部肌肉痙攣藥物則可用來緩解局部外傷、拉傷、或姿勢不良引起的急性短暫痙攣。因腦或脊髓病變引起的神經性痙攣，治療藥物包括Baclofen、Dantrolene及Tizanidine。因肌肉痙攣之疼痛，治療藥物包括Benzodiazepines類、Chlorzoxazone、Mephenoxalone及Chlormezanone（圖4-9）。此外，肉毒桿菌毒素(Botulinum toxin)注射液，也是用來治療肌肉痙攣極有效之藥物，也將一併討論。

一、解痙劑

○ Baclofen (Befon®)

1. **作用與用途**：為GABA類似物，可作用於中樞神經系統的GABA$_B$受體，抑制麩胺酸釋放，造成運動神經元活性下降，進而減少肌肉過度收縮（圖4-9）。用於治療中風或多發性硬化症病人的肢體攣縮。

2. **副作用**：姿勢性低血壓、鎮靜、眩暈、抑鬱、癲癇、腦病變及噁心、嘔吐。

3. **交互作用**：具中樞抑制作用，因此避免用酒精、Benzodiazepines 類、抗組織胺及類鴉片等藥物併用。

○ Dantrolene (Dantrium®)

1. **作用與用途：直接抑制肌肉細胞上的鈣通道**，促使肌肉鬆弛（圖4-9），用於中風、多發性硬化症及腦性麻痺引起的痙攣或**惡性高體溫**。

2. **副作用**：肝毒性、嗜睡、腹瀉及肌肉無力。

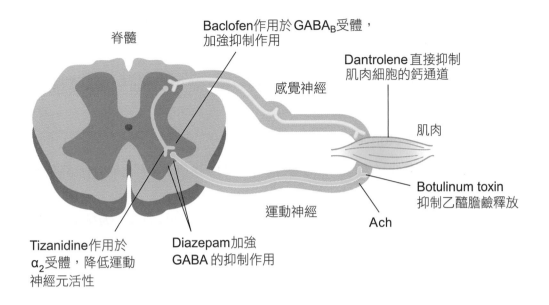

脊髓

Baclofen作用於GABA_B受體，加強抑制作用

感覺神經

Dantrolene 直接抑制肌肉細胞的鈣通道

肌肉

Botulinum toxin 抑制乙醯膽鹼釋放

運動神經

Ach

Tizanidine作用於 α₂受體，降低運動神經元活性

Diazepam加強 GABA 的抑制作用

圖 4-9　解痙劑及緩解肌肉痙攣藥物的作用機轉。

⇒ Tizanidine (Sirdalud®)

1. **作用與用途**：作用於中樞的 α_2- 受體，抑制麩胺酸釋放，造成脊髓內的運動神經元活性下降而達到肌肉鬆弛作用（圖 4-9）。用於中風、多發性硬化症及腦性麻痺引起的痙攣。

2. **副作用**：口乾、嗜睡、虛弱、憂鬱、嘔吐、便秘及胃痛。

二、緩解肌肉痙攣的藥物

⇒ Diazepam (Valium®) 及 Clonazepam (Rivotril®)

1. **作用與用途**：藉由增強脊髓 GABA 之突觸前抑制作用，解除骨骼肌痙攣及大腦癱瘓或下半身麻痺引起的痙攣作用（圖 4-9）。

2. **副作用**：腳步笨拙或不穩、頭暈、昏昏欲睡、口齒不清及食慾改變。

⇒ Chlorzoxazone (Solaxin®)

1. **作用與用途**：抑制脊髓反射弧的神經傳導至骨骼肌上，因而減輕骨骼肌痙攣，用於解除急性骨骼肌疼痛引起的不適。

2. **副作用**：嗜睡、頭暈、過敏性皮疹及血管神經性水腫。

⊃ Mephenoxalone (Dorsiflex®)

1. **作用與用途**：抑制神經衝動傳導及骨骼肌痙攣的反射弧而產生肌肉鬆弛作用，用於消除骨骼肌收縮或痙攣所產生的疼痛。

2. **副作用**：頭痛、眩暈、胃腸不適、嘔吐、腹瀉、浮腫、無力感、心悸、運動失調、視覺障礙、皮膚紅腫及發癢。

⊃ Chlormezanone (Aleton®)

1. **作用與用途**：對中樞神經有抑制作用，能緩和輕度的憂慮情緒，且有鬆弛骨骼肌和穩定情緒的功效。

2. **副作用**：浮腫、發疹過敏、頭暈、頭痛、嗜睡、運動失調、噁心、嘔吐及排尿困難。

⊃ Botulinum toxin（肉毒桿菌毒素）

1. **作用與用途**：**可抑制 Ach 釋放**，而達到肌肉鬆弛作用（圖4-9），用於治療眼瞼痙攣、斜頸症、斜視、除皺、網球肘 (tennis elbow)、提琴腕 (violinist wrist) 及慢性腦性麻痺引起的骨骼肌痙攣。

2. **副作用**：口乾、噁心、頭痛、疲勞、感冒症狀、眼瞼下垂及視力模糊。

重點回顧

藥物	作用機轉及用途	副作用
解痙劑		
Baclofen (Befon®)	為 GABA 類似物，可作用於 GABA_B 受體，抑制麩胺酸釋放，進而減少肌肉收縮。用於脊髓、大腦疾病或損傷引起的肌肉痙攣	姿勢性低血壓、鎮靜、眩暈、抑鬱、癲癇、腦病變及噁心、嘔吐
Dantrolene (Dantrium®)	直接抑制鈣通道，促使肌肉鬆弛，用於中風、多發性硬化症及腦性麻痺引起的痙攣或惡性高體溫	肝毒性、嗜睡、腹瀉及肌肉無力等
Tizanidine (Sirdalud®)	作用於中樞 α_2- 受體，造成脊髓內的運動神經元活性下降而達到肌肉鬆弛作用。用於中風、多發性硬化症及腦性麻痺引起的痙攣	口乾、嗜睡、虛弱、憂鬱、嘔吐、便秘及胃痛
緩解肌肉痙攣的藥物		
Diazepam (Valium®) Clonazepam (Rivotril®)	藉由增強脊髓 GABA 之突觸前抑制作用，解除骨骼肌痙攣及大腦癱瘓或下半身麻痺引起的痙攣	腳步笨拙或不穩、頭暈、昏昏欲睡、口齒不清及食慾改變
Chlorzoxazone (Solaxin®)	抑制脊髓反射弧的神經傳導至骨骼肌，減輕骨骼肌痙攣，用於解除急性骨骼肌疼痛引起的不適	嗜睡、頭暈、過敏性皮疹及血管神經性水腫

藥物	作用機轉及用途	副作用
Mephenoxalone (Dorsiflex®)	抑制神經衝動傳導及骨骼肌痙攣的反射弧而產生肌肉鬆弛作用，用於消除骨骼肌收縮或痙攣所產生的疼痛	頭痛、眩暈、胃腸不適、嘔吐、腹瀉、浮腫、無力感、心悸、運動失調、視覺障礙、皮膚紅腫及發癢
Chlormezanone (Aleton®)	具中樞抑制及鬆弛骨骼肌和穩定情緒的功效	浮腫、發疹過敏、頭暈、頭痛、嗜睡、運動失調、噁心、嘔吐及排尿困難
Botulinum toxin 肉毒桿菌毒素	可抑制 Ach 釋放，而達到肌肉鬆弛作用，用於各種情況導致的骨骼肌痙攣	口乾、噁心、頭痛、疲勞、感冒症狀、眼瞼下垂及視力模糊

自我評量

1. (　　) 下列何者用於治療大發作的效果最好？ (A) Phenytoin　(B) Ethosuximide　(C) Pentazocin　(D) Chlorpromazine。

2. (　　) 下列何種抗癲癇藥物對突觸小泡蛋白 (synaptic vesicle protein; SV2A) 的親和力最高？ (A) Oxcarbazepine　(B) Levetiracetam　(C) Phenytoin　(D) Felbamate。

3. (　　) Levodopa 併用下列何者會導致藥效降低？ (A) Carbidopa　(B) Pyridoxine　(C) Pramipexole　(D) Bromocriptine。

4. (　　) 下列何者為治療癲癇重積狀態 (status epileptics) 之最佳藥物？ (A) Phenobarbital　(B) Diazepam　(C) Ethosuximide　(D) Carbamazepine。

5. (　　) Carbidopa 治療帕金森氏症的主要目的為何？ (A) 抑制周邊 decarboxylase 的活性　(B) 會通過血腦屏障，進入腦部合成多巴胺　(C) 會拮抗體內自由基的產生　(D) 會抑制多巴胺的回收。

6. (　　) 下列何種藥物可以治療大發作癲癇症、三叉神經炎及躁鬱症？ (A) Ethosuximide　(B) Phenytoin　(C) Carbamazepine　(D) Phenobarbital。

7. (　　) 有關 Levodopa 之敘述，下列何者錯誤？ (A) 在周邊形成 dopamine 後進入腦部產生效用　(B) Carbidopa 在周邊可抑制 Levodopa 形成 dopamine　(C) 維生素 B_6 會促進 Levodopa 在周邊之代謝　(D) 用於治療巴金森氏症 (Parkinson's disease)。

8. (　　) 下列有關 L-dopa 的敘述，何者錯誤？ (A) 為 dopamine 的前驅物　(B) pyridoxine 會增加 L-dopa 的作用　(C) L-dopa 常與 aromatic L-amino acid decarboxylase 抑制劑 carbidopa 合用　(D) 用來治療 Parkinson's disease。

9. (　　) 下列何者可抑制 GABA 被神經末梢回收？ (A) Diazepam　(B) Phenobarbital　(C) Gabapentin　(D) Tiagabine。

10. (　　) 有一位年輕女性正在使用癲癇藥物治療癲癇，一段時間後，她產生了多毛症、嘴唇周圍變厚及牙齦增生，請問是下列何種藥物導致的副作用？ (A) Phenytoin　(B) Carbamazepine　(C) Phenobarbital　(D) Ethosuximide。

11. (　　) 下列關於 Benztropine 臨床用途之敘述，何者正確？ (A) 用於治療精神分裂症 (schizophrenia)　(B) 用於治療憂鬱症 (depression)　(C) 用於治療巴金森氏症 (Parkinson's disease)　(D) 肌肉鬆弛劑。

12. (　　) 下列哪一藥物適用於阿茲海默症之治療？ (A) Apomorphine　(B) Bromocriptine　(C) Galantamine　(D) Rotigotine。

13. (　　) 下列哪一藥物不用於帕金森氏症之治療？ (A) Amantadine　(B) Carbidopa　(C) Galantamine　(D) Selegiline。

14. (　) 帕金森氏症 (Parkinson disease) 之治療目標，在於重建病人腦中哪兩種神經傳遞物質之正常平衡？ (A) Dopamine 和 Glutamate　(B) Serotonin 和 Glutamate　(C) Dopamine 和 Acetylcholine　(D) Serotonine 和 Acetylcholine。

15. (　) 有關 Levodopa 藥物交互作用之敘述，下列何者錯誤？ (A) 與 Phenelzine 併用，易導致高血壓危象 (hypertensive crisis)　(B) Selegiline 可降低其用藥劑量　(C) Vitamin B₆ 可增強其藥效　(D) Entacapone 可增加其進入腦中的量。

16. (　) 下列何者為 Donepezil 的適應症？ (A) 威爾遜氏症 (Wilson disease)　(B) 舞蹈症 (Huntington disease)　(C) 帕金森氏症 (Parkinson disease) (D) 阿茲海默症 (Alzheimer disease)。

17. (　) 下列何者為 Ethosuximide 治療失神性癲癇 (absence seizures) 的主要作用機轉？ (A) 抑制 L 型鈣離子通道　(B) 抑制 P 型鈣離子通道　(C) 抑制 T 型鈣離子通道　(D) 抑制 N 型鈣離子通道。

18. (　) 下列何者不是抗癲癇藥物的作用機轉？ (A) 影響特定離子通道的通透性　(B) 阻斷興奮性麩胺酸 (glutamate) 受體　(C) 活化抑制性 γ- 胺基丁酸 (GABA) 受體　(D) 阻斷正腎上腺素 (norepinephrine) 受體。

19. (　) 當病人產生惡性高熱症 (malignant hyperthermia)，應該靜脈注射下列何種藥物來處理？ (A) Dantrolene　(B) Acetaminophen　(C) Aspirin　(D) Atracurium。

20. (　) 下列何種藥物稱為中樞性骨骼肌鬆弛劑，可用於治療肌肉痠痛及痙攣？ (A) Chlorzoxazone　(B) Atracurium　(C) Succinylcholine　(D) Gallamine。

21. (　) 下列何者不是 phenytoin 的副作用？ (A) 牙齦增生　(B) 複視　(C) Steven-Johnson 症候群　(D) 體重增加。

22. (　) Cabamazepine 主要作用於下列何種離子通道 (ion channel)，而用於 partial seizure 之治療？ (A) 鈣　(B) 氯　(C) 鉀　(D) 鈉。

QR Code 解答

CHAPTER

05

學習目標
Objectives

中樞神經系統藥物 (II)

Drug Affecting the Central Nervous System (II)

1. 了解麻醉性鎮痛劑、偏頭痛藥物、全身麻醉劑及局部麻醉劑的作用機轉、用途、配伍禁忌、交互作用、懷孕用藥分類、及重要副作用。
2. 了解麻醉前給藥的目的及藥物的使用。

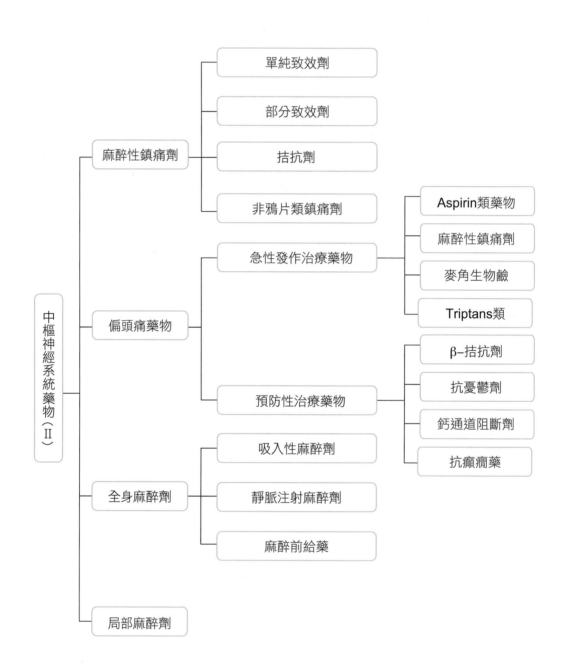

·········· 前言 ··········

　　疼痛是一種神經系統引發的正常感覺及複雜的過程。它可以警告你可能的傷害和留意自己的必要性。疼痛處理的目的不外乎是要改善功能，使病人能夠工作、上學或者進行日常的活動。本章節將介紹麻醉性鎮痛劑、偏頭痛藥物、全身麻醉劑及局部麻醉劑。

　　麻醉性鎮痛劑可與中樞神經系統的鴉片受體結合而產生鎮痛作用，常用於緩解內臟、外傷或癌症末期等嚴重疼痛；偏頭痛藥物治療可分為急性發作時，緩解頭痛的治療及慢性反覆頭痛的預防治療；全身麻醉劑為非選擇性的中樞神經抑制劑，可產生意識喪失、鎮痛及肌肉鬆弛作用，以便於進行外科手術；局部麻醉劑可阻斷鈉離子通道，阻斷動作電位傳導，適用於小範圍手術或下半身麻醉。

第一節　麻醉性鎮痛劑

　　具有與嗎啡類似鎮痛作用的藥物即稱為鴉片類鎮痛劑 (opioid analgesics)，由於極易被成癮濫用，被列為法定麻醉藥品管制，故又稱為麻醉性鎮痛劑 (narcotic analgesics)。此類藥物藉由與中樞神經系統的鴉片類受體 (μ、κ)（表 5-1）結合而產生類似內啡類 (endorphins)、腦啡類 (enkephalin)、強啡類 (dynorphines) 及 endomorphins 等內生性鴉片類胜肽之止痛作用。雖然麻醉性鎮痛劑具有廣泛的藥理作用，但它們主要是緩解內臟、外傷或癌症末期等嚴重疼痛與伴隨疼痛的焦慮。

　　麻醉性鎮痛劑依影響受體的功能分成單純致效劑 (pure agonists)、部分致效劑 (partial agonists) 及拮抗劑 (antagonists) 等三大類（表 5-2）。

✚ 表 5-1　活化 μ 及 κ 受體的重要反應

反應	受體種類	
	μ	κ
鎮痛	✓	✓
呼吸抑制	✓	
鎮靜	✓	✓
欣快感	✓	
身體依賴	✓	
降低胃腸蠕動	✓	✓

+ 表 5-2　麻醉性鎮痛劑對受體的作用

	藥物	受體 / 藥理作用 mu (μ) 鎮痛、呼吸抑制、鎮靜、欣快感、瞳孔收縮、生理依賴性、降低胃腸道蠕動	kappa (κ) 鎮痛、鎮靜、降低胃腸道蠕動	劑量反應曲線	成癮／濫用可能性	緩解疼痛程度
單純致效劑	強效 Morphine (MScontin®) Meperidine (Demerol®) Methadone (Dolophine®) Fentanyl (Sublimaze®) Sufentanil (Sufenta®) Oxymorphone (Numorphan®) Hydromorphone (Dilaudid®) Levorphanol (Levo-Dromoran®) Remifentanil (Ultiva®) Alfentanil (Alfenta®)	活化 μ 及 κ 受體（反應—劑量曲線）			高	高
	中效 Codeine Oxycodone (Oxycontin®) Hydrocodone (Anexsia®) Propoxyphene (Darvon®)				中等 中等 低	低 中等 中等 低
部分致效劑	Pentazocine (Taliwn®) Nalbuphine (Nubain®) Butorphanol (Stadol®)	活化 κ 受體、阻斷 μ 受體（反應—劑量曲線）			低	中等 中等 高~高 高

✚ 表 5-2　麻醉性鎮痛劑對受體的作用（續）

藥物	受體／藥理作用		劑量反應曲線	成癮／濫用可能性	緩解疼痛程度
	mu (μ) 鎮痛、呼吸抑制、鎮靜、欣快感、瞳孔收縮、生理依賴性、降低胃腸道蠕動	kappa (κ) 鎮痛、鎮靜、降低胃腸道蠕動			
Buprenorphine (Buprenex®)	活化μ受體、阻斷κ受體			低	中等～高
拮抗劑 Naloxone (Narcan®) Naltrexone (Depade®) Nalmefene (Revex®)	阻斷μ及κ受體			—	—

註：嗎啡類藥物的作用均是由 μ 受體所媒介。

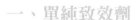

一、單純致效劑

又稱高療效 (high-efficacy) 致效劑，可分為強效致效劑 (strong agonists) 及中效致效劑 (moderate agonists)。這些致效劑皆可活化 μ 及 κ 受體而產生鎮痛、鎮靜、欣快感、呼吸抑制及便秘等作用。其中 Codeine 及 Propoxyphene 的鎮痛及副作用皆比 Morphine 來的弱，因此被歸為中效致效劑。

(一) 強效致效劑

● Morphine (MScontin®) 嗎啡

由罌粟中分離出的生物鹼，為強效致效劑的原型藥物，常作為其他新藥測量的標準。

1. **作用與用途：** 可模仿內生性鴉片類胜肽的作用，與中樞神經系統、胃腸道或膀胱上的鴉片受體結合（主要為 μ 受體），引起神經細胞過極化，抑制神經激發及攜帶疼痛刺激的麩胺酸釋出。用於手術後、分娩時及癌症所導致的疼痛，且可緩解左心室衰竭及肺水腫併有心肌梗塞或呼吸困難所導致的疼痛。

2. **藥物動力學：** 口服吸收緩慢、不穩定且有明顯的肝臟首度效應。肌肉、皮下或靜脈注射能達到最好及可靠的效果，鎮痛時間約 4~5 小時。可快速分布至體內所有組織中（除了血腦障壁外），之後於肝中轉化成水溶性代謝物而由腎臟排出。

3. **副作用：** 請參考表 5-3。

4. **耐藥性、身體依賴性及戒斷症狀：** 重複投藥時會產生耐藥性(tolerance)，其中以鎮痛、欣快感、鎮靜及呼吸抑制最容易產生，而縮瞳及便秘最不容易產生。連續暴露也易形成身體依賴性，並且需要藥物才能維持正常功能。當停藥或投與拮抗劑時則會出現戒斷症狀 (withdrawal syndrome)。症狀包括流鼻涕、流淚、打呵欠、打寒顫、雞皮疙瘩、高燒、散瞳、肌肉痛、嘔吐、腹瀉及焦慮等，往往會使病人失能並造成嚴重且不可忍耐的症狀。通常半衰期短的藥物戒斷症狀強又短；半衰期長的藥物戒斷症狀弱且時間長。此時可慢慢降低劑量及投與Methadone來緩解。

✚ 表 5-3   麻醉性鎮痛劑的副作用

副作用	原因	備註
呼吸抑制	降低呼吸中樞對二氧化碳的敏感性	1. 為最主要的死亡原因，因此禁用於氣喘及慢性阻塞性肺疾病的病人 2. 避免與酒精及 Benzodiazepines 類等中樞抑制劑併用
便秘	降低胃腸道蠕動、增加腸道平滑肌、肛門括約肌張力及降低液體分泌進入腸腔	可用番瀉葉、Docusate 或嗎啡類拮抗劑來緩解
姿態性低血壓	誘導組織胺釋放及抑制代償性壓力受體的反射而導致動、靜脈血管擴張	以 Fludrocortisone（促進遠端腎小管對鈉的吸收及促進 NE 釋放）及 Midodrine（作用於 α₁ 受體，造成血管收縮，血壓上升）治療

✚ 表 5-3　麻醉性鎮痛劑的副作用（續）

副作用	原因	備註
尿液滯留	增加膀胱括約肌及逼尿肌張力	使用 Bethanechol 來增加膀胱壁收縮力，幫助膀胱排空尿液
咳嗽反射抑制	可抑制腦幹的咳嗽中樞而達到止咳作用	由於氣道易累積分泌物，導致阻塞及肺炎，已被無鎮痛及成癮的鎮咳劑所取代
膽絞痛	膽道平滑肌收縮	膽結石及罹患膽道疼痛病人避免使用
噁心與嘔吐	活化腦幹化學受體激發區	可給予 Prochlorperazine 等多巴胺拮抗劑來緩解
增加腦內壓	因呼吸抑制，二氧化碳滯留體內，腦部血管擴張、阻力降低，腦血流量增加所致	休克、血容量減少及嚴重腦損傷病人禁止使用
針狀瞳孔 (pinpoint pupils)	刺激動眼神經的埃韋二氏核 (Edinger-Westphal nucleus)，間接刺激眼睛的副交感神經所致	嗎啡類藥物中毒之診斷依據
欣快感	活化 μ 受體	可幫助解除疼痛，然會加強濫用的可能性

5. **禁忌症：**頭部外傷、氣喘、慢性阻塞性肺病、肝或腎功能不全、懷孕婦女、膽結石及攝護腺肥大。

6. **交互作用：**請參考表 5-4。

7. **解毒劑：**靜脈注射 Naloxone 或 Nalmefene 來逆轉過量所導致的昏迷。

✚ 表 5-4　嗎啡類藥物的交互作用

	交互作用的藥物	交互作用的結果
無益的交互作用	中樞神經抑制劑 　Barbiturates 　Benzodiazepines 　Alcohol 　全身麻醉劑 　抗組織胺 　Phenothiazines	增加呼吸抑制及鎮靜
	抗膽鹼性藥物 　Atropine 類藥物 　抗組織胺 　Phenothiazines 　三環氏抗憂鬱劑	增加便秘及尿液滯留
	低血壓藥物	加強低血壓作用
有益的交互作用	Amphetamine	增加鎮痛及降低鎮靜的作用
	鎮吐劑	抑制噁心及嘔吐
	Naloxone	減輕鴉片過量的症狀

⊃ **Meperidine (Demerol®)**

1. **作用與用途**：為合成之麻醉性鎮痛劑，半衰期短，須重複給藥，然連續使用易產生毒性代謝物蓄積。目前只作為產科鎮痛劑或其他麻醉性鎮痛劑不能使用時之替代藥物。

2. **副作用**：焦慮、顫抖、肌肉抽動、痙攣、口乾、便秘及散瞳。

3. **交互作用**：具 5-HT 再回收抑制作用，因此避免與 MAOIs、TCAs 及 SSRIs 併用，以免產生興奮、妄想、體溫過高及痙攣等症狀，

⊃ **Methadone (Dolophine®)**

1. **作用與用途**：為一合成之麻醉性鎮痛劑，療效與嗎啡相同，但較少產生欣快感。由於產生的戒斷症狀慢且輕微，常用於 Morphine 或其他類鴉片藥物引起**戒斷症狀時之治療藥物**（圖 5-1）。

2. **副作用**：心律不整及身體依賴性。

3. **交互作用**：Amiodarone、Quinidine、Erythromycin 及 TCAs 皆具有 QT 間期延長的作用，因此避免併用，以免產生嚴重的心律不整。

⊃ **Fentanyl (Sublimaze®)**

1. **作用與用途**：為一強效的麻醉性鎮痛劑，鎮痛效果為嗎啡的100倍。靜脈注射治療手術中、手術後之疼痛；經皮吸收貼布劑型，則常用於治療對嗎啡產生耐藥性的癌症病人所引發的疼痛。

2. **副作用**：呼吸抑制、低血壓、心跳徐緩及肌肉僵硬。

3. **注意事項**：避免將貼片直接與熱接觸，以免加速 Fentanyl 的釋放。

4. **類似藥物**：
   - Sufentanil (Sufenta®)
   - Alfentanil (Alfenta®)
   - Remifentanil (Ultiva®)

⊃ **Hydromorphone (Dilaudid®)**

1. **作用與用途**：為一強力的麻醉性鎮痛劑，可用於治療中度至嚴重的疼痛。

2. **副作用**：呼吸抑制、鎮靜、便秘、尿液滯留、噁心及嘔吐。

3. **類似藥物**：
   - Oxymorphone (Numorphan®)
   - Levorphanol (Levo-Dromoran®)

⊃ **Heroin 海洛因**

1. 為嗎啡的乙醯化衍生物，藥效強、作用快。由於脂溶性大，易穿過血腦障壁而造成嚴重欣快感，目前已禁止使用。

2. **副作用**：耐藥性及成癮性高，易有嗜睡、瞳孔收縮、皮膚感染、呼吸心跳徐緩、胃腸蠕動減緩、重度呼吸抑制、昏迷及死亡。

(二) 中效致效劑

　　與嗎啡的差別在於鎮痛及呼吸抑制皆較弱，且不易被濫用，但和嗎啡類藥物一樣，解毒劑皆為 Naloxone。

● Codeine 可待因

1. **作用與用途**：鎮痛效果較嗎啡弱，常與 Aspirin 或 Acetaminophen 併用，緩解輕微至中度的疼痛。具良好的鎮咳作用（止咳劑量低於止痛劑量），但因具有**成癮作用（較低）**，已被 Dextromethorphan 所取代。

2. **副作用**：嗜睡、**便秘**、皮膚癢、噁心、嘔吐、口乾、縮瞳、姿態性低血壓、尿液滯留及憂鬱。

● Oxycodone (Oxycontin®)

1. **作用與用途**：為嗎啡的半合成衍生物，鎮痛作用與 Codeine 相當。常與 Aspirin、Acetaminophen 或 Ibuprofen 併用治療中度的疼痛。

2. **副作用**：呼吸抑制、低血壓、噁心、嘔吐、便秘、頭痛及搔癢。

3. **類似藥物**：Hydrocodone (Anexsia®)。

● Propoxyphene (Darvon®)

1. **作用與用途**：為 Methadone 衍生物，鎮痛作用與 Aspirin 相當。常與 Aspirin 或 Acetaminophen 併用來緩解輕度至中度疼痛。

2. **副作用**：噁心、無食慾與便秘。

二、部分致效劑

　　此類藥物會刺激一種受體，也會阻斷另一受體。興奮或阻斷作用則視病人之前所使用之類鴉片藥物而定。如近期沒有服用任何類鴉片藥物的病人，會產生致效劑的作用而能緩解疼痛。若是對於類鴉片藥物具有依賴性的病人，則會產生阻斷作用，即產生戒斷症狀。此類藥物包括 Pentazocine、Nalbuphine、Butorphanol 及 Buprenorphine。

● Pentazocine (Taliwn®)

1. **作用與用途**：為第一個使用的部分致效劑，**可活化 κ 受體**而產生鎮痛效果。主要用於緩解輕度至中度疼痛。由於易產生欣快感及幻覺，目前已較少使用。

2. **副作用**：輕微呼吸抑制、幻覺、錯亂、鎮靜、嗜睡、眩暈、搖晃、欣快感、血壓上升、皮膚潮紅、噁心、嘔吐及便秘。

3. **類似藥物**：Dezocine (Dalgan®)。

⊃ Nalbuphine (Nubain®)

1. **作用與用途**：為一強效 κ 受體致效劑，同時亦是 μ 受體之拮抗劑，主要用於緩解中度至嚴重疼痛，且可作為手術前後及分娩過程中之平衡麻醉輔助劑。

2. **副作用**：鎮靜、盜汗、噁心、嘔吐、頭昏、縮瞳及頭痛。

⊃ Butorphanol (Stadol®)

1. **作用與用途**：為一合成之部分致效劑，可活化 κ 受體，亦可阻斷 μ 受體，用於緩解術後疼痛及偏頭痛。

2 **副作用**：噁心、嘔吐、暈眩、嗜睡、皮膚搔癢、便秘及尿滯留。

⊃ Buprenorphine (Buprenex®)

1. **作用與用途**：為一強效及長效之 μ 受體部分致效劑，作用強度為嗎啡的 30 倍，常用於緩解中度至嚴重之疼痛。由於戒斷症狀輕微且持續時間短，可作為戒毒與海洛因成癮病人之替代療法（圖 5-1）。

2. **副作用**：鎮靜、噁心、嘔吐、縮瞳、發汗及呼吸抑制。

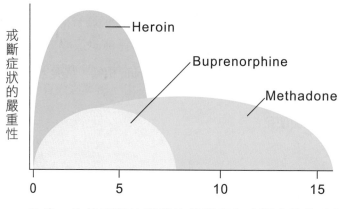

最後一次使用鴉片類藥物後所產生戒斷症狀的時間

圖 5-1　Heroin、Buprenorphine 及 Methadone 突然停藥所產生戒斷症狀的比較。Buprenorphine 出現戒斷症狀輕微且持續時間短；Methadone 產生戒斷症狀慢且輕微，因此常用於 Morphine 或其他類鴉片藥物引起戒斷症狀時之治療藥物。

三、拮抗劑

　　可阻斷類鴉片受體，用於治療類鴉片藥物過量、緩解鴉片類藥物所產生的作用及解除成癮性等。

○ Naloxone (Narcan®)

1. **作用與用途：**結構與 Morphine 類似，可競爭性拮抗 μ 受體，用於緩解致效劑及部分致效劑所導致的呼吸抑制、鎮痛、鎮靜及欣快感。對正常人沒有藥理作用，但是會加速類鴉片藥物成癮的戒斷症狀出現，因此避免使用。

2. **藥物動力學：**口服吸收差，廣泛於肝中代謝，由尿液及膽汁排出，作用時間短，約1~2小時。

3. **副作用：**流汗、噁心、神經質、坐立不安、發抖、嘔吐及過敏。

4. **類似藥物：**
   - Nalmefene (Revex®)：長效型，作用時間約 48 小時。
   - Naltrexone (Depade®)：長效型，作用時間約 24 小時。

四、非鴉片類鎮痛劑

○ Tramadol (Ultraam®)

1. **作用與用途：**為一合成弱效的 μ 受體致效劑且可抑制 NE 及 5-HT 再回收，藉以抑制疼痛產生，用於緩解中度疼痛。

2. **副作用：**鎮靜、暈眩、頭痛、口乾及便秘。

3. **交互作用：**具有抑制 5-HT 再回收，因此避免與 TCAs、MAOIs 或 SSRIs 併用，以免產生嚴重的血清胺症候群。

4. **類似藥物：**Tapentadol (Nucynta®)。

○ Clonidine (Catapres®)

1. **作用與用途：**可作用於突觸前 α₂ 受體，阻斷疼痛訊息由週邊傳至大腦，常與麻醉性鎮痛劑合併，用於治療嚴重的癌症疼痛。

2. **副作用：**心跳徐緩、反彈性高血壓、口乾、眩暈、鎮靜及焦慮等。

3. **類似藥物：**Dexmedetomidine (Precedex®)。

○ Ziconotide (Prialt®)

1. **作用與用途：**為一合成胜肽，可阻斷鈣通道，抑制大腦和脊髓中的麩胺酸及物質 P 釋出，用於嚴重慢性的疼痛。

2. **副作用：**混亂、噁心、頭痛及眼球震顫。

重點回顧

藥物	作用機轉及臨床用途	副作用
單純致效劑 - 強效致效劑		
Morphine (MScontin®) 嗎啡	可與 μ 受體結合，抑制麩胺酸釋出。用於治療手術後、分娩時及癌症所導致的疼痛	呼吸、循環抑制、昏睡、頭重腳輕、頭暈、鎮靜、噁心、嘔吐及出汗
Meperidine (Demerol®)	可與 μ 受體結合，抑制麩胺酸釋出，作為產科鎮痛劑或其他鎮痛劑之替代藥物	焦慮、顫抖、肌肉抽動、痙攣、口乾、便秘及散瞳
Methadone (Dolophine®)	產生戒斷症狀慢且輕微，常用於 Morphine 或其他類鴉片藥物引起戒斷症狀時之治療藥物	心律不整及身體依賴性
Fentanyl (Sublimaze®) Sufentanil (Sufenta®) Alfentanil (Alfenta®) Remifentanil (Ultiva®)	為一強效之麻醉性鎮痛劑，常用於治療手術中、手術後及對嗎啡產生耐藥性的癌症病人所引發的疼痛	呼吸抑制、低血壓、心跳徐緩及肌肉僵硬
Hydromorphone (Dilaudid®) Oxymorphone (Numorphan®) Levorphanol (Levo-Dromoran®)	為一強力的鴉片受體致效劑，可治療中度至嚴重的疼痛	呼吸抑制、鎮靜、便秘、尿液滯留、噁心及嘔吐
Heroin 海洛因	脂溶性大，易穿過 BBB 造成嚴重欣快感，目前已禁止使用	耐藥性、成癮性、嗜睡、瞳孔收縮、皮膚感染、呼吸心跳徐緩、胃腸蠕動減緩、重度呼吸抑制、昏迷及死亡
單純致效劑 - 中效致效劑		
Codeine 可待因	鎮痛效果弱，常與 Aspirin 或 Acetaminophen 併用，解除輕微至中度的疼痛。其中 Codeine 鎮咳效果佳，然具成癮性，已被 Dextromethorphan 所取代。	嗜睡、便秘、皮膚癢、噁心、嘔吐、口乾、縮瞳、姿態性低血壓、尿液滯留及憂鬱
Oxycodone (Oxycontin®) Hydrocodone (Anexsia®)		呼吸抑制、低血壓、噁心、嘔吐、便秘、頭痛及搔癢
Propoxyphene (Darvon®)		噁心、無食慾與便秘
部分致效劑		
Pentazocine (Taliwn®) Dezocine (Dalgan®)	可活化 κ 受體而產生鎮痛作用，用於緩解輕度至中度疼痛	輕度呼吸抑制、幻覺、錯亂、鎮靜、嗜睡、眩暈、搖晃、欣快感、血壓上昇、皮膚潮紅、噁心、嘔吐及便秘
Nalbuphine (Nubain®) Butorphanol (Stadol®)	可活化 κ 受體及拮抗 μ 受體，用於緩解中度至嚴重疼痛	鎮靜、盜汗、噁心、嘔吐、頭昏、縮瞳及頭痛
Buprenorphine (Buprenex®)	為 μ 受體之部分致效劑，用於緩解中度至嚴重之疼痛，及作為戒毒與海洛因成癮病人之替代療法	鎮靜、噁心、嘔吐、縮瞳、發汗及呼吸抑制

藥物	作用機轉及臨床用途	副作用
拮抗劑		
Naloxone (Narcan®) Nalmefene (Revex®) Naltrexone (Depade®)	可競爭性拮抗 μ 受體，用於緩解致效劑及部分致效劑所導致的呼吸抑制、鎮痛、鎮靜及欣快感	流汗、噁心、神經質、坐立不安、發抖、嘔吐及過敏
非鴉片類的鎮痛劑		
Tramadol (Ultraam®) Tapentadol (Nucynta®)	為一弱效之 μ 受體致效劑且可抑制 NE 及 5-HT 再回收，藉以抑制疼痛產生，用於緩解中度疼痛	鎮靜、暈眩、頭痛、口乾及便秘
Clonidine (Catapres®) Dexmedetomidine (Precedex®)	可作用於 α₂ 受體，阻斷疼痛訊息由週邊傳至大腦，與麻醉性鎮痛劑併用治療嚴重的癌症疼痛	低血壓、心跳徐緩、反彈性高血壓、口乾、眩暈、鎮靜及焦慮
Ziconotide (Prialt®)	可阻斷鈣通道，抑制大腦和脊髓中的麩胺酸及物質 P 釋出，用於治療嚴重慢性的疼痛	混亂、噁心、頭痛及眼球震顫

第二節　偏頭痛藥物

　　偏頭痛 (migraine headache) 是一種週期發作的神經 - 血管功能障礙引起的頭痛，通常以單側、疼痛劇烈及反復發作為特徵，且常伴有噁心、嘔吐、畏光及頭昏等症狀。對於偏頭痛的病理生理機制，目前普遍認為三叉神經血管系統的舒縮功能異常（先引起腦血管收縮而後血管舒張）和炎性反應（圖 5-2）為偏頭痛發作的重要病理生理基礎。另外，血清胺 (serotonin; 5-HT) 與偏頭痛也有密不可分的關係。目前研究顯示，和偏頭痛最密不可分的血清胺受體為 $5-HT_1$ 及 $5-HT_2$。

　　偏頭痛的治療藥物分為兩大類（表5-5），其一是預防性治療，其二是急性發作治療。預防性治療是為了減少頭痛發作的頻率和嚴重程度；急性發作治療則是為了終止病程或緩解頭痛。最適當的方法則是依據病人的需要，整合偏頭痛發作的頻率和嚴重度，給予個別性的治療。

✚ 表 5-5　偏頭痛藥物

預防性		β 拮抗劑、鈣通道阻斷劑、抗癲癇藥及抗憂鬱劑
急性發作	非特異性藥物	NSAIDs 及麻醉性鎮痛劑
	特異性藥物	Triptans 類及麥角生物鹼

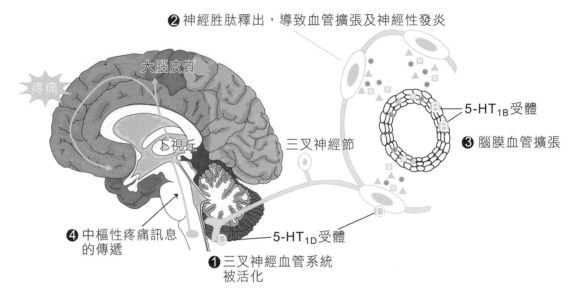

❷ 神經胜肽釋出，導致血管擴張及神經性發炎

大腦皮質

疼痛

5-HT$_{1B}$受體

下視丘

三叉神經節

❸ 腦膜血管擴張

❹ 中樞性疼痛訊息
的傳遞

5-HT$_{1D}$受體

❶ 三叉神經血管系統
被活化

圖 5-2　偏頭痛誘發機制。當誘發頭痛因子出現時，❶腦膜的三叉神經末稍受到刺激；❷❸神經胜肽釋出，
造成血管擴張及神經發炎；❹疼痛訊息傳遞到三叉神經核、視丘、腦幹及大腦皮質等而產生偏頭痛。

急性發作治療藥物

　　急性發作治療藥物分為非特異性及特異性二大類。當症狀是輕微至中度，選用 Aspirin 類
藥物即可；當症狀是中度至嚴重，則須選用麥角生物鹼等特異性藥物。一般使用次數約為一
個禮拜 1~2 次左右，以避免引起藥物過用頭痛 (medication overuse headache; MOH) 或藥物引
起的反彈性頭痛 (drug rebound headache)。由於偏頭痛發作時易引起胃腸不適，導致噁心、嘔
吐及胃停滯等，因此常需併用鎮吐劑來讓病人更舒服些，常用的鎮吐劑包括 Metoclopramide
及 Prochlorperazine。

一、非特異性藥物

　　包括 Aspirin 類藥物及麻醉性鎮痛劑。通常在偏頭痛發作時立刻給予，藉由鎮痛作用，掩
蓋偏頭痛的症狀，但並不會改變偏頭痛發作時的生理作用。

(一)Aspirin 類藥物

　　常用藥物包括 Aspirin、Naproxen、Ibuprofen 或 Acetaminophen、Aspirin、Caffeine 三者併
用。此類藥物使用時劑量應足夠，且越早使用效果越好，但一週內勿使用超過三次。當伴隨
有噁心或嘔吐時，可搭配鎮吐劑來使用。

(二) 麻醉性鎮痛劑

　　常用的藥物包括 Butorphanol 及 Meperidine，此類藥物只限於嚴重偏頭痛或是對 Aspirin
類藥物無效時，以免造成依賴性及反彈性頭痛等問題。

二、特異性藥物

可分成麥角生物鹼與 triptans 類。此類藥物能直接阻斷偏頭痛發作時的過程，而非單純的鎮痛效果。

(一) 麥角生物鹼

價格便宜且有長久的使用經驗，為處方中常見的偏頭痛治療藥物。然會產生嚴重的血管收縮，因此不宜注射給藥。由於具有不穩定的藥物動力學，因此口服劑型常加入 Caffeine 來增加藥物的吸收速率及提升血中濃度。

➲ Ergotamine (Ergomar®)

1. **作用與用途**：可活化 α、DA 及 5-HT 受體，促使週邊、腦血管收縮，及阻斷三叉神經衝動傳導，用於中止偏頭痛及其他血管性頭痛的發作。

2. **副作用**：噁心、嘔吐（刺激化學受體激發區）、肌痛、手指腳趾麻木刺痛、腹痛及痙攣。

3. **禁忌症**：**孕婦（具子宮收縮作用）**、高血壓及心臟缺血者。

4. **類似藥物**：
   - Dihydroergotamine (Migranal®; DHE)：為半合成的麥角生物鹼。皮下或肌肉注射，治療中度至嚴重的急性偏頭痛。

(二)Triptans 類

此類藥物包括Sumatriptan (Imigran®)、Rizatriptan (Maxalt®)、Zomitriptan (Zomig®)、Eletriptan (Relpax®)、Naratriptan (Amerge®)、Almotriptan (Axert®)及Frovatriptan (Frova®)，可選擇性作用於5-HT$_{1B/1D}$受體，收縮頸動脈血管群、抑制三叉神經衝動傳導及發炎性胜肽釋放，用於治療偏頭痛。優點為快速有效，對作用部位具選擇性、副作用少，然缺點為復發機率高及價格昂貴。

1. **副作用**：頭暈、疲勞、嗜睡、胸悶、喉嚨不舒服、焦躁及噁心感。

2. **禁忌症**：孕婦及冠狀動脈心臟病人。

❤️ 預防性治療藥物

預防性治療目的在於減少病人發作的頻率、持續時間及強度，另外也可加強病人對急性治療藥物的反應，並減輕發作時的失能程度。目前用於預防偏頭痛的藥物有 β- 拮抗劑、抗憂鬱劑、鈣通道阻斷劑及抗癲癇藥。用藥時，應從低劑量開始緩慢增量，一般充分治療約需 2~6 個月。

一、β- 拮抗劑

1. **作用與用途**：作用於中樞神經系統，阻斷 β_1 受體而可降低偏頭痛的發作頻率，為第一線預防用藥，其中以 Propranolol 最常用。

2. **副作用**：疲憊感、失眠、心搏過緩、運動不能、憂鬱及性功能障礙。

3. **禁忌症**：氣喘、心臟衰竭、心臟傳導阻滯、糖尿病及雷諾氏症。

4. **類似藥物**：
   - Timolol (Timoptic®)
   - Atenolol (Tenormin®)
   - Metoprolol (Lopressor®)
   - Nadolol (Corgard®)

二、抗憂鬱劑

○ Amitriptyline (Elavil®)

1. **作用與用途**：可阻斷神經末梢對 NE 或 5-HT 的再回收，用於預防偏頭痛及治療慢性疼痛。

2. **副作用**：食慾增加、體重增加、口乾、便秘、尿液滯留、視覺模糊、姿態性低血壓及反射性心搏過速。

○ Fluoxetine (Prozac®) 百憂解

1. **作用與用途**：選擇性抑制5-HT再回收，導致突觸間隙的5-HT濃度上升，用於預防偏頭痛。

2. **副作用**：性慾降低、噁心、頭痛、神經質、失眠、血清胺症候群、焦慮及體重增加。

3. **類似藥物**：Sertraline (Zoloft®)。

三、鈣通道阻斷劑

○ Verapamil (Isoptin®)

1. **作用與用途**：可使腦動脈擴張，增加腦血流量，或干擾神經血管發炎。

2. **副作用**：頭暈、頭痛、抑鬱、震顫、姿態性低血壓及心搏過速。

四、抗癲癇藥

○ Divalproex (Depakote®)、Topiramate (Topamax®)

1. **作用與用途**：具有影響中樞神經傳遞物質及穩定神經元而用於預防偏頭痛。

2. **副作用**：體重增加、掉髮、顫抖、疲勞及畸胎。

重點回顧

藥物	作用機轉及臨床用途	副作用
急性發作治療藥物		
Ergotamine (Ergomar®) Dihydroergotamine (Migranal®; DHE)	可活化 α、DA 及 5-HT 受體，促使週邊、腦血管收縮，及阻斷三叉神經衝動傳導，用於中止偏頭痛及其他血管性頭痛的發作	噁心、嘔吐、肌痛、手指腳趾麻木刺痛、腹痛及痙攣
Sumatriptan (Imigran®) Rizatriptan (Maxalt®) Zomitriptan (Zomig®) Eletriptan (Relpax®) Naratriptan (Amerge®) Almotriptan (Axert®) Frovatriptan (Frova®)	可選擇性作用於 $5-HT_{1B/1D}$ 受體，收縮頭動脈、抑制三叉神經衝動傳導及發炎性胜肽釋放，用於治療偏頭痛	頭暈、疲勞、嗜睡、胸悶、喉嚨不舒服、焦躁及噁心感
預防性治療藥物		
Propranolol (Inderal®) Timolol (Timoptic®) Atenolol (Tenormin®) Metoprolol (Lopressor®) Nadolol (Corgard®)	作用於中樞神經系統，阻斷 β_1 受體而降低偏頭痛的發作頻率	疲憊感、失眠、心搏過緩、運動不能、憂鬱及性功能障礙
Amitriptyline (Elavil®)	阻斷神經末梢對 NE 或 5-HT 的再回收，用於預防偏頭痛及治療慢性疼痛	食慾增加、體重增加、口乾、便秘、尿液滯留、視覺模糊、姿態性低血壓及反射性心搏過速
Fluoxetine (Prozac®) 百憂解 Sertraline (Zoloft®)	選擇性抑制 5-HT 再回收，促使突觸間隙的 5-HT 濃度上升，用於預防偏頭痛	性慾降低、噁心、頭痛、神經質、失眠、血清胺症候群、焦慮及體重增加
Verapamil (Isoptin®)	可使腦動脈擴張，增加腦血流量，或干擾神經血管發炎	頭暈、頭痛、抑鬱、震顫、姿態性低血壓及心搏過速
Divalproex (Depakote®) Topiramate (Topamax®)	可影響中樞神經傳遞物質及穩定神經元而用於預防偏頭痛	體重增加、掉髮、顫抖、疲勞及畸胎

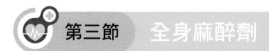

第三節　全身麻醉劑

　　麻醉劑為一種可使病人暫時失去感覺，以達到無痛目的的一種藥物，多用於手術或某些疾病的治療。依作用方式分為全身麻醉劑 (general anaesthetics; GA) 及局部麻醉劑 (local anaesthetics; LA) 二大類。

1. **全身麻醉劑：** 可逆性的抑制中樞神經系統，產生意識喪失、鎮痛及肌肉鬆弛作用，然對正常生理功能影響小。常使用於較長的手術。

2. **局部麻醉劑：** 作用於神經系統，暫時阻斷神經傳導而使局部失去知覺，運動功能也會消失，但病人神智仍清醒。由於麻醉範圍有限，所以只適用於眼科、牙科等小範圍的手術。

全身麻醉劑為非選擇性的中樞神經抑制劑，使用後具鎮痛、無意識及抑制不必要的反射。然而並沒有一個藥物能快速又安全地達到這些作用，通常都需要併用多種不同類別的藥物來達到理想的麻醉效果，例如：短效巴比妥產生誘導麻醉，再以另一種鎮痛劑來產生鎮痛效果，以及使用神經肌肉阻斷劑來造成肌肉鬆弛作用等，這種方式稱為平衡麻醉法(balanced anesthesia)。除了可快速產生誘導與恢復外，而且可使麻醉劑的用量降至最低及讓病人更安全。

新型的麻醉劑作用迅速且達到深層的麻醉狀態非常快速，但無論如何，乙醚麻醉的表徵依然能提供評斷所有全身麻醉劑麻醉作用的基礎，一般依對中樞神經抑制程度分為四級，如表 5-6。

✚ 表 5-6 全身麻醉劑的分級及徵象

	分期	表徵
第一期 (stage I)	鎮痛期 (analgesia)	痛覺消失但意識清楚
第二期 (stage II)	興奮期 (excitement)	意識消失、瞳孔放大、肌肉張力增加及呼吸不規律等
第三期 (stage III)	外科手術期 (surgical anesthesia)	第一級：眼瞼反射消失、瞳孔縮小 第二級：眼球運動消失、瞳孔放大 第三級：肌肉鬆弛明顯、瞳孔再放大及對光反射消失，此期宜進行外科手術 第四級：延腦生命中樞受抑制（外科麻醉不可超越此期，否則會有生命危險）
第四期 (stage IV)	延髓麻醉期 (medullary depression)	呼吸及循環衰竭而死亡

註：第二期為危險階段，通常可在給予吸入性麻醉劑之前給予靜脈注射超短效巴比妥，以避免這個階段的發生。

1. 作用機轉及最小肺泡濃度

全身麻醉劑主要分成吸入性及靜脈注射二大類。其中吸入性麻醉劑可加強 GABA 與 GABA 受體結合，延長氯通道開啟時間，產生抑制作用，而達到麻醉效果。藥效強弱以最低肺泡濃度 (minimal alveolar concentration; MAC) 來表示，最低肺泡濃度為麻醉劑的半數有效劑量 (median effective dose; ED_{50})，即是使 50% 的受試者或實驗動物對疼痛刺激沒有反應所需的麻醉劑濃度（以 V/V% 或 mmHg 表示）。**當 MAC 小，表示效價高，為強效麻醉劑**，例如 **Halothane；MAC 大，表示效價低，為弱效麻醉劑**，例如 N_2O。所以麻醉劑的藥效強弱與

MAC 成反比。另外油／氣體分配係數 (oil/gas partition coefficient) 可用來評估麻醉劑脂溶性的大小，也決定麻醉劑的效價。當麻醉劑的油／氣體分配係數越大（**脂溶性高**），**則 MAC 小**，效價高，為強效麻醉劑，例如 Halothane、Methoxyflurane；相反的，油／氣體分配係數越小（水溶性高），則 MAC 大，效價低，為弱效麻醉劑，例如 N_2O。

2. 藥物動力學

　　麻醉之深度決定於腦中麻醉劑之濃度，而達到腦內麻醉劑標的濃度之速率則取決於麻醉劑的溶解度、肺泡通氣量及心輸出量等（表 5-7）。由於吸入性麻醉劑主要由呼吸道排出，肝臟代謝少，因此排除速率也與到達腦內速率之決定因素類似。

✚ 表 5-7　吸入性麻醉劑麻醉誘導速率之影響因素

狀態	誘導速率	備註
增加血液／氣體分配係數	降低	血液／氣體分配係數表示氣體在血液中的總量相對於氣體平衡狀態時含量的比例 • N_2O：血液／氣體分配係數小，誘導快、恢復快 • Halothane：血液／氣體分配係數大，誘導慢、恢復慢
增加肺泡通氣量	增加	換氣快，肺泡通氣量增加，麻醉誘導速度快；如於手術前投與麻醉性鎮痛劑等呼吸抑制劑，會造成肺泡通氣量減少，導致麻醉誘導速度變慢
增加心輸出量	降低	增加心輸出量會導致血液擴散至肌肉等其他組織，促使麻醉劑之分佈體積增加，進而使麻醉誘導速度變慢；反之，若心臟衰竭、失血或其他心輸出量降低等情況，則會導致分佈體積減少，反而使麻醉誘導速度加快
增加吸入性氣體混合物中麻醉劑濃度	增加	氣體分壓為運送麻醉劑之驅動力，可驅使麻醉機運送至肺臟、血液，進而進入腦部。一般氣體分壓與濃度成正比，當濃度增加，氣體分壓增加，誘導速率快；相反的，濃度降低，氣體分壓減少，誘導速率慢

一、吸入性麻醉劑

　　吸入性麻醉劑（表 5-8）大都為氣體或揮發性液體，可經由呼吸道吸入及排泄。麻醉速度緩慢，但由於能改變藥物濃度而提供良好的麻醉深度，因此可用於維持麻醉。其中揮發性液體包括 Halothane、Enflurane、Isoflurane、Desflurane 及 Sevoflurane，而唯一的氣體則為笑氣。Halothane 為揮發性液體麻醉劑中的原型藥，可作為很多新藥的標準，然因具肝毒性，目前已減少使用，但仍做為兒童之誘導麻醉。

(一) 揮發性液體麻醉劑

➲ Halothane (Fluothane®)

1. 作用與用途：為強效麻醉劑（MAC 小），誘導慢、恢復慢、不具爆炸性及刺激性，鎮痛效果尚可，因此須與鴉片類藥物一起併用。由於不具毒性且味道不錯，因此常做為兒童之誘導麻醉。

2. **副作用：**

　(1) **心律不整**：心肌對兒茶酚胺的敏感性增強及延長 QT 間期。

　(2) 低血壓：抑制心肌收縮力、降低心輸出量及增加迷走神經活性。

　(3) 呼吸抑制、惡性高體溫

　(4) 肝毒性：代謝產物三氟乙酸與肝細胞的蛋白質產生共價鍵結合。

3. **交互作用：**

　(1) 與 Succinylcholine 併用時，易因鈣離子釋放而導致惡性高體溫。

　(2) Aminoglycoside 會抑制 Ach 釋放，造成肌肉鬆弛，如與 Halothane 併用，會因嚴重的肌肉鬆弛導致肌肉無力、呼吸衰竭或窒息等現象。

　(3) 會加強去極化肌肉鬆弛劑的作用；與 Epinephrine 併用時也易產生心律不整。

4. **類似藥物：**

　・ Enflurane (Ethrane®)：麻醉作用類似 Halothane，但能快速誘導麻醉與恢復。比起 Halothane 較不易產生心律不整、心臟對於兒茶酚胺的敏感性也較小，且肌肉鬆弛強，於低劑量時易造成中樞神經興奮，因此不適用於癲癇病人。

　・ Isoflurane (Forane®)：在結構上與 Enflurane 類似，但起始作用與恢復較為迅速且肌肉鬆弛良好，此外，不會使心臟對 Epinephrine 的心律不整產生敏感，然而對呼吸的抑制較深。

　・ Sevoflurane (Sevofrane®)：對呼吸道無刺激、麻醉效力強，起效和甦醒迅速，適用於小兒的麻醉誘導。對循環系統影響小，因此適合伴隨心臟疾病的麻醉。

　・ Desflurane (Suprane®)：麻醉效果能快速顯現，適合用於門診手術麻醉。然對呼吸道具刺激性，且會造成喉頭痙攣、咳嗽及過度分泌，因此不適合用於呼吸道疾病的病人。

藥理
小常識　　惡性高體溫

　　　惡性高體溫 (malignant hyperthermia) 是全身麻醉下一種罕見的併發症，為所有強效的吸入性麻醉劑（特別是 Halothane）和 Succinylcholine 併用時所導致的肌肉不正常代謝反應。發生原因可能是骨骼肌中肌漿網內鈣離子濃度異常增加，導致肌肉強烈痙攣、酸中毒、產熱以及肌肉僵硬等，死亡率極高，因此可投與 Dantrolene，抑制鈣離子由肌漿網釋出，重新調整肌漿網內鈣離子的平衡，而抑制肌肉收縮所產生的惡性高體溫。

● **Methoxyflurane (Penthrane®)**

1. **作用與用途：** 為強效吸入性麻醉劑，誘導及恢復相當緩慢，因此不適合短時間手術。肌肉鬆弛及鎮痛效果佳，且心律不整的發生率也低。

2. **副作用：** 低血壓、噁心、腎毒性（因氟代謝物引起）及呼吸抑制。

中樞神經系統藥物(II) • CHAPTER 5　139

➕ 表 5-8　吸入性麻醉劑之特性比較

用途	麻醉劑	血液/氣體分配係數	油/氣體分配係數	MAC	代謝百分率	誘導/恢復	鎮痛作用	對心血管系統的作用	肌肉鬆弛作用	可否與腎上腺素併用	對肝、腎的影響	備註
維持麻醉	Desflurane (Suprane®)	0.42	23	6	<0.05%	快	++	可短暫增加心跳速率及血壓	中	可	—	誘導快、恢復快、常用於移動或是日常手術之裝置
	Enflurane (Ethrane®)	1.9	98	1.68	3%	中	++	可降低心跳速率、對兒茶酚胺敏感性小，因此無心律不整的副作用	中	可	腎	•肝毒性與心臟節律異常的副作用較 Halothane 少 •具中樞興奮作用，因此避免使用於癲癇病人
	Halothane (Fluothane®)	2.4	224	0.74	15%	中	++	對兒茶酚胺的敏感性大	弱	否	肝	具肝毒性，已較少使用。然對兒童不具每性且味道不錯，為兒童之最佳麻醉劑
	Isoflurane (Forane®)	1.4	91	1.15	0.5%	中	++	可增加心跳速率、對兒茶酚胺敏感性小，因此無心律不整的副作用	中	可	—	較少進行代謝作用，產生氟離子少，因此對組織毒性低
	Methoxyflurane (Penthrane®)	12	950	0.2	>70%	慢	++	可降低血壓、對心輸出量及週邊阻力有些微影響	中	可	腎	偶爾使用於產科麻醉，然因具腎毒性，故不可長期使用
誘導麻醉	Sevoflurane (Ultane®)	0.68	53	2	3%	快	++	—	中	可	腎(很少)	誘導快、恢復快、主要用於移動或是日常手術之裝置且因無刺激性、適合用於兒童
	Nitrous oxide	0.5	1.4	100	無	快	+++	可降低心跳速率、但無心律不整的副作用	無	可	—	具良好的鎮痛作用，且作用/恢復快，一般會與其他吸入性麻醉劑共用

(二) 氣體麻醉劑

➲ Nitrous oxide（一氧化亞氮；笑氣）

1. **作用與用途**：具強力鎮痛、作用快及對心血管無作用，然本身麻醉效力差及缺乏肌肉鬆弛作用，因此不能單獨使用，常與其他揮發性麻醉劑併用，以降低麻醉劑之用量且加速麻醉誘導。

2. **副作用**：貧血、噁心、嘔吐、白血球低下、神經病變及擴散性缺氧。

二、靜脈注射麻醉劑

注射給藥後經由肝或腎排除，由於麻醉快、恢復快，主要用於誘導麻醉，但因作用時間短，常以吸入性麻醉劑來維持麻醉效期，以利於手術的進行。

➲ Thiopental (Pentothal®)

1. **作用與用途**：**脂溶性高，靜脈注射**能快速進入中樞神經系統發揮作用，並快速由大腦作用部位**重新分布至脂肪組織或骨骼肌，導致藥效降低及作用時間短暫**。由於無鎮痛及肌肉鬆弛作用，常與鎮痛劑或肌肉鬆弛劑併用。

2. **副作用**：心血管與呼吸抑制、低血壓、窒息及氣管阻塞。

➲ Midazolam (Versed®)

1. **作用與用途**：為 Benzodiazepines 類藥物，主要作用於 $GABA_A$ 受體，促進 GABA 所媒介之氯通道打開，產生神經抑制作用，然起效及恢復慢且有失憶現象，常於誘導麻醉前 15~60 分鐘給予。

2. **副作用**：鎮靜、呼吸抑制、低血壓及增加心跳速率。

➲ Innovar

1. **作用與用途**：為麻醉性鎮痛劑 Fentanyl 和安神劑 Droperidol 所組成，具鎮痛，且意識並不會完全喪失，有時與笑氣併用，可提供安定麻醉 (neuroleptanesthesia) 的作用。

2. **副作用**：低血壓、心跳過慢、呼吸抑制及肌肉僵硬。

➲ Etomidate (Amidate®)

1. **作用與用途**：為一安眠藥，由於誘導快，常用於麻醉誘導，但本身並無鎮痛作用，需與類鴉片藥物併用。優點為對心血管系統影響小。

2. **副作用**：腎上腺皮質抑制、噁心、嘔吐及不自主的肌肉運動。

⊃ Ketamine（Ketalar®；K 他命）

1. **作用與用途：** 結構類似天使塵 (Phencyclidine)，可阻斷 NMDA 受體而產生中樞抑制作用，常與 Benzodiazepines 類藥物併用，用於兒科小手術 (兒童較不會有幻覺及瞻望)。由於具鎮痛、鎮靜及健忘等麻醉狀態，但意識仍清醒，故又稱為解離性麻醉劑 (dissociative anesthesia)。

2. **副作用：幻覺**、譫妄、健忘、腦壓上升、喉頭痙攣、神經受損、潰瘍性膀胱炎、橫紋肌溶解症、心跳過快及血壓上升。

⊃ Propofol (Diprivan®)

1. **作用與用途：** 可作用於 GABA$_A$ 受體，促進 GABA 所媒介之氯通道打開，產生神經抑制作用。由於起效快、恢復快，可作為誘導麻醉。為進行當日手術常用的藥物。

2. **副作用：** 低血壓、暫時性窒息、心跳過慢、肌張力不足及痙攣。

3. **注意事項：**
   (1) 由於製劑中含有脂質，所以長時間與高劑量使用時應注意高三酸甘油酯血症及胰臟炎等問題。
   (2) 若連續輸注劑量過高，可能會導致 Propofol 輸注症候群，而導致高血鉀、肝腫大、高血脂、代謝性酸中毒及橫紋肌溶解等副作用。

三、麻醉前給藥

　　麻醉前給藥主要是作為全身麻醉的輔助劑及減少全身麻醉劑的副作用。一般是減少焦慮、疼痛，抑制唾液、支氣管分泌，避免產生心跳徐緩及嘔吐等作用（表5-9）。

　　手術後的藥物包括控制疼痛的鎮痛劑；緩解噁心、嘔吐的鎮吐劑及刺激胃腸道和尿道平滑肌蠕動的蕈毒鹼致效劑。

✚ 表 5-9　麻醉前給藥

藥物	功能
Benzodiazepines：Midazolam、Diazepam	**減輕焦慮及抗痙攣**
巴比妥 (Barbiturates)：Thiopental	誘導麻醉
抗組織胺：Diphenhydramine	預防過敏、鎮吐及鎮靜作用
止吐劑：Ondansetron	預防胃內容物吸入及手術後的噁心與嘔吐
鴉片類藥物：Fentanyl、Morphine、Meperidine	加強鎮痛作用
抗膽鹼性藥物：**Atropine**、Scopolamine	防止心搏過緩及**減少液體分泌進入呼吸道**
肌肉鬆弛劑：Tubocurarine、Succinylcholine	促進肌肉鬆弛以利於插管
α$_2$- 致效劑：Clonidine	可減少焦慮及產生鎮靜作用

重點回顧

藥物		作用機轉與用途	副作用
吸入性麻醉劑			
揮發性液體麻醉劑	Halothane (Fluothane®)	為強效麻醉劑，誘導慢、恢復慢、不具爆炸性及刺激性，鎮痛效果尚可，常與鴉片類藥物併用，做為兒童之誘導麻醉	心律不整、低血壓、呼吸抑制及肝毒性
	Methoxyflurane (Penthrane®)	為強效麻醉劑，誘導及恢復慢，常用於產科及小型手術之止痛	低血壓、噁心、腎毒性及呼吸抑制
	Enflurane (Ethrane®) Isoflurane (Forane®) Sevoflurane (Ultane®) Desflurane (Suprane®)	為強效麻醉劑，誘導快、恢復快且鎮痛及肌肉鬆弛佳	低血壓、呼吸抑制
氣體麻醉劑	Nitrous Oxide	鎮痛強、作用快及對心血管無作用，常與其他揮發性麻醉劑併用，以降低麻醉劑之用量且加速麻醉誘導	貧血、噁心、嘔吐、白血球低下、神經病變及擴散性缺氧
靜脈注射麻醉劑			
Thiopental (Pentothal®)		脂溶性高，能快速進入中樞神經系統發揮作用，並快速由大腦重新分布至脂肪組織或骨骼肌，導致藥效降低及作用時間短暫	心血管與呼吸抑制、低血壓、窒息及氣管阻塞
Midazolam (Versed®)		作用於GABA$_A$受體，促使氯通道打開，產生神經抑制而達到誘導麻醉之作用	鎮靜、呼吸抑制、低血壓及增加心跳速率
Innovar		為 Fentanyl 和 Droperidol 所組成，具鎮痛作用，且意識並不會完全喪失，可與笑氣併用，提供安定麻醉之作用。	低血壓、心跳過慢、呼吸抑制及肌肉僵硬
Etomidate (Amidate®)		為一安眠藥，由於誘導快，常用於麻醉誘導，但本身並無鎮痛作用，需與類鴉片藥物併用	腎上腺皮質抑制、噁心、嘔吐及不自主的肌肉運動
Ketamine（Ketalar®；K 他命）		可阻斷 NMDA 受體而產生中樞抑制作用，常與 Benzodiazepines 類藥物併用，用於兒科小手術。由於具鎮痛、鎮靜、健忘等麻醉狀態，但意識仍清醒，故又稱為解離性麻醉劑	幻覺、譫妄、健忘、腦壓上升、喉頭痙攣、神經受損、潰瘍性膀胱炎、橫紋肌溶解症、心跳過快及血壓上升
Propofol (Diprivan®)		可作用於 GABA$_A$ 受體，促使氯通道打開，產生神經抑制作用。由於起效快、恢復快，可作為誘導麻醉。為進行當日手術常用的藥物	低血壓、暫時性窒息、心跳過慢、肌張力不足 (hyoptonus) 及痙攣

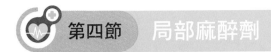

第四節　局部麻醉劑

　　局部麻醉劑可選擇性抑制鈉離子通道，阻斷動作電位傳導，降低神經興奮性，使身體特定部位感覺阻斷，但並不像全身麻醉劑會造成意識喪失（圖 5-3）。依神經纖維的直徑、有無髓鞘及用藥劑量的影響，阻斷感覺神經的順序為痛覺（小、無髓鞘神經纖維）→溫覺→觸覺→本體感覺。理想狀態下，麻醉劑應該是起效快且符合整個麻醉劑的作用時間，然而並沒有這樣理想的麻醉劑。一般來說，麻醉劑的起效時間和分子特性有關，其中分子大小、脂溶性及生理 pH 下的離子化程度皆會影響麻醉劑穿透軸突細胞膜的程度。分子量小、脂溶性高及低離子化程度的麻醉劑容易穿透細胞膜；相反的，分子量大、水溶性高及高離子化程度的麻醉劑則不易穿透細胞膜。通常穿透細胞膜快的麻醉劑，起效快、恢復快。除此之外，局部血流也是另一個影響麻醉劑作用時間的重要因素，當局部區域的血流多，麻醉劑的作用時間相對較短；相對的，當局部區域的血流少時，麻醉劑的作用時間相對較長。

　　由於局部麻醉劑可擴張血管，且為了持續整個治療動作完成，因此常需添加 Epinephrine 等血管收縮劑來收縮血管，使麻醉劑停留在麻醉部位的時間延長及降低毒性產生。

　　局部麻醉劑依化學結構可分為酯類 (ester) 及醯胺類 (amide)（圖 5-4）。**其中酯類易被血漿酯酶水解，因此半衰期短**。相對地，醯胺類則比較穩定，因此半衰期長。詳細的藥物特性列於表 5-10。

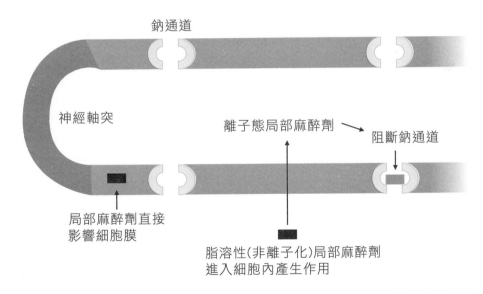

圖 5-3　局部麻醉劑的作用機制。非離子化局部麻醉劑穿透細胞膜進入細胞內形成離子態，與鈉離子通道內的受體結合而產生麻醉作用。

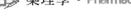

✚ 表 5-10　局部麻醉劑的特性

	藥物	作用機轉	起效時間（小時）	作用時間（小時）	副作用及交互作用	備註
酯類 藥效弱	Procaine (Novocaine®) 藥效短	**抑制鈉離子通道**，阻斷動作電位傳導，降低神經興奮性	0.05	0.25~1	・副作用：降低心收縮力、心跳速率及產生過敏等（酯類麻醉劑易水解產生對胺基苯酸代謝物，因此易產生過敏） ・交互作用：酯類麻醉劑代謝時易產生對胺基苯酸 (p-amino benzoic acid; PABA) 而干擾磺胺類藥物的抗菌作用，因此避免併用	・毒性最低 ・與青黴素 G 混合後，可延長作用時間
酯類 藥效弱	Benzocaine (Americaine®)		0.08	0.5		水溶性低，主要製成油膏供局部塗敷，另外也能將紫外光濾除，作為防曬油成分
酯類 藥效強	Tetracaine (Pontocaine®)		0.25	2~3		效力大、吸收快，藥效也長
醯胺類 藥效中等	Lidocaine (Xylocaine®)		0.05	0.5		・最常用的局部麻醉劑，耐受性好，不易引起過敏反應。然首度效應大，不宜口服給藥 ・可當作局部麻醉劑及心律不整藥
醯胺類 藥效中等	Mepivacaine (Carbocaine®)		0.07	0.75~1.5		早期廣泛用於產科麻醉，然會產生暫時性神經行為改變而大大減少使用
醯胺類 藥效強	Bupivacaine (Marcaine®)		0.08	2~4		作用時間長，對開刀後鎮痛有幫助，為一兼具麻醉與鎮痛效果的藥物
醯胺類 藥效強	Ropivacaine (Naropin®)		0.33	0.5~6		結構、性質類似 Bupivacaine，但是對心血管毒性小，由於較不易產生心跳徐緩的副作用，常以硬膜外麻醉方式用於無痛分娩
醯胺類 藥效強	Dibucaine (Anesin®)		0.08	0.5		藥效強、毒性大、作用時間長，可供注射及配成乳膏、軟膏及栓劑。局部塗敷可解除痔瘡疼痛

註：當組織發炎時會產生局部代謝性酸中毒，而使周圍組織之 **pH 值下降**，在這樣的**酸性環境**中，**會使得離子化程度的藥物比例增加，導致藥物不易穿過細胞膜到達作用部位，因此藥效也相對降低。**

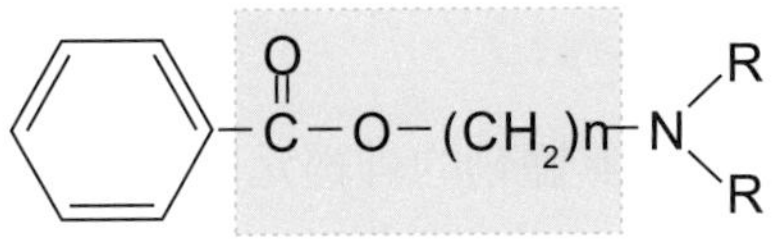

(A)酯類局部麻醉劑

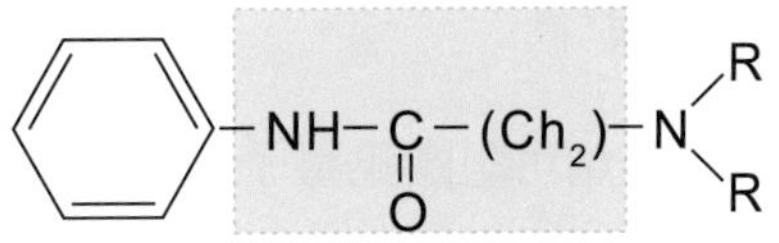

(B)醯胺類局部麻醉劑

圖 5-4　酯類及醯胺類局部麻醉劑的化學結構。

⮕ Cocaine（古柯鹼）

1. **作用與用途：**主要由南美古柯(coca)葉中提煉出的生物鹼，可阻斷DA、NE及5-HT再回收，產生興奮、欣快感、幸福的感覺及增加警覺性。在高劑量下會產生顫抖及呼吸和血管運動的抑制作用。由於可興奮交感神經產生血管收縮作用，是麻醉劑中唯一不需與epinephrine併用的藥物。

2. **副作用：**精神亢奮、欣快感、耐藥性、成癮性、發抖、心跳加速、血壓上升、瞳孔放大、被害妄想、幻覺、精神錯亂、思想障礙、失眠、躁動、呼吸抑制、心肌梗塞及呼吸衰竭致死。

3. **戒斷症狀：**昏睡、易怒、煩躁不安、憂鬱及自殺傾向。

　　局部麻醉劑可以注射或局部給藥，給藥方式及用途列於表 5-11。

✚ 表 5-11　局部麻醉劑的臨床應用

方式	藥物	用途
表面麻醉 (surface anesthesia)	Dibucaine、Tetracaine、Benzocaine、Lidocaine	將局部麻醉劑外用於眼、皮膚或黏膜表面，使感覺神經末梢麻痺，通常適合穿透力較強的藥物
浸潤及阻抑麻醉 (infiltration and block anesthesia)	大部分藥物	為最常用的麻醉法，主要是將藥液注射入皮下或皮內部位，適用於小手術
神經阻斷麻醉 (nerve block anesthesia)	大部分藥物	將局部麻醉劑注射於接近神經幹位置，以產生周邊感覺喪失。主要用於手術及牙科麻醉。短效可使用 Lidocaine、Mepivacaine；長效則使用 Bupivacaine
靜脈局部麻醉 (intravenous regional anesthesia)	Lidocaine、Procaine	適用於手部骨折或手部的簡單手術，但藥效短且極危險，故甚少使用
脊髓麻醉 (spinal anesthesia)	Lidocaine、Tetracaine	主要將藥物直接注射於蜘蛛膜下腔，且須低於第一、二腰椎，以免損傷脊髓。通常危險性高（包括心跳慢及低血壓）
硬膜外及脊尾麻醉 (epidual and caudal anesthesia)	Lidocaine、Bupivacaine、Mepivacaine	將局部麻醉劑注射入硬膜外腔，阻斷脊髓根，用於脊髓麻醉及產科的無痛分娩

重點回顧

1. 局部麻醉劑可阻斷鈉離子通道進而阻斷神經衝動傳導。小、無髓鞘的神經元比大而有髓鞘的神經元更容易被阻斷。

2. 局部麻醉劑可分成酯類及醯胺類。酯類易被血漿酯酶分解,作用時間短且容易過敏;醯胺類則不易被酵素分解,作用時間長且不容易過敏。

3. 小分子、脂溶性高及非離子態的局部麻醉劑起效快。

4. 局部血流量決定局部麻醉劑的作用時間,因此局部麻醉劑通常會與血管收縮劑 Epinephrine 併用來延長作用時間。

5. 藥物請參考表 5-9。

自我評量

1. (　)　吸入性麻醉劑中，起效最快的是：(A) Isoflurane　(B) Halothane　(C) Nitric oxide (D) Nitrous oxide。

2. (　)　Epinephrine 與局部麻醉劑合用的目的是：(A) 使血管收縮，藥物作用於局部時間延長 (B) 維持血壓　(C) 使局部麻醉劑可到達全身　(D) 減輕焦慮緊張等中樞系統不適。

3. (　)　下列有關全身性麻醉劑的描述，何者錯誤？ (A) 脂溶性越高的麻醉劑，其產生麻醉作用所需要的濃度越高　(B) Ketamine 會刺激交感神經活性，使心跳及血壓上升　(C) 溶解度較差的氣體麻醉劑，其恢復期較短；反之，高溶解度的氣體麻醉劑恢復期較長　(D) 麻醉劑的效價 (potency) 與最低肺泡麻醉濃度 (minimum alveolar anesthetic concentration; MAC) 成反比。

4. (　)　下列何者之肝毒性最強？ (A) Halothane　(B)Isoflurane　(C) Desflurane　(D) Enflurane。

5. (　)　當吸入性麻醉劑 Halothane 合併使用下列何種肌肉鬆弛劑，較有可能產生惡性高熱症 (malignant hyperthermia)？　(A) Tubocurarine　(B) Atracurium　(C) Pancuronium (D) Succinylcholine。

6. (　)　下列何種藥物常用於麻醉前給藥，以減少支氣管、唾液腺分泌？ (A) Carbachol　(B) Atropine　(C) Physostigmine　(D) Neostigmine。

7. (　)　一位懷孕婦女使用硬脊膜外腔麻醉來緩解生產時的疼痛。她選用的藥物是起效慢、作用時間長的麻醉劑。很不幸此藥靜脈注射後會產生血壓下降及心律不整。請問此藥最有可能是？ (A) Benzocaine　(B) Bupivacaine　(C) Cocaine　(D) Lidocaine。

8. (　)　鎮靜劑往往於麻醉前使用，主要的原因為何？ (A) 可舒緩病人緊張並增強麻醉效果 (B) 可以降低術後的疼痛　(C) 此類藥物具有直接的麻醉效果　(D) 可以讓病人於術後快速清醒。

9. (　)　一位小孩將進行鼻咽手術，醫生將選用具有血管收縮作用的局部麻醉劑，請問下列哪一個藥物最適合？ (A) Benzocaine　(B) Bupivacaine　(C) Cocaine　(D) Lidocaine。

10. (　)　有關可待因 (codeine) 的敘述，下列何者錯誤？ (A) 具成癮性　(B) 具止咳作用　(C) 止咳劑量低於止痛劑量　(D) 容易出現腹瀉之副作用。

11. (　)　局部麻醉劑阻斷神經傳導主要是：(A) 改變代謝　(B) 干擾 Na^+/K^+ATP ase　(C) 增加靜止膜電位　(D) 阻斷神經細胞膜的鈉離子通道。

12. (　)　使用下列何種吸入性麻醉劑，最易引起心律不整 (cardiac arrhythmia) 之副作用？ (A) Desflurane　(B) Halothane　(C) Isoflurane　(D) Sevoflurane。

13. (　)　下列何種藥品不在術前給藥 (premedication) 之列？ (A) 抗膽鹼製劑 (anti-cholinergics) (B) 抗組織胺 (anti-histamine)　(C) 止吐劑 (anti-emetics)　(D) 抗腎上腺素製劑 (anti-adrenergics)。

14. (　　) 請問下列哪一個藥物給予時，最需要額外給予肌肉鬆弛劑？ (A) Ethyl ether　(B) Halothane　(C) Methoxyflurane　(D) Nitrous oxide。

15. (　　) 使用 Fentanyl 的貼片來緩解疼痛，最有可能引起何種副作用？ (A) 咳嗽　(B) 呼吸抑制　(C) 腹瀉　(D) 高血壓。

16. (　　) 下列何者常用於幫助嗎啡成癮之戒除？ (A) Codeine　(B) Meperidine　(C) Methadone　(D) Fentanyl。

17. (　　) 有關嗎啡的藥理作用，下列何者錯誤？ (A) 促進腸道蠕動　(B) 抑制咳嗽　(C) 抑制呼吸　(D) 鎮痛。

18. (　　) 下列哪一種生理反應，不屬於類鴉片物質停止使用後，所出現的戒斷現象 (withdrawal syndromes)？ (A) 體溫高熱 (hyperpyrexia)　(B) 流淚 (lacrimation)　(C) 瞳孔縮小 (miosis)　(D) 腹瀉 (diarrhea)。

19. (　　) 下列何者之鎮痛作用之強度 (potency) 最強？ (A) Morphine　(B) Pethidine　(C) Fentanyl　(D) Codeine。

20. (　　) 一位 25 歲婦女於注射某藥物後昏迷，送達急診室時呈現呼吸抑制及瞳孔縮小的症狀，該藥物最可能為下列何者？ (A) Ketamine　(B) Heroin　(C) Phenobarbital　(D) Diazepam。

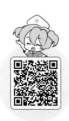

QR Code 解答

中樞神經系統藥物 (III)

Drug Affecting the Central Nervous System (III)

學習目標
Objectives

1. 了解抗思覺失調症藥物、憂鬱症、躁鬱症、鎮靜安眠藥、焦慮解除劑、中樞神經興奮劑及注意力不足過動症藥物的作用機轉、用途、配伍禁忌、交互作用、懷孕用藥分類、及重要副作用。

2. 了解常見的藥物濫用及臨床上的處理。

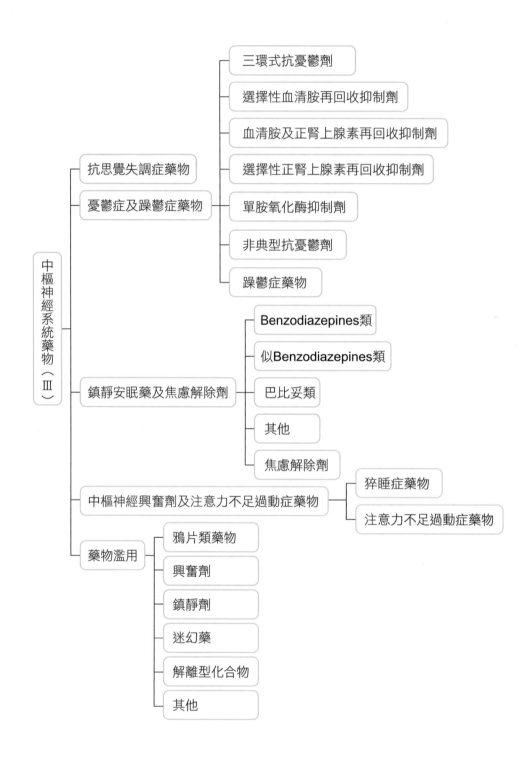

-------------------------------- 前言 --------------------------------

　　精神病是由於大腦一些部分受損，引發腦細胞間傳遞訊息物質失衡，而產生認知功能、思想、情緒、感官、行為、生理功能異常，及個人在生活上各方面表現的下降。「藥物治療」主要是透過調節及平衡腦部裡的傳遞訊息物質。本章節所介紹的精神科藥物為抗思覺失調症藥物、憂鬱症及躁鬱症藥物、鎮靜安眠藥和焦慮解除劑。

　　思覺失調症為腦內掌管情緒之邊緣系統的多巴胺神經元機能過盛，因此治療時以多巴胺拮抗劑來改善症狀；憂鬱症是中樞神經系統的正腎上腺素及／或血清胺的傳導缺陷所致，因此可使用加強腦中正腎上腺素／或血清胺作用的藥物來改善；躁鬱症為腦中有過多的正腎上腺素，可使用減少正腎上腺素的藥物來改善；鎮靜安眠藥和焦慮解除劑主要是透過對中樞神經產生抑制作用來達到治療效果。

　　由於中樞神經興奮劑和注意力不足過動症及藥物濫用的藥物皆會影響中樞神經系統，因此也一併在這章節討論。

第一節　抗思覺失調症藥物

　　思覺失調症 (schizophrenia) 是一種特別的精神性疾病，為腦部因先天功能異常所造成的心智障礙，常會有思考、情緒、知覺等多方面障礙，另外也會有不合於現實想法及生活功能嚴重受損的情形。目前病因未明，但可能與基因和環境因子有關。臨床症狀包含正、負向症狀及認知功能缺失。正向症狀包括妄想 (delusions)、幻覺 (hallucinations)、思想異常、精神激昂 (agitation)、妄想狂 (paranoia) 及不正常的行為。負向症狀包括情緒冷漠、反應遲鈍及社交能力退縮等。

一、藥物分類及治療用途

　　雖然思覺失調症與基因和環境等因素有關，但最可能的原因為腦內掌管情緒之邊緣系統的多巴胺神經元機能過盛，因此治療時需以多巴胺拮抗劑（特別是 D_2 受體）來改善症狀。一般可將藥物分為典型（第一代）與非典型（第二代）兩大類（表 6-1）。然這些藥物並不只用來治療思覺失調症，仍可治療躁鬱症 (bipolar disorder)、妥瑞氏症 (Tourette syndrome)、失智症及作為鎮吐劑等。

1. **思覺失調症**：典型的抗思覺失調症藥物僅阻斷 DA 受體，因此只能**減緩幻覺和妄想等**正向症狀；非典型的抗思覺失調症藥物因阻斷 5-HT 及 DA 受體，因此可減緩正、負向症狀，甚至也能改善認知障礙。

2. **躁鬱症**：躁鬱症之躁期需額外使用抗思覺失調症藥物來治療，當躁期緩解後，可停用思覺失調症藥物。由於非典型的抗思覺失調症藥物較無運動困難的副作用，因此較適合。

✚ 表 6-1　抗思覺失調症藥物的特性

	藥物	差異性 阻斷多巴胺受體，易產生錐體外症狀 (EPS)	錐體外作用	鎮靜	抗膽鹼性作用	姿態性低血壓	體重增加、糖尿病及脂肪代謝障礙	備註
典型（第一代）								
藥效弱	Chlorpromazine (Wintermin®)		+++	++++	+++	++++	+++	• 可治療難治性打嗝；但會**降低癲癇閾值**，故不可用於癲癇病人 • 具延長心臟 QT 間期，產生心律不整的風險，於 QT 間期延長、低血鉀及充血性心臟衰竭的病人，且避免與 Amiodarone、Erythromycin 及 Quinidine 等 QT 間期延長的藥物併用 • 較便宜，**然具有顆粒性白血球缺乏**、光敏感性及膽汁鬱滯性黃疸等副作用
	Thioridazine (Mellaril®) Mesoridazine (Mellerzin®)		++	++++	++++	++++	+++	• **具延長心臟 QT 間期**，產生心室律不整的風險，故禁用於心律不整病人 • 具很強的抗蕈毒鹼作用
藥效中等	Loxapine (Loxitane®)		+++	+++	++	++	++	—
	Molindone (Moban®)		+++	+++	++	++	++	—
	Perphenazine (Trilafon®)		+++	++	++	++	−	—
	Fluphenazine (Permitil®)		++++	++	++	++	++	—
藥效強	Thiothixene (Navane®)		++++	++	++	+++	++	—
	Haloperidol (Haldol®)		++++	++	++	++	++	• 可治療妥瑞氏症 • 具延長心臟 QT 間期，產生心室律不整的風險，故禁用於心律不整病人。且避免與 Amiodarone、Quinidine 等 QT 間期延長的藥物併用

✚ 表 6-1　抗思覺失調症藥物的特性（續）

藥物	差異性	錐體外作用	鎮靜	抗膽鹼性作用	姿態性低血壓	體重增加、糖尿病及脂肪代謝障礙	備註
Trifluoperazine (Stelazine®)		++++	++	++	++	++	—
Pimozide (Orap®)		++++	+++	+++	++	+++	• 具延長心臟 QT 間期，產生心室心律不整的風險，故禁用於心律不整之病人 • 可治療妥瑞氏症
Clozapine (Clozaril®)〔非典型（第二代）・藥效強〕	1. 阻斷多巴胺及血清胺受體，因此鎮靜作用強，而錐體外副作用小，故不易產生運動困難等症狀。但易產生體重增加、糖尿病及脂肪代謝障礙的問題，增加心血管疾病的風險 2. 比典型的藥物安全且藥效佳	+	++++	++++	+++	++++	• 會降低癲癇閾值，故不可用於癲癇病人 • 具顆粒性白血球缺乏、體重增加及對胰島素產生阻抗作用而增加糖尿病的風險
Olanzapine (Zyprexa®)〔藥效中等〕		+	++++	++++	+++	++++	• 具體重增加及糖尿病的風險，且會增加血中膽固醇的量，為非典型藥物中最高 • 對正、負向症狀皆有效，低劑量時幾乎無錐體外作用 • 會降低癲癇閾值，故不可用於癲癇之病人 • 可治療躁鬱症
Risperidone (Risperdal®)		+++	++	—	+++	+++	為常用的非典型藥物，也可治療躁鬱症
Paliperidone (Invega®)		+++	++	—	++	+++	• 為 Risperidone 的活性代謝物 • 具延長心臟 QT 間期，產生心室心律不整的風險，故禁用於心律不整之病人
Quetiapine (Seroquel®)〔藥效弱〕		+	+	—	+++	+++	• 可增加血中 10% 膽固醇量 • 對正、負向症狀皆有效，低劑量時幾乎無錐體外作用 • 可治療躁鬱症
Ziprasidone (Geodon®)		+++	+++	—	+++	++	• 具延長心臟 QT 間期，產生心室心律不整的風險，故禁用於心律不整之病人 • 可治療躁鬱症
Aripiprazole (Abilify®)		+	++	—	++	++	可治躁鬱症

註：++++（強）；+++（中等）；++（弱）；+（很弱）；—（無）。

※Clozapine 是非典型藥物中唯一會引起顆粒性白血球缺乏的藥物，特徵為白血球下降，由於可能會致死，所以服用最初的 6 個月，必須每周檢驗其血球計數。其後若血球計數穩定，見每隔一周檢驗一次。

3. **妥瑞氏症**：可治療抽搐 (tics) 及發聲作用 (vocalization)，但不能將症狀完全消除。常用藥物包括 **Haloperidol**、**Pimozide** 及 Fluphenazine 等。

4. **失智症**。

5. **鎮吐作用**：除了 Thioridazine 外，大部分的思覺失調症藥物皆因**阻斷延腦化學受體激發區的 D$_2$ 受體而有鎮吐作用**。

二、副作用

　　抗思覺失調症藥物除了阻斷 DA 受體外，仍可阻斷膽鹼性、腎上腺素性、及組織胺等受體而產生許多副作用（表 6-2）。

1. **錐體外症候群**：**阻斷腦部基底核紋狀體的 DA 受體**，引發肌張力不足、靜作不能及動作遲緩等類似帕金森氏症症狀，其中以典型藥物中藥效最強的 Haloperidol 發生率較高。可停用、降低劑量，或併用苯二氮平 (Benzodiazepines) 來舒緩。另外**非典型藥物**除了阻斷 DA 受體也阻斷 5-HT 受體，且可快速從 DA 受體解離（**對多巴胺 D$_2$ 受體具低親和力**），因此較**不易有錐體外症候群 (EPS) 的副作用**（圖 6-1）。

2. **自主神經系統**：阻斷 M 受體 (Muscarinic blockers)，引起口乾、尿液滯留、便秘及視覺模糊；阻斷 α$_1$ 受體，引起姿態性低血壓、反射性心跳加速及鼻充血等副作用，其中以藥效弱的 Chlorpromazine 及 Thioridazine 最常見。

3. **內分泌系統**：DA 為促乳素抑制因子 (prolactin inhibiting factor; PIF)，思覺失調症藥物為 DA 拮抗劑，可拮抗 DA，提高血中促乳素濃度，導致乳漏症 (galactorrhea)、男性女乳症 (gynecomastia) 及陽萎等。

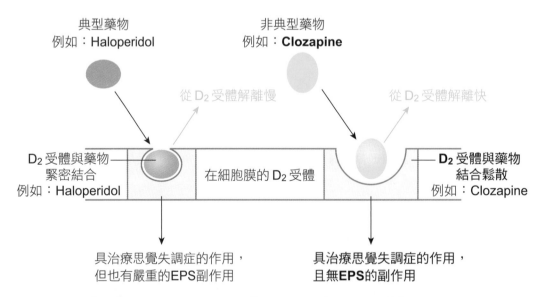

圖 6-1 典型及非典型抗思覺失調症藥物產生錐體外副作用的程度。典型的藥物與 D$_2$ 受體緊密結合，因此產生較嚴重的錐體外效應的副作用；非典型的藥物與 D$_2$ 受體結合鬆散，且可快速從 D$_2$ 解離，因此較不易有錐體外效應的副作用。

✚ 表 6-2　抗思覺失調症藥物阻斷的受體及副作用

阻斷的受體	副作用
多巴胺 D_2	錐體外症候群、增加泌乳素分泌、男性女乳症、不孕、陽痿
α_1	姿態性低血壓、反射性心跳加速、射精困難、鼻充血
蕈毒鹼	口乾、便秘、尿液滯留、視覺模糊、心悸
組織胺	體重增加、鎮靜

4. 其他：

(1) 心律不整（QT 間期延長）。

(2) 糖尿病、高膽固醇血症及體重增加。

(3) 癲癇：常見於 Chlopromazine 及 Clozapine。

(4) 顆粒性白血球減少：常見於 Chlopromazine 及 Clozapine。

三、交互作用

1. 避免與膽鹼性拮抗劑及中樞神經抑制劑併用，以免增強抗膽鹼及中樞抑制的副作用。

2. **與其他多巴胺致效劑併用會拮抗思覺失調症藥物的作用，因此避免併用。**

重點回顧

請參閱表 6-1。

第二節　憂鬱症及躁鬱症藥物

憂鬱症藥物

憂鬱症 (depression) 是常見的精神疾病之一，主要涉及身體功能、情緒與思考，特徵為悲傷、焦慮與罪惡感；干擾睡眠與食慾；疲憊與對日常活動興緻缺缺；注意力無法集中，甚至有自殺的念頭。

依據生物胺學說，憂鬱症是中樞神經系統中 NE 及／或 5-HT 傳導缺陷所致，因此大部分使用的抗憂鬱症藥物為直接或是間接加強腦中的 NE 與／或 5-HT 的作用。依作用機轉可分成：（一）三環式抗憂鬱劑 (tricyclic antidepressant; TCA)；（二）選擇性 5-HT 再回收抑制劑 (selective serotonin reuptake inhibitors; SSRIs)；（三）5-HT 和 NE 再回收抑制劑 (serotonin and norepinephrine reuptake inhibitors; SNRIs)；（四）選擇性 NE 再回收抑制劑 (selective norepinephrine reuptake inhibitors; SNRIs)；（五）單胺氧化酶抑制劑 (monoamine oxidase inhibitors; MAOIs)；（六）非典型抗憂鬱劑 (atypical antidepressants) 等六大類（圖 6-2）。

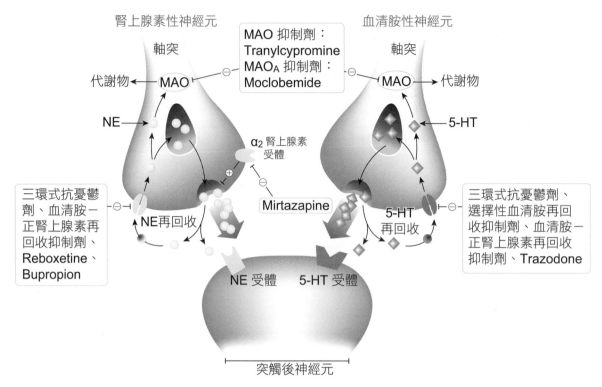

腎上腺素性神經元

軸突

MAO 抑制劑：
Tranylcypromine
MAOₐ 抑制劑：
Moclobemide

血清胺性神經元

軸突

代謝物 ← MAO

MAO → 代謝物

NE

5-HT

α₂ 腎上腺素
受體

三環式抗憂鬱
劑、血清胺－
正腎上腺素再
回收抑制劑、
Reboxetine、
Bupropion

NE再回收

Mirtazapine

5-HT
再回收

三環式抗憂鬱劑、
選擇性血清胺再回
收抑制劑、血清胺－
正腎上腺素再回收
抑制劑、Trazodone

NE 受體   5-HT 受體

突觸後神經元

圖 6-2　抗憂鬱劑的作用機轉。

　　由於憂鬱症的藥物服用後，可能因腦中突觸前抑制性受體向下調節，導致神經傳遞物質釋出增加，增強突觸後受體的活化作用，而增強其作用，通常需二至四週的時間，才能產生治療效果。一般來說，當症狀緩解之後，仍須持續服用 6 個月 ~1 年的時間讓症狀完全緩解。

一、三環式抗憂鬱劑

　　三環式抗憂鬱劑為 1950 年代開發之第一類抗憂鬱劑。Imipramine 為第一個具有抗憂鬱症效力的化合物，為此類之原型藥。由於構造上的三個環非常類似思覺失調症藥物的 Phenothiazines 類，因此會有相同的鎮靜、姿態性低血壓及抗膽鹼性的副作用。藥效佳、價錢便宜及安全，因此為常用的抗憂鬱劑。

⊃ Imipramine (Tofranil®)

1. **作用與用途：可阻斷 NE 與／或 5-HT 分別再回收入 NE 與／或 5-HT 之神經末梢**（圖 6-2），使神經元釋放出來的 NE 與／或 5-HT 作用時間得以延長，用於治療嚴重憂鬱症、恐慌症、強迫症、夜尿症及慢性疼痛。

2. **副作用：**姿態性低血壓、心律不整（阻斷 α_1 受體）、**口乾、便祕、尿液滯留、視力模糊（阻斷 M 受體）**、鎮靜（阻斷組織胺受體）、體重增加、性功能異常及具有自殺傾向等。

3. **交互作用：**請參考表 6-3。

+ 表 6-3　三環式抗憂鬱劑的交互作用

藥物種類	併用藥物	交互作用機轉
三環式抗憂鬱劑	單胺氧化酶抑制劑	抑制 MAO，減少 NE 被分解；TCA 阻斷 NE 再回收，兩者作用之下，使得 NE 濃度上升，而導致嚴重的高血壓
	直接（間接）作用型腎上腺素性藥物	TCA 抑制 NE 由神經末梢再回收，藉由延長及加強直接（間接）作用型腎上腺素性藥物的作用
	抗膽鹼性藥物	TCA 本身具有抗膽鹼作用，因此避免與抗膽鹼性藥物併用
	中樞神經抑制劑	TCA 本身具有鎮靜作用，因此避免與酒精、抗組織胺及鴉片類等具中樞抑制的藥物併用

4. **禁忌症：**心肌梗塞、心律不整、癲癇、青光眼、前列腺肥大及思覺失調症。

5. **類似藥物：**

　　• Amitriptyline (Elavil®)

　　• Clomipramine (Anafranil®)

　　• Doxepine (Sinequan®)

　　• Trimipramine (Surmontil®)

　　• Desipramine (Norpramin®)

　　• Maprotiline (Ludiomil®)

　　• Nortriptyline (Aventyl®)

　　• Protriptyline (Vivactil®)

　　• Iprindole (Prondol®)

　　• Dosulepin (Prothiaden®)

二、選擇性血清胺再回收抑制劑

○ Fluoxetine（Prozac®；百憂解）

1. **作用與用途：**選擇性**抑制 5-HT 再回收**（圖 6-2），導致突觸間隙的 5-HT 濃度上升，由於不會引起姿態性低血壓、鎮靜或抗膽鹼性等副作用，安全性高，因此為治療憂鬱症的首選藥物。主要用於**治療重度憂鬱**、**強迫症**、**恐慌症**、及經前障礙症 (premenstrual dysphoric disorder; PMDD)。

2. **副作用：性慾降低**、噁心、頭痛、神經質、失眠、血清胺症候群、焦慮及體重增加。

3. **交互作用：**

　　(1) 為細胞色素 p-450 之強效抑制劑，因此避免與 MAOI 或其他 5-HT 藥物併用，以免產生血清胺症候群 (serotonin syndrome)，導致高體熱、肌肉僵直及陣攣性肌肉抽動等症狀。

　　(2) 與血漿蛋白結合比例高，如與 Warfarin 併用，易將 Warfarin 結合的血漿蛋白置換出來，使 Warfarin 游離型式的藥物增加，而導致嚴重的出血。

4. 類似藥物：

用途 藥物	嚴重 憂鬱症	強迫症	恐慌症	恐懼症	廣泛性 焦慮症	創傷後壓力 症候群及 經前症候群	經前 障礙症	暴食症	慢性 疼痛
Citalopram (Celexa®)	○								
Estitalopram (Lexapro®)	○				○				
Fluvoxamine (Luvox®)		○		○					
Paroxetine (Paxil®)	○	○	○	○	○	○	○		
Sertraline (Zoloft®)	○	○	○	○		○	○		
Desvenlafaxine (Pristiq®)	○								
Duloxetine (Cymbalta®)	○				○				○
Levomilnacipran (Fetzima®)	○								
Venlafaxine (Effexor®)	○		○	○	○				

三、血清胺及正腎上腺素再回收抑制劑

⊃ Venlafaxine (Effexor®)

1. **作用與用途**：可選擇性**抑制 5-HT 與 NE 再回收**（圖 6-2）。低劑量時，可抑制 5-HT 再回收；高劑量時則可抑制 NE 再回收，用於治療對 SSRIs 無效之憂鬱症、焦慮症、恐懼症、恐慌症及慢性疼痛。

2. **副作用**：噁心、頭痛、厭食、神經質、流汗、困倦及失眠。

3. **禁忌症**：青光眼、孕婦、高血壓及心臟病。

4. **交互作用**：避免與 MAOIs 及其他 5-HT 藥物併用，以免產生血清胺症候群，導致高體熱、肌肉僵直及陣攣性肌肉抽動等症狀。

5. **類似藥物：**
   - Desvenlafaxine (Pristiq®)
   - Duloxetine (Cymbalta®)
   - Levomilnacipran (Fetzima®)
   - Milnacipran (Milpran®)

四、選擇性正腎上腺素再回收抑制劑

➲ Reboxetine (Vestra®)

1. **作用與用途：** 選擇性抑制 NE 再回收（圖 6-2），用於治療憂鬱症及恐慌症。

2. **副作用：** 口乾、便秘、頭痛、嗜睡及過度流汗。

3. **類似藥物：** Viloxazine (Vivalan®)

五、單胺氧化酶抑制劑

　　單胺氧化酶 (monoamine oxidase; MAO) 是一種存在於神經、肝臟或腸道等組織中的粒線體酵素，當神經傳遞物質（如 NE、DA 或 5-HT）過多或自突觸小泡露出時，皆會被此酵素分解。單胺氧化酶抑制劑 (monoamine oxidase inhibitors; MAOI) 會將 MAO 去活化，避免神經傳遞物質被分解。目前有兩大類單胺氧化酶抑制劑用於治療憂鬱症，一類為非選擇性單胺氧化酶抑制劑；另一類為選擇性 A 型單胺氧化酶抑制劑。由於與酪胺 (tyramine) 食物併用易產生高血壓危象，因此為治療憂鬱症的第二線或第三線用藥。

(一) 非選擇性單胺氧化酶抑制劑

➲ Tranylcypromine (Parnate®)

1. **作用與用途：** 可抑制MAO，減少NE與5-HT被分解（圖6-2），用於治療憂鬱症及強迫症。如同SSRIs與TCA類藥物，其作用皆須在數周後才會出現。

2. **副作用：** 頭痛、昏睡、口乾、體重增加、姿態性低血壓及性功能障礙。

3. **交互作用：** 請參考表 6-4。

4. **類似藥物：**
   - Phenelzine (Nardil®)
   - Isocarboxazid (Enerzer®)

✚ 表 6-4　單胺氧化酶抑制劑的交互作用

藥物種類	併用之藥物	交互作用機轉
單胺氧化酶抑制劑	間接作用型腎上腺素性藥物	MAOIs 可抑制 MAO，減少 NE 被分解；間接作用型腎上腺素性藥物可促進 NE 從神經末梢釋出，兩者作用之下，使得 NE 濃度上升，導致嚴重的高血壓
	三環式抗憂鬱劑	MAOIs 會抑制 MAO，減少 NE 被分解；TCA 會阻斷 NE 再回收，兩者作用之下，使得 NE 濃度上升，導致嚴重的高血壓
	Meperidine	Meperidine 會加強 MAOIs 所產生的體溫過高，因此如需併用，最好選擇其他藥物來替代
	含酪胺食物	MAOIs 會抑制食物中所含酪胺的分解，間接促進儲存的兒茶酚胺大量由神經末梢釋出，導致頭痛、心跳過速、**高血壓**及心律不整等副作用，稱為乳酪反應 (cheese reaction)，其中含酪胺的食物包括乳酪、啤酒及紅葡萄酒，所以服用 MAOIs 的病人應避免食用含有酪胺的食物

(二) 選擇性 A 型單胺氧化酶抑制劑

⊃ Moclobemide (Aurorix®)

1. **作用與用途：選擇性抑制 MAO$_A$，減少 5-HT 及 NE 被分解**（圖 6-2），用於治療憂鬱症及焦慮症。

2. **副作用**：失眠、噁心、激動與精神混亂。

六、非典型抗憂鬱劑

⊃ Amoxapine (Amokisan®)

1. **作用與用途**：可阻斷 5-HT、NE 再回收及阻斷 5-HT、組織胺、DA 及 α$_1$ 等受體，用於治療憂鬱症、焦慮症及恐慌症，由於結構類似抗思覺失調症藥物，因此可治療思覺失調症合併憂鬱症的病人。

2. **副作用**：低血壓、嗜睡、口乾、便秘、視覺模糊、疲勞及眩暈。

⊃ Bupropion (Wellbutrin®)

1. **作用與用途：可抑制 NE 及 DA 再回收**，增加突觸間隙 DA 及 NE 的含量，用於治療憂鬱症（圖 6-2）。且可拮抗尼古丁受體，**降低菸癮者對尼古丁的渴望，而達到戒菸的目的**。

2. **副作用**：癲癇、躁動、頭痛、口乾、便秘、胃腸不適、失眠、頭昏眼花、震顫及肝衰竭。

⊃ Trazodone (Desyrel®)

1. **作用與用途：** 具有阻斷 5-HT$_1$ 突觸前受體及抑制 5-HT 再回收，使得 5-HT 釋出增加（圖 6-2），由於具有頗強之**嗜睡**作用，故適用於失眠合併憂鬱症的病人。

2. **副作用：** 口乾、便秘、尿液滯留、視覺模糊及鎮靜。

3. **交互作用：** 鎮靜作用強，因此避免與酒精或鎮靜安眠藥等中樞神經抑制劑併用，以免產生鎮靜的加成作用。

⊃ Nefazodone (Serzone®)

1. **作用與用途：** 化學結構類似 Trazodone，能阻斷突觸前 5-HT 及 NE 再回收，也會阻斷突觸後 α$_1$ 及 5-HT$_2$ 受體，用於改善憂鬱症及相關之焦慮症狀。由於較無性功能障礙之副作用，因此適用於 SSRI 療效不佳或無法忍受副作用的病人。

2. **副作用：** 鎮靜、頭痛、困倦、口乾、噁心、頭昏眼花及視力模糊。

⊃ Mirtazapine (Remoron®)

1. **作用與用途：** 能阻斷腎上腺素性神經元之 α$_2$ 自體受體及血清胺神經元之 α$_2$ 異體受體，分別增加 NE 及 5-HT 的釋放（圖 6-2），且可阻斷 5-HT$_{2A}$ 與 5-HT$_3$ 受體，用於治療憂鬱症及幫助睡眠。

2. **副作用：** 食慾增加、體重上升及鎮靜。

⊃ Vortioxetine (Brintellix®)

1. **作用與用途：** 為 5-HT$_3$ 和 5-HT$_7$ 受體拮抗劑、5-HT$_{1B}$ 受體部分致效劑、5-HT$_{1A}$ 受體致效劑、血清胺轉運蛋白抑制劑。主要用於重度憂鬱症。

2. **副作用：** 噁心、便秘和嘔吐。

躁鬱症藥物

躁鬱症（雙極性情感疾病）是常見之嚴重精神疾病，特徵為病人會不斷經歷躁 (mania) 與鬱 (depression) 之兩種相反的極端情緒狀態，而這兩種情緒狀態經常會反覆出現。發生原因因人而異，目前還無法明確斷定，可能與腦中有過多的 NE 有關。病人會產生極度愉悅的情緒，也會表現出自我膨脹、精力旺盛、多話、性慾增加、失眠、妄想、幻覺和認知扭曲等許多與亢奮情緒相關的行為。

治療藥物以鋰鹽 (Lithium) 為主，其他則包括癲癇藥物 (Valproic acid、Carbamazepine)、抗思覺失調症藥物 (Risperidone、Olanzapine、Quetiapine、Aripiprazole 及 Ziprasidone) 及其他抗憂鬱劑等。除了鋰鹽外，其他藥物皆在中樞神經系統藥物 I 及 II 中描述了。

⊃ 鋰鹽 (Lithium Carbonate)

口服吸收快，吸收後可分布至所有組織與體液中，以游離態離子存在，主要經由腎臟排泄。治療指數極低 (0.6~1.4 mEq/l)，因此須監測血漿濃度，以確保適當之治療濃度及無毒性。

1. **作用機轉：** 真正作用機轉仍不清楚，但可抑制肌醇 (inositol) 類物質回收而使磷脂醯肌醇雙磷酸 (phosphatidylinositol 4,5-biphosphate; PIP_2) 耗盡，進而降低 IP_3 及 DAG 釋放，用於治療躁症（圖 6-3）。

2. **副作用：** 震顫、**甲狀腺機能低下**（干擾酪胺酸碘化及甲狀腺素合成）、口渴、多尿（抑制抗利尿激素）、水腫、**腎毒性**（例如腎小管受損）、精神混亂及致畸胎等。

3. **交互作用：**

   (1) 與利尿劑併用須減少鋰鹽之劑量，以免因減少廓清率而增加其毒性。

   (2) NSAIDs 會抑制腎臟前列腺素合成，增加腎臟對鋰鹽的再吸收而增加其毒性。

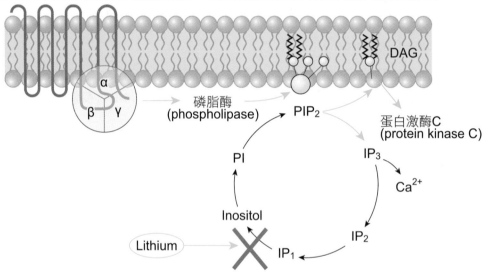

圖 6-3　鋰鹽的作用機轉。鋰鹽藉由抑制肌醇 (inositol) 類物質回收而使 PIP_2 耗盡，進而降低 IP_3 及 DAG 釋放。二醯甘油 (diacylglycerol; DAG)；磷脂醯肌醇 (phosphatidylinositol; PI)、磷脂醯肌醇雙磷酸 (phosphatidylinositol 4,5-biphosphate; PIP_2)；肌醇二磷酸 (inositol diphosphate; IP_2) 及肌醇單磷酸 (inositol monophosphate; IP_1) 皆為 IP_3 的中間產物。

重點回顧

藥物	作用機轉及臨床用途	副作用
三環式抗憂鬱劑		
Imipramine (Tofranil®) Amitriptyline (Elavil®) Clomipramine (Anafranil®) Doxepine (Sinequan®) Trimipramine (Surmontil®) Desipramine (Norpramin®) Maprotiline (Ludiomil®) Nortriptyline (Aventyl®) Protriptyline (Vivactil®) Iprindole (Prondol®) Dosulepin (Prothiaden®)	可阻斷 NE 與／或 5-HT 再回收，使 NE 與／或 5-HT 作用於受體的時間延長，用於治療嚴重憂鬱症、恐慌症、強迫症、夜尿症及慢性疼痛	姿態性低血壓、視力模糊、口乾、尿液滯留、便秘、鎮靜、心律不整、癲癇發作、體重增加、性功能異常及具有自殺傾向等
選擇性 5-HT 再回收抑制劑		
Fluoxetine（Prozac®；百憂解） Citalopram (Celexa®) Estitalopram (Lexapro®) Fluvoxamine (Luvox®) Paroxetine (Paxil®) Sertraline (Zoloft®)	選擇性抑制 5-HT 再回收，導致突觸間隙的 5-HT 濃度上升，用於治療重度憂鬱、強迫症、恐慌症、及經前障礙症	性慾降低、噁心、頭痛、神經質、失眠、血清胺症候群、焦慮及體重增加
血清胺 - 正腎上腺素再回收抑制劑		
Venlafaxine (Effexor®) Desvenlafaxine (Pristiq®) Duloxetine (Cymbalta®) Levomilnacipran (Fetzima®) Milnacipran (Milpran®)	選擇性抑制 5-HT 與 NE 再回收，用於治療對 SSRIs 無效之憂鬱症、焦慮症、恐懼症、恐慌症及慢性疼痛	噁心、頭痛、厭食、神經質、流汗、困倦及失眠
選擇性正腎上腺素再回收抑制劑		
Reboxetine (Vestra®) Viloxazine (Vivalan®)	選擇性抑制 NE 再回收，用於治療憂鬱症及恐慌症	口乾、便秘、頭痛、嗜睡及過度流汗
非選擇性單胺氧化酶抑制劑		
Tranylcypromine (Parnate®) Phenelzine (Nardil®) Isocarboxazid (Enerzer®)	抑制 MAO，間接增強 NE 及 5-HT 對受體的作用，用於治療憂鬱症及強迫症	頭痛、昏睡、口乾、體重增加、姿態性低血壓及性功能障礙
選擇性 A 型單胺氧化酶抑制劑		
Moclobemide (Aurorix®)	選擇性抑制 MAO_A，減少 5-HT 及 NE 被分解，用於治療憂鬱症及焦慮症	失眠、噁心、激動與精神混亂
非典型抗憂鬱劑		
Amoxapine (Amokisan®)	可阻斷 5-HT、NE 再回收及阻斷 5-HT、組織胺、DA 及 α_1 等受體，用於治療憂鬱症、焦慮症及恐慌症	低血壓、嗜睡、口乾、便秘、視覺模糊、疲勞及眩暈

（憂鬱症藥物）

	藥物	作用機轉及臨床用途	副作用
憂鬱症藥物（續）	Bupropion (Wellbutrin®)	可抑制 NE 及 DA 再回收，增加突觸間隙 DA 及 NE 的含量，用於治療憂鬱症且可降低菸癮者對尼古丁的渴望，用於戒菸	癲癇發作、躁動、頭痛、口乾、便秘、胃腸不適、失眠、頭昏眼花、震顫及肝衰竭
	Trazodone (Desyrel®)	具有阻斷 5-HT$_1$ 突觸前受體及抑制 5-HT 再回收，用於失眠合併憂鬱症之病人	口乾、便秘、尿液滯留、視覺模糊及鎮靜
	Nefazodone (Serzone®)	可阻斷突觸前 5-HT、NE 再回收，及阻斷突觸後 α_1 及 5-HT$_2$ 受體，用於改善憂鬱症及相關之焦慮症	鎮靜、頭痛、困倦、口乾、噁心、頭昏眼花及視力模糊
	Mirtazapine (Remoron®)	可阻斷腎上腺素性神經元之 α_2 自體受體及血清胺之 α_2 異體受體，增加 NE 及 5-HT 的釋放，且可阻斷 5-HT$_{2A}$ 與 5-HT$_3$ 受體，用於治療憂鬱症及幫助睡眠	食慾增加、體重上升、嗜睡與鎮靜
	Vortioxetine (Brintellix®)	為 5-HT$_3$ 和 5-HT$_7$ 受體拮抗劑、5-HT$_{1B}$ 受體部分致效劑、5-HT$_{1A}$ 受體致效劑及血清胺轉運蛋白抑制劑，用於治療重度憂鬱症	噁心、便祕、嘔吐
躁鬱症藥物	鋰鹽 (Lithium carbonate)	可抑制肌醇 (inositol) 類物質回收而使 PIP$_2$ 耗盡，進而降低 IP$_3$ 及 DAG 釋放，用於治療躁症	震顫、甲狀腺機能低下、口渴、多尿、水腫、腎毒性、精神混亂及致畸胎

第三節　鎮靜安眠藥及焦慮解除劑

　　此類藥物藉著對中樞神經產生抑制作用而達到鎮靜安眠及解除焦慮的效果。在臨床上，不論是巴比妥鹽類或是 Benzodiazepines 類藥物，作用機制皆為增加中樞神經系統 γ－胺基丁酸神經元的傳導。由於 γ－胺基丁酸 (γ-amino butyric acid; GABA) 為抑制性的神經傳遞物質，所以這些藥物的作用皆為降低中樞神經元的興奮性。

一、鎮靜安眠藥

　　藥物包括Benzodiazepines類(BZD)、似Benzodiazepines類、巴比妥類(Barbiturates)及其他等四大類。由於Benzodiazepines類的藥物安全性高，且中樞抑制、呼吸抑制、身體依賴性、耐受性、濫用及誘導肝臟代謝酵素的情形皆比巴比妥類來的弱，因此臨床上已取代巴比妥類為常用的鎮靜安眠藥。

(一) Benzodiazepines 類

1. **作用與用途：藉由與 GABA$_A$ 受體之 BZD 位置結合，促使氯離子內流**，進而引發突觸後細胞過極化 (hyperpolarization)，降低神經興奮性，產生中樞神經抑制作用（圖 6-4），而具有**解除焦慮、安眠**、麻醉、肌肉鬆弛、**改善癲癇**及酒精戒斷症候群等作用。各種 Benzodiazepines 類藥物的治療用途如表 6-5。

2. **副作用：**中樞神經抑制、健忘、自相矛盾、呼吸抑制、頭昏眼花、運動失調、昏睡、耐藥性、成癮性及戒斷症狀。

3. **解毒劑：**Flumazenil 為 GABA 受體拮抗劑，可快速反轉 Benzodiazepines 類藥物的作用。

4. **注意事項：**酒精與其他中樞神經抑制劑會增強 Benzodiazepines 類藥物的鎮靜作用，因此避免併用。

✚ 表 6-5　Benzodiazepines 類藥物的治療用途

	藥物	半衰期 (hrs)	治療用途	備註
短效型：適用於入睡困難，可幫助提前入睡	**Midazolam** (Versed®)	1.8~6.4	誘導麻醉	**半衰期較短的藥物較早出現戒斷反應，**一般在停用 24~48 小時後即會出現
	Triazolam (Halcion®)	1.5~5.5	治療失眠	
	Oxazepam (Serax®)	5~15	治療廣泛性焦慮症及酒精戒斷症候群	
中效型：可增加睡眠時間，適用於淺眠或早醒的人	Estazolam (Eurodin®)	10~24	治療失眠	—
	Temazepam (Restoril®)	8~20	治療失眠	
	Lorazepam (Ativan®)	9~16	治療廣泛性焦慮症、癲癇 (IV)、酒精戒斷症候群及作為麻醉前給藥 (IV)	
	Alprazolam (Xanax®)	12~15	治療廣泛性焦慮症、疼痛及**恐慌症**	
長效型：治療嚴重失眠，對白天合併有焦慮症的人較有幫助	Chlordiazepoxide (Librium®)	15~40	治療廣泛性焦慮症、酒精戒斷症候群及作為麻醉前給藥	半衰期較長的藥物可能在停用長達三周之後才會出現戒斷反應
	Clonazepam (Klonopin®)	18~50	治療癲癇及疼痛	
	Clorazepate (Tranxene®)	48	治療廣泛性焦慮症、癲癇及酒精戒斷症候群	
	Diazepam (Valium®)	20~100	治療廣泛性焦慮症、癲癇、酒精戒斷症候群、作為麻醉前給藥及具有肌肉鬆弛作用	
	Flurazepam (Dalmane®)	40~250	治療失眠	
	Quazepam (Doral®)	39	治療失眠	

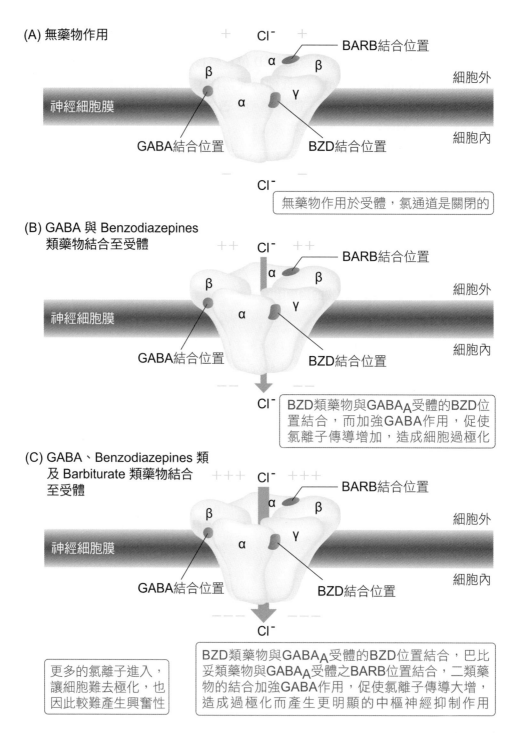

(A) 無藥物作用

BARB結合位置

細胞外

神經細胞膜

細胞內

GABA結合位置

BZD結合位置

無藥物作用於受體，氯通道是關閉的

(B) GABA 與 Benzodiazepines 類藥物結合至受體

BARB結合位置

細胞外

神經細胞膜

細胞內

GABA結合位置

BZD結合位置

BZD類藥物與GABA$_A$受體的BZD位置結合，而加強GABA作用，促使氯離子傳導增加，造成細胞過極化

(C) GABA、Benzodiazepines 類及 Barbiturate 類藥物結合至受體

BARB結合位置

細胞外

神經細胞膜

細胞內

GABA結合位置

BZD結合位置

更多的氯離子進入，讓細胞難去極化，也因此較難產生興奮性

BZD類藥物與GABA$_A$受體的BZD位置結合，巴比妥類藥物與GABA$_A$受體之BARB位置結合，二類藥物的結合加強GABA作用，促使氯離子傳導大增，造成過極化而產生更明顯的中樞神經抑制作用

圖 6-4　Benzodiazepines 類及巴比妥類藥物的作用機轉。Benzodiazepines 類和巴比妥類藥物可結合至GABA$_A$ 的不同位置，而加強 GABA 的作用，其中巴比妥類藥物可增加氯通道打開的作用時間，而Benzodiazepines 類藥物可增加氯通道打開的頻率，一起作用之下可使膜過極化而產生中樞神經抑制作用。詳細的解釋請參閱圖上說明。

(二) 似 Benzodiazepines 類鎮靜安眠藥

◐ Zolpidem (Ambien®)

1. **作用與用途：**可與 $GABA_A$ 受體之 BZD 次單元結合，加強內生性 GABA 作用，促使氯離子內流，進而引發突觸後細胞過極化，而產生中樞神經抑制作用，用於治療失眠。**優點為不具抗痙攣、肌肉鬆弛、戒斷現象、身體依賴性及耐藥性。**

2. **副作用：**夢魘、躁動、頭痛、胃腸不適、暈眩與嗜睡。

3. **交互作用：**與中樞神經抑制劑併用時易導致呼吸抑制，因此須小心使用。

4. **類似藥物：**
   - Zaleplon (Sonata®)
   - Eszopiclone (Lunesta®)

(三) 巴比妥類

　　巴比妥類是早期用來鎮靜、誘導與維持睡眠的藥物，但由於會產生耐藥性、誘導肝臟代謝酵素、具有身體依賴性及嚴重的戒斷症狀，如今已被 Benzodiazepines 類取代。表 6-6 為巴比妥類藥物的治療用途。

1. **作用與用途：**藉由與 $GABA_A$ 受體之 BARB 位置結合，加強內生性 GABA 之作用，促使氯離子內流，進而引發突觸後細胞過極化，而產生中樞神經抑制作用（圖 6-4）。用於治療失眠、癲癇及作為麻醉前給藥。

2. **副作用：**嗜睡、注意力不集中、**身體依賴性**、**耐藥性**、戒斷症狀及**呼吸抑制**。

※ 耐藥性 (tolerance)：藥物使用一段時間後藥效降低，需增加劑量才能達到原來的藥效。

3. **解毒劑：**人工呼吸器、洗胃、血液透析及尿液鹼化（使用**碳酸氫鈉鹼化尿液，加速排出**）。

4. **注意事項：**
   (1) 具酵素誘導作用，縮短經由此肝臟酵素代謝藥物之作用時間。
   (2) 具中樞抑制作用，故不能與酒精、抗組織胺等具中樞抑制作用的藥物併用，以免產生協同的鎮靜作用。

✚ 表 6-6　巴比妥類藥物的治療用途

藥物	作用時間	脂溶性	用途
Thiopental (Trapanal®) Methohexital (Brevital®) Thiamylal (Surital®)	超短效	高	誘導麻醉
Amobarbital (Amital®) Pentobarbital (Nembutal®) Secobarbital (Seconal®)	中效	中	治療失眠
Phenobarbital (Luminal®)	**長效**	低	抗痙攣

(四) 褪黑激素致效劑

● Ramelteon (Rozerem®)

1. **作用與用途：** 可活化褪黑激素的 MT_1 及 MT_2 受體，用於治療失眠，然因作用時間短，只用於誘導睡眠。由於被濫用的可能性低，而未被列為管制藥品。

2. **副作用：** 困倦、頭昏眼花及疲勞等。

3. **類似藥物：** Tasimelteon (Hetlioz®)。

(五) 食慾激素受體拮抗劑

● Suvorexant (Belsomra®)

1. **作用與用途：** 為食慾激素受體 (Orexin receptor) OX1 與 OX2 拮抗劑，用於入睡困難型及睡眠維持型失眠。

2. **副作用：** 日間嗜睡、睡眠中複雜行為及事後失憶、憂鬱、呼吸抑制及睡眠麻痺等。

3. **類似藥物：** Lemborexant (Dayvigo®)。

二、焦慮解除劑

　　所謂焦慮是指個人對心理上的挫折、困難或壓力所呈現的害怕、恐懼、擔心及不安等心情反應。當焦慮程度高時，除了精神焦慮外，身體也會產生流汗、四肢發麻、坐立不安、眩暈、心悸、食慾不振、胸悶、口乾、頻尿、月經失調及性慾缺乏等症狀。

　　根據精神疾病診斷與統計手冊，焦慮症分成廣泛性焦慮症 (generalized anxiety disorder; GAD)、恐慌症 (panic disorder)、強迫症 (obsessive-compulsive disorder; OCD)、社交恐懼症 (social anxiety disorder) 及創傷後壓力症候群 (post-traumatic stress disorder; PTSD) 等五大類（表 6-7）。一般使用心理諮商及藥物治療，藥物以 Benzodiazepines 類及選擇性血清胺再回收抑制劑效果最好，其中 Benzodiazepines 類主要針對廣泛性焦慮症；而選擇性血清胺再回收抑制劑則是針對所有的焦慮症。

(一) Benzodiazepines 類

　　藉由與 $GABA_A$ 受體之 BZD 位置結合，加強 GABA 之作用，促使氯離子內流，進而引發突觸後細胞過極化而具有抗焦慮作用。通常在服藥後一週內就有顯著的作用，因此常作為其他抗焦慮藥藥效未出現時控制病情使用。常見藥物詳見表 6-7。其他請參閱鎮靜安眠藥。

✚ 表 6-8　焦慮症的種類及治療藥物

焦慮症種類	症狀	治療藥物			治療時間	備註
		Benzodiazepines	選擇性血清胺再回收抑制劑或血清胺／正腎上腺素再回收抑制劑	其他		
廣泛性焦慮症	• 至少持續六個月以上精神及身體性的焦慮症狀 • 精神的症狀：緊張、恐懼、注意力下降及很難入睡 • 身體的症狀：發抖、肌肉緊繃、交感神經過度興奮而導致心悸、流汗等	Alprazolam、Clorazepate、Chlordiazepoxide、Diazepam、Lorazepam、Oxazepam	Paroxetine、Escitalopram、Venlafaxine、Duloxetine	Buspirone、Duloxetine、Venlafaxine	需持續服藥 2-6 個月	• Benzodiazepines 類藥物可立即達到治療效果，然長時間則是 Buspirone 效果最好。缺點是停藥後易產生身體依賴性及戒斷症狀，因此停藥時須慢慢降低劑量 • Buspirone 優點為不會引起鎮靜、濫用及不會加強酒精、Benzodiazepines 類及巴比妥類等藥物的中樞抑制作用。然缺點為抗焦慮效果慢
恐慌症	• 約 1 或 2 個月會突然感到強烈的焦慮或恐懼，發作時，症狀十分鐘內達到最嚴重程度，約三十分鐘內消失 • 最常見的拼發症為廣場恐懼症 (agoraphobia)	Alprazolam、Clonazepam	Fluoxetine、Paroxetine、Sertraline（耐受性好）	三環式抗憂鬱劑（第二線用藥）	需持續服藥 6-9 個月	—
強迫症	• 重複或持續發生想法、衝動或影像 • 無法控制的重複行為或心智活動	—	Citalopram、Escitalopram、Paroxetine、Fluoxetine、Fluvoxamine、Sertraline	Clomipramine	須持續服藥一年以上	—
社交恐懼症	• 害怕公開演講 • 害怕因行為失當而被羞辱	—	Paroxetine、Fluvoxamine、Sertraline	Venlafaxine	須持續服藥一年以上	—
創傷後壓力症候群	• 再次經驗創傷事件的感覺 • 逃避、情緒麻木 • 警覺性增加	—	Paroxetine、Sertraline、Fluoxetine	Venlafaxine	須持續服藥 6 個月至一年	—

(二) 選擇性血清胺再回收抑制劑 (SSRI)

◯ Fluoxetine (Prozac®)

1. **作用與用途**：選擇性抑制5-HT再回收，導致突觸間隙的5-HT濃度上升，強化突觸後神經元活化。用於治療憂鬱症、強迫症、恐慌症、焦慮症及經前症候群。藥效約4星期才會出現，因此可併用Benzodiazepines類來緩解SSRI藥效出現前的焦慮與情緒激動。

2. **副作用**：性慾降低、噁心、頭痛、神經質、失眠、血清胺症候群、焦慮、戒斷症狀、體重增加、激動及高血壓等。

3. **類似藥物**：
   - Citalopram (Celexa®)
   - Paroxetine (Paxil®)
   - Sertraline (Zoloft®)
   - Escitalopram (Cipralex®)
   - Fluvoxamine (Faverin®)

(三) 血清胺／正腎上腺素再回收抑制劑 (SNRI)

◯ Venlafaxine (Effexor®)

1. **作用與用途**：可抑制 5-HT 與 NE 再回收，用於治療焦慮症。其治療效果和耐受性與 SSRI 相似。

2. **副作用**：噁心、頭暈、失眠、鎮靜、便秘及流汗等。

3. **類似藥物**：Duloxetine (Cymbalta®)。

(四) 三環式抗憂鬱劑 (TCA)

由於副作用大，因此只用於其他藥物無效時。

(五) 其他

◯ Buspirone (Busron®)

1. **作用與用途**：為 $5\text{-}HT_{1A}$ 自體受體致效劑，可降低 5-HT 分泌而達到抗焦慮作用。其抗焦慮效果較 BZD 弱，然無肌肉鬆弛、抗癲癇、鎮靜、呼吸抑制及認知受損等作用，且長期使用後之成癮性與耐受性風險低。藥效約 3 至 4 週才會出現，因此不適合用於須立即解除焦慮的病人。

2. **副作用**：噁心、暈眩、頭痛及神經質。

重點回顧

藥物			作用機轉及用途	副作用
鎮靜安眠藥				
BZD 類	短效型	Midazolam (Versed®) Triazolam (Halcion®) Oxazepam (Serax®)	與 $GABA_A$ 受體結合後，促使氯離子內流，產生過極化而達到中樞抑制作用，解除焦慮、安眠、麻醉、肌肉鬆弛、改善癲癇及酒精戒斷症候群等作用	中樞神經抑制、健忘、自相矛盾、呼吸抑制、頭昏眼花、運動失調、昏睡、耐受性、精神與生理上依賴及戒斷症狀
	中效型	Estazolam (Eurodin®) Temazepam (Restoril®) Lorazepam (Ativan®) Alprazolam (Xanax®)		
	長效型	Chlordiazepoxide (Librium®) Clonazepam (Klonopin®) Clorazepate (Tranxene®) Diazepam (Valium®) Flurazepam (Dalmane®) Quazepam (Doral®)		
似 BZD 類		Zolpidem (Ambien®) Zaleplon (Sonata®) Eszopiclone (Lunesta®)	與 $GABA_A$ 受體結合，促使氯離子內流，產生過極化而達到中樞抑制作用，用於治療失眠	夢魘、躁動、頭痛、胃腸不適、暈眩與嗜睡
巴比妥類	超短效	Thiopental (Trapanal®) Methohexital (Brevital®) Thiamylal (Surital®)	與 $GABA_A$ 受體結合，促使氯離子內流，產生過極化而達到中樞抑制作用。用於治療失眠、癲癇及作為麻醉前給藥	嗜睡、注意力不集中、身體依賴性、耐藥性、戒斷症狀及呼吸抑制
	中效	Amobarbital (Amital®) Pentobarbital (Nembutal®) Secobarbital (Seconal®)		
	長效	Phenobarbital (Luminal®)		
褪黑激素受體致效劑		Ramelteon (Rozerem®)	活化 MT_1 及 MT_2 受體，用於治療失眠	困倦、頭昏眼花及疲勞等
		Tasimelteon (Hetlioz®)		頭痛、惡夢、上呼吸道及尿道感染
焦慮解除劑				
BZD 類				同上
選擇性血清胺再回收抑制劑		Fluoxetine (Prozac®) Citalopram (Celexa®) Paroxetine (Paxil®) Sertraline (Zoloft®)	選擇性抑制 5-HT 再回收，用於治療焦慮症、憂鬱症、恐慌症及強迫症	性慾降低、噁心、頭痛、神經質、失眠、血清胺症候群、焦慮、戒斷症狀、體重增加、激動及高血壓
血清胺／正腎上腺素再回收抑制劑		Venlafaxine (Effexor®) Duloxetine (Cymbalta®)	可抑制 5-HT 與 NE 再回收，用於治療焦慮症	噁心、頭暈、失眠、鎮靜、便秘及流汗
其他		Buspirone (Busron®)	為 $5-HT_{1A}$ 自體受體致效劑，可減少 5-HT 分泌而達到抗焦慮作用	噁心、暈眩、頭痛及神經質

第四節　中樞神經興奮劑及注意力不足過動症藥物

　　中樞神經興奮劑主要是增加中樞神經元的活性，由於副作用大，臨床使用受限制。目前主要用於治療猝睡症 (nacrolepsy) 及注意力不足過動症 (attention-deficit/hyperactivity disorder; ADHD)。

一、中樞神經興奮劑

　　中樞神經興奮劑包括Amphetamines、Methylphenidate及甲基黃嘌呤類(Methylxanthines)。

（一）Amphetamine（安非他命；冰塊；安公子；冰糖；安仔）

1. **作用與用途**：可作用於中樞，促進 NE 及 DA 釋放，引起欣快感、提高警覺、減少疲勞、刺激呼吸及抑制食慾，用於治療注意力不足過動症、猝睡症及肥胖症。作用於週邊，可增加心跳速率、心收縮力、血壓上升及瞳孔放大。

2. **副作用**：中樞神經興奮、血壓上升、高燒、體重減輕、心律不整、精神錯亂、思想障礙、類似妄想性思覺失調症、耐藥性及**身體依賴性非常高**。

3. **戒斷症狀**：精神呆滯、昏睡、易怒、煩躁不安、憂鬱及有自殺傾向等。

4. **中毒之處理**：Chlorpromazine 為抗思覺失調症藥物，可改善幻覺；α 拮抗劑 Phentolamine 可降低血壓；氯化銨 (NH_4Cl) 可加速排出。

5. **類似藥物**：
   - Methamphetamine (Desoxyn®)
   - Lisdexamfetamine (Vyvanse®)
   - Methylphenidate (Ritalin®)：治療猝睡症及注意力不足過動症。
   - Methylenedioxymethamphetamine (MDMA)：俗稱搖頭丸或快樂丸，為安非化命衍生物。

（二）甲基黃嘌呤類

◯ Caffeine 咖啡因

1. **藥理作用**：**可抑制磷酸二酯酶**，防止 cAMP 分解及**阻斷腺苷酸 (adenosine) 受體**，產生中樞和心臟興奮、支氣管擴張及利尿作用。少量時可增加警覺性，幸福感，能持久性地從事智能活動，如過量時則會產生震顫、失眠、神經質及心律不整等。
   ※ 長期使用易產生精神上的依賴稱為習慣性 (habitutation)。

2. **戒斷症狀**：頭痛、疲倦、降低注意力、憂鬱、似感冒症狀、煩躁不安、噁心、嘔吐及肌肉僵硬等。

3. 類似藥物：

- Theophylline 茶鹼：治療氣喘，將於呼吸系統藥物中描述。
- Theobromine 可可鹼。

表 6-8 為甲基黃嘌呤類藥物作用之比較。

✚ 表 6-8　甲基黃嘌呤類藥物作用之比較

藥物 藥理作用	Caffeine	Theophylline	Theobromine
興奮、提神及促進胃酸分泌	+++	++	+
興奮心臟、支氣管擴張及利尿	+	+++	++

註：+++（強）；++（中）；+（弱）。

(三) 其他

● Modafinil (Provigil®)

1. 作用與用途： 作用機轉仍未完全清楚，但能刺激腦部，提高神經蛋白質食慾素 (orexins) 的含量，而可讓人保持清醒並增強注意力，因此可用來改善猝睡症。由於具較佳的耐受性及不具成癮性，為治療猝睡症的首選藥。

2. 副作用： 頭痛、焦慮、失眠、噁心、神經緊張、頭暈、過敏反應及皮疹。

3. 類似藥物： Armodafinil (Nuvigil®)。

● Doxapram (Doprem®)

1. 作用與用途： 可選擇性刺激呼吸中樞，亦能刺激主動脈及頸動脈之化學受體，用於興奮呼吸及麻醉後之甦醒。

2. 副作用： 深腱反射增加、腕與足痙攣、血壓上升、咽痙攣及支氣管痙攣。

3. 禁忌症： 癲癇、嚴重高血壓及腦血管障礙。

● Solriamfetol (Sunosi®)

1. 作用與用途： 為 DA 與 NE 再回收抑制劑，可改善猝睡症與阻塞性睡眠呼吸中止導致的日間嗜睡症狀。

2. 副作用： 頭痛、噁心、食慾降低、失眠及焦慮。

3. 注意事項：

(1) 由於 Solriamfetol 可能會升高收縮壓、舒張壓及增加心跳速率，開始投藥前及用藥期間須監測心跳與血壓。

(2) 具精神疾病或躁鬱疾病患者，使用期間如發生精神疾病症狀需考慮低劑量或停藥。

4. **禁忌症**：心律不整或其他嚴重心臟疾病患者。

5. **交互作用**：禁止與 MAOIs 併用，以免血壓過高。

➲ Pitolisant (wakix®)

1. **作用與用途**：為 H_3 受體拮抗劑 / 反向至效劑，可增加組織胺（為一種促進喚醒的神經傳遞物質）的合成與釋放，而促進清醒（H_3 為結節乳突神經核 (TMN) 神經元上的抑制性的自體受體，抑制 H_3 受體形同提高 TMN 活性）。

2. **副作用**：失眠、頭痛、噁心、體重異常減輕及自發性流產。

3. **注意事項**：不建議午後服用，以免夜間失眠。

二、注意力不足過動症藥物

　　注意力不足過動症是一種在兒童期常見的疾病，即俗稱的「過動兒」。目前仍無法解釋過動症的成因。但可能與腦中 DA 受體或 DA 含量異常，導致無法正常運作有關。第一線治療藥物為 Methylphenidate (Ritalin®)、Dexmethylphenidate (Focalin®) 及 Dextroamphetamine (DextroStat®) 等中樞神經興奮劑。其他藥物則包括：選擇性正腎上腺素再回收抑制劑 (selectve norepinephrine reuptake inhibitors; NRIs)、正腎上腺素及多巴胺再回收抑制劑 (norepinephrine and dopamine reuptake inhibitors; NDRIs)、三環式抗憂鬱劑及 α_2 致效劑。

（一）中樞神經興奮劑

➲ Methylphenidate (Ritalin®)

1. **作用與用途**：阻斷 NE 及 DA 再回收，藉著活化腦幹覺醒系統及皮質而發揮興奮作用，改善注意力、過動、衝動、社交技巧、人際關係、學業表現及腦神經認知等功能。

2. **副作用**：失眠、食慾不振、體重減輕、腸胃不適、頭暈及坐立不安。

3. **類似藥物**：
   - Dexmethylphenidate (Focalin®)
   - Dextroamphetamine (Dextrostat®)
   - Lisdexamfetamine (Vyvanse®)

(二) 選擇性正腎上腺素再回收抑制劑

➲ Atomoxetine (Strattera®)

1. **作用與用途**：選擇性阻斷 NE 再回收，增加突觸間隙 NE 的含量而可改善記憶力及注意力。

2. **副作用**：頭痛、頭暈、鼻炎、腹痛、胃痛、食慾下降及噁心嘔吐。

3. **交互作用**：避免與 MAOIs 併用，以免增加 NE 含量，而導致高血壓危象。

(三) 正腎上腺素及多巴胺再回收抑制劑

➲ Bupropion (Wellbutrin®)

1. **作用與用途：**可同時抑制 DA 及 NE 再回收，改善記憶力及注意力。
2. **副作用：**噁心、紅疹、便秘、腹瀉、頭痛及口乾。
3. **禁忌症：**癲癇及飲食障礙病史的孩童。

(四) 三環式抗憂鬱劑－ Imipramine、Desipramine、Nortriptyline

可減輕注意力不足過動症的症狀，但效果比中樞神經興奮劑差且副作用多。

(五) α_2 致效劑

➲ Clonidine (Catapres®)

1. **作用與用途：**為中樞神經 α_2 致效劑，可增加腦前額葉的血流，而可加強記憶力及執行力。
2. **副作用：**鎮靜、低血壓、便秘、心跳變慢和反彈性高血壓。

重點回顧

	藥物	作用機轉及用途	副作用
中樞神經興奮劑			
安非他命類	Dextroamphetamine (Dextrostat®) Amphetamine Methamphetamine (Desoxyn®) Lisdexamfetamine (Vyvanse®) Methylphenidate (Ritalin®) Methylenedioxymethamphetamine (MDMA) Dexmethylphenidate (Focalin®)	可促進 NE 及 DA 釋放及阻斷 NE、DA 再回收，引起欣快感、減少疲勞、刺激呼吸、抑制食慾及活化腦幹覺醒系統、皮質系統，用於治療注意力不足過動症、猝睡症及肥胖症	中樞神經興奮、血壓上升、高燒、體重減輕、心律不整、精神錯亂、思想障礙及類似妄想性思覺失調症等
甲基黃嘌呤類	Caffeine 咖啡因 Theophylline 茶鹼 Theobromine 可可鹼	可抑制磷酸二酯酶，防止 cAMP 分解及阻斷腺苷酸受體，產生中樞和心臟興奮、支氣管擴張及利尿作用	噁心、心跳過快、頭昏眼花、潮紅、腹瀉、頻尿及發燒
其他	Modafinil (Provigil®) Armodafinil (Nuvigil®)	能刺激腦部，提高神經蛋白 orexins 的含量，而讓人保持清醒，並增強注意力及警惕性，因此可用來改善嗜睡症	頭痛、焦慮、失眠、噁心、神經緊張、頭暈、過敏反應及皮疹
	Doxapram (Doprem®)	可刺激呼吸中樞、主動脈及頸動脈之化學受體，用於興奮呼吸及麻醉後之甦醒	深腱反射增加、腕與足痙攣、血壓增加、咽及支氣管痙攣

藥物		作用機轉及用途	副作用
其他（續）	Solriamfetol (Sunosi®)	為 DA 與 NE 再回收抑制劑，可改善猝睡症與阻塞性睡眠呼吸中止導致的日間嗜睡症狀	頭痛、噁心、食慾降低、失眠及焦慮
	Pitolisant (wakix®)	為 H_3 受體拮抗劑／反向至效劑，可增加組織胺的合成與釋放，而促進清醒	失眠、頭痛、噁心、體重異常減輕及自發性流產
注意力不足過動症藥物			
中樞神經興奮劑		同安非他命	同安非他命
選擇性正腎上腺素再回收抑制劑 Atomoxetine (Strattera®)		選擇性阻斷 NE 再回收，增加 NE 含量而可改善記憶力及注意力	頭痛、頭暈、鼻炎、腹痛、胃痛、食慾下降及噁心嘔吐
正腎上腺素及多巴胺再回收制劑 Bupropion (Wellbutrin®)		可抑制 DA 及 NE 再回收而改善記憶力及注意力	噁心、紅疹、便祕、腹瀉、頭痛及口乾
α_2 致效劑 Clonidine (Catapres®)		可增加腦前額葉的血流，而可加強記憶力及執行力	鎮靜、低血壓、便祕、心跳變慢和反彈性高血壓

第五節 藥物濫用

藥物濫用 (abused drugs) 係指不是為了醫療目的，過度且強迫地使用某種藥物，除傷害個人身體健康、影響社會及職業適應性外，還會危害到社會秩序。一般可將藥品分成鴉片類藥物、興奮劑、鎮靜劑、迷幻藥、解離型化合物及其他等六大類。

依據管制藥品管理條例，可將這六大類藥品依成癮性、濫用性及對社會危害性分為四級。

1. **第一級**：海洛因 (Heroin)、嗎啡 (Morphine)、鴉片、古柯鹼 (Cocaine)。

2. **第二級**：安非他命 (Amphetamine)、大麻、搖頭丸 (MDMA)、搖腳丸或一粒沙 (LSD)、西洛西賓 (Psilocybin) 及美沙冬 (Methadone)。

3. **第三級**：Flunitrazepam (FM_2)、紅中 (Secobarbital)、青發 (Amobarital)、愷他命 (Ketamine)、一粒眠、K5 或紅豆 (Nimetazepam) 及丁基原啡因 (Buprenorphine)。

4. **第四級**：Benzodiazepines、Chloral hydrate、Phentermine、Sibutramine、Zaleplon、Zolpidem 及弱效鴉片類製劑（例如：Tramadol 特拉嗎寶）。

一、鴉片類藥物

　　鴉片類藥物泛指由植物「罌粟」提煉出來的藥物，或化學結構相類似的人工合成物。常見的有 Morphine、Heroin、Meperidine、Oxycodone 及 Methadone 等。由於它們是強而有效的鎮痛劑，能減低痛覺，加強忍痛能力，故常被廣泛應用在治療各種疼痛。

　　除了鎮痛，鴉片類藥物也會使人感到欣快、平靜舒暢的效果。各種鴉片類藥物產生效果的速度、持續時間及強度各異，其中以 Heroin 的藥效快速而強烈，故常被濫用。臨床上服用過量嗎啡類化合物會造成急性中毒現象，症狀包括呼吸抑制、昏迷及針狀瞳孔。此時可靜脈注射 Naloxone 或 Nalmefene 等拮抗劑來逆轉所有作用，然而劑量不能太高，否則會產生嚴重之戒斷作用。長期濫用則會產生強烈的耐藥性、身體依賴性及戒斷症狀，此時可給予 Methadone、Buprenorphine 及 Naltrexone 來緩解。

二、興奮劑

　　此類藥物包括 Cocaine、安非他命、甲基安非他命、Methylphenidate。安非他命類藥物請參考第四節中樞神經興奮劑。

⊃ 古柯鹼 Cocaine

1. **作用**：俗稱「快克」。為中樞神經興奮劑，亦具有局部麻醉及血管收縮作用，常作為眼科及耳鼻喉科局部麻醉之用。可干擾中樞神經突觸前神經元的 DA 再回收，活化腦中的愉快系統，而產生欣快感、精力旺盛、注意力敏銳及思路清晰等感覺。

2. **中毒症狀**：過量使用易產生胡言亂語、呼吸衰竭、心臟麻痺、甚至死亡。

3. **戒斷症狀**：無力、失眠、躁動及焦慮等。

三、鎮靜劑

　　這類藥物包括巴比妥鹽類、Benzodiazepines 類、其他鎮靜安眠藥及酒精，前三類藥物詳見第三節鎮靜安眠藥。

⊃ Ethanol（酒精；乙醇）

1. **藥理作用：乙醇屬於中樞神經抑制劑**，其藥理作用複雜，短期使用會興奮GABA受體，抑制麩胺酸受體，也會影響5-HT及DA等，隨著時間及濃度的改變則會產生注意力不集中、思考力下降、認知功能下降、判斷力失常、步伐失調、口齒不清，甚至濃度更高時會意識昏迷或死亡。

2. **藥物動力學**：主要從小腸吸收，分布至全身體液及組織中，約 90% 經由肝臟代謝（圖6-5），其餘未經肝臟氧化則經由呼吸或尿液排出。一般屬於零級反應，表示代謝速率固定，不隨時間或濃度改變。

3. **不良反應：** 分成急性症狀與慢性症狀，如表 6-9。

4. **急性中毒的處理：** 以支持性療法為主，並防止呼吸抑制或嘔吐物吸入；另外補充葡萄糖預防低血糖與酮酸血症；補充電解質來平衡脫水和嘔吐造成的電解質流失。

5. **假酒中毒之治療：** 乙醇可和甲醇競爭乙醇脫氫酶，使身體有足夠時間排除甲醇，並且阻止甲醇代謝成甲醛（導致假酒產生失明的成分）及其他代謝物，因此可作為甲醇中毒的解毒劑。

6. **禁忌症：** 肝功能不佳、胃潰瘍、孕婦及正在服用抗組織胺、Barbiturates 或 Benzodiazepines 類安眠藥等中樞神經抑制劑。

✚ 表 6-9　乙醇的不良反應

	急性中毒	慢性中毒
症狀	・鎮靜、運動失調、昏迷、呼吸抑制 ・注意力不集中、認知功能下降、短期失憶 ・心輸出量下降、血管擴張、血壓下降、反射性心跳加速	・脂肪肝、肝炎、肝硬化 ・胃炎、胰臟炎、營養不足、貧血 ・心肌病變、心律不整 ・腹水、水腫、嘔吐、腹瀉、低血糖、酮酸血症 ・抑制肺泡吞噬細胞及 T 細胞功能，造成免疫低下 ・步態異常、運動失調、四肢遠端麻痺、魏尼克腦病 (Wernicke-Karsakoff syndrome) ・過度興奮、抽搐、意識不清、激動、發燒、心跳過快、幻想

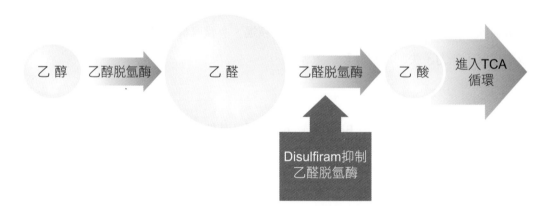

圖 6-5　乙醇的代謝及 Disulfiram 的作用機制。乙醇脫氫酶 (alcohol dehydrogenase; ADH)；乙醛脫氫酶 (aldehyde dehydrogenase; ALDH)。乙醇脫氫酶在體內迅速將乙醇代謝成乙醛，乙醛脫氫酶再將乙醛轉變成乙酸，Disulfiram 可抑制乙醛脫氫酶，減少乙醛轉變成乙酸，造成乙醛蓄積，而產生宿醉及噁心嘔吐等副作用。乙酸在肝臟可經由 TCA 循環產生 ATP。

藥理
小常識　　戒除酒癮的治療

　　藥物包括 Disulfiram、Naltrexone、Acamprosate 及 Topiramate。

✱ Disulfiram (Antabuse®)

1. 作用與用途：**可抑制乙醛脫氫酶**，阻斷乙醛轉變成乙酸，**導致血中乙醛濃度升高**（圖 6-5），**造成臉潮紅、噁心、嘔吐、盜汗、低血壓及意識不清等副作用**，而藉此解除酒癮。
2. 副作用：頭痛、口腔有金屬味及嗜睡。

✱ Naltrexone (Vivitrol®)

1. 作用與用途：可拮抗類鴉片受體，干擾內生性的類鴉片神經傳遞物質釋出所導致的神經元興奮作用，使得興奮感降低進而達到戒除酒癮的作用。
2. 副作用：腹瀉、腹部痙攣及肝損傷。
3. 類似藥物：Nalmefene。

✱ Acamprosate (Campral®)

1. 作用與用途：可拮抗 NMDA 受體，並增強 GABA 受體的作用，藉以抑制中樞神經過度興奮，進一步減緩戒斷症狀。
2. 副作用：腹瀉、過敏、不規則心跳、頭痛、失眠及陽痿。

✱ Topiramate (Topamax®)

1. 作用與用途：可促進 GABA 功能並抑制中腦皮質邊緣系統的麩胺酸神經路徑，減少對酒精的依賴性，而用於戒除酒癮。
2. 副作用：暈眩、體重減輕、噁心、腹瀉、疲勞及憂鬱。

藥理
小常識　　酒精戒斷症狀的治療藥物

藥物	改善的戒斷症狀
Benzodiazepines 　Chlordiazepoxide 　Clorazepate 　Diazepam 　Lorazepam 　Oxazepam	可以穩定生命徵象，預防酒精中毒所導致的癲癇及震顫性譫妄
β 拮抗劑 　Atenolol 　Propranolol	改善生命徵象，降低對酒精的渴望及減少酒精戒斷期間的顫抖及心跳速率
中樞 α_2 致效劑 　Clonidine	輔助緩解戒斷時的中樞神經興奮作用
抗癲癇藥物 　Carbamazepine	減少戒斷症狀及預防癲癇發作

四、迷幻藥

藥物包括二乙基麥角酸醯胺 (Lysergic Acid Diethylamide; LSD)、Mescaline 及 Psilocybin。

⊃ 二乙基麥角酸醯胺；一粒沙、ELISA；搖腳丸

二乙基麥角酸醯胺為強烈的中樞神經幻覺劑，經由麥角菌之麥角酸製造而來，現多由麥角素半合成而得。使用方式包括口服（主要）、抽吸或注射。

1. **作用**：可活化**5-HT₂**受體，產生噁心、嘔吐、散瞳、體溫升高、臉紅、冷顫、心悸、高血壓、發抖、情緒起伏、對時間或空間產生錯亂及注意力不集中等。

2. **毒性症狀**：抽搐、腦病變、昏迷、體溫高（可投予Chlopromazine緩解）、急性腎衰竭、橫紋肌溶解症、焦慮、恐慌、胡言亂語、精神性併發症、自殺、耐受性、心理及生理依賴性。

⊃ Mescaline；墨西哥仙人掌鹼

可活化 5-HT$_{2A}$ 受體而產生幻視、幻覺、欣快感及交感神經興奮。

⊃ Psilocybin

從墨西哥印第安人祭神時食用之裸蓋菇 (psilocybe mexicana) 中萃取得到。

1. **毒性症狀**：散瞳、視力模糊、煩躁不安、心跳快、高血壓、喪失方向感、無法行走、攻擊性行為、視幻覺及感覺扭曲等。

2. **中毒之治療**：無解毒劑，主要以支持性療法為主。

五、解離型化合物

服食者會產生反社會作用，而與環境脫鉤。

⊃ Phencyclidine 天使塵

1. **作用**：為一種解離麻醉劑，可拮抗NMDA受體，產生愉快、麻木、感官扭曲、恐懼、混淆、語無倫次、視覺模糊、眼神空洞及精神分裂形態的行為。

2. **中毒症狀**：抽搐、呼吸困難、休克、中風及死亡等。

3. **中毒之治療**：使用支持療法，或以洗胃或酸化尿液的方式加速藥物排出。

⊃ Ketamine

乃Phencyclidine（天使塵）的衍生物，俗稱卡門、K他命及Special K。為一種麻醉藥品，常用於小手術或全身麻醉之誘導劑，具有鎮痛及肌肉鬆弛作用。

1. **毒性症狀**：心搏過速、血壓上升、幻覺、暫時性失憶、意識迷亂、言語不清、失眠、步態不穩、惡性高體溫、焦慮、作夢、急性精神病、強直性肌肉緊張、複視、視力模糊、瞳孔擴大及呼吸抑制。

2. 中毒之治療：

(1) 支持療法：洗胃、給予活性碳吸附毒素及給予氧氣保護呼吸道。

(2) 治療藥物：以 Benzodiazepines 類鎮靜劑改善中毒症狀與幻覺作用；以 Fentanyl 改善肺高壓及肺水腫。

六、其他

⊃ 大麻

1. 作用： 主成分為「四氫大麻酚」(tetrahydrocannabinoid; THC)。可作用於大腦的海馬、小腦、黑質及蒼白球的**大麻受體(Cannabinoid receptor type 1; CB 1)**，干擾腦部的記憶、注意力、觀念及動作等正常運作。

2. 中毒症狀： 長期使用會造成注意力、記憶力、判斷力下降、無方向感、意識混亂、人格喪失、妄想、幻覺及對周遭事務漠不關心。

⊃ 強力膠；煉丹

1. 作用： 主成分為甲苯，會產生視覺模糊、運動失調、欣快感、注意力不集中、幻覺及脫離現實感等。

2. 戒斷症狀： 不明顯，但偶爾會出現焦慮及情緒低落等。

⊃ Nicotine（Nicorette®；尼古丁）

1. 藥理作用： 可收縮血管、加快心跳、升高血壓、刺激中樞神經、促進腸胃蠕動、噁心、嘔吐或腹瀉等。也可作用於邊緣系統，促進 DA 釋放產生快感及菸癮。

2. 戒斷症狀： 暴躁易怒、焦慮、憂鬱沮喪、注意力難以集中、不安、心跳減慢及食慾或體重增加。

3. 急性中毒症狀及治療：

(1) 中毒症狀：噁心、唾液分泌、腹痛、嘔吐、下痢、頭痛、眩暈、聽力及視力障礙、精神錯亂、血壓下降、失神、疲憊、虛脫、痙攣、呼吸困難及死亡等。

(2) 治療方式：使用吐根糖漿引起嘔吐、進行洗胃或使用活性碳減少吸收，有時可給予呼吸輔助治療。

4. 慢性中毒症狀： 心血管疾病、慢性肺疾病、咽喉癌、食道癌、肺癌、口腔癌及膀胱癌等。

　　長期吸菸時尼古丁會增加DA、NE及5-HT等神經傳遞物質釋出，讓吸菸者感到愉悅、提神、放鬆、集中注意力、增加工作效率等正向作用。然同時也會讓神經細胞對尼古丁產生適應性及耐受性，而產生依賴與渴望。因此當體內缺少尼古丁時，神經系統易引發暴躁、易怒、失眠、精神無法集中、焦慮、挫折感、坐立難安及缺乏耐心等不適的反應，因此單憑意志力戒菸是很困難的。

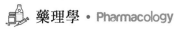

目前有效的戒菸藥，分成「尼古丁製劑」和「非尼古丁藥物」二大類，它們都可以緩解尼古丁的戒斷症狀，減少對尼古丁的需求，讓戒菸者能穩定情緒，並增加戒菸的成功率。

(一) 尼古丁製劑

尼古丁製劑主要是提供漸進式低於每日尼古丁需求量的方式，來達到戒菸作用並避免戒斷症狀的發生。目前FDA核准的尼古丁製劑包括尼古丁口嚼錠、尼古丁口含錠、尼古丁貼片、尼古丁吸劑及尼古丁鼻噴劑。優點包括：(1)提供較少的每日尼古丁需求量，降低戒菸期間可能出現的吸菸渴望、焦慮、煩躁、神經緊張、注意力分散、失眠及戒斷症狀；(2)減少致癌物質產生；(3)降低血中尼古丁濃度的變化，避免因濃度波動過大而產生過度的中樞刺激作用。

(二) 非尼古丁藥物

目前 FDA 核准用於戒菸輔助之非尼古丁治療藥物包括 Bupropion 及 Varenicline 兩種。

⊃ Bupropion（Zyban SR®；耐煙盼）

1. **作用與用途：**為非典型的抗憂鬱劑，藉由抑制 NE 和 DA 再回收，產生類似尼古丁所造成的愉悅、提神、放鬆、集中注意力及降低戒斷症狀的產生。
2. **副作用：**頭痛、噁心、失眠及心跳加快。

⊃ Varenicline（Champix®；戒必適）

1. **作用及用途：**為菸鹼性受體部分致效劑，可阻斷尼古丁與菸鹼性受體結合，降低對尼古丁的渴求及戒斷症狀的產生，亦可降低 DA 分泌進而降低吸菸的滿足感。
2. **副作用：**頭痛、噁心及失眠。

自我評量

1. (　) 一位病人使用 Thioridazine 來治療思覺失調症而產生口乾、心悸及尿液滯留，請問此種副作用是如何產生？(A) 作用於蕈毒鹼受體　(B) 阻斷蕈毒鹼受體　(C) 作用於多巴胺受體　(D) 阻斷多巴胺受體。

2. (　) 利用 Disulfiram 治療酒癮病人的作用機制為何？(A) Disulfiram 抑制胃腸道對酒精的吸收速率　(B) Disulfiram 是乙醇脫氫酶 (alcohol dehydrogenase) 的活化劑，可加速酒精的代謝　(C) Disulfiram 是乙醛脫氫酶 (aldehyde dehydrogenase) 的抑制劑，個體會因頭痛噁心和胃腸不適等症狀而停止飲酒　(D) Disulfiram 可抑制中樞的成癮迴路 (addiction pathway)。

3. (　) 迷幻藥 LSD 主要影響腦部的何種神經系統？(A) Glutamate 神經系統　(B) GABA 神經系統　(C) 膽鹼神經系統　(D) 血清素神經系統。

4. (　) 抗精神病藥 Clozapine 因為具有阻斷血清素 5-HT_{2A} 受體的功能，所以和典型 (typical) 抗精神病藥物相比，比較不易產生下列何種中樞副作用？(A) 憂鬱症　(B) 焦慮症狀　(C) 錐體外症狀 (extrapyramidal syndrome)　(D) 藥物成癮。

5. (　) 躁鬱症病人長期服用 Lithium，需定期檢測何種器官的生理功能？(A) 甲狀腺　(B) 副甲狀腺　(C) 胰臟　(D) 肝臟。

6. (　) 長期使用抗精神病藥物造成帕金森氏症 (Parkinson's disease) 副作用，其最主要的原因為何？(A) 易傷害多巴胺 (Dopamine) 神經細胞　(B) 產生過多的自由基　(C) 破壞乙醯膽鹼的神經活性　(D) 阻斷多巴胺受體。

7. (　) 有關巴比妥藥物 (Barbiturates) 之敘述，下列何者錯誤？(A) 長期使用易產生耐藥性　(B) 長期使用易產生藥物依賴性　(C) 只能以靜脈注射給藥　(D) 過量時會抑制呼吸。

8. (　) 下列哪一個藥物對腦部的 5-HT_2 受體有高親和力，本身並不會引起外錐體症候群及血液方面的疾病，但是可能會延長 QT 間期？(A) Chlorpromazine (B) Clozapine (C) Fluphenazine　(D) Ziprasidone。

9. (　) 下列何種酶可被咖啡因抑制？(A) 磷酸雙酯酶 (phosphodiesterase)　(B) 磷脂質脂解酶 (phospholipase)　(C) 鹼性磷酸酶 (alkaline phosphatase)　(D) 酪氨酸激酶 (tyrosine kinase)。

10. (　) Buspirone 治療慢性泛焦慮症，主要透過下列何種受體？(A) 多巴胺 1 型 (D_1)　(B) 血清素 3 型 (5-HT_3)　(C) $GABA_A$　(D) 血清素 1A 型 (5-HT_{1A})。

11. (　) 有一年輕病人使用藥物治療思覺失調症，幾個禮拜後變得非常容易疲勞且有週期性的發燒。至醫院檢查發現有顆粒性白血球缺乏症。請問此病人是服用下列何種抗精神病藥物？(A) Clozapine　(B) Haloperidol　(C) Olanzapine　(D) Ziprasidone。

12. (　) Bupropion 除可當抗憂鬱藥物外，尚具有何項藥理功能？(A)抑制乙醯膽鹼的代謝，可以治療阿茲海默症(Alzheimer's Disease)　(B)與lithium合併使用，治療雙極性躁鬱症　(C)具有抗流感病毒的功效　(D)抑制個體對nicotine的渴求，用以治療菸癮。

13. (　) 下列何種安眠藥物被濫用的可能性較低，而未被列為管制藥品？(A) Zolpidem　(B) Zaleplon　(C) Eszopiclone　(D) Ramelteon。

14. (　) 屬於 phenothiazines 和 thioxanthenes 類的典型 (typical) 抗精神病藥物除治療精神病外，尚可產生何種療效？(A) 降血壓　(B) 利尿　(C) 止吐　(D) 止痛。

15. (　) 憂鬱症的藥物治療最主要是調整腦部的何種神經傳導物質？(A) 恢復腦內缺乏的多巴胺和 GABA 神經傳導　(B) 抑制腦部分泌過多的正腎上腺素　(C) 增進腦部缺乏的正腎上腺素和血清素　(D) 抑制腦部過高的麩胺酸 (glutamate) 活性。

16. (　) 有關安非他命 (Amphetamine) 之敘述，下列何者錯誤？(A) 興奮中樞神經，並促進食慾　(B) 興奮心血管系統，使血壓上升　(C) 急性中毒時，需降低病人體溫　(D) 長期服用時，可導致類思覺失調症。

17. (　) 有一位病人因誤服 Diazepam 及 Ethanol 呈現無意識狀態而被送到急診室，請問下列何種藥物可用來作為解毒劑？(A) Naloxone　(B) Naltrexone　(C) Fluphenazine　(D) Flumazenil。

18. (　) 一位45歲男人有酗酒的病史，他時常感到焦慮、注意力無法集中及常常無法入睡，請問下列哪一個藥物最適合用來治療焦慮症？(A) Buspirone　(B) Phenobarbital　(C) Fluphenazine　(D) Amphetamine。

19. (　) Benzodiazepine 可以用來治療下列的疾病，但哪一個除外？(A) 思覺失調症　(B) 癲癇　(C) 失眠　(D) 焦慮症。

20. (　) 有一 45 歲男子因車禍被帶到醫院的急診室，此時對他進行抽血檢查，酒精濃度為 275 mg/dL。之前資料也顯示他曾經因為酒精引發癲癇而住院。他的太太也證實他已經喝酒 3 個禮拜了。請問下列哪一個藥物最適合用來治療酒精戒斷症候群？(A) 沒有任何藥物　(B) Lorazepam　(C) Pentobarbital　(D) Phenytoin。

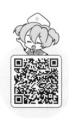

QR Code 解答

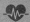

CHAPTER
07

抗發炎、抗過敏及免疫相關藥物

Anti-inflammatory, Antiallergic and Immunologic Drugs

學習目標
Objectives

1. 了解免疫抑制劑、抗組織胺、非固醇類抗發炎藥、痛風藥物及類風溼性關節炎藥物的作用機轉、用途、配伍禁忌、交互作用、懷孕用藥分類、及重要副作用。

2. 了解抗組織胺的作用機轉、用途、配伍禁忌、交互作用、懷孕用藥分類、及重要副作用。

3. 了解非固醇類抗發炎藥、痛風藥物及類風溼性關節炎藥物的作用機轉、用途、配伍禁忌、交互作用、懷孕用藥分類、及重要副作用。

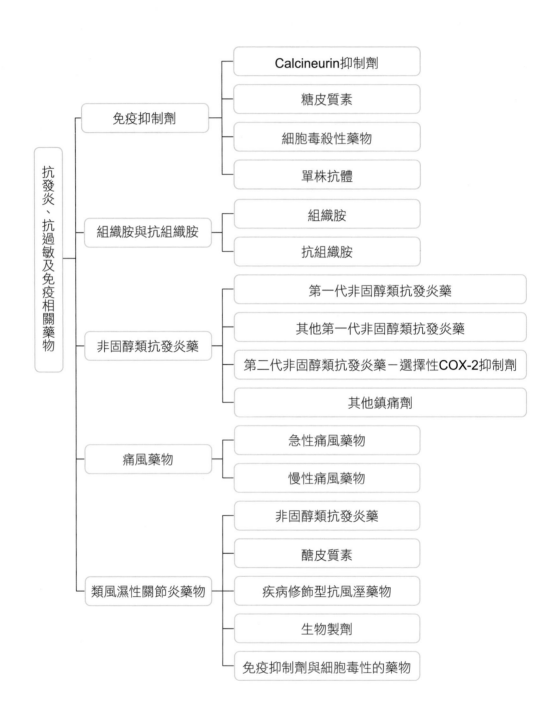

-------- 前言 --------

　　發炎是當病毒或細菌入侵入體時，在免疫系統中的肥大細胞會啟動防禦機制，釋放出組織胺，並把白血球、嗜中性球等送到戰場，並分泌組織胺、緩動素、前列腺素及白三烯素等促進發炎的因子，使血管擴張、組織液滲出，刺激產生疼痛，對抗外來的病原菌，並引起局部的紅腫熱痛。然而發炎反應的過程也會激發許多炎性細胞因子如TNF-α和IL-6的產生，以通報免疫系統進入備戰時期。

　　因此除了引發發炎反應來迅速消滅入侵的病毒或細菌外，身體內也會有抑制發炎反應的抗發炎物質的累積來調降發炎物質的生成。最常使用的抗發炎藥為非固醇類抗發炎藥，而痛風及類風濕性關節炎皆與發炎有關，因此將於本章的三、四、五節中討論。組織胺為發炎過程中所釋放的媒介物，本身並沒有任何治療疾病的臨床應用，然而拮抗組織胺的化合物則有相當的臨床應用性，將於本章的第二節中敘述。免疫抑制劑在移植組織或器官的保存上占有非常重要的角色，同時在免疫系統異常疾病的治療上也相當重要，這部分將於第一節中敘述。

第一節　免疫抑制劑

　　免疫系統是身體辨別外來物質，進而將之消滅或排除體外的重要系統，主要用於保護人體。但有些個體內的細胞或其他成分會與免疫系統發生異常的免疫反應，攻擊自體細胞而引發自體免疫疾病，此時即須使用免疫抑制劑。

　　免疫抑制劑主要是降低個體的免疫力，用於器官移植，以減少器官移植時所導致的排斥或改善部分免疫能力太強所造成的紅斑性狼瘡、類風濕性關節炎、多發性硬化症及重症肌無力等自體免疫疾病。一般可將藥物分為 calcineurin 抑制劑 (calcineurin inhibitors; CNI)、糖皮質素、細胞毒殺性藥物 (cytotoxic drugs) 及抗體等四大類。

一、Calcineurin 抑制劑

⊃ Cyclosporin (Sandimmune®)

1. **作用與用途：**可與 T 細胞的親環素蛋白 (cyclophilin) 結合，抑制鈣調磷酸酶 (calcineurin) 的活性，干擾T細胞活化而**影響白血球間質素 IL-2 的轉錄及分泌**，進而達到免疫抑制作用（圖7-1）。主要用於器官移植時所導致的排斥作用、治療乾癬及類風濕性關節炎。由於不影響B 細胞，副作用少，為常用的免疫抑制劑。

2. **副作用：**腎功能下降、神經毒性、肝毒性、高血壓、噁心、嘔吐、淋巴瘤、毛髮增生及牙齦增生。

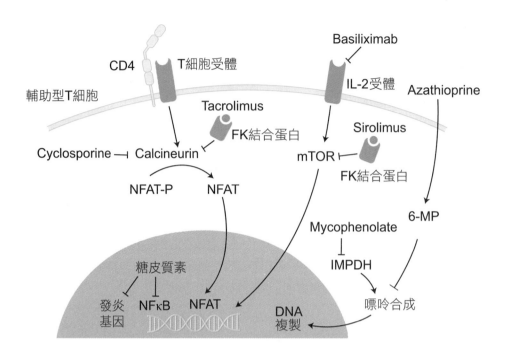

圖 7-1　免疫抑制劑作用的位置。NFAT：活化 T 細胞的核因子；FKBP：FK 結合蛋白；mTOR：Rapamycin 在哺乳類動物細胞的標靶；IMPDH：肌苷單磷酸去氫酶；NF-κB：核因子 κB。

3. **交互作用**：本身具腎毒性，因此避免與非固醇類抗發炎藥、Amphotericin B 及胺基配醣體 等具腎毒性的藥物併用。

● Tacrolimus (Prograf®)

　　為巨環類物質，效果比 Cyclosporin 有效，但毒性稍強些。

1. **作用與用途**：可與細胞內 FK 結合蛋白 12 (FK-binding protein 12; FKBP-12) 結合，抑制鈣 調磷酸酶的活性，干擾 T 細胞活化而影響 IL-2 的轉錄及分泌，進而達到免疫抑制作用（圖 7-1）。常與醣皮質素併用，預防器官移植時所導致的排斥作用。

2. **副作用**：腎毒性、癲癇、高血壓、高血糖、高血鉀、及神經病變。

3. **交互作用**：本身具腎毒性，因此避免與非固醇類抗發炎藥、Amphotericin B 及胺基配醣體 等藥物併用。

● Sirolimus (Rapamune®)

1. **作用與用途**：與細胞內 FKBP-12 結合後，可以抑制 mTOR（mammalian target of rapamycin; rapamycin 在哺乳類動物細胞的標靶）進而阻止 IL-2 引起的淋巴球活化訊息傳遞及細胞分 裂。用於預防器官移植及心臟血管支架之排斥反應（圖 7-1）。

2. **副作用**：高血脂、血小板減少、發熱、畏寒、喉嚨痛、呼吸不順、出血、瘀傷、皮膚蒼白 及倦怠感等。

3. **交互作用：**

(1) Phenytoin、Phenobarbital及Rifampin會誘導肝臟代謝酵素，降低Sirolimus的血中濃度；Verapamil、Erythromycin及蛋白酶抑制劑會抑制肝臟代謝酵素，增加Sirolimus的血中濃度。

(2) Cyclosporin、Tacrolimus 及 Sirolimus 皆由肝臟代謝酵素代謝，併用時會因競爭肝臟代謝酵素而使彼此的血中濃度上升，因此併用時，應將藥物的劑量降低。

(3) 高脂肪食物會增加 Sirolimus 的吸收，為了減少變化，病人飲食應一致。

4. **類似藥物：**Everolimus (Zortress®)。

二、糖皮質素

⊃ Triamcinolone (Kenacort®)

1. **作用與用途：**藉由抑制核因子 -κB (NF-κB)，影響 B、T 細胞功能，干擾 IL-2 形成而達到免疫抑制作用。用於預防器官移植時之排斥作用及治療風濕性關節炎、氣喘及過敏性疾病等。常與其他免疫抑制劑併用以降低劑量及毒性。

2. **副作用：**水腫、體重增加、月經失調、傷口不易癒合、高血壓、高血脂、骨質疏鬆、白內障、及小孩生長受抑制。

3. **類似藥物：**
   · Methylprednisolone (Medrol®)
   · Prednisolone (Meticorten®)

三、細胞毒殺性藥物

⊃ Azathioprine (Imuran®)

1. **作用與用途：**可干擾核酸合成，因而抑制 B 及 T 細胞產生抗體而達到免疫抑制作用。用於器官移植時所導致的排斥作用及治療風濕性關節炎、多發性硬化症等自體免疫疾病（圖 7-1）。因毒性大，目前已較少使用。

2. **副作用：**貧血、白血球與血小板減少、發燒、畏寒、關節與肌肉酸痛、頭暈及嘔吐等。

3. **注意事項：**與 Allopurinol 併用時應減少劑量，以免增強療效及毒性反應。

⊃ Mycophenolate mofetil (Myfortic®)

1. **作用與用途：**可水解產生 Mycophenolic acid (MPA) 活性成分，抑制肌苷單磷酸去氫酶 (IMPDH) **影響細胞嘌呤 (purine) 的合成**，因而干擾 T 及 B 細胞增生（圖 7-1）。常與醣皮質素併用，預防器官移植時所導致的排斥作用。由於副作用小，已漸漸取代 Azathioprine 及 Methotrexate。

2. **副作用：**腹瀉、噁心、嘔吐、感染、白血球減少及貧血等。

⊃ **Cyclophosphamide 及 Methotrexate**

　　均在抗腫瘤藥中做介紹。

四、單株抗體

　　可直接和 T 細胞表面 IL-2 抗原結合，防止 T 細胞活化，阻止器官排斥反應發生。

⊃ **Muromonab CD3 (Orthoclone OKT-3®)**

1. **作用與用途**：可與 T 細胞的 CD3 結合，進而阻止訊息傳至 T 細胞。用於器官移植時所導致的排斥反應。

2. **副作用**：細胞激素釋放性症候群、呼吸困難及心跳停止。

藥理小常識

細胞激素釋放性症候群 (cytokine release syndrome; CRS)

　　細胞激素釋放性症候群為 TNF-α 和 IFN-γ 快速釋放於體循環導致 IL-6 釋出而引起疲勞、發燒、寒顫、頭痛、噁心及腹瀉等症狀。對於輕微的 CRS，即使用支持療法，中等程度的 CRS，則給予氧氣及降血壓藥來提升血壓；較嚴重的 CRS，則給予免疫抑制劑或 Tocilizumab。

⊃ **Basiliximab (Simulect®)**

1. **作用與用途**：可與 IL-2 競爭 IL-2 受體，抑制 T 細胞活化，用於預防器官移植時所導致的排斥作用（圖 7-1）。由於是基因工程合成，因此較少引起畏寒、發燒、肺水腫或嚴重感染等副作用。

2. **副作用**：便秘、噁心、腹瀉、體重增加、頭痛、腳踝腫脹、高血壓及貧血等。

3. **類似藥物**：Daclizumab (Zenapax®)。

　　由於免疫抑制劑的毒性大，因此根據藥品的特性，選擇適當的免疫抑制劑，在藥物與毒性間找到平衡點是非常重要的用藥原則。

⊃ **Ruxolitinib (Jakavi®)**

1. **作用與用途**：可抑制 JAK 激酶，進而影響造血功能及免疫功能，用於治療高風險之骨纖維化以及適用於接受 hydroxyurea 治療後有抗藥性或無耐受性的真性紅血球增多症。

2. **副作用**：血小板減少、貧血、瘀傷及頭暈。

● Antithymocyte globulin (Thymoglobulin)

1. **作用與用途：** 是高度純化之 γ 免疫球蛋白，作用於 T 細胞的次單位，用於預防及治療器官移植時之排斥，嚴重再生不良性貧血。

2. **副作用：** 過敏、發燒及寒顫。

重點回顧

藥物	作用機轉與用途	副作用
Calcineurin 抑制劑		
Cyclosporin (Sandimmune®)	可抑制鈣調磷酸酶，干擾 T 細胞活化而影響 IL-2 的轉錄及分泌，進而達到免疫抑制作用	腎功能下降、神經毒性、肝毒性、高血壓、噁心、嘔吐、淋巴瘤、毛髮增生及牙齦增生
Tacrolimus (Prograf®)	可與 FKBP-12 結合，抑制鈣調磷酸酶活性，干擾 T 細胞活化而影響 IL-2 的轉錄及分泌，進而達到抗排斥作用	腎毒性、癲癇、高血壓、高血糖、高血鉀、及神經病變
Sirolimus (Rapamune®) Everolimus (Zortress®)	與 FKBP-12 結合後，可以抑制 mTOR 進而阻止 IL-2 引起的淋巴球活化訊息傳導及細胞分裂，用於器官移植時所導致的排斥反應	高血脂、血小板減少、發熱、畏寒、喉嚨痛、呼吸不順、出血、瘀傷、皮膚蒼白及倦怠感
Triamcinolone (Kenacort®) Methylprednisolone (Medrol®) Prednisolone (Meticorten®)	藉由抑制 NF-κB，影響 B、T 細胞功能，干擾 IL-2 形成而達到免疫抑制作用。用於預防器官移植時之排斥作用及治療風濕性關節炎、氣喘及過敏性疾病等	水腫、體重增加、月經失調、傷口不易癒合、高血壓、高血脂、骨質疏鬆、白內障、及小孩生長受抑制
細胞毒殺性藥物		
Azathioprine (Imuran®)	干擾核酸合成，因而抑制 B、T 細胞產生抗體而達到免疫抑制作用。用於器官移植時所導致的排斥作用及治療風濕性關節炎、多發性硬化症等自體免疫疾病	貧血、白血球與血小板減少、發燒、畏寒、關節與肌肉酸痛、頭暈及嘔吐
Mycophenolate mofetil (Myfortic®)	可水解產生 mycophenolic acid (MPA) 活性成分，抑制肌苷單磷酸去氫酶，影響嘌呤合成，因而干擾 T、B 細胞增生	腹瀉、噁心、嘔吐、感染、白血球減少及貧血
單株抗體		
Muromonab CD3 (Orthoclone OKT-3®)	可與 T 細胞的 CD3 結合，進而阻止訊息傳至 T 細胞	細胞激素釋放性症候群、呼吸困難及心跳停止
Basiliximab (Simulect®) Daclizumab (Zenapax®)	可與 T 細胞上的 IL-2 受體結合，干擾 IL-2 的作用，因而抑制 T 淋巴球活化，用於預防器官移植時所導致的排斥作用	便秘、噁心、腹瀉、體重增加、頭痛、腳踝腫脹、高血壓及貧血
Ruxolitinib (Jakavi®)	可抑制 JAK 激酶，進而影響造血功能及免疫功能	血小板減少、貧血、瘀傷及頭暈
Antithymocyte globulin (Thymoglobulin)	為 γ 免疫球蛋白，可作用於 T 細胞、治療器官移植時之排斥作用	過敏、發燒及寒顫

第二節　組織胺與抗組織胺

一、組織胺

　　組織胺為自泌素的一種,可由身體特定細胞或組織分泌,藉由組織液擴散運送至附近的細胞組織,產生局部且短暫的作用。在體內扮演重要的生理功能,包括過敏、發炎反應及胃酸分泌等。因此抑制組織胺合成或干擾它們與受體結合可用來治療很多疾病。本節將先就組織胺的分布、合成做介紹,再探討生理作用及相關疾病,最後討論與其相關的藥物。

(一) 合成與釋放

　　組織胺是由組織胺酸(histidine)經由組織胺酸去羧基酶(histidine decarboxylase)催化而來,再由甲基轉移酶(methyltransferase)氧化分解而成。主要分布於各組織之肥大細胞(mast cell)及嗜鹼性白血球(basophils)中,其中以肺臟、皮膚表層、胃腸道黏膜等處含量最高。當花粉、塵蟎等過敏原與肥大細胞的IgE抗體產生作用時,將導致組織胺釋放,引起過敏(anaphylaxis, allergy)、枯草熱(hay fever)、蕁麻疹(uriticaria)等過敏反應(圖7-2)。其他像Tubocuraine、鴉片類藥物、Penicillins及組織的傷害(創傷、燒傷、昆蟲咬傷)皆會促使組織胺釋放。

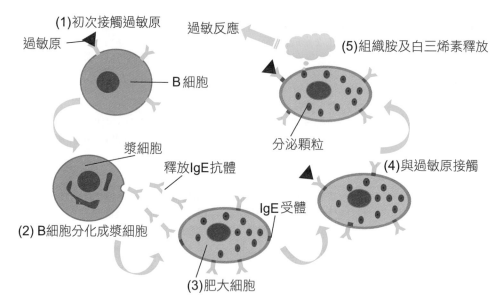

圖 7-2　抗原－抗體反應。初次接觸過敏原時,B 細胞會分化成漿細胞,漿細胞會產生 IgE 抗體,此抗體會附著於肥大細胞。當同一過敏原再度入侵時,便會和肥大細胞上的抗體結合,活化肥大細胞,而促使組織胺及白三烯素等發炎媒介物質釋放。

(二) 生理及藥理作用

組織胺的作用主要經由 H_1 及 H_2 受體來產生作用。H_1 受體可使血管擴張、血管通透性增加、支氣管平滑肌收縮及與睡眠、覺醒有關；H_2 受體則可促進胃酸分泌。

(三) 在過敏反應的角色

過敏反應主要由組織胺、前列腺素及白三烯素等媒介物所引起，其強度視何種媒介物而定。如鼻炎、水腫及癢等輕微過敏，大部分都是由組織胺作用於 H_1 受體的關係，症狀為枯草熱、蕁麻疹，一般可使用抗組織胺來治療。如為過敏性休克等嚴重的過敏反應，則是白三烯素等其他媒介物所引發，此時則需選用 Epinephrine。

二、抗組織胺

抗組織胺可分成 H_1 拮抗劑(H$_1$ blockers)及 H_2 拮抗劑(H$_2$ blockers)兩大類（表7-1）。H_1 拮抗劑可干擾組織胺作用於 H_1 受體，用於治療輕微過敏反應；H_2 拮抗劑則可干擾組織胺作用於 H_2 受體，用於治療消化性潰瘍。此節探討 H_1 拮抗劑，H_2 拮抗劑則於消化系統藥物中討論。

(一) H_1 拮抗劑

H_1 拮抗劑主要分成第一代及第二代兩大類，可選擇性阻斷 H_1 受體來產生藥理作用，但除了阻斷組織胺受體外，仍會阻斷血清胺及蕈毒鹼受體而造成副作用。**第一代與第二代的差別在於第一代具有中樞抑制，會產生鎮靜的副作用**，其他請參考表 7-2。

重點回顧

參考表 7-1。

✚ 表 7-1 抗組織胺-H₁ 拮抗劑

	藥物	H₁阻斷活性	抗膽鹼活性	鎮靜	用途	副作用	交互作用	備註
第一代	Brompheniramine (Brovex®)	++	+	+	治療輕微過敏、動暈症、失眠、孕吐、帕金森氏症及減緩感冒時的鼻溢現象	心律不整、低血壓、頭暈目眩、鎮靜（第一代較明顯）、肌肉無力、噁心、嘔吐、食慾增加（抑制血清胺受體）、口乾、尿液滯留、視覺模糊及便秘（抑制膽鹼性受體）	• 由於具中樞抑制作用，因此避免與酒精及鎮靜安眠藥等中樞神經抑制劑併用 • 避免與 **erythromycin**、ketoconazole、cimetidine 及葡萄柚汁等酵素抑制劑併用，以免增加血中濃度導致毒性	較少引起嗜睡的副作用，但可能產生中樞興奮作用，適合白天使用
	Chlorpheniramine (Chlor-Trimeton®)	++	++	+				
	DexChlorpheniramine (Polaramine®)	+++	++	+				
	Carbinoxamine (Clistin®)	+~++	+++	++				具有明顯的抗膽鹼性作用，且易引起鎮靜作用
	Clemastine (Tavegil®)	+~++	+++	++				
	Diphenhydramine (Benadryl®)	+~++	+++	+++				
	Doxylamine (Unisom®)	+~++	+++	+++				
	Triprolidine	+~++	+++	+				
	Dimenhydrinate (Dramamine®)	+++	+++	+++				
	Promethazine (Phenergan®)	+++	+++	+++				為抗精神病藥物，也可當作抗組織胺及鎮吐劑
	Cyproheptadine (Periactin®)	++	++	+				適用於動暈症患者
	Phenindamine (Nolahist®)	++	++	可能引起興奮				
第二代	Azelastine (Astelin®)	++~+++	±	±				
	Cetirizine (Zyrtec®)	+++	±	+				
	Levocetirizine (Xyzal®)	+++	±	+				
	Fexofenadine (Allegra®)	+++	±	±				有較弱的抗膽鹼及鎮靜的副作用
	Loratadine (Claratin®)	++~+++	±	±				
	Desloratadine (Clarinex®)	++~+++	±	±				

註：±：輕微；++：中等；+++：強。

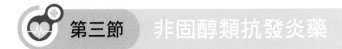

第三節　非固醇類抗發炎藥

　　與麻醉性鎮痛劑不同，此類藥物鎮痛效果弱，但並不會引起成癮、戒斷症狀及呼吸抑制，且多具有退燒及抗發炎反應，故又稱為非固醇類抗發炎藥 (non-steroidal anti-inflammatory drugs; NSAIDs)。

　　發炎為身體受到有毒物質或微生物入侵時，身體欲將侵入的病原體去活化、破壞或將刺激物移除時所產生的保護反應。發炎時受傷組織會釋放自泌素（表 7-2）來調節發炎時所引發的疼痛、趨化作用、血管擴張及血管通透性增加等作用。因此可使用 NSAIDs 來減少發炎反應及解除疼痛。另外，除了 NSAIDs 外，醣皮質素、疾病修飾型抗風濕藥物 (disease-modifying antirheumatic drugs; DMARDs) 及其他鎮痛劑皆具有抗發炎作用。

✚ 表 7-2　發炎媒介物及作用

媒介物質	血管擴張作用	血管通透性	趨化作用	疼痛
組織胺 (Histamine)	++	↑↑↑	－	－
血清胺 (Serotonin)	+/-	↑	－	－
緩動素 (Bradykinin)	+++	↑	－	+++
前列腺素 (Prostaglandins)	+++	↑	+++	+
白三烯素 (Leukotrienes)	－	↑↑↑	+++	－

註：
1. 前列腺素及白三烯素為發炎症狀有關的二個媒介物。
2. －：無；＋：輕微；++：中等；+++：強。
3. ±：有擴張也有收縮作用。

1. 作用機轉

　　所有 NSAIDs 的作用皆是抑制前列腺素合成，因此要認識藥物之前，應先對前列腺素的作用及生合成有所了解。

　　花生四烯酸 (arachidonic acid) 是一種二十個碳的不飽和脂肪酸（eicosanoids，類二十碳酸），為前列腺素及相關化合物之前驅物。在脂氧酶 (lipoxygenase) 和環氧酶 (cyclooxygenase) 的作用下，分別產生白三烯素、前列腺素及血栓素 (thromboxanes) 等三種自泌素（圖 7-3）。此二大途徑皆是與身體受傷或關節炎等疾病的發炎、水腫或疼痛有關。其中前列腺素引發血管擴張、增加血管通透性及使受傷區域的感受器對組織胺及緩動素等致痛化學物質敏感化。白三烯素則會引起血管、支氣管收縮及水腫等發炎反應。環氧酶主要分成環氧酶 -1 (cyclooxygenase-1; COX-1) 與環氧酶 -2 (cyclooxygenase-2; COX-2)，其中 COX-1 可進行胃壁保

護、啟動血小板、維持腎功能與巨噬細胞分化等作用，與組織的恆定性有關，因此稱為好的環氧酶（基本型酵素）；而 COX-2 是受發炎細胞所誘導，與疼痛、發燒及發炎有關，被稱為壞的環氧酶（誘發型酵素）（表 7-3）。

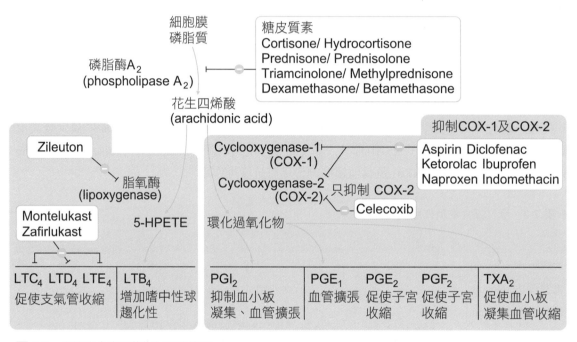

圖 7-3 自泌素合成及藥物作用的位置。

➕ 表 7-3 環氧酶的功能及抑制後的作用

位置	環氧酶種類	自泌素	生理反應	抑制環氧酶後的作用
胃	COX-1（基本型酵素）	**PGE$_2$**、PGI$_2$	增加重碳酸鹽、黏液分泌及**減少胃酸分泌**	胃潰瘍
血小板		TXA$_2$	**血小板凝集**	具抗凝血作用，可預防心肌梗塞
腎臟		PGE$_2$、PGI$_2$	促使腎血管擴張及維持腎血流量	腎臟損害
血管	COX-2（誘發型酵素）	PGI$_2$	血管擴張	血管收縮
受傷組織		PGE$_2$	發炎及疼痛	減少發炎及鎮痛
腦部		PGE$_2$	發燒及疼痛	減少發燒及鎮痛
結腸／直腸		－	促進血管新生，誘導癌細胞生長	預防癌症

註：COX-1= 環氧酶 -1，COX-2= 環氧酶 -2。

2. 分類

NSAIDs（表 7-4）可分為具抗發炎作用的 NSAIDs 及不具抗發炎作用的 NSAIDs 二種類型，後者的代表性藥物為 Acetaminophen。其中具抗發炎作用的 NSAIDs 又可分成第一代（即傳統型）NSAIDs 及第二代選擇性抑制環氧酶 -2 的 NSAIDs 二大類。第一代包括 Aspirin、Ibuprofen 及 Naproxen 等，主要是抑制 COX-1 及 COX-2，用於解熱、鎮痛、抗發炎及預防血栓等，然易產生胃潰瘍、出血及腎臟損壞等副作用（圖 7-4）。第二代包括 Celecoxib 及 Rofecoxib 等，主要是抑制 COX-2，用於緩解發炎及疼痛，由於只抑制 COX-2，因此會產生血管收縮及血小板凝集作用，而易導致中風或心肌梗塞等心血管疾病。

一、第一代非固醇類抗發炎藥

⊃ Acetylsalicylic acid (Aspirin®)

Aspirin 是傳統型 NSAIDs 之原型藥，常用且作為其他 NSAIDs 測量的標準。

1. **作用與用途**：為水楊酸衍生物，可對環氧酶進行不可逆的抑制作用，藉以減少**前列腺素** (prostaglandins) 及**血栓素** (thromboxanes) 合成（圖 7-3），用於**解熱、鎮痛、抗發炎（使用劑量最大）、抑制血小板凝集**（剛開始每天 325mg，之後每天大約 80mg）及預防癌症。

2. **藥物動力學**：口服後可由胃與小腸快速吸收，於 1~2 小時內達到最高血中濃度。低劑量時（650 mg ／天），被水解形成的水楊酸鹽類會在肝臟轉換成具水溶性的結合物而由腎臟排出，作用時間短。然而高劑量時（>4 g ／天），則會因肝臟代謝途徑飽和，半衰期長達 15 小時以上，因此作用時間長。

3. **副作用**：請參考表 7-5。

4. **交互作用**：請參考表 7-6。

5. **中毒症狀**：低劑量時，作用於呼吸中樞，增加換氣而引起呼吸性鹼中毒 (respiratory alkalosis)；更大劑量時，則因水楊酸堆積與呼吸中樞被抑制，導致 CO_2 蓄積，而引起**代謝性酸中毒** (metabolic acidosis)。

6. **禁忌症**：胃潰瘍、開刀者、孕婦、溶血性貧血、氣喘、腎功能不良、**痛風**及病毒感染的兒童。

✚ 表 7-4　NSAIDs 的適應症及副作用

適應症、副作用\藥物類別		第一代 NSAIDs：Aspirin	其他第一代 NSAIDs	第二代 NSAIDs	Acetaminophen
適應症	發炎	✓	✓	✓	─
	疼痛	✓	✓	✓	✓
	發燒	✓	✓	─	✓
	預防心肌梗塞及中風	✓	─	─	─
副作用	胃潰瘍	✓	✓	✓	─
	腎臟損害	✓	✓	─	─
	出血	✓	✓	─	─
	心肌梗塞與中風	─	✓	✓	─
	肝中毒	─	─	─	✓
	雷氏症候群	✓	─	─	─

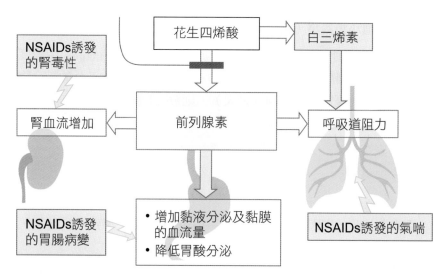

圖 7-4　NSAIDs 所誘發的副作用。NSAIDs 抑制前列腺素而導致腎血流減少、黏液分泌減少、胃酸分泌增加及誘發氣喘等副作用。

✚ 表 7-5　水楊酸鹽類的副作用

副作用	原因	備註
胃腸不適、胃潰瘍	抑制保護性的前列腺素形成而直接造成細胞傷害	可與食物及大量液體服用或者與 Misoprostol 併用來減輕胃腸不適
水楊酸中毒症 (salicylism)：噁心、嘔吐、過度換氣、頭痛、神智困惑、暈眩及耳鳴	大劑量時	輕微：使用碳酸氫鈉加速排出 嚴重：使用血液透析改善
出血	抑制血小板環氧酶，使得 TXA_2 濃度下降	避免使用於開刀前一星期、血友病或孕婦
雷氏症候群 (Reye's syndrome)	脂肪酸代謝障礙，使粒線體功能喪失，進而造成腦部及肝臟病變	小孩感染病毒發燒時，應以 Acctaminophen 代替
腎臟損害	抑制維持腎臟血流及促進排鈉作用的前列腺素形成	如發現任何影響腎功能的徵兆應儘速停藥。為 NSAIDs 中腎毒性最小的藥物
蕁麻疹、支氣管收縮及休克	抑制環氧酶，減少前列腺素產生，進而導致白三烯素合成	以 Epinephrine 緩解
體溫過高	解除氧化磷酸化 (oxidative phosphorylation) 過程，使得 ATP 過度消耗	─

✚ 表 7-6　水楊酸鹽類的交互作用

	併用藥物	交互作用結果
水楊酸類藥物	抗凝血劑（例如：Warfarin、Heparin）	增加出血
	糖皮質素	增加胃潰瘍
	酒精	增加胃出血
	制酸劑	減少水楊酸鹽吸收
	促尿酸排泄劑（例如：Probenecid、Sulfinpyrazone）	減少尿酸排出
	血管收縮素轉換酶抑制劑或血管收縮素受體阻斷劑	增加腎臟損害

二、其他第一代非固醇類抗發炎藥

　　依構造又分成丙酸類衍生物 (propionic acid)、醋酸類衍生物 (acetic acid)、昔康類衍生物 (oxicam)、芬那酸衍生物及其他等五大類（表 7-7）。

✚ 表 7-7　其他第一代非固醇類抗發炎藥

藥物	作用機轉	半衰期（小時）	用途					副作用	備註
			發燒	疼痛	經痛	關節炎	肌腱炎及粘液囊炎		
丙酸類衍生物									
Fenoprofen (Nalfon®)	可逆性抑制環氧酶，減少前列腺素產生	3		✓		✓		胃腸不適、出血、耳鳴及腎臟損害等	Oxaprozin 半衰期長達 50 小時，每天服用一次即可
Flurbiprofen (Ansaid®)		4.7~5.7		✓		✓			
Ibuprofen (Motrin®)		1.8~2	✓	✓	✓	✓			
Ketoprofen (Orudis®)		2~2.5		✓	✓	✓			
Naproxen (Naprosyn®)		12~24	✓	✓	✓	✓	✓		
Oxaprozin (Daypro®)		54.9				✓			
醋酸類衍生物									
Diclofenac (Voltaren®)		1.2~2		✓	✓	✓			• 不用於退燒，主要用於治療痙攣、風濕性關節炎、骨關節炎、急性痛風關節炎、肌腱炎及黏液囊炎等 • Sulindac 為前驅物，需經過肝臟代謝成 sulfide 活性代謝物才具有藥效
Etodolac (Lodine®)		7.3			✓	✓			
Indomethacin (Indocin®)		4.5				✓	✓		
Sulindac (Clinoril®)		7.8				✓	✓		
Tolmetin (Tolectin®)		2~5				✓			
Ketorolac (Toradol®)		3.5~9.2		✓		✓			

✚ 表 7-7　其他第一代非固醇類抗發炎藥（續）

分類	藥物	作用機轉	半衰期（小時）	發燒	疼痛	痙痛	經痛	關節炎	肌腱炎及黏液囊炎	副作用	備註
昔康類衍生物	Piroxicam (Feldene®)	同上	30~86					√			• 不用於解熱、鎮痛，主要用於風濕性關節炎、骨關節炎及幼年型風濕性關節炎等 • 半衰期皆很長，因此一天服用一次即可 • Meloxicam 具有部分的 COX-2 選擇性
	Meloxicam (Mobic®)		15~20					√			
	Tenoxicam (Mobiflex®)		30~140					√			
芬那酸衍生物	Mefenamic acid (Ponstan®)		2		√		√				—
	Meclofenamate (Meclomen®)		1.3		√		√	√			
其他	Diflunisal (Dolobid®)		8~12		√			√			• Nabumetone 為一前驅物，須經代謝才有活性
	Nabumetone (Relafen®)		23					√			

註：開放性動脈導管 (patent ductus arteriosus; PDA)：胎兒於子宮內的氧氣、養分皆藉由血液循環經由胎盤來供給，同時也將由體循環產生的二氧化碳及發物經由母體排出，胎兒體內無肺循環，來自母體含氧血送回心臟時，會造成胎兒肺部壓力升高，於是在主動脈與肺動脈之間有動脈導管相接。正常出生 96 小時後動脈導管即會自動關閉，如無法自行關閉或關閉後卻再次打開者，將會造成主動脈的缺氧血及肺動脈的充氧血相混。一般臨床症狀為呼吸快、心跳快、跳躍性脈搏及心雜音等。動脈導管的關閉取決於血氧分壓 PaO_2 和前列腺素 E 的平衡，因此增加血氧濃度有助於導管閉合；反之前列腺素則會造成血管舒張，因此常降低前列腺素的量。Indomethacin 可抑制環氧酶，降低前列腺素產生，以達到動脈導管閉合的作用，為目前用於治療開放性動脈導管最主要的藥物。

三、第二代非固醇類抗發炎藥－選擇性 COX-2 抑制劑

可選擇性抑制COX-2，而不干擾COX-1。具有良好的鎮痛及抗發炎作用，且**較少出現胃腸不適**的副作用。由於**COX-2抑制劑並不會抑制血小板凝集或延長流血時間（出血機率低）**，因此可能會增加心肌梗塞等心血管疾病的發生率。對於需長期服用NSAIDs且有胃腸道方面疾病的病人，COX-2抑制劑仍是治療的合理選擇。

➲ Celecoxib (Celebrex®)

1. **作用與用途：**可選擇性抑制 COX-2，**減少前列腺素合成**，而達到鎮痛及抗發炎作用，用於治療骨關節炎、風濕性關節炎及緩解急性疼痛。

2. **副作用：**腹痛、腹瀉、消化不良、腎臟毒性及增加心肌梗塞的風險。

3. **類似藥物：**
   - Etoricoxib (Arcoxia®)
   - Rofecoxib (Vioxx®)
   - Valdecoxib (Bextra®)

由圖 7-5 可看出，不同的 NSAIDs 對 COX-1 及 COX-2 具有不同程度的抑制作用，且也會產生不同的副作用，因此可作為藥物選擇的參考。

四、其他

➲ Acetaminophen（Panadol®；Scanol®；Tylenol®；普拿疼）

Acetaminophen 與其他 NSAIDs 不同的是，只對周邊組織的前列腺素有輕微抑制作用，因此抗發炎活性弱，解熱、鎮痛作用強。

1. **作用與用途：**可選擇性抑制中樞神經系統的環氧酶，減少前列腺素產生，用於退燒及解除輕、中度的疼痛。由於較無胃腸不適、不影響尿酸濃度、腎功能，亦無血小板抑制功能，因此適合作為胃潰瘍、痛風或小孩發燒的解熱鎮痛劑。

2. **藥物動力學：**口服後快速於胃腸道吸收，並於肝中發生首度效應。在正常治療劑量下，會在肝中形成無活性的尿甘酸或硫酸代謝物，另一部分會透過細胞色素 p-450 將其轉變成 N- 乙醯苯亞胺醌 (N-acetyl-p-benzoquinoneimine; NAPQI) 的高反應性且危險的代謝物，與麩胺基硫 (glutathione) 的硫氫基團 (-SH) 進行反應，產生一個無毒性的物質由腎臟排出。當大劑量時，肝中可用的麩胺基硫減少，使得 N- 乙醯苯亞胺醌轉與肝細胞蛋白質的硫氫基團進行共價鍵結合，而導致致命性的肝臟壞死（圖 7-6）。

3. **副作用：**肝毒性。

4. 解毒劑：

(1) 給予活性碳減少 Acetaminophen 的吸收。

(2) 給予 **Acetylcysteine 或 Methionine** 來提供 -SH 基，供有毒代謝物結合。

(3) 必要時進行**血液透析**。

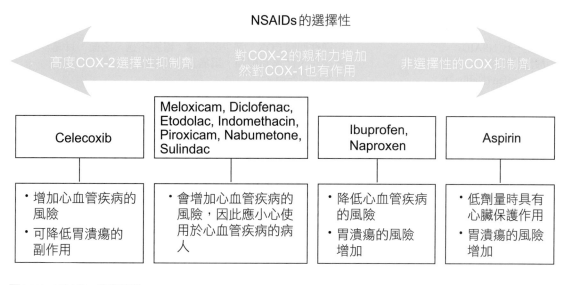

圖 7-5　NSAIDs 的選擇性。

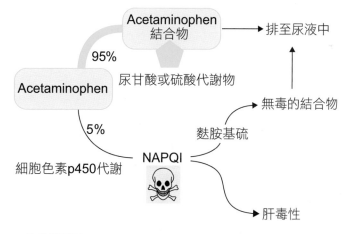

圖 7-6　Acetaminophen 的代謝過程。NAPQI (N-acetyl-p-benzoquinoneimine)：N- 乙醯苯亞胺醌。

重點回顧

藥物	作用機轉與用途	副作用
第一代 NSAIDs 　Acetylsalicylic acid (Aspirin®)	不可逆抑制 COX，減少前列腺素及血栓素產生，而達到解熱、鎮痛、抗發炎及抑制血小板凝集的作用	胃腸不適、水楊酸中毒症、出血、雷氏症候群、腎臟損害、支氣管收縮及體溫過高
其他第一代 NSAIDs 丙酸類衍生物 　Fenoprofen (Nalfon®) 　Flurbiprofen (Ansaid®) 　Ibuprofen (Motrin®) 　Ketoprofen (Orudis®) 　Naproxen (Naprosyn®) 　Oxaprozin (Daypro®) 醋酸類衍生物 　Diclofenac (Voltaren®) 　Etodolac (Lodine®) 　Indomethacin (Indocin®) 　Sulindac (Clinoril®) 　Tolmetin (Tolectin®) 　Ketorolac (Toradol®) 昔康類衍生物 　Piroxicam (Feldene®) 　Meloxicam (Mobic®) 　Tenoxicam (Mobiflex®)	可逆性抑制 COX，減少前列腺素產生，而達到解熱、鎮痛及抗發炎的作用	胃腸不適、出血、耳鳴及腎臟損害等
芬那酸衍生物 　Mefenamic acid (Ponstan®) 　Meclofenamate (Meclomen®) 其他 　Diflunisal (Dolobid®) 　Nabumetone (Relafen®)	同上	同上
第二代 NSAIDs－選擇性 COX-2 抑制劑 　Celecoxib (Celebrex®) 　Etoricoxib (Arcoxia®) 　Rofecoxib (Vioxx®) 　Valdecoxib (Bextra®)	可選擇性抑制 COX-2，而達到鎮痛及抗發炎的作用，用於治療骨關節炎、風濕性關節炎及緩解急性疼痛	腹痛、腹瀉、消化不良、腎臟毒性及增加心肌梗塞的風險
其他 　Acetaminophen (Panadol®)	可選擇性抑制中樞神經系統的 COX，減少前列腺素產生，用於退燒及解除輕、中度的疼痛	肝壞死

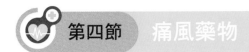

第四節　痛風藥物

　　痛風 (gout) 為一代謝性疾病，特徵為血中的尿酸濃度 (>7.0 mg/dL) 過高，造成尿酸結晶沉積於關節與軟骨，引起急性關節炎。由於關節疼痛會像風一樣在全身各個關節跑來跑去，故名之為「痛風」。

　　尿酸為嘌呤代謝最終產物，溶解度很差，其累積會啟動發炎過程，促使滑膜細胞 (synoviocytes) 吞噬尿酸結晶，釋放前列腺素、溶解酵素及白三烯素等發炎媒介物，受到這些趨化物質的吸引，多型核白血球 (polymorphonuclear granulocyte; PMN) 及單核白血球 (mononuclear granulocyte; MNP) 便會移至關節腔並擴大發炎反應過程，於發作後期，巨噬細胞數量增加，吞噬尿酸之結晶並釋放更多發炎物質。加上乳酸在滑液組織的生成增加，造成局部酸鹼值下降而引起尿酸結晶再次累積。除了尿酸產生過多外，另一個原因則是影響腎臟排泄尿酸的功能。

　　治療痛風目標為終止急性痛風發作、防止痛風復發、減少尿酸鹽沉積、預防尿酸鹽腎病變及痛風合併之相關疾病。一般可分為非藥物與藥物治療二大類（表 7-8）。

✚ 表 7-8　痛風的分類、成因及治療藥物

分類	急性痛風	慢性痛風
成因	・攝取過多酒精及富含嘌呤食物 ・腎臟疾病引起	・基因缺陷，導致嘌呤合成速度增加 ・腎功能不全 ・萊希－尼亨症候群（Lesch-Nyhan 症候群） ・與癌症化療有關的尿酸過度合成
非藥物療法	改變生活型態及避免高嘌呤食物	
治療藥物	・Colchicine：降低白血球遷移到關節位置 ・NSAIDs：抑制發炎反應及降低疼痛的作用 ・糖皮質素：抑制免疫及發炎作用	・Probenecid、Sulfinpyrazone：促進尿酸排出 ・Allopurinol：抑制尿酸合成 ・Rasburicase：分解尿酸

註：萊希－尼亨症候群：主因次黃嘌呤 - 鳥嘌呤磷醯基核甘轉換酵素 (hypoxanthine-guanine phosphoribosyl transferase; HPRT) 的先天性缺乏所引起之高尿酸血症，且會導致舞蹈手足徐動症、智力遲鈍和自身摧殘行為的產生，主要發生在 3~6 個月大的嬰兒。

一、急性痛風藥物

➲ Colchicine (Colcrys®) 秋水仙素

1. **作用與用途**：為植物生物鹼，可與細胞內的微管蛋白 (tubulin) 結合，干擾微管聚合，進而抑制紡錘體形成，阻斷細胞的有絲分裂。且會抑制顆粒性球移動到受影響的位置，進而產生抗炎作用，用於**緩解急性痛風**。

2. **副作用**：腹瀉、腹痛、噁心、嘔吐、顆粒性白血球缺乏及再生不良性貧血。

3. **禁忌症**：孕婦、肝病、腎病及心血管疾病的病人。

➲ 非固醇類抗發炎藥

1. **作用與用途**：可抑制 COX 減少前列腺素合成，且可抑制尿酸鹽結晶被細胞吞噬。為治療急性痛風的第一線用藥或作為 Colchicine 無效時的替代藥。常用藥物包括 Indomethacin 及 Diclofenac 等。

2. **副作用**：胃腸不適及腎毒性。

➲ 醣皮質素

1. **作用與用途**：藉由抑制免疫及發炎作用，緩解痛風症狀。主要用於病人使用 NSAIDs 有禁忌時。常用藥物為口服的 Prednisolone 或肌肉注射的 Triamcinolone acetonide。

2. **副作用**：詳見於內分泌系統藥物。

二、慢性痛風藥物

　　慢性痛風的治療策略為降低血中的尿酸濃度，治療藥物包括促進尿酸排出的 Probenecid、Sulfinpyrazone；抑制尿酸形成的 Allopurinol、Febuxostat 及分解尿酸的 Rasburicase 等三類。由於這些藥物缺乏抗發炎及鎮痛作用，因此無法有效對抗急性痛風。

(一) 促進尿酸排出的藥物

➲ Probenecid (Benemid®)

1. **作用與用途**：為弱有機酸，可抑制近端腎小管的陰離子交換通道，促進尿酸由腎臟清除，除了用於痛風外，亦可減少 Penicillin 排出，用於增加 Penicillin 的血中濃度及延長作用時間。

2. **副作用**：胃腸不適、紅疹或再生不良性貧血。

3. **交互作用**：Probenecid 的排尿酸作用會受到 Aspirin 或其他水楊酸鹽類的干擾，故不可一起併用，以免影響尿酸排除。

4. **注意事項：**由於促進尿酸排出的藥物會造成尿酸鹽沉積在腎臟組織，導致腎結石及增加痛風的發作，因此可藉由適量的飲水或使用鹼性藥物幫助尿液鹼化，增加尿酸排出。

5. **類似藥物：**Sulfinpyrazone (Anturane®)。

(二) 抑制尿酸合成的藥物

● Allopurinol (Zyloric®)

1. **作用與用途：**可抑制黃嘌呤氧化酶 (xanthine oxidase; XO)，進而降低尿酸合成（圖 7-7）。用於治療高尿酸血症。由於作用時間長，一天服用一次即可。

2. **副作用：**過敏、頭痛、消化不良、史蒂芬斯－強森症候群與腹瀉。

3. **交互作用：**Allopurinol 會干擾 6-Mercaptopurine 與 Azathioprine 的代謝，所以併用時應調降劑量，以免產生中毒。

4. **類似藥物：**Febuxostat (Uloric®)。

(三) 解尿酸酵素的藥物

● Rasburicase (Elitek®)

1. **作用與用途：**為一基因重組之尿酸氧化酵素，可將尿酸分解成具高溶解度的尿囊素 (allantoin) 代謝產物，迅速降低尿酸濃度，用於預防及治療高尿酸血症（圖 7-7）。

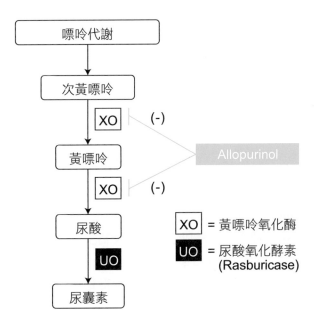

圖 7-7　慢性痛風藥物的作用機轉。

2. **副作用**：嘔吐、發燒、噁心、頭痛、腹痛及紅疹。

3. **交互作用**：由於 Rasburicase 將尿酸氧化成尿囊素的過程中，會出現過氧化氫 (H_2O_2) 的副產物，因此 G-6-PD 缺乏的病人禁止使用此藥品，以免引起嚴重的溶血反應。

4. **類似藥物**：Pegloticase (Krystexxa®)。

重點回顧

藥物	作用機轉與用途	副作用
急性痛風藥物		
Colchicine (Colcrys®) 秋水仙素	可與微管蛋白結合，干擾微管聚合，進而抑制紡錘體形成，且會抑制顆粒性球移動到受影響的位置，進而產生抗發炎作用，用於緩解急性痛風	腹瀉、腹痛、噁心、嘔吐、顆粒性白血球缺乏及再生不良性貧血
非固醇類抗發炎藥	可抑制 COX 減少前列腺素合成，且可抑制尿酸鹽結晶被細胞吞噬，為治療急性痛風的第一線用藥	胃腸不適及腎毒性
醣皮質素	藉由抑制免疫及發炎作用，緩解痛風症狀	胃潰瘍、血糖上升、青光眼、血壓上升及生長受抑制
慢性痛風藥物		
Probenecid (Benemid®) Sulfinpyrazone (Anturane®)	可抑制近端腎小管的陰離子交換通道，促進尿酸由腎臟清除	胃腸不適、紅疹或再生不良性貧血
Allopurinol (Zyloric®) Febuxostat (Uloric®)	可抑制黃嘌呤氧化酶進而降低尿酸的合成	過敏、頭痛、消化不良、史蒂芬斯－強森症候群及腹瀉
Rasburicase (Elitek®) Pegloticase (Krystexxa®)	可將尿酸分解成尿囊素，迅速降低尿酸濃度，用於治療高尿酸血症	嘔吐、發燒、噁心、頭痛、腹痛、便祕、腹瀉及紅疹

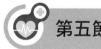

第五節　類風濕性關節炎藥物

　　類風濕性關節炎 (rheumatoid arthritis; RA) 是一種自體免疫引起的全身性發炎疾病，起因於自己的免疫系統攻擊正常的細胞，通常以慢性關節炎為主。可造成病人多處關節疼痛、腫脹、發炎進而扭曲變形，其中以手、腳的小關節及手腕為最常侵犯的地方；除了侵犯關節外，也可能會造成其他身體器官的發炎。長期的發炎若未獲得良好的控制，容易造成早發性的血管硬化及合併的心血管疾病。

　　致病機轉是由人體免疫系統的 CD4$^+$ T 細胞所啟動，造成發病部位堆積相當多的巨噬細胞 (macrophages) 及單核細胞 (monocytes)，這些細胞會釋放腫瘤壞死因子 α (tumor necrosis factor α; TNF-α) 及細胞激素去誘發發炎媒介物產生，同時也會分泌趨化因子 (chemokins) 與附著分

子 (adhension molecules)，促使發炎細胞進入關節腔，造成關節發炎腫脹，最後導致軟組織及骨骼傷害。至今真正之致病原因仍不明，可能和宿主與環境之交互作用有關。

　　類風濕性關節炎的治療著重於改善病人的症狀及延緩疾病的進行。因此治療目標為預防及控制關節的損傷、關節失去功能、減輕病人的疼痛及提高病人的生活品質等。治療藥物包括 NSAIDs、醣皮質素、疾病修飾型抗風濕藥物、生物製劑、及免疫抑制劑等五大類。

　　一開始症狀輕微時，可使用 NSAIDs 來緩解疼痛。但大多數的病人可能會因反覆發作，需加入疾病修飾型抗風濕藥物 (disease-modifying antirheumatic drugs; DMARDs) 來緩解疾病病程、避免病情持續惡化、延緩免疫系統繼續攻擊關節組織及細胞，減輕關節侵蝕變形，以維持正常生活機能。然對於 DMARDs 治療失敗的病人，則可使用生物製劑或 Methotrexate 與DMARDs 併用來發揮最大的藥效。

一、非固醇類抗發炎藥

1. **作用與用途：**藉由抑制前列腺素生成，產生鎮痛、退燒、抗發炎及降低關節僵硬，為輕度類風濕性關節炎的第一線用藥。
2. **副作用：**胃腸不適、噁心、腹瀉、皮疹、腸胃出血或腎毒性。

二、醣皮質素

1. **作用與用途：**可抑制磷脂酶 A_2，干擾花生四烯酸釋出，減少前列腺素合成，且可抑制 T 細胞增生及細胞激素的合成，干擾有絲分裂過程。局部注射治療急性發作，以快速達到抗發炎效果。
2. **副作用：**詳見內分泌系統藥物。

三、疾病修飾型抗風濕藥物

　　此類藥物產生作用緩慢，可能須數個月時間療效才會顯現，因此又稱為緩慢作用之抗風濕藥物 (slow acting antirheumatic drugs; SAARDs)。藥物包括 Methotrexate、Sulfasalazine、Leflunomide、Hydroxychloroquine、金製劑及 D-penicillamine 等。

● Methotrexate (Trexall®)

1. **作用與用途：**可抑制二氫葉酸還原酶，干擾葉酸產生，及抑制 B、T 細胞產生抗體而達到免疫抑制作用，用於器官移植時所導致的排斥作用及治療風濕性關節炎、多發性硬化症等自體免疫疾病。由於作用快、效力佳、安全及費用低，因此為此類的首選藥。
2. **副作用：**噁心、黏膜潰瘍、血球數目低下、肝硬化及類似肺炎等。
3. **注意事項：**由於 Methotrexate 為葉酸拮抗劑，因此應給予 Leucovorin 或 Folic acid 來降低不良反應。

➲ Sulfasalazine (Azulfidine®)

1. **作用與用途：** 可水解為胺基水楊酸 (5-aminosalicylic acid; 5-ASA) 與 Sulfapyridine。其中 Sulfapyridine 具有免疫作用，為 Sulfasalazine 用於治療類風濕性關節炎的主要藥物。

2. **副作用：** 噁心、發燒、紅疹、關節痛、溶血性貧血及巨母紅血球性貧血。

3. **注意事項：** 含有磺胺類構造，對於缺乏G-6-PD的病人應避免使用，以免產生溶血性貧血。

➲ Leflunomide (Arava®)

1. **作用與用途：** 服用後可迅速被代謝成活性成分，抑制二氫乳清酸脫氫酶 (dihydrooratate dehydrogenase; DHODH)，減少體內嘧啶含量，阻斷 T 細胞增生及抗體產生，用於治療類風濕性關節炎所產生的疼痛、發炎，及減緩結構性的傷害。

2. **副作用：** 腹瀉、呼吸道感染、禿頭、紅疹、噁心、血球減少及肝酵素增高。

➲ Hydroxychloroquine (Plaquenil®)

1. **作用與用途：** 可抑制 T 細胞，降低白血球趨化性，穩定溶小體細胞膜，抑制 DNA、RNA 之合成及自由基的產生，用於對 NSAIDs 反應不佳的類風濕性關節炎。

2. **副作用：** 搔癢、噁心、嘔吐、腹痛、頭痛、厭食及視力模糊等。

➲ Penicillamine (Cuprimine®)

1. **作用與用途：** 可抑制 T 細胞、巨噬細胞的數量與功能及減少細胞激素產生，用於治療類風濕性關節炎。

2. **副作用：** 食慾不振、噁心、嘔吐、白血球與血小板減少及味覺障礙等。

➲ 金製劑 (Gold salt)

包括 Aurothioglucose (Solganal®)、Gold sodiumthiomalate (Aurolate®)、Auranofin (Ridaura®)

1. **作用與用途：** 可抑制白血球吞噬作用，用於 NSAIDs 無效之類風濕性關節炎。

2. **副作用：** 皮疹、口腔潰爛、蛋白尿、腦病變、週邊神經病變及肝炎等。

四、生物製劑

細胞激素與腫瘤壞死因子 α 都是發炎性的物質，會參與類風濕性關節炎的病程。當兩者由滑液中巨噬細胞分泌時，會刺激滑液細胞增加與形成膠質酵素，水解軟骨，刺激骨骼再吸收，並抑制蛋白多醣 (proteoglycan) 合成，因此抑制這些細胞激素可有效的治療類風濕性關節炎。

(一) 作用在腫瘤壞死因子 (TNF-α)

➲ Etanercept (Enbrel®)

1. **作用與用途**：可抑制 **TNF-α**，藉以改善發炎狀況及免疫反應。用於治療類風濕性關節炎、關節強硬性脊椎炎 (ankylosing spondylitis)、幼年型原發性關節炎 (juvenile idiopathic arthritis) 及牛皮癬關節炎 (psoriatic arthritis) 等。

2. **副作用**：紅腫疼痛、嚴重感染、心臟衰竭、多發性硬化症及再生不良性貧血。

3. **禁忌症**：心衰竭。

4. **類似藥物**：
   - Adalimumab (Humira®)
   - Infliximab (Remicade®)：易導致潛在結核病 (latent taberculosis) 復發。
   - Golimumab (Simponi®)
   - Certolizumab pegol (Cimzia®)

(二) 作用在 B 細胞

　　B 細胞在類風濕性關節炎病人中扮演著重要的角色，因此減少 B 細胞的量可以減輕類風濕性關節炎症狀及延緩病情惡化，目前唯一的藥物為 Rituximab。

➲ Rituximab (MabThera®)

1. **作用與用途**：可專一性與 B 細胞表面之 CD20 結合，經由細胞免疫毒殺作用或誘發細胞凋亡，將絕大部分 B 細胞耗竭。通常與 Methotrexate 併用，治療對 TNF 拮抗劑沒反應的類風濕性關節炎病人。

2. **副作用**：發燒、寒顫、噁心、皮疹、頭痛、支氣管痙攣、嘔吐、瞬時血壓過低及心律不整。

(三) 作用在 T 細胞

➲ Abatacept (Orencia®)

1. **作用與用途**：可抑制T細胞活化，減少T細胞增生而阻斷免疫反應。與Methotrexate併用，治療中度至重度類風濕性關節炎且對其他DMARDs反應不良或耐受性不佳的病人。

2. **副作用**：噁心、頭痛、尿道感染、上呼吸道感染及鼻咽炎等。

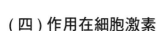

(四) 作用在細胞激素

⊃ Anakinra (Kineret®)

1. **作用與用途：** 為 IL-1 受體拮抗劑，可抑制發炎關節內 IL-1 的作用。可單獨使用或與 Methotrexate 併用，治療中度至重度類風濕性關節炎，或用於對 Methotrexate、Leflunomide 或 TNF 拮抗劑沒有反應的病人。

2. **副作用：** 感染、嗜中性白血球減少及血小板減少等。

⊃ Tocilizumab (Actemra®)

1. **作用與用途：** 為 IL-6 受體拮抗劑，可抑制發炎關節內 IL-6 的作用，用於緩解症狀及減少關節破壞，用於治療類風濕性關節炎及幼年型原發性關節炎。

2. **副作用：** 上呼吸道感染、高血壓、頭痛、暈眩及高血脂。

3. **類似藥物：** Sarilumab (Kevzara®)。

(五) 作用在 Janus 激酶

⊃ Tofacitinib (Xeljanz®)

1. **作用與用途：** 為 Janus 激酶 (JAK) 抑制劑，選擇性的抑制 JAK3，阻斷了所有使用 IL-2 受體 γ 次單位作為受體的細胞激素的細胞內傳遞，因而抑制發炎反應途徑。用於治療中至重度類風濕性關節炎，且對 methotrexate 無法產生反應，或無法耐受 methotrexate 之患者。

2. **副作用：** 上呼吸道感染、鼻咽炎、尿道感染、高血壓、頭痛、腹瀉、膽固醇檢驗項目上升、血清肌酸酐上升、血球數目下降。

⊃ Baricitinib (Olumiant®)

1. **作用與用途：** 選擇性抑制 Janus 激酶 1 及 2，因而干擾發炎及免疫功能，用於治療中度到重度活動性類風濕性關節炎且對至少一種 DMARDs 無法產生反應或無法耐受之病患。

2. **副作用：** LDL 膽固醇升高、上呼吸道感染、噁心及帶狀疱疹。

五、免疫抑制與細胞毒性作用的藥物

　　請參考抗腫瘤藥的 Cyclophosphamide (Cytoxan®) 及免疫抑制劑的 Azathioprine (Imuran®)、Cyclosporin (Sandimmune®)。

重點回顧

藥物	作用機轉及用途	副作用
非固醇類抗發炎藥		
Indomethacin (Indocin®) Etodolac (Lonine®)	可抑制前列腺素生成，產生鎮痛、退燒、抗發炎及降低關節僵硬，為治療輕度風濕性關節炎的第一線用藥	胃腸不適、噁心、腹瀉、皮疹、腸胃出血或腎毒性
醣皮質素		
Prednisolone (Prednon®) Prednisone (Meticorten®) Dexamethasone (Decadron®) Betamethasone (Rinderon®)	可抑制磷脂酶 A_2，減少前列腺素合成、抑制 T 細胞增生及細胞激素的合成，而達到抗發炎作用	胃潰瘍、血糖上升、青光眼、血壓上升、生長受抑制
疾病修飾型抗風濕藥物		
Methotrexate (Trexall®)	可抑制 B、T 細胞產生抗體而達到免疫抑制作用，用於器官移植時所導致的排斥作用及治療風濕性關節炎、多發性硬化症等自體免疫疾病	噁心、黏膜潰瘍、血球數目低下、肝硬化及類似肺炎
Sulfasalazine (Azulfidine®)	可水解為胺基水楊酸與 Sulfapyridine，其中 Sulfapyridine 具有免疫作用，而可治療類風濕性關節炎	噁心、發燒、紅疹、關節痛、溶血性貧血及巨母紅血球性貧血
Leflunomide (Arava®)	可抑制二氫乳清酸脫氫酶，減少嘧啶含量，阻斷 T 細胞增生及抗體的產生，用於治療類風濕性關節炎	腹瀉、呼吸道感染、禿頭、紅疹、噁心、血球減少及肝酵素增高
Hydroxychloroquine (Plaquenil®)	可抑制 T 細胞，降低白血球趨化性，穩定溶小體細胞膜，抑制 DNA、RNA 之合成及抑制自由基產生，用於對 NSAIDs 反應不佳的類風濕性關節炎	搔癢、噁心、嘔吐、腹痛、頭痛、厭食及視力模糊
Penicillamine (Cuprimine®)	可抑制 T 細胞、巨噬細胞的數量與功能及減少細胞激素產生，用於治療類風濕性關節炎	食慾不振、噁心、嘔吐、白血球與血小板減少及味覺障礙
Aurothioglucose (Solganal®) Gold Sodiumthiomalate (Aurolate®) Auranofin (Ridaura®)	可抑制白血球吞噬作用，用於 NSAIDs 無效之類風濕性關節炎	皮疹、口腔潰爛、蛋白尿、腦病變、週邊神經病變及肝炎
生物製劑		
Etanercept (Enbrel®) Adalimumab (Humira®) Infliximab (Remicade®) Golimumab (Simponi®) Certolizumab pegol (Cimzia®)	可抑制 TNF，藉以改善發炎狀況及免疫反應。用於治療類風濕性關節炎及關節強硬性脊椎炎	紅腫疼痛、嚴重感染、心臟衰竭、多發性硬化症及再生不良性貧血
Rituximab (MabThera®)	可與 B 細胞表面之 CD20 結合，經由細胞免疫毒殺作用將絕大部分 B 細胞耗竭。通常與 Methotrexate 併用，治療類風濕性關節炎	發燒、寒顫、噁心、皮疹、頭痛、支氣管痙攣、嘔吐、瞬時血壓過低及心律不整

藥物	作用機轉及用途	副作用
Abatacept (Orencia®)	可抑制 T 細胞活化，與 methotrexate 併用，治療中度至重度類風濕性關節炎	噁心、頭痛、尿道感染、上呼吸道感染及鼻咽炎
Anakinra (Kineret®)	可抑制發炎關節內 IL-1 的作用，治療中度至重度類風濕性關節炎	感染、嗜中性白血球減少及血小板減少
Tocilizumab (Actemra®) Sarilumab (Kevzara®)	可抑制發炎關節內 IL-6 的作用，用於治療類風濕性關節炎及幼年型原發性關節炎	上呼吸道感染、高血壓、頭痛、暈眩及高血脂
Tofacitinib (Xeljanz®)	選擇性的抑制 JAK3，用於治療中至重度類風濕性關節炎	上呼吸道感染、鼻咽炎、尿道感染、高血壓、頭痛、腹瀉、膽固醇檢驗項目上升、血清肌酸酐上升、血球數目下降
Baricitinib (Olumiant®)	選擇性抑制 Janus 激酶 1 及 2，用於治療中度到重度活動性類風濕性關節炎	LDL 膽固醇升高、上呼吸道感染和噁心、帶狀疱疹
免疫抑制與細胞毒性作用的藥物		
Cyclophosphamide (Endoxan®)	可抑制 B、T 細胞，達到免疫抑制作用，治療類風濕性關節炎、紅斑性狼瘡及多發性硬化症等	骨髓抑制、噁心、嘔吐、禿頭及出血性膀胱炎
Azathioprine (Imuran®) Cyclosporin (Sandimmune®)	請參考第一節免疫抑制劑的重點回顧	請參考第一節免疫抑制劑的重點回顧

自我評量

1. (　) 有關阿斯匹靈 (Aspirin) 藥理作用之敘述，下列何者錯誤？ (A) 解熱　(B) 鎮痛　(C) 抗發炎　(D) 促進血小板凝集。

2. (　) 使用下列何種藥物造成胃腸潰瘍的傷害最小？ (A) Naproxen　(B) Celecoxib　(C) Diclofenac　(D) Ibuprofen。

3. (　) Loratadine 和第一代的抗組織胺不同點在於：(A) 抑制胃酸分泌　(B) 較輕微的中樞鎮靜副作用　(C) 較短的作用時間　(D) 並不會產生胃腸道副作用。

4. (　) 有一位婦女抱怨她會癢、淚流不止及流鼻水，這樣的症狀在春天及夏天除草時更嚴重，請問下列哪一個藥物可以有效治療這些症狀？ (A) Diphenhydramine　(B) Ranitidine　(C) Amantadine　(D) Chlorpromazine。

5. (　) 下列抗組織胺藥物中，何者可用於改善蕁麻疹 (Urticaria) 症狀，亦常用於預防暈車暈船？ (A) diphenhydramine　(B) loratadine　(C) fexofenadine　(D) cetirizine。

6. (　) 下列哪一個藥物是將血小板的環氧酶乙醯化而可抑制血小板凝集？ (A) Aspirin　(B) Acetaminophen　(C) Celecoxib　(D) Indomethacin。

7. (　) 一個 5 個月大的嬰兒一直哭鬧、食慾降低且發燒至 39 度，請問下列哪一個藥物是最佳的解熱鎮痛劑？ (A) Aspirin　(B) Acetaminophen　(C) Salicylate　(D) Indomethacin。

8. (　) 一位 48 歲的男人喝完酒後，嘗試使用過量的 Acetaminophen 來自殺。被送至急診室後，靜脈注射 Acetylcysteine 來解毒。請問 Acetylcysteine 在這裡的目的為何？ (A) 預防心臟衰竭　(B) 增加尿液流量　(C) 干擾 Acetaminophen 於胃腸道的吸收　(D) 預防肝臟損害。

9. (　) 下列何種免疫抑制劑可抑制輔助型 T 細胞 (T helper cell) 內之酵素 Calcineurin，而達到免疫抑制作用？ (A) Azathioprine　(B) Mycophenolate mofetil　(C) Prednisone　(D) Tacrolimus。

10. (　) 下列哪一個藥物可以促進尿酸排出？ (A) Probenecid　(B) Colchicine　(C) Acetaminophen　(D) Allopurinol。

11. (　) 一個 56 歲男子有痛風病史，2 天前其右腳的蹠趾關節出現紅、腫及疼痛，為了治療這些症狀，請問下列何種藥物最適合？ (A) 降低尿酸排出　(B) 增加尿酸排出　(C) 降低血漿中的尿酸　(D) 抑制趨化作用及干擾發炎反應。

12. (　) 下列有關 aspirin 的作用中，何者所需要的劑量最高？ (A) 發炎　(B) 止痛　(C) 抗凝血　(D) 退燒。

13. (　) 下列哪一個藥物具有解熱、鎮痛作用，但缺乏抗發炎作用？ (A) Acetaminophen　(B) Celecoxib　(C) Colchicine　(D) Indomethacin。

14. (　　) 免疫抑制劑 Sirolimus（又稱 Rapamune）可緩解免疫組織損壞。此藥物在淋巴細胞作用之敘述，何者正確？ (A) 降低 calcineurin 的活性　(B) 減少淋巴激素 (IL-2) 產生　(C) 抑制 mTOR，影響細胞週期　(D) 抑制 purine 生合成。

15. (　　) 一個 18 歲的男孩因服用過量的 Acetaminophen 而致死，請問下列何種為最主要的死亡原因？ (A) 心律不整　(B) 出血性中風　(C) 肝衰竭　(D) 肺水腫。

16. (　　) 一個罹患急性痛風的婦女，使用 Colchicine 來治療疼痛及發炎。然而很多醫生習慣使用醣皮質素或 Indomethacin，主要是因高劑量的 Colchicine 會產生何種副作用所致？ (A) 高血壓　(B) 紅疹　(C) 嚴重腹瀉　(D) 胃腸道出血。

17. (　　) 下列何者可藉由中和 interleukin-1 (IL-1)，阻斷 IL-1 受體活化所導致的關節發炎疾病？ (A) Anakinra　(B) Infliximab　(C) Rituximab　(D) Tofacitinib。

18. (　　) 有一位婦女有風濕性關節炎，醫生嘗試使用 NSAIDs 來治療，但一般會避免使用 Celecoxib，其原因為何？ (A) 有酗酒的病史　(B) 痛風病史　(C) 心肌梗塞病史　(D) 骨質疏鬆症病史。

19. (　　) 免疫抑制劑 mycophenolate mofetil 用於腎臟移植時，可減少淋巴細胞異常增殖而緩解腎臟排斥作用，其作用機轉為何？ (A) 抑制 purine 的生合成　(B) 抑制 calcineurin 的活性　(C) 螯合 DNA 的作用　(D) 抑制轉錄因子 NFAT 的活性。

20. (　　) 生物製劑之蛋白質藥物 Etanercept 可治療風濕性關節炎 (Rheumatoid arthritis)，此藥物之藥理作用為何？ (A) 結合淋巴激素 IL-2　(B) 結合腫瘤壞死因子 TNF-α　(C) 結合干擾素 IFN-α　(D) 結合前列腺素 PGs。

QR Code 解答

CHAPTER

08

消化系統藥物
Drugs Affecting the Gastrointestinal System

學習目標
Objectives

1. 了解消化性潰瘍藥物、緩瀉劑、止瀉劑、鎮吐劑及減肥藥的作用機轉、用途、配伍禁忌、交互作用、懷孕用藥分類、及重要副作用。

2. 了解發炎性腸道疾病、促進胃腸道蠕動、促進結石溶解藥物的作用機轉、用途、配伍禁忌、交互作用、懷孕用藥分類、及重要副作用。

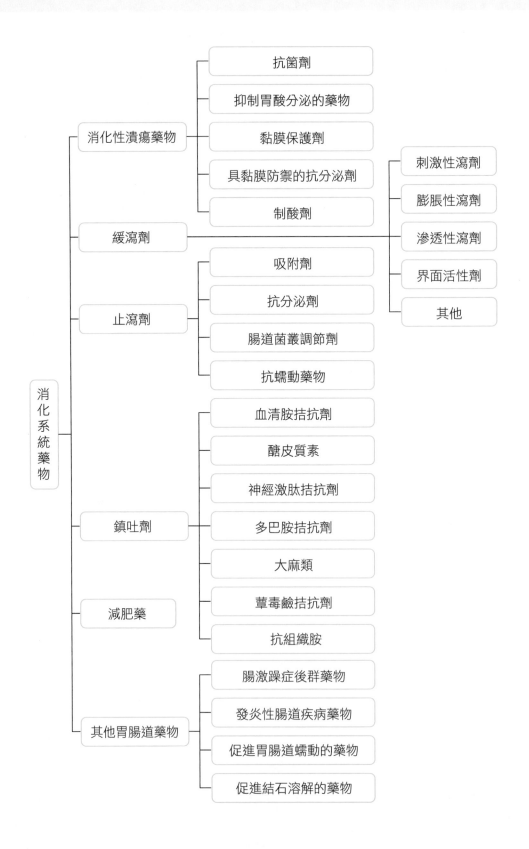

.... 前言 ....

　　胃腸道為儲藏、消化、吸收營養及排除廢物的場所。功能受腸道神經系統之內部神經、中樞神經及一連串荷爾蒙所調節。

　　消化性潰瘍 (peptic ulcer disease; PUD)、胃食道逆流 (gastroesophageal reflux disease; GERD)、胃輕癱 (gastroparesis)、便秘 (constipation)、腹瀉 (diarrhea)、嘔吐、腸激躁症候群 (irritable bowel syndrome; IBS) 或是發炎性腸道疾病 (inflammatory bowel disease; IBD) 均是消化道常見的問題。

　　因此本章內容將討論消化性潰瘍藥物、緩瀉劑、止瀉劑、鎮吐劑、減肥藥及其他胃腸道用藥等。

第一節　消化性潰瘍藥物

　　消化性潰瘍乃因消化道受到胃酸或胃蛋白酶 (pepsin) 腐蝕造成黏膜受損，產生糜爛的現象。常見為胃潰瘍或十二指腸潰瘍。一般認為，造成潰瘍的病因很多，主要是黏膜的防禦因子（例如：黏液、重碳酸鹽、血流及前列腺素）與攻擊因子（例如：幽門螺旋桿菌 H. pylori、NSAIDs、胃酸、胃蛋白酶及抽菸）之間不平衡所致。症狀包括間歇性腹痛、胃脹、食慾不振及胃出血等。治療時以消除幽門螺旋桿菌、減少胃酸分泌、中和胃酸及保護胃黏膜免受到傷害等。

　　使用藥物治療消化性潰瘍不外乎是要減輕症狀、促進癒合及預防併發症與復發等情況發生。依藥物殺死幽門螺旋桿菌、降低胃的酸性及增加黏膜防禦能力分成抗菌劑、抑制胃酸分泌的藥物（H_2 拮抗劑、質子幫浦抑制劑及蕈毒鹼拮抗劑）、黏膜保護劑、具黏膜防禦的抗分泌劑及制酸劑等五大類。其中除了抗菌劑外，停藥後復發機率皆非常高。

一、抗菌劑

　　單一抗菌劑無法有效根除幽門螺旋桿菌，所以必須合併二種（或三種）抗菌劑及一種抑制胃酸分泌的藥物以達到有效的治療，常用抗菌劑為 Metronidazole (Flagyl®)、**Clarithromycin** (Biaxin®)、**Amoxicillin** (Amoxil®)、Tetracycline (Achromycin®) 及 Bismuth (Pepto-Bismol®)，而抑制胃酸分泌的藥物則包括質子幫浦抑制劑及 H_2 拮抗劑。一般須服用 14 天左右。典型的配方如 Esomeprazole+ **Amoxicillin**+ **Clarithromycin**（三合一療法）或 Esomeprazole+Amoxicillin+ Clarithromycin+ Bismuth subsalicylate（四合一療法）。

二、抑制胃酸分泌的藥物

　　壁細胞分泌胃酸受到組織胺、乙醯膽鹼和胃泌素的刺激所致，最後再經由 H^+/K^+ 幫浦（質子幫浦）交換鉀離子，並分泌氫離子進入胃腔中（圖 8-1）。因此治療消化性潰瘍需使用此三

類內源性化合物的拮抗劑，由於抗膽鹼性藥物副作用的關係，現已少用；至於胃泌素，目前則無藥物可阻斷，因此三者中以組織胺最為重要，因此以下將就 H$_2$ 拮抗劑做詳細的敘述。

（一） H$_2$ 拮抗劑

H$_2$ 拮抗劑 (H$_2$ Receptor Antagonists; H$_2$RAs) 能**阻斷組織胺與 H$_2$ 受體結合，降低細胞中 cAMP 濃度**，進而抑制胃酸分泌（圖 8-1）。由於效力佳、安全性高及病人接受度高，為治療胃及十二指腸潰瘍的第一線藥物。目前使用的藥物為 Cimetidine、Ranitidine、Famotidine 及 Nizatidine。

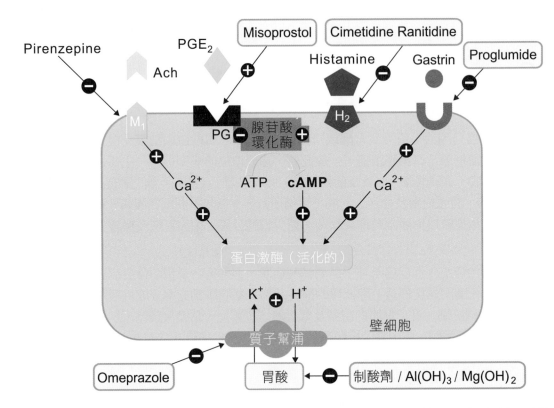

圖 8-1　胃酸分泌的機制與藥物作用的位置。生理上調控胃酸分泌的機制有四種，包括乙醯膽鹼 (acetylcholine)、組織胺 (histamine)、胃泌素 (gastrin) 及前列腺素 E (prostaglandin E)。其中乙醯膽鹼、組織胺及胃泌素會刺激細胞內第二傳訊者 cAMP 及鈣離子的產生，進而開啟質子幫浦並促進胃酸分泌，然而前列腺素 E$_2$ 的作用剛好與前三者相反，為抑制胃酸分泌，用以平衡胃部內胃酸的含量。多種抑制胃酸分泌及中和胃酸的藥物可藉由相關機制而達到治療消化性潰瘍的效果。cAMP：環腺苷單磷酸；G：胃泌素受體；H$_2$：組織胺受體；M：蕈毒鹼受體；PG：前列腺素受體。

⊃ Cimetidine (Tagamet®)

1. **作用及用途：** 可拮抗 H₂ 受體，抑制胃酸分泌，用於治療胃潰瘍、胃食道逆流及若埃二氏症候群 (Zollinger-Ellison syndrome)（圖 8-1）。由於會產生交互作用及一天需服用多次，因此已被 Ranitidine 與 Famotidine 所取代。

2. **副作用：** 頭痛、暈眩、腹瀉、肌肉疼痛、困惑、男性女乳症 (gynecomastia)、精蟲減少或性慾降低等。

3. **交互作用：可抑制細胞色素 p-450**，延緩 Warfarin、Phenytoin、Theophylline 及 Carbamazepine 等藥物的代謝。

⊃ Ranitidine (Zantac®)

1. **作用機轉：** 同 Cimetidine，然藥效強，副作用少，及不具抗雄性素與抑制肝臟代謝酵素的作用，已漸漸取代 Cimetidine 為常用之消化性潰瘍藥物。

2. **類似藥物：**
   - Famotidine (Gaster®)：同 Ranitidine，然藥效更強。
   - **Nizatidine** (Tazac®)：同 Ranitidine，**生體可用率最高，可達 90% 以上**。

（二）質子幫浦抑制劑

為治療胃、十二指腸潰瘍及胃食道逆流**最有效及強效的藥物**。

⊃ Omeprazole (Losec®)

為第一個使用之質子幫浦抑制劑，**藥效比 H₂ 拮抗劑強**。短時間使用，副作用少。

1. **作用與用途：** 本身為前驅物，需在酸性環境下轉換成活性成分，抑制 H^+/K^+ 幫浦（H^+/K^+ ATPase；質子幫浦；proton pump inhibitors; PPIs），阻斷胃酸分泌，治療消化性潰瘍、胃食道逆流及 Zollinger-Ellison 症候群（圖 8-1）。由於作用時間長，一天服用一次即可。另外可與抗菌劑併用，治療幽門螺旋桿菌所導致的消化性潰瘍。

2. **副作用：** 頭痛、噁心、腹瀉、嘔吐及胃癌。

3. **注意事項：** 於酸性環境中不穩定，因此製成腸衣錠以利於小腸吸收。通常不可咀嚼、剝半及壓碎。

4. **類似藥物：**
   - Lansoprazole (Takepron®)
   - Pantoprazole (Panoloc®)
   - Rabeprazole (Parjet®)
   - Esomeprazole (Nexium®)
   - Dexlansoprazole (Dexilant®)

(三) 蕈毒鹼拮抗劑

⊃ Pirenzepine (Gastrozepine®)

1. **作用與用途**：可拮抗 M_1 受體，抑制胃酸分泌，用於治療消化性潰瘍（圖 8-1）。
2. **副作用**：口乾、便秘、尿液滯留、視覺模糊、噁心及嘔吐。

三、黏膜保護劑

⊃ Sucralfate (Ulsanic®)

1. **作用與用途**：是一種含硫化多糖之有機鋁鹽化合物，不具抑制胃酸分泌及酸中和能力。**於酸性環境下 (pH < 4) 與潰瘍表面上帶正電的蛋白質形成鍵結**，形成保護膜，保護黏膜不受傷害，降低發炎與修復既有的潰瘍傷口。然本身並無法預防 Aspirin 造成之消化性潰瘍。
2. **副作用**：便祕及糞石 (bezoar) 形成。
3. **注意事項**：
   (1) 須空腹服用，以免與食物中之蛋白質結合而降低藥效。
   (2) 須在酸性下才有作用，故不能與制酸劑或抑制胃酸分泌的藥物一起併用。

⊃ 鉍鹽螯合物－ Bismuth subsalicylate、Bismuth subcitrate

1. **作用與用途**：可選擇性和潰瘍處結合形成保護膜，使潰瘍處免受胃酸及胃蛋白酶的傷害，且可促進前列腺素、黏液及碳酸氫根離子的分泌，用於治療腹瀉及幽門螺旋桿菌所導致的消化性潰瘍。
2. **副作用**：噁心、嘔吐及黑色糞便。

四、具黏膜防禦的抗分泌劑

⊃ Misoprostol (Cytotec®)

1. **作用與用途**：為 PGE_1 類似物，可作用於 PGE_2 受體，抑制胃酸分泌（圖 8-1），且可促進黏液分泌保護胃壁，用於預防 NSAIDs（例如：Aspirin）所引發的消化性潰瘍。
2. **副作用**：腹瀉、腹部疼痛及子宮收縮。
3. **注意事項**：對子宮具收縮作用，因此禁用於懷孕婦女，但可與 Mifepristone (RU486) 併用，用於墮胎及流產。

五、制酸劑

　　為一弱鹼性藥物，可中和胃內過多鹽酸，提升胃內酸鹼值 (pH3~5)，降低胃蛋白酶活性，減少胃酸對胃的傷害，及緩解消化不良、上腹痛與心灼熱等。依作用機轉分為全身性及非全身性兩大類（表 8-1）。

✚ 表 8-1　制酸劑的組成及特性

組成	中和胃酸能力	副作用		對全身 pH 值的影響
		便秘	腹瀉	
氫氧化鎂	高	✕	✔	無
氫氧化鋁	高	✔	✕	無
碳酸鈣	中	✔	✕	無
碳酸氫鈉	高	✕	✕	增加

(一) 全身性制酸劑

● 碳酸氫鈉 (Sodium bicarbonate; NaHCO₃)

1. **作用與用途**：可中和胃內鹽酸，降低胃酸及胃蛋白酶活性，用於治療消化性潰瘍及胃食道逆流。由於會產生全身性鹼中毒，因此不建議用於消化性潰瘍。主要用於酸中毒及尿液鹼化，加速酸性藥物排出。

$$NaHCO_3 + HCl \rightarrow NaCl + H_2O + CO_2 \uparrow$$

2. **副作用**：反彈性胃酸分泌增加、全身性鹼中毒、高血鈉、腹脹、打嗝及體液滯留。

3. **注意事項**：由於含鈉量高，**因此高血壓、心臟病或腎臟病患者避免使用。**

(二) 非全身性制酸劑

　　非全身性制酸劑通常含有鈣、鋁、鎂等不溶性化合物，較不易被人體吸收，對血液的酸鹼值也沒有影響，因此較不會產生鹼中毒。目前使用的成分為氫氧化鋁或氫氧化鎂，可單獨或合併使用，偶爾可和碳酸氫鈉或鈣鹽併用。

● 氫氧化鎂 (Magnesium hydroxide; Mg(OH)₂)

1. **作用與用途**：與胃壁細胞內的鹽酸中和反應形成氯化鎂及水，具制酸及緩瀉作用。少量作為制酸劑，大量則作為緩瀉劑。由於不會產生 CO_2，且於胃腸道吸收差，故不會引起鹼中毒，但腎功能不良的病人易產生系統毒性，故應特別注意。

$$Mg(OH)_2 + HCl \rightarrow MgCl_2 + H_2O$$

2. **副作用**：**腹瀉**及鎂中毒。

3. **類似藥物：**
   - 氧化鎂 (Magnesium oxide; MgO)
   - 三矽酸鎂 (Magnesium trisilicate; $Mg_2Si_3O_8$)

⊃ 氫氧化鋁 (Aluminum hydroxide; Al(OH)₃)

1. **作用與用途：** 與胃壁細胞內的鹽酸中和反應形成氯化鋁及水，可緩解胃部不適、灼熱感及胃酸過多。由於不易產生 CO_2，且於胃腸道吸收差，故不易引起鹼中毒。

$$Al(OH)_3+HCl \rightarrow AlCl_3+H_2O$$

2. **副作用：**
   (1) **易導致便秘**，可與鎂鹽併用來克服此缺點。
   (2) 易與腸中磷酸鹽結合，妨礙磷酸鹽吸收，導致低血磷而產生肌肉無力及骨骼之蝕損。
   (3) 會抑制四環素、毛地黃及鐵離子的吸收，因此避免併用。

⊃ 碳酸鈣 (Calcium carbonate)

1. **作用與用途：** 可與胃內鹽酸中和，緩解胃部不適、胃酸過多及作為鈣質補充劑。
2. **副作用：** 高血鈣、反彈性胃酸分泌增加、便秘及腹痛等。
3. **注意事項：** 會降低胃酸分泌而影響藥物的吸收，因此與藥物併用時應間隔二小時。

重點回顧

藥物	作用機轉及用途	副作用
抗菌劑		
Clarithromycin (Biaxin®)	可殺死或抑制幽門螺旋桿菌，常與 H_2 拮抗劑及質子幫浦抑制劑併用，治療消化性潰瘍	味覺異常、腹痛、腹瀉與嘔吐
Metronidazole (Flagyl®)		味覺異常、噁心、嘔吐、頭痛、頭暈、周圍神經病變、癲癇發作及戒酒反應
Amoxicillin (Amoxil®)		皮疹、腹瀉
Tetracycline (Achromycin®) Bismuth (Pepto-Bismol®)		光敏感、孕婦小孩禁止使用
抑制胃酸分泌的藥物		
H_2 拮抗劑		
Cimetidine (Tagamet®)	可阻斷 H_2 受體，抑制胃酸分泌，用於胃潰瘍、胃食道逆流及若埃二氏症候群	頭痛、暈眩、腹瀉、肌肉疼痛、困惑、男性女乳症、精蟲數減少及性慾降低
Ranitidine (Zantac®) Famotidine (Gaster®) Nizatidine (Tazac®)		頭痛、暈眩、腹瀉、肌肉疼痛及困惑

藥物	作用機轉及用途	副作用
質子幫浦抑制劑		
Omeprazole (Losec®) Lansoprazole (Takepron®) Pantoprazole (Panoloc®) Rabeprazole (Parjet®) Esomeprazole (Nexium®) Dexlansoprazole (Dexilant®)	可抑制 H^+/K^+ 幫浦，阻斷胃酸分泌，治療消化性潰瘍、胃食道逆流及 Zollinger-Ellison 症候群	頭痛、噁心、腹瀉、嘔吐及胃癌
蕈毒鹼拮抗劑		
Pirenzepine (Gastrozepine®)	可阻斷 M_1 受體，抑制胃酸分泌，用於治療消化性潰瘍	口乾、便秘、尿液滯留、視覺模糊、噁心及嘔吐
黏膜保護劑		
Sucralfate (Ulsanic®)	可與蛋白質結合形成保護膜，保護黏膜不受傷害，降低發炎與修復既有的潰瘍傷口	便祕及糞石形成
鉍鹽螯合物		
Bismuth subsalicylate Bismuth subcitrate	可和潰瘍處結合形成保護膜，使潰瘍處免受胃酸及胃蛋白酶的傷害，且可促進前列腺素、黏液及碳酸氫根離子的分泌，用於腹瀉及幽門螺旋桿菌所導致的消化性潰瘍	噁心、嘔吐及黑色糞便
具黏膜防禦的抗分泌劑		
Misoprostol (Cytotec®)	為 PGE_1 類似物，可作用於 PGE_2 受體，抑制胃酸分泌且可促進黏液分泌保護胃壁，用於預防 NSAIDs 所引發的消化性潰瘍	腹瀉、腹部疼痛及子宮收縮
制酸劑		
碳酸氫鈉 $NaHCO_3$ (Sodium bicarbonate)	可中和胃內鹽酸，降低胃酸及胃蛋白酶活性，用於消化性潰瘍及胃食道逆流	反彈性胃酸分泌增加、全身性鹼中毒、高血鈉、腹脹、打嗝及體液滯留
氫氧化鎂 $Mg(OH)_2$ (Magnesium hydroxide) 氧化鎂 (Magnesium oxide; MgO) 三矽酸鎂 $Mg_2Si_3O_8$ (Magnesium trisilicate)		腹瀉及鎂中毒
氫氧化鋁 $Al(OH)_3$ (Aluminum hydroxide)		便秘、低血磷及抑制四環素、毛地黃及鐵離子等藥物之吸收
碳酸鈣 (Calcium carbonate)		高血鈣、反彈性胃酸分泌增加、便秘及腹痛

第二節　緩瀉劑

　　緩瀉劑 (laxatives) 具有軟化腸道內容物或增加腸道內容物體積，以促進排便及加速腸道排空。用於便秘、作為手術前或胃腸檢查前之清腸及減少藥物中毒時之吸收。根據作用機轉可分為刺激性瀉劑 (stimulant laxatives)、膨脹性瀉劑 (bulk-forming laxatives)、滲透性瀉劑 (osmotic laxatives)、界面活性劑 (surfactant) 及其他等五大類。

一、刺激性瀉劑

　　藉由刺激腸黏膜或腸內神經叢，使腸蠕動增加，及增加腸道管腔的電解質及水分而達到瀉下作用。常用於急性便秘及作為外科或診斷時腸道製劑。此類藥物便宜，作用快，取得方便，但因對腸黏膜刺激大及可能對藥物產生依賴，一般不適合長期使用。常用藥物包括 Castor oil、Bisacodyl 及 Senna。

⊃ Castor oil（Neoloid®；蓖麻油）

1. **作用與用途：** 在小腸中被脂酵素 (lipase) **水解成蓖麻油酸 (ricinoleic acid)，刺激小腸蠕動** 而具有瀉下作用。常作為檢查前的清腸及**治療神經損傷長期臥床病人的嚴重便秘**。由於作用快，因此避免睡前給藥。

2. **副作用：** 噁心、嘔吐及腹部痙攣。

⊃ Bisacodyl (Dulcolax®)

1. **作用與用途：** 於大腸水解後，刺激結腸蠕動，並促進水分與電解質滯留於結腸中，而產生瀉下作用。口服或直腸栓劑給予作為檢查前的清腸或**治療嚴重便秘**。

2. **副作用：** 腹痛、過敏及直腸刺激。

3. **注意事項：**
   (1) 對胃刺激大，故做成腸溶衣錠，但需整顆吞服，不可磨碎或嚼碎。
   (2) 作用緩慢，需在睡前服用，於翌晨產生緩瀉效果。
   (3) 給藥 1 小時內，勿併服牛奶或制酸劑，以免讓腸溶衣提早溶離而失去緩瀉作用。

⊃ 番瀉葉 (Senna)

1. **作用與用途：** 為植物衍生物，主成分為蒽醌類配醣體 (anthraquinone glycosides)，於大腸中被細菌水解產生糖苷與蒽 (anthracene) 活性分子，**刺激大腸活動**及水分與電解質的分泌而產生瀉下作用，常作為檢查前的清腸或治療嚴重便秘。

2. **副作用：** 腹部絞痛、大腸失去肌肉張力及黑直腸等。

二、膨脹性瀉劑

此類製劑包括天然與半合成的多醣類 (polysaccharides) 及纖維素衍生物 (cellulose derivatives)，為安全的緩瀉劑。溶於水後體積膨脹，而可增加腸道內容物容積，來刺激腸壁而導致排便反射。

➲ Methylcellulose（Methocel®；甲基纖維素）

1. **作用與用途**：於腸道不被吸收或分解，但會吸收水分增加體積，刺激腸壁引起收縮，造成蠕動加速，用於治療急、慢性便秘及腸激躁症候群。
2. **副作用**：腹脹、食道或腸道阻塞（使用時需服大量開水，以利作用及減少阻塞）。
3. **類似藥物**：
   - Psyllium hydrophilic colloid (Metamucil®)：由車前草的種子提煉出來。
   - Polycarbophil (FiberCon®)

三、滲透性瀉劑

此類藥物包括鎂鹽、檸檬酸鹽及硫酸鹽等。

➲ 氫氧化鎂（Mg(OH)$_2$）

1. **作用與用途**：於胃腸道中不被吸收，可提高腸內滲透壓，間接增加腸道中的水分，以軟化及膨脹糞塊，進而刺激腸壁而引起緩瀉作用，用於慢性便秘及作為外科或診斷時腸道製劑。
2. **副作用**：腎功能下降及腹痛。
3. **類似藥物**：
   - 氧化鎂 (Magnesium oxide; MgO)
   - 硫酸鎂 (Magnesium sulfate; MgSO$_4$)

➲ Polyethylene glycol (Miralax®)

1. **作用與用途**：於胃腸道中不被吸收，可提高腸內滲透壓，間接增加腸道中的水分而使糞塊軟化及體積增加，用於治療便秘。
2. **副作用**：噁心、腹瀉及痙攣等。

➲ 乳酮糖（Lactulose (Duphalac®)）

1. **作用與用途**：為半合成雙糖，通過腸道時，不被吸收，但可被細菌分解成乙酸 (acetic acid) 及乳酸 (lactic acid)，增加滲透壓，產生吸水作用，而促進蠕動導致腹瀉。由於費用高，且會產生胃部脹氣及痙攣，因此作為其他瀉劑無效時使用。除此之外，也可促進腸道排出氨，用於治療肝腦病變 (hepatic encephalopathy)。
2. **副作用**：腹痛、噁心、下痢、脹氣及食慾不振。

四、界面活性劑

⊃ **Docusate sodium (Dioctyl sodium sulfosuccinate; DSS) (Colace®)**

1. **作用與用途：屬於界面活性劑**，可降低表面張力，藉著水分及脂質的混合，來軟化糞便，亦可使腸液分泌，使糞便濕軟而易排出，用於急、慢性便秘。

2. **副作用：**皮膚紅疹、減少維生素吸收及電解質不平衡。

3. **禁忌症：**含鈉離子，因此高血壓病人禁用。

4. **類似藥物：**Docusate calcium。

五、其他

⊃ **Lubiprostone (Amitiza®)**

1. **作用與用途：**為 PGE_1 衍生物，**可局部活化腸道氯通道，促使富含氯的腸液分泌增加**（但不改變鉀或鈉在血漿中的濃度），而使腸道蠕動加快（圖 8-2）。用於成人慢性便秘及腸激躁症候群。

2. **副作用：**噁心、腹瀉、腹脹、腹痛、嘔吐及頭痛等。

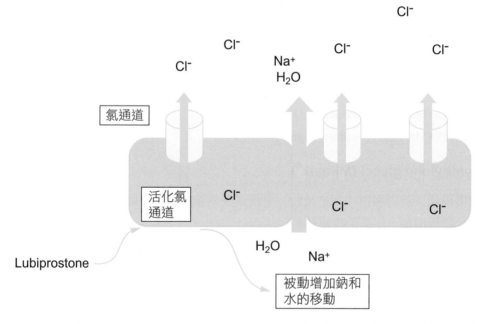

圖 8-2　Lupiprostone 可活化腸道氯通道，使富含氯離子的液體增加，進而軟化糞便，增加運動能力，並促進自發排便。

➲ Plecanatide (Trulance®)

1. **作用與用途：**可作用於腸道上皮 胞的管腔表面，刺激 Cl^- 和 HCO_3^- 分泌至腸道管腔 ，促使小腸液分泌增加並且加速通過。

2. **副作用：**過敏及腹瀉。

➲ Prucalopride (Motegrity®)

1. **作用與用途：**為選擇性 $5\text{-}HT_4$ 受體致效劑，可刺激腸胃之蠕動、反射、腸道分泌的進行。用於緩瀉劑仍無法達到適當緩解效果之女性慢性便秘之患者。

2. **副作用：**腹痛、 腹瀉、噁心及頭痛。

➲ 礦物油 (Mineral oil)

1. **作用與用途：**在腸道形成油膜，使糞便軟化及產生潤滑作用而瀉下。

2. **副作用：**長期使用易干擾脂溶性維生素 A、D、E、K 的吸收及導致脂質性肺炎 (lipid pneumonia)。

3. **類似藥物：**甘油塞劑 (Glycerin suppository)。

重點回顧

藥物	作用機轉與用途	副作用
刺激性瀉劑		
Castor oil（Neoloid®；蓖麻油）	在小腸中被脂酵素水解成蓖麻油酸，刺激小腸蠕動而具瀉下作用	噁心、嘔吐及腹部痙攣
Bisacodyl (Dulcolax®)	於大腸水解後，刺激結腸蠕動，並促進水分與電解質滯留於結腸中，而產生瀉下作用	腹痛、過敏及直腸刺激
番瀉葉 (Senna)	於大腸中被細菌水解產生糖苷與蒽活性分子，刺激大腸活動及水分與電解質的分泌，而產生瀉下作用	腹部絞痛、大腸失去肌肉張力及黑直腸
膨脹性瀉劑		
Methylcellulose（Methocel®；甲基纖維素） Psyllium hydrophilic colloid (Metamucil®) Polycarbophil (FiberCon®)	於腸道不被吸收或分解，但會吸收水分增加體積，刺激腸壁引起收縮，造成蠕動加速，用於急、慢性便秘及腸激躁症候群	腹脹、食道或腸道阻塞

藥物	作用機轉與用途	副作用
滲透性瀉劑		
氫氧化鎂 Mg(OH)$_2$ 氧化鎂 (Magnesium oxide; MgO) 硫酸鎂 (Magnesium sulfate; MgSO$_4$)	於腸道中不被吸收，可提高腸內滲透壓，間接增加腸道中的水分，以軟化及膨脹糞塊，進而刺激腸壁而引起緩瀉作用	腎功能下降及腹痛
Polyethylene glycol (Miralax®)		噁心、腹瀉及痙攣
乳酮糖 (Lactulose; Duphalac®)	通過腸道時，不被吸收，但可被細菌分解成乙酸及乳酸，增加滲透壓，產生吸水及促進蠕動而導致腹瀉	腹痛、噁心、下痢、脹氣及食慾不振
界面活性劑		
Docusate sodium (Dioctyl sodiumsulfosuccinate; DSS) (Colace®) Docusate calcium	可降低表面張力，藉著水分及脂質的混合，來軟化糞便，亦可使腸液分泌，使糞便變濕軟而易排出，用於急、慢性便秘	皮膚紅疹、減少維生素吸收及電解質不平衡
其他		
Lubiprostone (Amitiza®)	局部活化腸道氯通道，促使腸液分泌增加，而使腸道蠕動加快。用於成人慢性便秘及腸激躁症候群	噁心、腹瀉、腹脹、腹痛、嘔吐及頭痛
礦物油 (Mineral oil)	在腸道形成油膜，使糞便軟化及產生潤滑作用而瀉下	干擾脂溶性維生素 A、D、E、K 的吸收及導致脂質性肺炎
Plecanatide (Trulance®)	可作用於腸道上皮 胞的管腔表面，刺激 Cl$^-$ 和 HCO$_3^-$ 分泌至腸道管腔 ，促使小腸液分泌增加並且加速通過	過敏及腹瀉
Prucalopride (Motegrity®)	為選擇性 5-HT$_4$ 受體致效劑，可刺激腸胃之蠕動、反射、腸道分泌的進行。用於緩瀉劑仍無法達到適當緩解效果之女性慢性便秘之患者	腹痛、腹瀉、噁心及頭痛

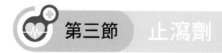

第三節　止瀉劑

　　腹瀉可能為藥物、細菌、病毒及精神等因素所引起，會造成腸道蠕動頻繁，排便次數增加或大便硬度減少，通常伴隨電解質及水分的流失。因此治療時除了使用止瀉劑 (antidiarrheals) 及抗菌劑外，仍應補充水分與電解質。依作用機轉可將止瀉劑分成吸附劑 (adsorbents)、抗分泌劑 (antisecretory drugs)、腸道菌叢調節劑 (intestinal flora modifier) 及抗蠕動藥物 (antimotility drugs) 等四大類。

一、吸附劑

⊃ Kaopectin (Pecolin®)

1. **作用與用途**：為一吸附性之果膠高嶺土混合劑，可用來吸收液體中的化合物及與腸中的毒物結合，用於治療腹瀉。

2. **副作用**：便秘。

3. **注意事項**：會吸附同時併服的藥物，故須於飯前 30 分鐘至 1 個小時服用。

二、抗分泌劑

⊃ 次水楊酸鉍 (Bismuth subsalicylate; Pepto-Bismol®)

1. **作用與用途**：具局部抗菌及抑制前列腺素形成而達到止瀉作用，**用於水土不服所導致的腹瀉**。

2. **副作用**：舌頭與糞便變黑及耳鳴等。

3. **類似藥物**：次碳酸鉍 (Bismuth subcarbonate)。

三、腸道菌叢調節劑

⊃ Lactobacilli (Bacilor®)

1. **作用與用途**：可酸化腸道內容物，防止腐敗細菌繁殖，而具有整腸與止瀉作用。

2. **副作用**：腹瀉、嘔吐及打嗝。

四、抗蠕動藥物

⊃ Loperamide (Imodium®)

1. **作用與用途**：**化學結構及性質類似鴉片**，可作用於腸道神經叢的 μ 受體，**抑制大腸平滑肌蠕動及減少 Ach 釋出**，用於急性腹瀉和發炎性腸道疾病。由於不會通過 BBB，且不會產生鎮痛及成癮性，為常用的止瀉劑。

2. **副作用**：嗜睡、口乾、便秘及中樞抑制。

3. **注意事項**：不可使用於志賀氏或沙門氏桿菌 (Salmonella) 所導致的腹瀉，否則會促使細菌侵入腸壁而造成敗血症。

⊃ Diphenoxylate / Atropine (Lomotil®)

1. **作用與用途**：可直接作用於腸道使腸道蠕動減緩，使較多的液體及電解質在大腸被吸收，並且形成堅硬的糞便。本身不易通過 BBB，亦不會產生鎮痛及成癮，主要用於水土不服所導致的腹瀉。

2. **副作用**：昏睡或頭暈。

3. **類似藥物**：

- Difenoxin (Motofen®)：Diphenoxylate 的活性代謝物。

重點回顧

藥物	作用機轉與用途	副作用
吸附劑		
Kaopectin (Pecolin®)	為果膠高嶺土混合劑，可吸收液體中的化合物及與腸中的毒物結合，用於治療腹瀉	便秘
抗分泌劑		
次水楊酸鉍 (Bismuth subsalicylate; Pepto-Bismol®)	具抗菌及抑制前列腺素形成而達到止瀉作用，用於水土不服所導致的腹瀉	舌頭與糞便變黑及耳鳴
腸道菌叢調節劑		
Lactobacilli (Bacilor®)	可酸化腸道內容物，防止腐敗細菌繁殖，而具有整腸與止瀉作用	腹瀉、嘔吐及打嗝
抗蠕動藥物		
Loperamide (Imodium®)	構造及性質類似鴉片，可作用於 μ 受體，抑制大腸平滑肌收縮及蠕動，用於急性腹瀉和發炎性腸道疾病	嗜睡、口乾、便秘及中樞抑制
Diphenoxylate/Atropine (Lomotil®) Difenoxin (Motofen®)	可促使腸道蠕動減緩，使較多的液體及電解質在大腸被吸收，並且形成堅硬的糞便	昏睡或頭暈

第四節　鎮吐劑

　　嘔吐是由於某一種因素的刺激，導致胃內容物不自主的被迫排出。常見的原因為胃腸道刺激，其他非腸道因素則包括動暈症、懷孕害喜、代謝性疾病及藥物與放射線所引起的嘔吐。

　　與嘔吐有關的區域為中樞髓質的嘔吐中樞，主要接收來自胃腸道、前庭系統及化學受體激發區 (chemoreceptor trigger zone; CTZ) 的神經傳導刺激。當接受刺激後，會藉由 DA、5-HT 及 Ach 等神經傳遞物質釋放，活化位於嘔吐中樞及化學受體激發區的受體，而產生嘔吐作用，目前使用的鎮吐劑為阻止神經傳遞物質與受體結合而達到鎮吐作用。

　　常用的鎮吐劑包括血清胺拮抗劑、醣皮質素、神經激肽拮抗劑、多巴胺拮抗劑、大麻類、蕈毒鹼拮抗劑及抗組織胺等。

一、血清胺拮抗劑

➲ Ondansetron (Zofran®)

1. **作用與用途：可與 5-HT 競爭消化道的 5-HT₃ 受體**，使迷走神經不活化而無法傳遞訊息至嘔吐中樞。**常用於改善化療所引起的噁心及嘔吐。** 可與 Dexamethasone 或 Methylprednisolone 併用以達到最佳的鎮吐效果。

2. **副作用**：頭痛、眩暈、便秘及 QT 間期延長。

3. **類似藥物**：
   - Granisetron (Kytril®)
   - Tropisetron (Novartis®)
   - Dolasetron (Anzemet®)
   - Ramosetron (Nasea®)
   - Palonosetron (Aloxi®)

二、醣皮質素

　　機轉未明，臨床上常使用 Dexamethasone 或 Methylprednisolone 與 5-HT₃ 拮抗劑併用來加強鎮吐效果，不僅效果好，副作用也少。

三、神經激肽拮抗劑

➲ Aprepitant (Emend®)

1. **作用與用途**：可穿透 BBB，選擇性阻止物質 P 和神經激肽 1 (neurokinin1; NK₁) 受體結合。用於預防化療及手術後的噁心及嘔吐。然藥效中等，若與其他鎮吐劑併用可增強藥效，提高治療效果。

2. **副作用**：打嗝、虛弱無力、倦怠、肝功能指數上升、便秘、頭痛和厭食。

3. **類似藥物**：
   - Fosaprepitant (Emend®)。
   - Rolapitant (Varubi®)
   - Netupitant / Palonosetron (Akynzeo®)

藥理小常識

物質 P

　　物質 P 是一種神經胜肽，存在腦部的孤獨核 (nucleus tractus solitarius; NTS) 和最後區 (area postrema) 裡，跟許多疾病的病、生理有關，包括氣喘、疼痛、偏頭痛、思覺失調症、焦慮及噁心嘔吐等，特別是化療引起的延遲性噁心嘔吐。物質 P 引發噁心嘔吐是經由 NK₁ 受體，因此使用 NK₁ 拮抗劑占據腦中的 NK₁ 受體，即可抑制化療所導致的噁心及嘔吐。

四、多巴胺拮抗劑

⊃ Haloperidol (Haldol®)、Droperidol (Inapsine®)

1. **作用與用途：抑制 CTZ 的多巴胺受體，產生鎮吐作用**。用於化療及手術後所引起的噁心及嘔吐。

2. **副作用**：錐體外症候群（如急性肌張力不全、靜坐不能和帕金森氏症候群）及低血壓等。

3. **類似藥物：**
   - Chlorpromazine (Wintermin®)
   - Perphenazine (Trilafon®)
   - **Metoclopramide** (Primperan®)
   - Domperidone (Motilium®)
   - **Prochlorperazine** (Novamin®)
   - Promethazine (Pyrethia®)

五、大麻類

⊃ Dronabinol (Marinol®)

1. **作用與用途**：機轉未明，可能是經由大腦皮質路徑抑制嘔吐中樞而產生鎮吐作用，用於化療所導致的噁心及嘔吐。由於易導致類精神病及濫用情形，因此只作為第二線化療鎮吐劑或其他藥物效果不佳時。

2. **副作用**：短暫崩潰、人格解體、煩躁不安、心悸、低血壓及嗜睡等。

3. **類似藥物**：Nabilone (Cesamet®)。

六、蕈毒鹼拮抗劑

⊃ Scopolamine (Transderm-Scop®)

1. **作用與用途**：可降低後腦區或前庭核蕈毒鹼受體的興奮性，用於鎮吐及預防暈車、暈船所引起的**動暈症**。

2. **副作用**：口乾、視覺模糊、便秘及尿滯留。

七、抗組織胺

⊃ Diphenhydramine (Benadryl®)

1. **作用與用途**：阻斷中樞後腦區（如 CTZ）與相關結構的 H_1 受體，用於動暈症及孕吐等。

2. **副作用**：嗜睡、口乾、便秘及尿液滯留。

3. **類似藥物：**

   · Promethazine (Pyrethia®)

   · Dimenhydrinate (Dramamine®)

   · Cyclizine (Marezine®)、Meclizine (Bonine®)：避免用於孕婦，以防畸胎。

重點回顧

藥物	作用機轉與用途	副作用
血清胺拮抗劑		
Ondansetron (Zofran®) Granisetron (Kytril®) Tropisetron (Novartis®) Dolasetron (Anzemet®) Ramosetron (Nasea®) Palonosetron (Aloxi®)	可拮抗 5-HT$_3$ 受體，使迷走神經不活化而無法傳遞訊息至嘔吐中樞。用於化療所引起的噁心及嘔吐	頭痛、眩暈、便秘及 QT 間期延長
神經激肽拮抗劑		
Aprepitant (Emend®) Fosaprepitant (Emend®) Rolapitant (Varubi®) Netupitant / Palonosetron (Akynzeo®)	可阻止物質 P 和 NK$_1$ 受體結合。用於預防化療及手術後的噁心及嘔吐	打嗝、虛弱無力、倦怠、肝功能指數上升、便秘、頭痛和厭食
多巴胺拮抗劑		
Haloperidol (Haldol®) Droperidol (Inapsine®) Chlorpromazine (Wintermin®) Perphenazine (Trilafon®) Metoclopramide (Primperan®) Domperidone (Motilium®) Prochlorperazine (Novamin®) Promethazine (Pyrethia®)	抑制 CTZ 的多巴胺受體，產生鎮吐作用。用於化療及手術後的噁心及嘔吐	錐體外症候群及低血壓
大麻類		
Dronabinol (Marinol®) Nabilone (Cesamet®)	經由大腦皮質路徑抑制嘔吐中樞而產生鎮吐作用，用於化療所導致的噁心及嘔吐	短暫崩潰、人格解體、煩躁不安、心悸、低血壓及嗜睡
蕈毒鹼拮抗劑		
Scopolamine (Transderm-Scop®)	可降低後腦區或前庭核蕈毒鹼受體的興奮性，用於鎮吐及預防動暈症	口乾、視覺模糊、便秘及尿滯留
抗組織胺		
Diphenhydramine (Benadryl®) Promethazine (Pyrethia®) Dimenhydrinate (Dramamine®) Cyclizine (Marezine®) Meclizine (Bonine®)	阻斷中樞後腦區與相關結構的 H$_1$ 受體，用於動暈症及孕吐	嗜睡、口乾、便秘及尿液滯留

第五節 減肥藥

　　肥胖是一種身體內脂肪過量、慢性且容易再發的疾病。肥胖之所以可怕是它伴隨而來的癌症、腦血管疾病、心臟病及糖尿病等危險因子。造成肥胖的原因包括基因遺傳、環境、藥物的使用及疾病等。藥物包括醣皮質素、口服避孕藥及荷爾蒙補充療法等，而疾病則包括庫欣氏症候群、甲狀腺機能低下及下視丘受傷等。治療方式除了使用非藥物療法外，仍可使用藥物治療，目前唯一合法的減肥藥為 Orlistat，Sibutramine 由於會產生心血管疾病的風險，已於 2010 年下市回收。其他非核准長期使用的藥物包括 Diethylpropion (Tenuate®)、Phentermine (Duromine®)、Bupropion (Wellbutrin®)、Fluoxetine (Prozac®)、Topiramate (Topamax®)、Zonisamide (Zonegran®)、Dexfenfluramine (Redux®) 及 Fenfluramine (Pondimin®) 等。

⊃ Orlistat（Xenical®；羅氏鮮；讓你酷）

1. **作用與用途：抑制胃腸道中的脂酵素** (lipase)，使食物中的脂肪無法變成小分子而被吸收。

2. **副作用**：油斑、油便、排油及排便失禁等。

3. **注意事項**：由於 Orlistat 抑制脂肪吸收，因此對脂溶性維生素 A、D、E、K 的吸收可能會受影響，所以在治療期間應適當補充脂溶性維生素。

⊃ Locaserin

1. **作用與用途：可活化 5-HT$_{2C}$ 受體**，刺激分泌黑色素細胞刺激素 (melanocyte stimulating hormone; α-MSH) 而抑制食慾及減少飲食能量攝入，用於 BMI ≧ 30kg/m^2 或 BMI ≧ 27kg/m^2 合併有高血壓、血脂異常或第二型糖尿病之與體重相關之疾病。

2. **副作用**：非糖尿病患者：頭痛、頭暈、乏力、噁心、口乾、便秘等；糖尿病患者：低血糖、頭痛、背痛、咳嗽、乏力。

第六節 其他胃腸道藥物

　　本節要討論的胃腸道用藥包括腸激躁症候群、發炎性腸道疾病、促進胃腸蠕動及結石溶解的藥物。

一、腸激躁症候群藥物

　　腸激躁症候群 (irritable bowel syndrome; IBS) 又稱為「大腸激躁症」，為一種長期、反覆性腹痛及大腸功能改變的腸胃疾病，主要與壓力、食物、藥物或腸道感染有關。症狀包括持

續的下腹痛、排便習慣改變、腹脹或覺得大便解不乾淨等。治療目標為減輕病人症狀的嚴重度及頻率，進而改善病人的生活品質。由於 5-HT 為腸道神經系統中最主要的神經傳遞物質，當與 5-HT 受體結合後，可改變乙醯膽鹼及激活素 (tachykinin) 等神經傳遞物質的釋放，使胃腸道活動性受影響並導致痛覺過度敏感。因此選擇性影響 5-HT$_3$、5HT$_4$ 為治療 IBS 最主要的藥物，其他則包括蕈毒鹼拮抗劑、止瀉劑、膨脹性瀉劑或三環式抗憂鬱劑等。

➲ Alosetron (Lotrenex®)

1. **作用與用途**：可拮抗 5-HT$_3$ 受體，降低腸道感覺神經對疼痛的刺激，同時也降低腸道內容物通過的速度，減輕腹痛及大便頻率。用於治療以腹瀉為主的腸激躁症候群。

2. **副作用**：便秘及缺血性結腸炎。

➲ Tegaserod (Zelnorm®)

1. **作用與用途**：為 5-HT$_4$ 受體的部分致效劑，可活化 5-HT$_4$ 受體，增加胃腸蠕動及分泌，改善腹部不適、疼痛、脹氣及排便習慣，用於治療以便秘為主的腸激躁症候群。

2. **副作用**：腹瀉、脫水、低血壓、心肌梗塞、不穩定心絞痛及中風等。

3. **禁忌症**：心血管疾病、腎臟損壞、肝損壞及腸道阻塞等。

➲ Eluxadoline (Viberzi®)

1. **作用與用途**：活化腸道鴉片受體，從而減少腸道收縮並減少腹瀉。另外亦能舒緩腹痛及改善大便軟硬度。

2. **副作用**：便秘及噁心。

➲ Linaclotide (Linzess®)

1. **作用與用途**：可增加腸內氯化物和水的分泌，而可軟化糞便並刺激腸道蠕動。用於治療便秘或腸激躁症候群。

2. **副作用**：過敏、腹瀉及頭暈。

➲ Lubiprostone

參考緩瀉劑。

二、發炎性腸道疾病藥物

發炎性腸道疾病 (inflammatory bowel disease; IBD) 為慢性腸道黏膜發炎，主要有潰瘍性結腸炎 (ulcerative colitis; UC) 及克隆氏症 (Crohn's disease; CD) 兩種。其中潰瘍性結腸炎是一種與細菌感染、食物過敏、環境因素及免疫力下降有關的結腸黏膜和黏膜下層發炎的疾病，發炎部位多發生在直腸及乙狀結腸，但也可能發生在全大腸。克隆氏症為一種慢性、全壁式的

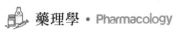

發炎性疾病，可侵犯口至肛門的任何部位，且常合併有許多腸道外表現。初期表現為水腫，但不斷進行全壁性發炎，造成纖維化，形成緊縮的瘢痕 (scar)。致病機轉迄今仍未十分明瞭，但可能與免疫失控有關。

　　治療藥物包括 5- 胺基水楊酸 (5-aminosalicylates)、醣皮質素、免疫抑制劑、免疫調節劑及抗菌劑等。通常這些藥物只能控制病程而不能治癒，且治療時都需要合併藥物一起使用。

(一) 5- 胺基水楊酸

⊃ Sulfasalazine (Azulfidine®)

1. **作用與用途：**可於結腸內經細菌分解成 5- 胺基水楊酸及 Sulfapyridine，其中 5- 胺基水楊酸可抑制前列腺素和白三烯素等發炎物質產生及減少發炎細胞移至發炎區域，用於**治療輕至中度的潰瘍性結腸炎及克隆氏症。**

2. **副作用：**噁心、發燒、紅疹、關節痛、溶血性貧血及巨母紅血球性貧血。

3. **類似藥物：**
   - **Mesalamine** (Asacol®)
   - Olsalazine (Dipentum®)
   - Balsalazide (Colazal®)

(二) 醣皮質素

⊃ Budesonide (Pulmicort®)

1. **作用與用途：**可穩定細胞膜，減少過敏物質的合成、儲存及釋放，用於緩解中度至嚴重的克隆氏症。

2. **副作用：**高血壓、青光眼、骨質疏鬆、胃酸分泌、抑制生長發育及容易感染。

(三) 免疫抑制劑

⊃ Azathioprine (Imuran®)

1. **作用與用途：**可干擾核酸合成，因而抑制 B、T 細胞產生抗體而達到免疫抑制作用。用於對胺基水楊酸及醣皮質素沒反應的潰瘍性結腸炎及克隆氏症。

2. **副作用：**貧血、白血球與血小板減少、發燒、畏寒、關節與肌肉酸痛、頭暈及嘔吐等。

3. **類似藥物：**Mercaptopurine (Purinethol®)。

⊃ Cyclosporin (Sandimmune®)

1. **作用與用途：**可抑制鈣調磷酸酶活性，干擾 T 細胞活化而影響 IL-2 的轉錄及分泌，用於治療急性及嚴重的潰瘍性結腸炎及克隆氏症。

2. **副作用**：腎毒性、高血壓、肝毒性、神經毒性、噁心、嘔吐、淋巴瘤、頭痛、多毛及胃腸不適等。

➲ Methotrexate (Trexall®)

1. **作用與用途**：抑制二氫葉酸還原酶，減少增殖中淋巴球和前驅細胞 DNA 的合成，用於緩解克隆氏症。

2. **副作用**：發燒、口腔潰瘍、紅疹、胃腸不適、骨髓抑制及肝毒性等。

(四) 免疫調節劑

➲ Infliximab (Remicade®)

1. **作用與用途**：可抑制 TNF-α，用於治療中度至重度之潰瘍性結腸炎及克隆氏症。

2. **副作用**：發燒、寒顫、蕁麻疹、胸痛、低血壓及感染等。

3. **類似藥物**：
   - Certolizumab (Cimzia®)
   - Adalimumab (Humira®)

(五) 抗菌劑

　　Metronidazole 及 Ciprofloxacin 為常用的抗菌劑，可有效對抗腸道之 G(-) 及厭氧菌，用於治療輕微至中度之克隆氏症。

三、促進胃腸道蠕動的藥物

　　促進胃腸道蠕動的藥物 (Prokinetic agents) 能增加胃的蠕動而使胃排空速度加快，進而緩解症狀，用於治療胃食道逆流 (gastroesophageal reflux disease; GERD)、化療所導致的噁心及嘔吐 (chemotherapy-induced vomiting) 及糖尿病胃輕癱 (diabetic gastroparesis) 等。藥物包括蕈毒鹼致效劑、乙醯膽鹼酯酶抑制劑、多巴胺拮抗劑、5-HT$_4$ 致效劑及動能素致效劑等五大類。

(一) 蕈毒鹼致效劑

➲ Bethanechol (Urecholine®)

1. **作用與用途**：可興奮胃腸道及腸神經叢的 M$_3$ 受體，增加胃腸道蠕動，治療胃食道逆流及胃輕癱。

2. **副作用**：發汗、潮紅、流涎、下痢、胃腸不適、低血壓及氣喘等。

（二）乙醯膽鹼酯酶抑制劑

⊃ Neostigmine (Prostigmin®)

1. **作用與用途**：抑制 AchE，減少 Ach 被分解，興奮胃腸道及腸神經叢的 M_3 受體，增加胃腸道蠕動、改善腸管麻痺及肌無力症。

2. **副作用**：噁心、下痢、流涎、發汗及支氣管分泌增加。

（三）多巴胺拮抗劑

⊃ Metoclopramide (Primperan®)

1. **作用與用途**：可阻斷 CTZ 的 **DA 受體 (D_2)** 及作用於胃腸道 5-HT_4 受體，促進 Ach 釋放，增加胃腸道蠕動及加速胃排空速率，用於鎮吐及改善食慾不振、腹脹或糖尿病胃輕癱。

2. **副作用**：坐立不安、嗜睡、頭昏眼花、疲勞、高促乳素血症、便秘、頭痛、外錐體症候群及顆粒性白血球缺乏等。

3. **類似藥物**：**Domperidone** (Motilium®)

（四）5-HT_4 致效劑

⊃ Cisapride (Prepulsid®)

1. **作用與用途**：可作用於 5-HT_4 受體，刺激 Ach 由腸神經叢釋出，促進胃腸道蠕動，用於治療胃食道逆流、消化不良及習慣性便秘。

2. **副作用**：延長 QT 間期。

3. **禁忌症**：缺血性心臟疾病、心臟衰竭及 QT 間期延長。

4. **交互作用**：

    (1) Erythromycin 及 Ketoconazole 可抑制肝臟代謝酵素，增加 Cisapride 的血中濃度。

    (2) Quinidine 及 Bepridil 等藥會延長 QT 間期，因此避免併用。

    (3) 亨利氏環及 Thiazide 類利尿劑會導致低血鉀，增加 Cisapride 心律不整的危險性。

5. **類似藥物**：

    ・ Mosapride (Mosapulin®)

    ・ Prucalopride (Resolor®)

（五）動能素致效劑

⊃ Erythromycin (Ilotycin®)

1. **作用與用途**：可活化胃腸道的動能素 (motilin) 受體，促進胃腸道蠕動及加速排空，治療胃輕癱。

2. **副作用**：腹瀉、噁心、腹痛及嘔吐等。

四、促進結石溶解的藥物

　　肝臟製造的膽汁分泌到膽囊，使膽囊收縮，釋放膽汁及活化消化酵素，幫助脂肪消化及溶解膽固醇。當體內膽固醇於膽汁中呈現過飽和時，就會形成膽固醇結晶而產生膽結石。治療時可使用手術將膽囊切除、非手術的體外震波碎石術或服用Urso-deoxycholic acid (UDCA)、Chenodeoxycholic acid (CDCA)兩種藥物來治療。

◯ Chenodiol (Chenodeoxycholic acid; CDCA)

1. **作用與用途：**可降低膽汁中之膽酸濃度，促使膽固醇溶解，因而降低膽汁中膽固醇濃度，用於治療膽結石。

2. **副作用：**腹瀉及肝損壞。

3. **類似藥物：**Ursodiol (Urso-deoxycholic acid; UDCA)。

五、其他

◯ Palifermin (Kepivance®)

1. **作用與用途：**是一種人類重組角皮細胞生長因子 (recombinant human keratinocyte growth factor)，可刺激表皮細胞增生與分化並促進內生性之谷胱甘肽過氧化酶的活性，刺激口腔與腸道表面之修復。

2. **副作用：**皮膚紅疹、皮膚癢、皮膚紅、口腔與舌頭不適感、以及味覺異常等。

重點回顧

藥物	作用機轉與用途	副作用
腸激躁症候群藥物		
Alosetron (Lotrenex®)	可阻斷 5-HT$_3$ 受體，降低對疼痛的刺激及腸道內容物通過的速度，減輕腹痛及大便頻率。用於治療以腹瀉為主的腸激躁症候群	便秘及缺血性結腸炎
Tegaserod (Zelnorm®)	可活化 5-HT$_4$ 受體，增加胃腸蠕動、分泌及改善腹部不適，用於治療以便秘為主的腸激躁症候群	腹瀉、脫水、低血壓、心肌梗塞、不穩定心絞痛及中風
Eluxadoline (Viberzi®)	活化腸道鴉片受體，從而減少腸道收縮並減少腹瀉。另外亦能舒緩腹痛及改善大便軟硬度	便秘及噁心
Linaclotide (Linzess®)	可增加腸 氯化物和水的分泌，而可軟化糞便並刺激腸道蠕動。用於治療便秘或腸激躁症候群	過敏、腹瀉及頭暈
Lubiprostone	參考緩瀉劑	

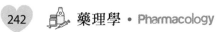

藥物	作用機轉與用途	副作用
發炎性腸道疾病藥物		
5-胺基水楊酸		
Sulfasalazine (Azulfidine®) Mesalamine (Asacol®) Olsalazine (Dipentum®) Balsalazide (Colazal®)	可於結腸內被分解成 5-胺基水楊酸來抑制前列腺素和白三烯素產生及減少發炎細胞移至發炎區域，用於治療輕至中度的潰瘍性結腸炎及克隆氏症	噁心、發燒、紅疹、關節痛、溶血性貧血及巨母紅血球性貧血
醣皮質素		
Budesonide (Pulmicort®)	可穩定細胞膜，減少過敏物質的合成、儲存及釋放，用於緩解中度至嚴重的克隆氏症	高血壓、青光眼、骨質疏鬆、胃酸分泌、抑制生長發育及容易感染
免疫抑制劑		
Azathioprine (Imuran®) Mercaptopurine (Purinethol®)	可干擾核酸合成，因而抑制 B、T 細胞產生抗體而達到免疫抑制作用。用於潰瘍性結腸炎及克隆氏症	貧血、白血球與血小板減少、發燒、畏寒、關節與肌肉酸痛、頭暈及嘔吐等
Cyclosporin (Sandimmune®)	可抑制鈣調磷酸酶活性，干擾 T 細胞活化而影響 IL-2 的轉錄及分泌，用於治療急性及嚴重的潰瘍性結腸炎及克隆氏症	腎毒性、血壓上升、肝毒性、神經毒性、淋巴瘤、頭痛、多毛及胃腸不適
Methotrexate (Trexall®)	抑制二氫葉酸還原酶，減少增殖中淋巴球和前驅細胞 DNA 的合成，用於緩解克隆氏症	發燒、口腔潰瘍、紅疹、胃腸不適、骨髓抑制及肝毒性
免疫調節劑		
Infliximab (Remicade®) Certolizumab (Cimzia®) Adalimumab (Humira®)	可抑制 TNF-α，用於治療中度至重度之潰瘍性結腸炎及克隆氏症	發燒、寒顫、蕁麻疹、胸痛、低血壓及感染
促進胃腸道蠕動的藥物		
蕈毒鹼致效劑		
Bethanechol (Urecholine®)	可興奮 M_3 受體，增加胃腸道蠕動，治療胃食道逆流及胃輕癱	發汗、潮紅、流涎、下痢、胃腸不適、低血壓及氣喘
乙醯膽鹼酯酶抑制劑		
Neostigmine (Prostigmin®)	抑制 AchE，減少 Ach 被分解，興奮胃腸道及腸神經叢的 M_3 受體，增加胃腸道蠕動、改善腸管麻痺及肌無力症	噁心、下痢、流涎、發汗及支氣管分泌增加
多巴胺拮抗劑		
Metoclopramide (Primperan®)	可阻斷 D_2 受體及作用於 $5-HT_4$ 受體，促進 Ach 釋放，增加胃腸道蠕動及加速胃排空速率，用於鎮吐及改善食慾不振、腹脹或糖尿病胃輕癱	坐立不安、嗜睡、頭昏眼花、疲勞、高促乳素血症、便秘、頭痛、外錐體症候群及顆粒性白血球缺乏

藥物	作用機轉與用途	副作用
5-HT$_4$ 致效劑		
Cisapride (Prepulsid®) Mosapride (Mosapulin®) Prucalopride (Resolor®)	可作用於 5-HT$_4$ 受體，刺激 Ach 由腸神經叢釋出，促進胃腸道蠕動，用於治療胃食道逆流、消化不良及習慣性便秘	延長 QT 間期
動能素致效劑		
Erythromycin (Ilotycin®)	可活化動能素受體，促進胃腸道蠕動及加速排空，治療胃輕癱	腹瀉、噁心、腹痛及嘔吐
促進結石溶解的藥物		
Chenodiol (Chenodeoxycholic acid; CDCA) Ursodiol (Urso-deoxycholic acid; UDCA)	可降低膽汁中之膽酸濃度，促使膽固醇溶解，用於治療膽結石	腹瀉及肝損壞
其他		
Palifermin (Kepivance®)	可刺激表皮細胞增生與分化並促進內生性之谷胱甘肽過氧化酶的活性，刺激口腔與腸道表面之修復	皮膚紅疹、皮膚癢、皮膚紅、口腔與舌頭不適感、以及味覺異常等

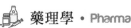

自我評量

1. (　) 有一位 55 歲婦女罹患第一型糖尿病已 40 年，她時常抱怨胃腸不適及腹脹，評估之後是糖尿病胃輕癱。請問下列哪一個藥物是促進胃腸蠕動的藥物，可以用在此狀況？ (A) Alosetron　(B) Cimetidine　(C) Loperamide　(D) Metoclopramide。

2. (　) 有一個病人使用 Verapamil 治療高血壓及心絞痛，但她常抱怨有便秘的副作用，請問下列哪一個滲透性瀉劑可用來緩解此種狀況？ (A) Aluminum hydroxide　(B) Diphenoxylate　(C) Magnesium hydroxide　(D) Metoclopramide。

3. (　) 長期服用下列何種制酸劑治療消化性潰瘍，有便祕之副作用？ (A) $Mg(OH)_2$　(B) $Al(OH)_3$　(C) $CaCl_2$　(D) $NaHCO_3$。

4. (　) 下列哪一個藥物可直接抑制胃壁細胞的 H^+/K^+ ATPase？ (A) Ursodiol　(B) Omeprazole　(C) Ranitidine　(D) Sucralfate。

5. (　) 下列哪一個藥物可用來治療發炎性腸道疾病？ (A) Diphenhydramine　(B) Diphenoxylate　(C) Mesalamine　(D) Ondansetron。

6. (　) 減肥藥 Orlistat 的作用機轉為何？ (A) 興奮中樞神經　(B) 抑制副交感神經　(C) 抑制脂肪吸收　(D) 加速胃排空。

7. (　) 下列何種藥物可降低腸道中水分的分泌，用於治療旅行時之腹瀉？ (A) Bismuth subsalicylate　(B) Methylcellulose　(C) Bisacodyl　(D) Castor oil。

8. (　) 下列何種藥物製成經皮吸收製劑，貼於耳後，為長效暈車藥？ (A) Scopolamine　(B) Acetylcholine　(C) Prazosin　(D) Propranolol。

9. (　) 下列何種藥物具有止吐作用，常合併 metoclopramide 以增強止吐的作用？ (A) Loperamide　(B) Dexamethasone　(C) Lubiprostone　(D) Methylcellulose。

10. (　) 下列何種瀉劑在腸道中利用界面活性而產生療效作用？ (A) $CaCl_2$　(B) $MgSO_4$　(C) Dioctyl sodium sulfosuccinate　(D) $Al(OH)_3$。

11. (　) 下列何種藥物是經由抑制多巴胺受體 (dopamine receptor) 而產生止吐作用，可用以治療化療藥物所造成之噁心嘔吐？ (A) Aprepitant　(B) Dexamethasone　(C) Ondansetron　(D) Prochlorperazine。

12. (　) 下列何者最容易引起類似帕金森氏症之錐體外症狀？ (A) Ranitidine　(B) Omeprazole　(C) Sucralfate　(D) Metoclopramide。

13. (　) 下列何者最容易干擾細胞色素 P-450 藥物的代謝？ (A) Cimetidine　(B) Ranitidine　(C) Omeprazole　(D) Sucralfate。

14. (　) 一位病人正使用化療治療轉移性癌症，為了避免化療所導致的噁心及嘔吐，請問下列哪一個藥物最適合？ (A) Levodopa　(B) Methotrexate　(C) Misoprostol　(D) Ondansetron。

15. (　) 下列哪一個藥物可用來治療胃泌素瘤所導致的 Zollinger-Ellison 症候群？(A) Metoclopramide　(B) Omeprazole　(C) Ondansetron　(D) Ranitidine。

16. (　) 一位 45 歲男人有十二指腸潰瘍，醫生使用合併療法來根除幽門螺旋桿菌，請問下列哪一個是最常用的抗生素？(A) Cefazolin　(B) Ciprofloxacin　(C) Clarithromycin (D) Clindamycin。

17. (　) 有關 Misoprostol 的敘述，下列何者正確？(A) 無法抑制胃酸分泌　(B) 懷孕婦女可使用　(C) 屬於 prostaglandin E_1 的同類物　(D) 不可與 Mifepristone (RU-486) 同時服用。

18. (　) 有一位 58 歲婦人罹患風濕性關節炎，其症狀使用 NSAIDs 即可緩解。為了降低病人產生胃潰瘍的副作用，醫療人員建議此病人同時服用 Misoprostol，請問 Misoprostol 的作用機轉為何？(A) 前列腺素 E_1 類似物，可抑制胃酸分泌　(B) 為制酸劑，可抑制胃酸分泌，降低 pH 值　(C) 為組織胺受體拮抗劑，可抑制胃酸分泌 (D) 為質子幫浦抑制劑，可抑制胃酸分泌。

19. (　) 下列何者藥物具有強力止吐作用？(A) Sibutramine　(B) Tegaserod　(C) Buspirone　(D) Ondansetron。

20. (　) 當你要去醫院的途中突然腹瀉，這時剛好有一家藥局，你想買一顆不用處方簽的嗎啡類似物，請問是下列哪一個成分？(A) Aluminum hydroxide　(B) Diphenoxylate　(C) Loperamide　(D) Metoclopramide。

21. (　) 有關具黏膜保護作用的 Sucralfate 敘述，下列何者錯誤？(A) 可與黏膜上帶正電的蛋白質結合　(B) 需要在高 pH 值環境下活化　(C) 不宜與 Omeprazole 併用　(D) 無法預防 Aspirin 造成之消化性潰瘍。

22. (　) 下列何種藥物可預防或減輕因使用 Aspirin 造成之消化性潰瘍？(A) Biscodyl　(B) Lactulose　(C) Misoprostol　(D) Sorbitol。

QR Code 解答

09

呼吸系統藥物
Drugs Affecting the Respiration System

學習目標
Objectives

1. 了解鎮咳劑及祛痰藥物的作用機轉、用途、配伍禁忌、交互作用、懷孕用藥分類、及重要副作用。

2. 了解過敏性鼻炎藥物及氣喘藥物的作用機轉、用途、配伍禁忌、交互作用、懷孕用藥分類、及重要副作用。

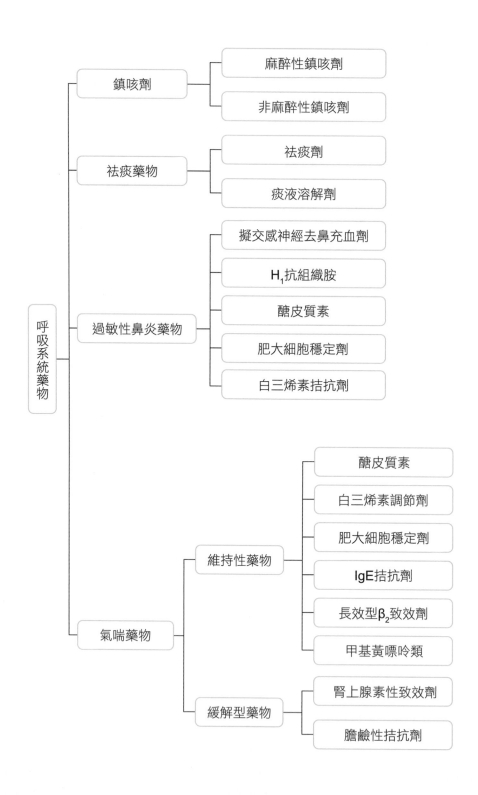

　　呼吸系統 (respiratory system) 包括上呼吸道的鼻腔、咽、喉、氣管及下呼吸道的支氣管、細支氣管和肺臟。這些構造可提供在呼吸過程中將新鮮空氣自外界引入肺部，完成氣體交換之後，再將廢氣呼出體外。

　　呼吸系統有一套完整的防禦體系，可以抵擋疾病的侵襲，但當抵抗力下降時，仍易遭受外界有害物質的侵犯。在呼吸系統諸多病因中，以細菌和病毒感染最多見。此外，對所接觸的過敏原產生過度反應，則與支氣管和肺部疾病的發生有密切的關係。

　　咳嗽、咳痰、鼻炎、氣喘及慢性阻塞性肺疾病為呼吸道常見的疾病，本章將探討治療這些疾病的藥物，包括鎮咳劑 (antitussives)、袪痰劑 (expectorants)、痰液溶解劑 (mucolytic agent)、去鼻充血劑 (decongestants) 及支氣管擴張劑 (bronchodilators) 等。

第一節　鎮咳劑

　　咳嗽為身體的一種防衛性反射動作，當咽喉、氣管、支氣管等處的神經末梢受到發炎性、化學性或神經性的刺激後，便會引發延腦咳嗽中樞的反應，將指令下傳至咽喉、橫膈及胸腹部的呼吸肌肉，引發咳嗽反應，將呼吸道的黏液或異物排出體外，為呼吸道清除雜物最有效的機轉。一般可分為有痰的咳嗽（痰咳）和無痰的咳嗽（乾咳）。痰咳常見於各種上呼吸道感染、氣管炎及肺炎等。乾咳則常見於受到灰塵、菸、乾冷空氣、環境汙染、過敏物質的刺激所引起或者因服用血管收縮素轉化酶抑制劑而產生。

　　鎮咳劑能抑制咳嗽中樞或鬆弛氣管肌肉，以減少咳嗽頻率，適用於咳嗽時不伴有痰液。一般可分成麻醉性鎮咳劑 (narcotic antitussive) 與非麻醉性鎮咳劑 (non-narcotic antitussive) 兩大類。

一、麻醉性鎮咳劑

⊃ Codeine（可待因）

1. **作用與用途：** 為嗎啡類似物，可抑制延腦咳嗽中樞，降低咳嗽反射，具鎮咳及鎮痛作用。然因具成癮性，衛生福利部已於 1996 年管制含有 Codeine 咳嗽糖漿的販售管道。
2. **副作用：** 呼吸抑制、便秘及成癮性。
3. **類似藥物：** Hydrocodone (Hycodon®)。

二、非麻醉性鎮咳劑

⊃ Dextromethorphan (Medicon®)

1. **作用與用途**：為嗎啡類似物，可抑制延腦咳嗽中樞，降低咳嗽反射。不具鎮痛及成癮性，**為臨床常用的鎮咳劑**。

2. **副作用**：嗜睡、眩暈及胃腸障礙。

⊃ Noscapine (Narcotine®)

1. **作用與用途**：為鴉片類生物鹼，可抑制延腦咳嗽中樞，降低咳嗽反射。不具鎮痛及成癮性，抑制咳嗽效力與Codeine差不多，但較沒有不良的副作用。

2. **副作用**：嗜睡、嘔心、頭痛及便秘。

⊃ Carbetapentane citrate (Toclase®)

1. **作用與用途**：可抑制延腦咳嗽中樞，降低咳嗽反射，用於治療乾咳及刺激性咳嗽。

2. **副作用**：眩暈、思睡、噁心、嘔吐及胃腸不適。

⊃ Benzonatate (Tessalon®)

1. **作用與用途**：為局部麻醉劑Tetracaine的類似物，**可抑制肺臟副交感神經末梢的伸展受體**（藉由周邊作用來產生鎮咳作用），減少咳嗽刺激傳入延腦咳嗽中樞，進而達到鎮咳作用。

2. **副作用**：便秘、輕微的眩暈和嗜睡。

3. **注意事項**：需整顆直接吞服，不可打開膠囊或咀嚼使用，以免因藥品釋出，使口腔黏膜產生短暫之局部麻醉，而可能有梗塞的副作用。

⊃ Oxolamine citrate (Oxola®)

1. **作用與用途**：可減少及抑制呼吸道黏膜之發炎、滲出作用，並緩解支氣管肌肉之痙攣而不阻礙氣管絨毛之排痰功能。主要作為鎮咳劑。

2. **副作用**：口內黏膜瞬間麻木及噁心。

⊃ Tipepidine (Asverin®)

1. **作用與用途**：作用於延髓的咳嗽中樞，減低對刺激的感受性，而具有鎮咳作用，亦可促進支氣管腺分泌，稀釋黏稠的痰及促進氣道纖毛上皮運動，而有祛痰作用。

2. **副作用**：頭暈、失眠及胃腸不適。

⊃ **Eprazinone (Eftapan®)**

1. **作用與用途**：可抑制咳嗽中樞而達到鎮咳作用，且可溶解黏液而使痰的黏稠度降低，作為鎮咳劑及化痰藥。

2. **副作用**：食慾不振、噁心、嘔吐、腹痛及頭痛。

第二節　祛痰藥物

　　呼吸道黏液是由黏液細胞、杯狀細胞或黏膜下層黏液細胞所分泌出來的產物，成分包含水、黏液醣蛋白 (mucin glycoproteins)、蛋白質和脂質，這些物質是呼吸道防護的重要物質。痰液則是指發炎反應產物和黏液混和而成的膿狀分泌物。在正常生理情形下，呼吸道會經由纖毛運動和咳嗽反應來排除黏液。然而當呼吸系統出現病變，無法將黏液排出時，則須依賴祛痰藥物的幫忙。

　　祛痰藥物可改善呼吸道纖毛功能，減少支氣管分泌物的黏度及刺激潤滑液的分泌，進而促使其排出。一般可分成祛痰劑及痰液溶解劑。

一、祛痰劑

　　能增加呼吸道分泌量並幫助液化支氣管內黏液，使痰液易於咳出。藥物包括氯化銨、Glyceryl guaiacolate 及 Bromhexine。

⊃ **氯化銨 (Ammonium chloride; NH₄Cl)**

1. **作用與用途**：可刺激支氣管黏膜，引起支氣管分泌增加，使痰液變稀而容易咳出，具有祛痰及酸化尿液作用，加速鹼性藥物（如 Amphetamine）自尿液排出。

2. **副作用**：代謝性酸中毒、低血鉀及胃腸刺激。

⊃ **Glyceryl guaiacolate (Guaifenesin®; Robitussin®)**

1. **作用與用途**：可促進支氣管漿液性分泌，使痰液變稀，並促進咳嗽反射，使痰液易於咳出，為常用之祛痰劑。

2. **副作用**：口乾、胃腸不適及嗜睡。

⊃ **Bromhexine (Bisolvon®)**

1. **作用與用途**：可促進支氣管漿液性分泌，使痰液變稀，並能幫助呼吸道纖毛將痰液排出。

2. **副作用**：偶有噁心、厭食、胃部不適及腹痛。

3. **類似藥物**：Ambroxol (Abroxol®)。

二、痰液溶解劑

可對黏液醣蛋白產生分解作用，迅速降低呼吸道分泌物的黏性。

⊃ Acetylcysteine (Fluimucil®)

1. **作用與用途**：具有硫氫基 (-SH)，**能切斷黏液醣蛋白內的雙硫鍵，促使黏液黏性降低而易於咳出**。也因為含有 SH 基，可與 Acetaminophen 的毒性代謝物結合，減少與肝細胞結合，因此可作為 Acetaminophen 中毒的解毒劑。

2. **副作用**：噁心、嘔吐、腹瀉及支氣管痙攣。

3. **類似藥物**：Carbocysteine (Decough®)。

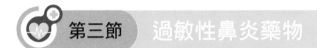

第三節　過敏性鼻炎藥物

　　過敏性鼻炎 (allergic rhinitis) 是由花粉、灰塵或動物毛髮等過敏原所引起之鼻腔黏膜發炎的症狀。當過敏原進入人體後會與肥大細胞表面的 IgE 抗體結合，促使組織胺、白三烯素及血清胺等化學媒介物釋出。此外，發炎細胞亦會聚集於鼻腔黏膜，造成鼻子發炎，產生流鼻水、鼻塞、鼻子搔癢及打噴嚏等症狀。治療藥物包括**去鼻充血劑（α₁ 致效劑）**、**H₁ 抗組織胺、醣皮質素、肥大細胞穩定劑**及白三烯素拮抗劑等五大類。

一、去鼻充血劑

　　給藥方式包括吸入及口服，其中吸入給藥作用迅速且藥效佳，然作用時間短，長期使用易造成反彈性鼻充血；口服給藥作用慢、作用時間長，然具有較多的副作用。

⊃ Phenylephrine (Analux®)

1. **作用與用途**：可選擇性作用於 α_1- 受體，收縮鼻黏膜血管，減少腫脹而改善鼻塞，但不能改善打噴嚏、鼻子癢及流鼻涕等情形。

2. **副作用**：血管收縮、血壓上升、散瞳、反彈性鼻充血、焦慮及失眠等。

3. **禁忌症**：高血壓、甲狀腺機能亢進、青光眼及前列腺肥大。

4. **類似藥物**：
   - Pseudoephedrine (Nordrine®)
   - Naphazoline (Sudafed®)
   - Oxymetazoline (Sindecon®)
   - Tetrahydrozoline (Tyzine®)
   - Xylometazoline (Xylomet®)

二、H₁ 抗組織胺

由於過敏性鼻炎主要媒介物為組織胺，因此抗組織胺可有效預防過敏性鼻炎，緩解打噴嚏、流鼻水及鼻子癢等症狀。主要有口服及鼻噴二種劑型，鼻噴劑型的優點是作用快速，數分鐘內即可緩解症狀。

⊃ Loratadine (Claritin®)

1. **作用與用途**：阻斷H₁受體，減緩流鼻水、打噴嚏及搔癢等症狀，但去鼻塞的效果並不理想。
2. **副作用**：鎮靜、嗜睡（較第一代輕微）、口乾、便秘、尿液滯留、心悸及散瞳等。
3. **注意事項**：具鎮靜作用，因此避免使用於駕駛、操作機械者及與酒精、安眠藥等中樞神經抑制劑併用。
4. **類似藥物**：
   - 第一代：Chlorpheniramine (Chlor-Trimeton®)、Diphenhydramine (Benadryl®)
   - 第二代：Cetirizine (Zyrtec®)、Levocetirizine (Xyzal®)、Fexofenadine (Allegra®)、Desloratadine (Clarinex®)、Azelastine (Astelin®)、Olopatadine (Patanase®)

三、醣皮質素

⊃ Beclomethasone (Basocort®)

1. **作用與用途**：可減少過敏媒介物釋出，產生抗發炎、穩定血管壁及減少滲出液的作用。用於緩解及治療鼻癢、流鼻水、打噴嚏和鼻塞等症狀。吸入或口服給藥，治療效果良好，但不建議使用於兒童，然對成人而言，鼻內噴劑則為第一線用藥。
2. **副作用**：鼻黏膜乾燥、灼熱感及刺激。
3. **類似藥物**：
   - Fluticasone (Cutivate®)
   - Budesonide (Pulmicort®)
   - Triamcinolone (Kenacort®)
   - Ciclesonide (Omnaris®)
   - Flunisolide (Nasarel®)
   - Mometasone (Nasonex®)

四、肥大細胞穩定劑

⊃ Cromolyn (Intal®)

1. **作用與用途**：抑制肥大細胞釋出引發過敏的媒介物，以鼻內噴劑給藥，預防過敏性鼻炎症狀。

2. **副作用**：鼻子乾燥及有刺激感。

3. **類似藥物**：Nedocromil (Tilade®)。

五、白三烯素拮抗劑

⇒ Zafirlukast (Accolate®)

1. **作用與用途**：阻斷白三烯素受體，而可緩解過敏性鼻炎症狀，由於效果較醣皮質素鼻噴劑來的差，因此會併用抗組織胺來使藥效增強。在同時有過敏性鼻炎與氣喘的共病患者，白三烯素拮抗劑是理想的選擇。

2. **副作用**：頭痛、胃腸不適及肝功能異常。

3. **類似藥物**：Montelukast (Singulair®)。

六、抗膽鹼性藥物

⇒ Ipratropium (Atrovent®)

1. **作用與用途**：阻斷蕈毒鹼受體，藉以減少鼻分泌液，用於治療過敏性鼻炎。然並不會改善打噴嚏及鼻充血的作用。

2. **副作用**：口乾、便秘及尿液滯留。

重點回顧

藥物	作用機轉與用途	副作用
鎮咳劑		
Codeine（可待因） Hydrocodone (Hycodon®)	可抑制延腦咳嗽中樞，降低咳嗽反射，具鎮咳及鎮痛作用	呼吸抑制、便秘及成癮性
Dextromethorphan (Medicon®)	可抑制延腦咳嗽中樞，降低咳嗽反射。優點為不具鎮痛及成癮性	嗜睡、眩暈及胃腸障礙
Noscapine (Narcotine®)		嗜睡、嘔心、頭痛及便秘
Carbetapentane citrate (Toclase®)		眩暈、思睡、噁心、嘔吐及胃腸不適
Benzonatate (Tessalon®)	可抑制肺臟副交感神經末梢的伸展受體，減少咳嗽刺激傳入延腦咳嗽中樞，進而達到鎮咳作用	便秘、眩暈及嗜睡
Eprazinone (Eftapan®)	可抑制咳嗽中樞及溶解黏液而達到鎮咳及化痰的作用	食慾不振、噁心、嘔吐、腹痛及頭痛
Oxolamine citrate (Oxola®)	可減少及抑制呼吸道黏膜發炎及緩解支氣管痙攣而加速氣管絨毛排痰之功能	口內黏膜麻木及噁心
Tipepidine (Asverin®)	可抑制咳嗽中樞及促進支氣管腺分泌，稀釋黏稠的痰而具有鎮咳及祛痰作用	頭暈、失眠及胃腸不適

藥物		作用機轉與用途	副作用
祛痰藥物			
祛痰劑	氯化銨 (Ammonium chloride; NH₄Cl)	可促進支氣管漿液性分泌，使痰液變稀而易於咳出	代謝性酸中毒、低血鉀及胃腸刺激
	Glyceryl guaiacolate (Guaifenesin®; Robitussin®)		口乾、胃腸不適及嗜睡
	Bromhexine (Bisolvon®) Ambroxol (Abroxol®)		偶有噁心、厭食、胃部不適及腹痛
痰液溶解劑	Acetylcysteine (Fluimucil®) Carbocysteine (Decough®)	能切斷黏液醣蛋白內的雙硫鍵，促使黏液黏性降低而易被咳出	噁心、嘔吐、腹瀉及支氣管痙攣
過敏性鼻炎藥物			
去鼻充血劑	Phenylephrine (Analux®) Pseudoephedrine (Nordrine®) Naphazoline (Sudafed®) Oxymetazoline (Sindecon®) Tetrahydrozoline (Tyzine®) Xylometazoline (Xylomet®)	可作用於 α₁- 受體，收縮鼻黏膜血管，減少腫脹而改善鼻塞	血管收縮、血壓上升、散瞳、反彈性鼻充血、焦慮及失眠
H₁ 抗組織胺	Chlorpheniramine (Chlor-Trimeton®) Diphenhydramine (Benadryl®) Loratadine (Claritin®) Cetirizine (Zyrtec®) Levocetirizine (Xyzal®) Fexofenadine (Allegra®) Desloratadine (Clarinex®) Azelastine (Astelin®) Olopatadine (Patanase®)	阻斷 H₁ 受體，導致微血管擴張及通透性增加，用於治療鼻塞及流鼻水等症狀	鎮靜、嗜睡、口乾、便秘、尿液滯留、心悸及散瞳
醣皮質素	Beclomethasone (Basocort®) Fluticasone (Cutivate®) Budesonide (Pulmicort®) Triamcinolone (Kenacort®) Ciclesonide (Omnaris®) Flunisolide (Nasarel®) Mometasone (Nasonex®)	可減少過敏媒介物釋出，產生抗發炎、穩定血管壁及減少滲出液，用於緩解及治療鼻癢、流鼻水、打噴嚏和鼻塞等症狀	鼻黏膜乾燥、灼熱感及刺激
肥大細胞穩定劑	Cromolyn (Intal®) Nedocromil (Tilade®)	抑制肥大細胞釋出過敏媒介物，以鼻內噴劑給藥，預防鼻過敏	鼻子乾燥及有刺激感
白三烯素拮抗劑	Zafirlukast (Accolate®) Montelukast (Singulair®)	阻斷白三烯素受體而可緩解過敏性鼻炎的症狀	頭痛、胃腸不適及肝功能異常
抗膽鹼性藥物	Ipratropium (Atrovent®)	阻斷蕈毒鹼受體，減少鼻分泌液，治療過敏性鼻炎	口乾、便秘、尿液滯留

第四節　氣喘藥物

　　氣喘是一種反覆發作的氣流阻滯病變，會自行緩解或是經過適當的治療而恢復。為塵蟎、動物毛髮、蟑螂、花粉、黴菌、汙染的空氣、運動及藥物等過敏原(抗原)結合至肥大細胞(mast cell)或嗜鹼性細胞(basophil)的IgE抗體上，導致組織胺(histamines)、白三烯素(leukotrienes)、細胞間質素(interleukins)及前列腺素(prostaglandins)等媒介物釋出，擴散至氣管壁而引起呼吸道平滑肌收縮、黏膜腫脹及發炎物質堆積，引起呼吸道上皮細胞破壞，而形成氣喘（圖9-1）。症狀包括間歇性呼吸困難、喘鳴、胸悶、以及咳嗽，一般常在夜晚或凌晨時發作。

　　治療氣喘首先應避免引起氣喘的過敏原，另外再以藥物治療。一般可將藥物分成慢性控制的維持性藥物及急性發作時的緩解性藥物兩大類。慢性控制藥物通常必須每天使用，具預防及治療效果，可降低支氣管黏膜發炎反應。包括醣皮質素 (glucocorticoids)、白三烯素調節劑 (leukotrienes modulators)、肥大細胞穩定劑 (stabilizers of mast cells)、IgE 拮抗劑 (IgE antagonists)、長效型 β_2 致效劑 (long-acting β_2-agonists) 及茶鹼製劑；緩解性藥物可逆轉立即發作的支氣管痙攣，包括腎上腺素性致效劑 (adrenergic agonists) 及膽鹼性拮抗劑 (cholinergic antagonists)。這兩大類藥物各自有口服及吸入性兩種劑型，使用吸入性藥物可使藥物在呼吸道達到較高的濃度，且可減少全身性的副作用。

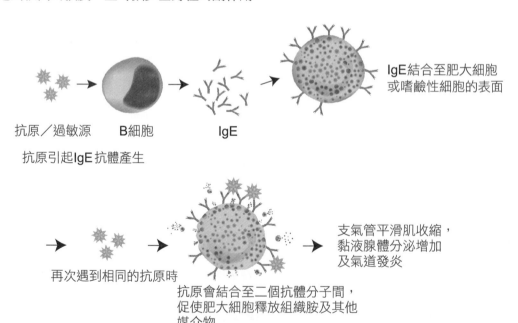

圖 9-1　氣喘的致病機轉。氣喘是屬於第一型的過度免疫反應。當接觸到外界的抗原或過敏原時，會刺激漿細胞產生很多 IgE 抗體。IgE 抗體便會連結在肥大細胞上，當再次遇上過敏原時，這些抗原就會和肥大細胞上的 IgE 抗體結合，促使肥大細胞釋放組織胺及白三烯素等媒介物，使得平滑肌收縮，黏液分泌增加，造成急性收縮及慢性氣道發炎。

維持性藥物

一、醣皮質素

　　此類藥物不能鬆弛呼吸道平滑肌，因此不能終止急性氣喘發作，然而具有抗發炎作用，可改善氣喘症狀與防止惡化。通常以吸入給藥，長期預防氣喘發作；口服給藥則短期用來控制急性氣喘反應。

○ Beclomethasone (Beclomet®)

1. **作用與用途：**經由抑制磷脂酶 A_2 (Phospholipase; PLA_2)，干擾花生四稀酸 (arachidonic acid) 由細胞膜磷脂質釋出，減少白三烯素與前列腺素產生、降低嗜伊紅血球等發炎細胞之活性及減少氣道黏膜水腫而達到治療氣喘的作用（圖 9-2）。

2. **副作用：**水腫、體重增加、月亮臉、月經失調、傷口不易癒合、高血壓、高血脂、骨質疏鬆、白內障、聲音沙啞及小孩生長受抑制。

3. **注意事項：**
   (1) **使用醣皮質素吸入劑後應漱口，以免口腔與喉嚨易感染念珠菌 (Candida)。**
   (2) 當病人症狀已改善，可由口服改為吸入，然須緩慢減低口服劑量，以免誘發腎上腺功能不足的現象。

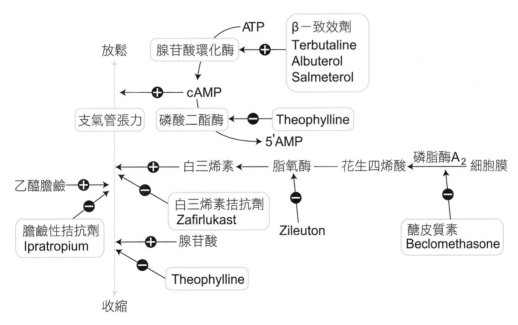

圖 9-2　氣喘藥物的作用機轉。

4. **類似藥物：**

吸入給藥：

- Budesonide (Pulmicort®)、Formoterol+Budesonide (Symbicort®)
- Ciclesonide (Alvesco®)
- Flunisolide (Aerobid®)
- Fluticasone (Flixonase®)、Salmeterol+Fluticasone (Advair®)
- Mometasone (Nasonex®)

口服給藥：

- Prednisone (Meticorten®)
- Prednisolone (Prednon®)
- Methylprednisolone (Medrol®)

二、白三烯素調節劑

白三烯素 (LTs) 會造成呼吸道水腫、發炎及支氣管收縮，為強效的發炎性媒介物，主要由花生四烯酸經脂氧酶途徑代謝產生，可刺激白三烯素受體而引發氣喘。白三烯素之合成可以**藥物 Zileuton 抑制脂氧酶 (lipoxygenase; LOX)** 而阻斷，而白三烯素受體之活化可被 Zafirlukast 等 "kast" 化合物所拮抗，此二類藥物雖然都用於治療氣喘，然對立即的支氣管擴張是沒有效果的。

(一) 脂氧酶抑制劑

⊃ Zileuton (Zyflo®)

1. **作用與用途：抑制脂氧酶（位於細胞質）**，減少白三烯素產生，長期用於控制氣喘發作（圖 9-2）。

2. **副作用**：頭痛、消化不良及噁心等。

(二) 白三烯素拮抗劑

⊃ Zafirlukast (Accolate®)

1. **作用與用途：阻斷白三烯素受體** (cysteinyl leukotriene-1; CysLT1)，而使支氣管擴張，由於效果不好，因此不作為第一線治療藥物（圖 9-2）。另外也可以減少鼻充血，用於緩解過敏性鼻炎，然不能改善打噴嚏及鼻子癢等症狀。

2. **副作用**：頭痛、胃腸不適及肝功能異常。

3. **類似藥物：Montelukast** (Singulair®)。

三、肥大細胞穩定劑

⊃ Cromolyn (Intal®)

1. **作用與用途：可抑制肥大細胞釋出氣喘媒介物及抑制發炎細胞被活化。**吸入給藥用於**預防過敏或運動所誘發的氣喘。**以鼻內噴劑給藥，用於**預防鼻過敏。**

2. **副作用：**喉頭刺激、咳嗽、口乾及胸部緊繃等。

3. **類似藥物：**Nedocromil (Tilade®)。

四、IgE 拮抗劑

⊃ Omalizumab (Xolair®)

1. **作用與用途：可與IgE結合，**藉以降低過敏原與肥大細胞上的受體結合，**因而減少組織胺、白三烯素及其他媒介物質釋放。用於治療過敏性鼻炎及緩解氣喘**（圖9-3）。由於價格昂貴及數量少，因此並不是治療氣喘的第一線用藥。

2. **副作用：**病毒感染、上呼吸道感染、鼻竇炎、頭痛及咽喉炎等。

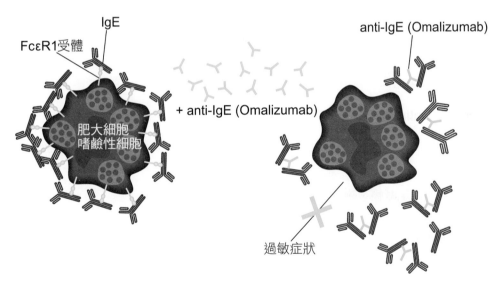

圖 9-3　Omalizumab 的作用機轉。當 IgE 和肥大細胞及嗜鹼性細胞表面具高親和力的 FcεR1 受體結合時，會啟動過敏反應，導致這些細胞去顆粒化而釋出組織胺、白三烯素及其他媒介物。Omalizumab 可與 IgE 結合，藉以降低與肥大細胞上的 FcεR1 受體結合，而達到治療氣喘的作用。

五、長效型 β₂ 致效劑

長效型 β₂ 致效劑於「緩解性藥物」中一併討論。

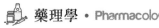

六、甲基黃嘌呤類

➲ Theophylline (Theo-Dur®)

1. **作用與用途**：**可抑制磷酸二酯酶(phosphodiesterase; PDE)，減少cAMP被分解，因而增加 cAMP含量**，或阻斷腺苷酸受體而引起支氣管擴張（圖9-2）。**長期口服以避免氣喘發作。**

2. **副作用**：中樞神經興奮、刺激胃酸分泌、增加腎絲球過濾率 (GFR)、增強心收縮力及心跳速率。

3. **禁忌症**：心臟病、消化性潰瘍及孕婦。

4. **交互作用**：Phenobarbital、Phenytoin 及 Rifampin 為酵素誘導劑，可加速 Theophylline 代謝，使血中濃度下降；Cimetidine 及 Fluoroquinolone 類抗菌劑為酵素抑制劑，可抑制 Theophylline 代謝，使血中濃度上升。

5. **注意事項**：茶鹼的清除率易受菸、食物、年齡、疾病以及許多在肝臟代謝的藥物所影響，且由於治療指數狹窄，過量時易導致痙攣或致命性心律不整，因此須監控血中濃度。

6. **類似藥物**：
   - Aminophylline (Neophylline®) = Theophylline+Ethylenediamine（可增加溶解度及減少對胃部產生刺激）。
   - Dyphylline (Dylix®)

七、第四型磷酸二酯酶抑制劑

➲ Roflumilast (Daliresp®)

1. **作用與用途**：抑制第四型磷酸二酯酶，而具有控制呼吸道發炎作用，作為附加於支氣管擴張劑的維持治療。

2. **副作用**：腹瀉、體重減輕、噁心、頭痛及食慾降低等。

緩解性藥物

緩解性藥物可使支氣管擴張，用來緩解氣喘症狀，但無法改變發炎的病程。常用藥物包括腎上腺素性致效劑及膽鹼性拮抗劑二大類。

一、腎上腺素性致效劑

腎上腺素性致效劑可舒張呼吸道平滑肌，造成支氣管擴張，為強力的支氣管擴張劑。廣泛用於緩解急性氣喘及預防運動所誘發的氣喘 (exercise-induced bronchospasm; EIB)。藥物包括 Epinephrine、Ephedrine、Isoproterenol 和其他 β₂ 致效劑。由於 Epinephrine、Ephedrine 及 Isoproterenol 皆具心臟興奮作用，因此通常保留至特殊狀況時使用。

目前選擇性β_2致效劑為廣泛用於治療氣喘的藥物，主要可興奮支氣管平滑肌上的β_2受體，活化腺苷酸環化酶 (adenylate cyclase)，促使 ATP 轉變成 cAMP，抑制誘發氣喘的媒介物釋放，導致支氣管平滑肌鬆弛（圖 9-2）。依作用長短可分成短效型 (short-acting beta 2 agonists; SABAs) 及長效型 (long-acting beta 2 agonists; LABAs) 二大類（表 9-1）。

✚ 表 9-1　短效型及長效型 β_2 致效劑的特性

β_2 致效劑		給藥途徑	副作用	備註
短效型	**Terbutaline** (Brethine®)	吸入	顫抖、低血鉀及過量時導致**心跳加速**	· **短效型由於藥效快，可立即終止急性氣喘發作，常作為急性氣喘發作的第一線藥物** · 長效型藥物主要用於長期預防，而不用於急性氣喘發作之治療
	Pirbuterol (Maxair®)	吸入		
	Albuterol (Ventolin®)	吸入		
	Levalbuterol (Xopenex®)	吸入		
	Bitolterol (Tornalate®)	吸入		
	Fenoterol (Berotec®)	吸入		
	Procaterol (Mrptin®)	吸入		
長效型	Salmeterol (Serevent®)	吸入		
	Formoterol (Foradil®)	吸入		
	Arformoterol (Brovana®)	吸入		
	Albuterol (Ventolin®)	口服		
	Terbutaline (Brethine®)	口服		

二、膽鹼性拮抗劑

○ Ipratropium (Atrovent®)

1. **作用與用途**：為 Atropine 合成類似物，**可抑制蕈毒鹼受體**，使支氣管平滑肌鬆弛及減少分泌（圖 9-2）。吸入給藥用於緩解支氣管痙攣，由於效果較 β_2 致效劑弱，常作為輔助治療藥物。另外也可以減少鼻子分泌，用於緩解過敏性鼻炎，然不能改善打噴嚏及鼻子充血等症狀。

2. **副作用**：口乾、便秘及尿液滯留。

3. **類似藥物**：Tiotropium (Spiriva®)。

○ Aclidinium Bromide (Bretaris®)

1. **作用與用途**：可抑制呼吸道平滑肌中的 M_3 受體，進而擴張支氣管。

2. **副作用**：鼻竇炎、鼻咽炎、頭痛、咳嗽及噁心。

3. **類似藥物**：Umeclidinium (Incruse Ellipta®)。

● Glycopyrronium bromide (Seebri®)

1. **作用與用途：**抑制平滑肌上的 M_3 接受體，從而導致支氣管擴張。
2. **副作用：**口乾、便秘、尿液滯留、頭痛及嘔吐。

重點回顧

	種類	作用機轉	劑型	給藥頻率	備註
維持性藥物：可預防及中止氣道的發炎反應，使病人惡化頻率降低，慢性症狀減少，和改善生活品質。須長期每日服用，才能使病情得到控制，並且維持長期的穩定					
抗發炎作用	醣皮質素	預防發炎介質從肥大細胞釋出	吸入劑	1~2 次／日	吸入型作為長期控制的第一線用藥，且效果很不錯
	白三烯素調節劑	抑制白三烯素活性，減少過敏原所誘導的發炎及支氣管收縮	口服	1~2 次／日	預防及長期控制
	肥大細胞穩定劑	穩定肥大細胞膜，藉以減少引起氣管收縮的媒介物質釋放	吸入劑	4 次／日	長期控制及用來預防運動所誘發的氣喘
	IgE 拮抗劑	減少 IgE 與肥大細胞受體結合，藉以減少引發氣喘的媒介物釋出	針劑（皮下）	1 次／2~4星期	長期控制
	第四型磷酸二酯酶抑制劑 Roflumilast (Daliresp®)	抑制第四型磷酸二酯酶，而具有控制呼吸道發炎作用	口服	1 次／日	口服給藥用於急性惡化且有慢性支氣管炎的重度病人，作為附加於支氣管擴張劑的維持治療
支氣管擴張作用	長效型 β_2 致效劑	作用於 β_2 受體，增加 cAMP 含量，藉以鬆弛支氣管平滑肌	吸入劑	2 次／日	並不是第一線長期控制藥物，而且不是單獨使用，通常都需與吸入性醣皮質素併用
	甲基黃嘌呤類	抑制磷酸二酯酶，增加 cAMP 含量，藉以鬆弛支氣管平滑肌	口服	2 次／日	長期控制或作為吸入性醣皮質素的輔助藥物
緩解性藥物：可迅速緩解支氣管收縮及伴隨的咳嗽、胸悶和喘鳴等急性症狀					
支氣管擴張作用	短效型 β_2 致效劑	作用於 β_2 受體，增加 cAMP 含量，藉以鬆弛支氣管平滑肌	吸入劑	需要時，1次／4~6小時	・長效型的吸入及口服給藥作為長期控制；短效型則作為急性氣喘用藥 ・預防運動所誘發的氣喘
	膽鹼性拮抗劑	阻斷蕈毒鹼受體，減少支氣管平滑肌收縮及分泌	吸入劑	1 次／6小時	・長期控制 ・可與吸入型 β_2 致效劑併用，治療嚴重氣喘或用於對 β_2 致效劑耐受性不佳時
抗發炎作用	醣皮質素	預防發炎媒介物從肥大細胞釋出	口服	1 次／天	口服給藥為短期用來控制急性氣喘，且是惡化時短時間給予

藥理小常識

呼吸窘迫症候群 (respiratory distress syndrome; RDS)

　　嬰兒呼吸窘迫症候群為新生兒肺表面張力素缺乏，使得肺泡擴張不全，不能有效換氣因而造成呼吸困難、呼吸窘迫、甚至呼吸衰竭及窒息等，是新生兒死亡的主要原因之一。治療原則為減少缺氧、窒息及酸血症的發生。除了一些治療方法外，藥物包括醣皮質素 (corticosteroids) 及肺泡表面張力素 (lung surfactant)。

1. 醣皮質素：若懷孕 24~34 週可能有早產跡象時，可於產前 24 小時 ~7 天內給予 Betamethasone 或 Dexamethasone 加速胎兒肺部的成熟及製造肺泡表面張力素，來預防嬰兒呼吸窘迫症候群的發生。
2. 肺泡表面張力素：表面張力素可治療因表面張力素不足所導致的肺泡塌陷及肺部併發症。藥物包括 Poractant alfa (Curosurf®)、Calfactant (Infasurf®) 及 Beractant (Survanta®)。

自我評量

1. (　) 下列何者用於預防氣喘？ (A) antihistamine　(B) α-adrenergic agonists　(C) β-adrenergic antagonist　(D) Cromolyn。

2. (　) 有一位 12 歲小女孩正積極使用藥物來治療氣喘，然這個藥物會導致腹部不適、失眠及頭痛。請問是下列哪一個藥物的副作用？ (A) Atropine　(B) Beclomethasone　(C) Cromolyn sodium　(D) Theophylline。

3. (　) 一位有呼吸窘迫及低血氧問題的急性氣喘病人，剛開始時先使用吸入性 β 致效劑來緩解氣喘症狀，之後使用全身性藥物來治療發炎。請問是下列哪一個藥物？ (A) Cromolyn　(B) 注射皮質類固醇　(C) 口服 Theophylline　(D) 吸入皮質類固醇。

4. (　) 下列何種治療氣喘藥物是屬於類固醇之抗發炎藥物？ (A) Beclomethasone　(B) Salbutamol　(C) Theophylline　(D) Noscapine。

5. (　) 下列何者屬於直接抑制咳嗽中樞的鎮咳劑？ (A) Terbutaline　(B) Budesonide　(C) Ipratropium　(D) Dextromethorphan。

6. (　) 下下列何種藥物是屬於長效型治療氣喘的藥物，但不具有抗發炎作用，無法快速緩解急性氣喘發作？ (A) albuterol　(B) salmeterol　(C) cromolyn　(D) corticosteroids。

7. (　) 下列何種治療氣喘藥物是屬於 β₂ 受體致效劑？ (A) Fenoterol　(B) Guaifenesin　(C) Aminophylline　(D) Noscapine。

8. (　) 下列何者不適用在氣喘的治療？ (A) 吸入性的類固醇　(B) 吸入性的白三烯素抑制劑 (leukotriene Inhibitor)　(C) 支氣管擴張劑　(D) 阿斯匹靈。

9. (　) 下列治療氣喘之藥物中，何者可引起口乾？ (A) Albuterol　(B) Cromolyn　(C) Ipratropium　(D) Theophylline。

10. ( ) 下列何種藥物是屬於擬抗膽鹼素性拮抗劑 (cholinergic antagonists)，當氣喘病人無法忍受擬腎上腺素性作用劑 (β_2 adrenergic agonists) 的作用時，可作為替代品治療氣喘？ (A) Cromolyn　(B) Omalizumab　(C) Ipratropium　(D) Theophylline。

11. ( ) 一位12歲小女孩對目前的氣喘藥物反應不佳，因此嘗試將Nedocromil加入處方中，請問Nedocromil在此的作用為何？(A)阻斷淋巴細胞的鈣離子通道　(B)干擾肥大細胞釋出引發氣喘的媒介物　(C)抑制磷脂酶且降低花生四烯酸釋出　(D)可放鬆支氣管平滑肌。

12. ( ) 活化何種交感神經受體可使支氣管擴張？ (A) 活化 α_1 腎上腺素性受體　(B) 活化 α_2 腎上腺素性受體　(C) 活化 β_1 腎上腺素性受體　(D) 活化 β_2 腎上腺素性受體。

13. ( ) 下列何種支氣管擴張劑，其作用機轉為抑制細胞內之磷酸二酯酶 (PDE)，使 cAMP 增加？ (A) Cromolyn sodium　(B) Theophylline　(C) Salbutamol　(D) Ipratropium。

14. ( ) 下列何種藥物不用於氣喘的治療？ (A) Glucocorticoids　(B) Salbutamol　(C) Terbutaline　(D) Propranolol。

15. ( ) 下列何種祛痰藥之作用機轉為破壞濃痰內分子的雙硫鍵 (disulfide bond)，減少痰的黏滯度？ (A)Terpin hydrate　(B) Ammonium chloride　(C) Acetylcysteine　(D) Guaifenesin。

16. ( ) 服用 Terbutaline 最常出現下列何種副作用？ (A) 低血糖　(B) 高血鉀　(C) 血壓升高　(D) 心跳加速。

17. ( ) 下列何者為抗膽鹼藥，可用於治療慢性阻塞性肺部疾病 (COPD)？ (A) Cromolyn sodium　(B) Nifedipine　(C) Ipratropium　(D) Neostigmine。

18. ( ) 下列何者對於急性氣喘發作 (acute asthma attack) 療效最佳？ (A) Salmeterol　(B) Epinephrine　(C) Montelukast　(D) Loratadine。

19. ( ) 有一位 10 歲小朋友在他 7~9 歲之間，因為氣喘發作已住院 5 次以上，目前使用藥物來控制氣喘，請問下列哪一個藥物在治療的同時也會產生嚴重的副作用？ (A) 吸入性的 Albuterol　(B) 吸入性的 Beclomethasone　(C) 吸入性的 Cromolyn　(D) 口服的 Prednisolone。

20. ( ) 下列何種藥物是藉由周邊作用來抑制咳嗽反射，作為治療咳嗽的藥物？ (A) Codeine　(B) Dextromethorphan　(C) Guaifenesin　(D) Benzonatate。

QR Code 解答

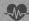

CHAPTER

10

泌尿生殖系統藥物

Drugs Affecting the Urogenital System

1. 了解亨利氏環、Thiazide 類、保鉀型、滲透性及碳酸酐酶抑制劑等利尿劑的作用機轉、用途、配伍禁忌、交互作用、懷孕用藥分類及重要的副作用。

2. 了解刺激子宮收縮及抑制子宮收縮藥物的作用機轉、用途、配伍禁忌、交互作用、懷孕用藥分類及重要的副作用。

3. 了解男性性功能障礙及攝護腺肥大藥物的作用機轉、用途、配伍禁忌、交互作用、懷孕用藥分類及重要的副作用。

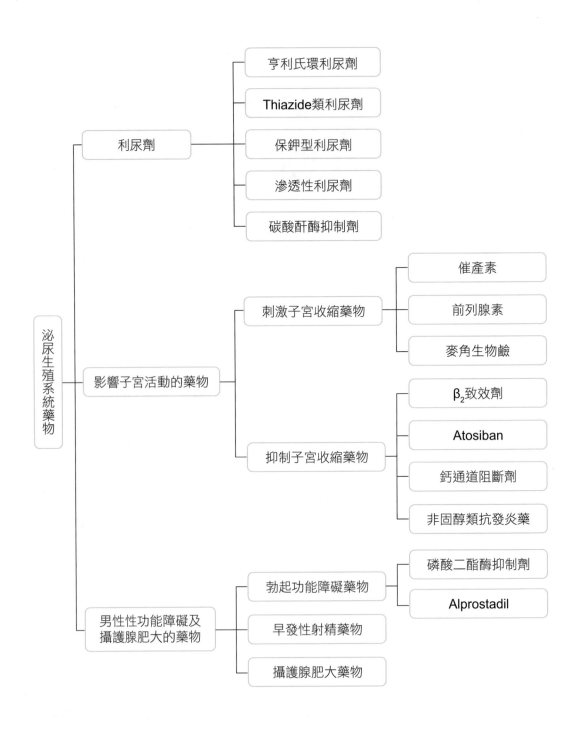

　　泌尿生殖系統是泌尿系統和生殖系統的統稱，之所以把兩者合在一起介紹，不單只因為兩者位置靠近，功能有所聯繫，更重要是因某些疾病同時涉及兩者。

　　泌尿系統由腎、輸尿管、膀胱及尿道組成，其功能為排泄。生殖系統有男性女性兩類。男性生殖系統包括睪丸、副睪、輸精管、儲精囊及攝護腺等；女性生殖系統包括卵巢、輸卵管、子宮、子宮頸及陰道等，這些生殖系統的功能主要是產生生殖細胞，繁殖新個體，分泌性激素和維持性徵等。

　　泌尿生殖系統的藥物包括利尿劑、尿道抗菌劑、改變尿道酸鹼值的藥物、攝護腺肥大藥物、勃起功能障礙藥物及影響子宮活動的藥物等。這些藥物中利尿劑在本章節有詳細的敘述，也會在心血管系統藥物中描述；尿道抗菌劑則會在抗感染藥中敘述；改變尿道酸鹼值的藥物主要是利用尿液酸、鹼化以改變物質之帶電程度，而影響物質之去留；其他影響生殖系統的藥物，除了章節所描述的藥物之外，其他相關藥物可以參考內分泌系統藥物的第五節及第六節。

第一節　利尿劑

　　泌尿系統 (urinary system) 主要排除體內蛋白質新陳代謝過程所產生之含氮廢物，並藉由產生之尿液，來調節體液之滲透壓、pH 值、及電解質的平衡，以維持身體內環境之恆定 (homeostasis)。此外，腎臟也可以產生不同的荷爾蒙及維他命，使其他器官得以正常運作。例如分泌腎素 (renin) 幫助調節血壓；產生紅血球生成素 (erythropoietin; EPO)，以維持身體紅血球的產生；產生維生素 D，以控制鈣離子或其他荷爾蒙的恆定。因此當腎臟無法正常運作時，對於生命的影響甚劇，甚而造成性命的危險。

　　在組成上，泌尿系統由過濾血液產生尿液之兩個腎臟、輸送尿液之兩條輸尿管、暫時儲存尿液之膀胱，以及排除尿液之尿道等器官所組成。

　　每個腎臟大約由一百萬個過濾單位「腎元」(nephrons) 所組成；而每個腎元由腎絲球 (glomerulus)、近曲小管 (proximal convoluted tubule)、亨利氏環 (loop of Henle)、遠曲小管 (distal convoluted tubule) 與集尿管 (collecting duct) 所構成。當血液進入腎元時，血液中的水及葡萄糖等小分子會立刻通過鮑氏囊，並且進入近曲小管、亨利氏環、遠曲小管，而後進入集尿管，當液體離開集尿管後接著進入腎臟其他區域，便稱為尿液。

　　尿液的形成包括腎絲球過濾 (glomerular filtration)、腎小管再吸收 (tubular reabsorption) 及腎小管分泌 (tubular secretion) 等三個步驟。

1. **腎絲球過濾**：腎絲球為體內微血管通透性最好的地方，除了血漿蛋白等大分子外，其餘的葡萄糖等小分子皆會出現在濾過液內及腎小管周圍微血管的血液中。

2. **腎小管再吸收**：大部分由腎絲球過濾出的水、電解質、葡萄糖及胺基酸等物質會經由再吸收回到腎小管周圍的微血管內，使容積大為減少。

3. **腎小管分泌**：將血液內的鉀離子、氫離子、氨及肌酸酐等物質分泌到腎小管管腔內而排出體外，來調節血液的酸鹼值。

利尿即為增加尿的容積。大部分的利尿劑可增加鈉離子與水分由腎臟排除，用於治療充血性心臟衰竭、肝硬化和腎臟疾病引起的水腫或高血壓等。利尿劑包括亨利氏環利尿劑 (loop diuretics)、Thiazide 類利尿劑 (Thiazide diuretics)、保鉀型利尿劑 (potassium-sparing diuretics)、滲透性利尿劑 (osmotic diuretics) 及碳酸酐酶抑制劑 (carbonic anhydrase inhibitors; CAIs) 等五大類。圖 10-1 列出不同利尿劑在腎元中的作用位置。

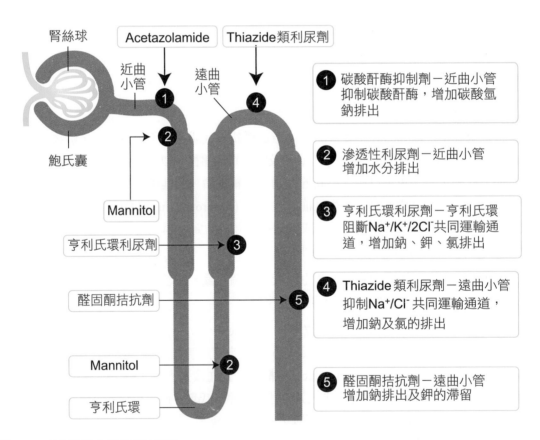

圖 10-1　利尿劑的作用位置及機轉。

一、亨利氏環利尿劑

可將鈉與氯離子由體內移出，製造大量尿液，因此又稱為高效能利尿劑 (high ceiling diuretics)。

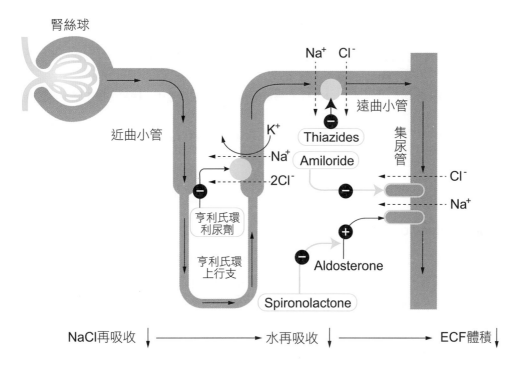

圖 10-2　Thiazide 類、亨利氏環及保鉀型利尿劑的作用機轉。

● Furosemide (Lasix®)

1. **作用與用途：**可抑制亨利氏環上行枝之$Na^+/K^+/2Cl^-$共同運輸通道，促使Cl^-、Na^+、K^+排出增加，進而造成水分的排出增加（圖10-2）。且可促進PGE_2釋放，降低腎臟血管阻力、增加腎血流量及降低肺動脈壓。用於治療肺水腫（為肺水腫的首選藥）、肝硬化伴隨腹水、中重度高血壓、腎衰竭及高血鈣（可刺激腎小管分泌鈣離子）。

2. **副作用：低血鉀**、低血鈣、低血鈉、低血鎂、低血壓、**耳毒性**、高尿酸（會與尿酸在腎小管競爭而降低尿酸排出，使痛風惡化）、高血糖及高血脂。

3. **交互作用：**請參考表 10-1。

4. **類似藥物：**
   - Ethacrynic acid (Edecrin®)
   - Bumetanide (Bumex®)
   - Torsemide (Demadex®)

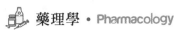

+ 表 10-1　亨利氏環利尿劑的交互作用

利尿劑	併用藥物	交互作用的機轉或結果
亨利氏環利尿劑	**胺基配醣體**	**增加耳毒性的危險**
	強心配醣體	利尿劑所造成的低血鉀會增強強心配醣體導致起心律不整
	鋰鹽	利尿劑所造成的低血鈉會增加腎小管對鋰鹽的再吸收而增加血中鋰的濃度
	磺醯脲素類 (sulfonylureas)、胰島素等降血糖藥物	利尿劑會抑制胰島素分泌，導致血糖上升，干擾降血糖藥的作用
	非固醇類抗發炎藥	NSAIDs 會抑制腎臟前列腺素產生，使腎血流下降，導致利尿效果減弱
	保鉀型利尿劑	會降低亨利氏環利尿劑所導致的低血鉀

二、Thiazide 類利尿劑

⊃ Hydrochlorothiazide (Microzide®)

1. **作用與用途：**屬於磺胺類 (sulfonamide) 衍生物，主要**作用於遠曲小管**，抑制 Na^+/Cl^- 共同運輸通道，降低 Na^+、Cl^- 的再吸收，進而抑制水分再回收而達到利尿作用（圖 10-2），且會促使小動脈平滑肌鬆弛造成周邊血管阻力下降。用於**治療**高血壓（為高血壓第一線藥物）、水腫、心衰竭、腎因性尿崩症 (nephrogenic diabetes insipidus)（加強 ADH 作用，以減少排尿量）及**高尿鈣症**（可減少 Ca^{2+} 排出）。

2. **副作用：低血鉀**、低血鎂、低血氯、**高尿酸**、**高血鈣**（抑制鈉離子流入而加強鈉、鈣交換，促使鈣離子再吸收增加）、**高血脂**、過敏反應及高血糖（干擾胰島素釋放所致）。

3. **交互作用：**請參考表 10-2。

4. **注意事項：**
   (1) 對磺胺藥過敏、痛風或糖尿病患者應謹慎小心使用。
   (2) 當腎絲球過濾率低於15~20 mL/min時，藥物即無法發揮作用，因此禁用於腎衰竭病人。

5. **類似藥物：**
   - Chlorothiazide (Diuril®)
   - Methyclothiazide (Enduron®)
   - Chlorthalidone (Hygroton®)
   - Indapamide (Lozol®)
   - Metolazone (Zaroxolyn®)
   - Trichlormethiazide (Metahydrin®)

✚ 表 10-2　Thiazide 類利尿劑的交互作用

利尿劑	併用藥物	交互作用機轉或結果
Thiazide 類利尿劑	Amphotericin B	加重低血鉀
	磺醯脲素類及胰島素等降血糖藥	Thiazide 類利尿劑會抑制胰島素分泌，導致血糖上升，而干擾降血糖藥的作用
	非固醇類抗發炎藥	NSAIDs 會抑制腎臟前列腺素產生，使腎血流下降，導致利尿效果減弱
	強心配醣體	Thiazide 類利尿劑所導致的低血鉀會增強強心配醣體導致心律不整
	鋰鹽	Thiazide 類利尿劑會增加腎小管對鋰鹽的再吸收，而造成血中鋰濃度上升
	保鉀型利尿劑	保鉀型利尿劑可降低 Thiazide 類利尿劑所導致的低血鉀

三、保鉀型利尿劑

　　主要作用於集尿管，干擾鈉離子再吸收及抑制鉀離子的分泌。由於利尿效果弱，常與 Thiazide 類或亨利氏環利尿劑併用，以減少鉀離子流失及加強利尿作用。一般可分成醛固酮拮抗劑 (aldosterone antagonists) 及鈉通道阻斷劑 (sodium channel blockers)。

(一) 醛固酮拮抗劑

➲ Spironolactone (Aldactone®)

1. **作用與用途**：作用於集尿管，**可選擇性拮抗醛固酮受體**，抑制Na^+、H_2O再吸收及K^+的分泌，導致鉀離子滯留及增加鈉、水排出，而達到利尿作用。用於治療高血壓、心臟衰竭、水腫、及矯正Thiazide類或亨利氏環利尿劑所導致的低血鉀。

2. **副作用**：**高血鉀、男性女乳症**、陽萎、多毛症及月經不規則（構造類似黃體素及雌激素）。

3. **交互作用**：
   (1) Ketoconazole 及 Itraconazole 等酵素抑制劑會抑制 Spironolactone 代謝，因此避免併用。
   (2) 避免與血管收縮素轉換酶抑制劑及 AT_1 受體拮抗劑併用，以免導致血鉀濃度過高。

4. **類似藥物**：Eplerenone (Inspra®)。

(二) 鈉通道阻斷劑

➲ Amiloride (Midamor®)

1. **作用與用途**：抑制鈉離子通道（鈉－鉀交換）（圖 10-2），減少鈉再吸收及鉀的分泌，用於治療高血壓、水腫及減輕 Thiazide 類、亨利氏環利尿劑或強心配醣體的低血鉀。

2. **副作用**：高血鉀、噁心及嘔吐。

3. **類似藥物**：Triamterene (Dyrenium®)。

四、滲透性利尿劑

　　本類利尿劑並不會阻斷腎臟的運送機轉或與受體結合產生作用，其作用完全取決於溶液中所產生的滲透壓大小。

⊃ Mannitol (Osmitrol®)

1. **作用與用途：** 為親水性化學物質，口服吸收不佳，須靜脈注射投與。本身會被腎絲球過濾但並不完全被再吸收，可增加腎小管內液體的滲透壓及減少水分被吸收。然利尿效果差，不用於水腫，主要用於急性腎衰竭所導致的寡尿、**青光眼、降低顱內壓及促使毒物由尿中排出**。

2. **副作用：** 頭痛、噁心、嘔吐、水腫及高血鈉。

3. **禁忌：** 給藥後易導致細胞外液蓄積，進而造成肺積水或心衰竭，故心衰竭或肺充血病人禁用。

4. **類似藥物：**
   - Urea (ureaphil®)
   - Glycerin (Osmoglyn®)
   - Isosorbide (Ismotic®)

五、碳酸酐酶抑制劑

⊃ Acetazolamide (Diamox®)

1. **作用與用途：** 屬於磺胺藥衍生物，可**抑制**近曲小管的**碳酸酐酶 (carbonic anhydrase; CA)**，使腎小管管腔中的 H^+ 濃度降低，減少 Na^+/H^+ 交換（圖 10-3），而造成輕微的利尿效果。由於利尿效果差，一般用於治療青光眼（阻斷眼睛睫狀體的碳酸酐酶，降低房水製造）、癲癇及**預防高山症**。

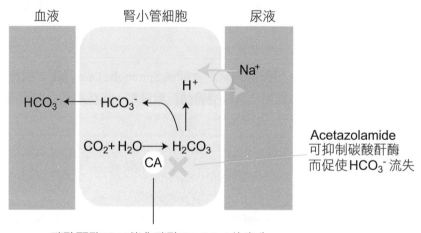

圖 10-3　碳酸酐酶抑制劑之作用機轉。

2. **副作用：代謝性酸中毒**、低血鉀、嗜睡、疲勞、鹼性尿液（HCO_3^- 滯留於管腔中）、高氯血酸中毒（HCO_3^- 流失，為了保持電中性，促使 Cl^- 再吸收增加）及感覺異常。

3. **類似藥物：**

   ‧ Methazolamide (Neptazane®)

   ‧ Dorzolamide (Trusopt®)

   ‧ Brinzolamide (Azopt®)

   ‧ Diclofenamide

   由於利尿劑對離子的影響不同，表 10-3 摘要出利尿劑對於尿液組成的相對變化。

➕ 表 10-3　利尿劑的尿液組成變化

分類	利尿劑尿液組成變化			
	Na^+	K^+	Ca^{2+}	HCO_3^-
亨利氏環利尿劑	↑↑↑↑	↑	↑↑	–
Thiazides 類利尿劑	↑↑	↑	↓	–
保鉀型利尿劑	↑	↑↑↑↑	–	–
碳酸酐酶抑制劑	↑	↑	–	↑↑↑

重點回顧

藥物	作用機轉與用途	副作用
亨利氏環利尿劑		
Furosemide (Lasix®) Ethacrynic acid (Edecrin®) Bumetanide (Bumex®) Torsemide (Demadex®)	可抑制亨利氏環上行枝之 $Na^+/K^+/2Cl^-$ 共同運輸通道，促使 Cl^-、Na^+、K^+ 排出增加，進而造成水分的排出增加，用於肺水腫、肝硬化伴隨腹水、中重度高血壓、腎衰竭及高血鈣	低血鉀、低血鈣、低血鈉、低血鎂、低血壓、耳毒性、高尿酸、高血糖及高血脂
Thiazide 類利尿劑		
Hydrochlorothiazide (Microzide®) Chlorothiazide (Diuril®) Methyclothiazide (Enduron®) Chlorthalidone (Hygroton®) Indapamide (Lozol®) Metolazone (Zaroxolyn®)	可抑制遠曲小管的 Na^+/Cl^- 共同運輸通道，降低 Na^+、Cl^- 再吸收，進而抑制水分再回收而達到利尿作用，且會促使小動脈平滑肌鬆弛造成周邊血管阻力下降。用於治療高血壓、水腫、心衰竭、腎因性尿崩症及高尿鈣症	低血鉀、低血鎂、低血氯、高尿酸、高血鈣、高血脂、過敏反應及高血糖
保鉀型利尿劑		
Spironolactone (Aldactone®) Eplerenone (Inspra®)	拮抗醛固酮受體，抑制 Na^+、H_2O 再吸收及 K^+ 的分泌，導致鉀離子滯留及鈉、水排出增加，而達到利尿作用。用於治療高血壓、心臟衰竭、水腫、及矯正 Thiazide 類或亨利氏環利尿劑所導致的低血鉀	高血鉀、男性女乳症、陽萎、多毛症及月經不規則

藥物	作用機轉與用途	副作用
Amiloride (Midamor®) Triamterene (Dyrenium®)	抑制鈉通道，減少鈉再吸收及鉀的分泌，用於治療高血壓、水腫及減輕 Thiazide 類、亨利氏環利尿劑或強心配醣體所導致的低血鉀	高血鉀、噁心及嘔吐
滲透性利尿劑		
Mannitol (Osmitrol®) Urea (Ureaphil®) Glycerin (Osmoglyn®) Isosorbide (Ismotic®)	會被過濾但並不完全被再吸收，可增加腎小管內液體的滲透壓及減少水分再吸收。用於急性腎衰竭所導致的寡尿、青光眼及降低顱內壓	頭痛、噁心、嘔吐、水腫及高血鈉
碳酸酐酶抑制劑		
Acetazolamide (Diamox®) Methazolamide (Neptazane®) Dorzolamide (Trusopt®) Brinzolamide (Azopt®) Diclofenamide	可抑制近曲小管的碳酸酐酶，使腎小管管腔中的 H^+ 濃度降低，減少 Na^+/H^+ 交換，而造成輕微的利尿效果。用於治療青光眼、癲癇及預防高山症	代謝性酸中毒、低血鉀、嗜睡、疲勞、鹼性尿液、高氯血酸中毒及感覺異常

第二節　影響子宮活動的藥物

　　子宮平滑肌具有高度自發性電生理與收縮能力，這些收縮起源於節律點並能產生傳導動作電位的子宮肌細胞。節律點的電生理活性由性激素來調控。未懷孕時子宮具有微弱的自發性收縮，懷孕早期時，因雌激素的作用，子宮收縮受抑制，然而接近懷孕尾聲時，收縮會重新開始。

　　刺激子宮收縮的藥物稱為催產劑或子宮收縮劑 (oxytocic agent; uterine stimulants)；抑制子宮收縮的藥物則稱為子宮收縮抑制劑 (tocolytic agent)。催產劑用於誘發或加速分娩、控制分娩後出血與誘使人工流產；子宮收縮抑制劑則用於預防早產。

一、刺激子宮收縮藥物

　　子宮平滑肌收縮的過程和其他平滑肌相似。收縮反應都是鈣離子釋放，而後引發磷酸化的肌凝蛋白輕鏈與肌動蛋白的交互作用。重要的子宮收縮劑為催產素 (oxytocin; OT) 及前列腺素 (prostaglandins)。其中催產素用於誘發或加速分娩；前列腺素則用於誘發分娩、控制分娩後出血與促使子宮頸熟化。麥角生物鹼則因會造成子宮平滑肌強烈收縮，不適合刺激分娩，主要用於控制分娩後出血。

（一）Oxytocin（催產素 ;Pitocin®）

　　催產素為一強效及專一性之子宮收縮劑，由 9 個胺基酸組成，主要由視丘上核及腦室旁核的神經元細胞合成並儲存於腦下垂體後葉。口服易被胃腸道中的酵素分解失效，一般常以靜脈輸注給藥。

1. **藥理作用：**
   (1) 增強子宮收縮力，加快收縮頻率。
   (2) 收縮乳腺周圍的上皮細胞，促進排乳。
   (3) 具抗利尿激素的作用，導致水分滯留。

2. **副作用：**低血壓合併心搏過速、子宮過度刺激伴隨胎心音減慢、子宮體破裂、陰道或子宮頸撕裂傷及胎盤提早剝落等。

(二) 前列腺素 (Prostaglandins; PGs)

具收縮懷孕與未懷孕子宮及鬆弛子宮頸的功能。常使用的前列腺素為 Dinoprostone、Misoprostol 及 Carboprost tromethamine。

○ Dinoprostone (Prostaglandins E$_2$；Cervidil$^®$)

1. **作用與用途：**為合成的前列腺素 E$_2$，可直接作用於子宮，引起子宮強力收縮，用於誘發分娩與促使子宮頸熟化 (cervical ripening)。

2. **副作用：**子宮疼痛、噁心、嘔吐、腹瀉、頭痛、眩暈、臉紅及血壓上升等。

○ Misoprostol (Cytotec$^®$)

1. **作用與用途：**為一合成的 PGE$_1$ 衍生物，可治療 NSAIDs 所引起的消化性潰瘍及促使子宮頸熟化與催生。

2. **副作用：**下痢、噁心、頭痛、眩暈、子宮收縮和腹部不適。

○ Carboprost tromethamine (Hemabate$^®$)

1. **作用與用途：**為前列腺素 PGF$_{2α}$ 類似物，可直接作用於子宮，引起子宮強力收縮。用於流產及控制分娩後出血。

2. **副作用：**噁心、嘔吐、腹瀉、發燒、潮紅、頭痛及打嗝等。

(三) 麥角生物鹼

○ Ergonovine (Ergotrate$^®$)

1. **作用與用途：**可作用於腎上腺素、多巴胺及血清胺等受體來刺激子宮收縮及促使動、靜脈血管收縮，用於控制分娩後出血，然具嚴重的高血壓風險，通常保留於催產素或前列腺素無效時使用。

2. **副作用：**嘔吐、血壓上升、噁心、頭痛、視力模糊及冠狀動脈血管痙攣。

二、抑制子宮收縮藥物

　　抑制子宮收縮的藥物即俗稱的安胎藥，可使子宮鬆弛，用來預防早產、逆轉過度的刺激、紓解月經期間子宮收縮引起的疼痛及促進子宮內操作（例如調整胎位，把臀位轉成頭位）。藥物包括 β_2 致效劑、催產素拮抗劑、鈣通道阻斷劑、非固醇類抗發炎藥、及 Nitroglycerin 等。其中 β_2 致效劑及催產素拮抗劑最常用。

➲ β_2 致效劑－ Ritodrine (Yutopar®)

1. **作用與用途：**可作用於子宮平滑肌 β_2 受體，藉由活化腺苷酸環化酶，促使 ATP 轉變成 cAMP，進而產生子宮平滑肌鬆弛，用於安胎（圖 10-4）。

2. **副作用：**暫時性血糖上升、低血鉀、心悸、噁心及震顫等。

➲ 催產素拮抗劑－ Atosiban (Tractocile®)

1. **作用與用途：**可拮抗催產素受體，降低 PIP_2 轉化成 IP_3 及 DAG 的量，進而降低細胞內鈣離子濃度，而產生子宮平滑肌鬆弛作用（圖 10-4）。

2. **副作用：**噁心、中樞及週邊神經系統障礙等。

➲ 鈣通道阻斷劑－ Nifedipine (Adalat®)

1. **作用與用途：**可直接抑制鈣離子進入細胞內，因而達到鬆弛子宮平滑肌的作用（圖 10-4）。

2. **副作用：**心悸、臉部潮紅、頭痛、暈眩及噁心等。

➲ 非固醇類抗發炎藥－ Indomethacin (Indocin®)

1. **作用與用途：**可抑制環氧酶，減少前列腺素產生，間接抑制鈣離子釋放，而達到子宮鬆弛作用（圖 10-4）。

2. **副作用：**噁心、胃部不適及間質性腎炎等。

➲ Nitroglycerin

1. **作用與用途：**可活化鳥苷酸環化酶，使 GTP 轉化成 cGMP，造成子宮平滑肌放鬆（圖 10-4）。

2. **副作用：**姿態性低血壓、反射性心搏過速、頭痛及臉部潮紅。

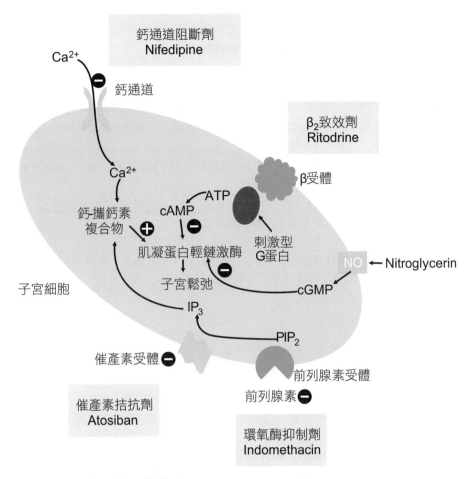

圖 10-4 抑制子宮收縮藥物的作用機轉。

重點回顧

藥物	作用機轉與用途	副作用
刺激子宮收縮藥物		
Oxytocin 催產素 (Pitocin®)	增強子宮收縮力，加快收縮頻率，用於誘發或加速分娩	低血壓合併心搏過速、胎心音減慢、子宮體破裂、陰道或子宮頸撕裂傷及胎盤提早剝落
Dinoprostone (PGE$_2$；Cervidil®)	可引起子宮強力收縮，用於誘發分娩與促使子宮頸熟化	子宮疼痛、噁心、嘔吐、腹瀉、頭痛、眩暈、臉紅及血壓上升
Misoprostol (Cytotec®)	治療 NSAIDs 所引起的消化性潰瘍及促使子宮頸熟化與催生	下痢、噁心、頭痛、眩暈、子宮收縮和腹部不適
Carboprost tromethamine (Hemabate®)	可引起子宮強力收縮，用於流產及控制分娩後出血	噁心、嘔吐、腹瀉、發燒、潮紅、頭痛及打嗝
Ergonovine (Ergotrate®)	可作用於 NE、DA 及 5-HT 受體來刺激子宮收縮及促使動、靜脈血管收縮，用於控制分娩後出血	嘔吐、血壓上升、噁心、頭痛、視力模糊及冠狀動脈血管痙攣

藥物	作用機轉與用途	副作用
抑制子宮收縮藥物		
Ritodrine (Yutopar®)	作用於子宮平滑肌 β₂ 受體，活化腺苷酸環化酶，促使 ATP 轉變成 cAMP，而達到子宮鬆弛作用	暫時性血糖上升、低血鉀、心悸、噁心及震顫
Atosiban (Tractocile®)	可拮抗催產素受體，減少鈣離子釋放，而達到子宮鬆弛作用	噁心、中樞及週邊神經系統障礙
Nifedipine (Adalat®)	可直接抑制鈣離子進入細胞內因而達到鬆弛子宮平滑肌的作用	心悸、臉部潮紅、頭痛、暈眩及噁心
Indomethacin (Indocin®)	可抑制環氧酶，減少前列腺素產生，間接抑制鈣離子釋放，而達到子宮鬆弛作用	噁心、胃部不適及間質性腎炎
Nitroglycerin	可活化鳥苷酸環化酶，促使 GTP 轉變成 cGMP，造成子宮平滑肌放鬆	姿態性低血壓、反射性心搏過速、頭痛及臉部潮紅

第三節　男性性功能障礙及攝護腺肥大藥物

一、勃起功能障礙藥物

勃起功能障礙 (erectile dysfunction; ED) 為陰莖無法達到或維持足夠的勃起硬度來進行性行為。造成勃起障礙的原因包括老化、慢性疾病及藥物等。以前治療方式包括陰莖植入、陰莖內注射或尿道植入 Alprostadil，然而考慮到藥效、容易使用及安全性等因素，使得口服磷酸二酯酶抑制劑 (phosphodiesterase inhibitors; PDEI) 成為目前治療男性勃起障礙的第一線藥物。

勃起過程除了須海綿體動脈擴張、陰莖及尿道海綿體動脈充血外，仍須藉由神經與荷爾蒙機制的整合才能達到正常的功能。詳細的陰莖勃起機制及治療藥物如圖 10-5。

當性刺激發生後，會促使陰莖海綿體釋出一氧化氮 (nitric oxide; NO) 進入陰莖的平滑肌中，刺激鳥苷酸環化酶 (guanylate cyclase; GC)，增加鳥苷三磷酸 (guanosine triphosphate; GTP) 轉化成環鳥苷單磷酸 (cyclic guanosine monophosphate; cGMP)，促使血管擴張，陰莖海綿體充血而達到勃起的目的。當陰莖從勃起狀態回到鬆弛的過程中，cGMP 會被第五型磷酸二酯酶 (phosphodiesterase type 5; PDE-5) 所分解，所以抑制磷酸二酯酶能增加細胞內 cGMP 濃度而維持勃起的狀態（圖 10-5）。

⊃ 磷酸二酯酶抑制劑

　　Sildenafil、Tadalafil、Vardenafil 及 Avanafil 可選擇性抑制第五型磷酸二酯酶，減少 cGMP 被 PDE-5 分解，因而提高 cGMP 含量，藉由放鬆海綿體平滑肌而增加陰莖中的血流而達到勃起的目的（圖 10-5）。此四種藥各有其特性及差異，請詳見表 10-4。

✚ 表 10-4　磷酸二酯酶抑制劑的比較

藥物特性	Sildenafil (Viagra®) 威而鋼	Tadalafil (Cialis®) 犀利士	Vardenafil (Levitra®) 樂威壯	Avanafil (Stendra®) 阿伐那非
產生藥效時間	30~60 分	30~60 分	30~60 分	15 分
給藥間隔	PRN	PRN	PRN	PRN
半衰期（小時）	4hr	17.5hr	4~5hr	5hr
作用時間	4hr	36hr	4hr	4hr
主要代謝模式	CYP3A4	CYP3A4	CYP3A4	CYP3A4
食物交互作用	與高脂食物有交互作用，影響藥物吸收	無	與高脂食物有交互作用，影響藥物吸收	與高脂食物有交互作用，影響藥物吸收，但並不是挺明顯
與 Nitrate 的交互作用	禁止併服含 Sodium nitroprusside 的硝酸鹽類，以免因血壓過低而造成休克甚至死亡。如需併用，需間隔 24 小時以上	禁止併服含 Sodium nitroprusside 的硝酸鹽類，以免因血壓過低而造成休克甚至死亡。如需併用，需間隔 48 小時以上	禁止併服含 Sodium nitroprusside 的硝酸鹽類，以免因血壓過低而造成休克甚至死亡。如需併用，需間隔 24 小時以上	禁止併服含 Sodium nitroprusside 的硝酸鹽類，以免因血壓過低而造成休克甚至死亡。如需併用，需間隔 12 小時以上
α- 阻斷劑	使用要小心	禁用	禁用	使用要小心
第 I 類及第 II 類抗心律不整藥	無交互作用	無交互作用	會延長 QT 間期，避免與第 I 類及第 II 類抗心律不整藥併用	無交互作用
副作用	頭痛、消化不良、臉潮紅、眩暈、顏色辨識障礙（藍／綠色）	頭痛、消化不良、潮紅、眩暈、背痛及肌肉疼痛等	頭痛、消化不良、潮紅、眩暈、肌肉酸痛及視覺異常	頭痛、潮紅、鼻充血及背痛

⊃ Alprostadil (Caverject®)

1. **作用與用途：** 為前列腺素 E_1 類似物，可作用於前列腺素 E_1 受體，活化腺苷酸環化酶，促使 ATP 轉化成 cAMP，血管擴張，陰莖海綿體充血而達到勃起的目的。

2. **副作用：** 臉潮紅、發燒、窒息、心跳減緩、低血壓、心跳停止、水腫及頭痛。

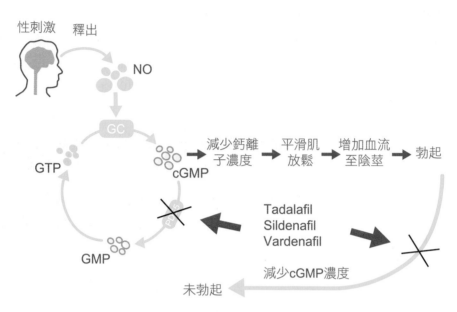

圖 10-5　磷酸二酯酶抑制劑的作機機轉。GC：鳥苷酸環化酶；GTP：鳥苷三磷酸；cGMP：環鳥苷單磷酸；GMP：鳥苷單磷酸；PDE5：第五型磷酸二酯酶。

二、早發性射精藥物

　　早發性的射精 (Premature ejaculation; PE) 為自陰莖進入陰道開始計算，至無法控制地射精的時間 (intravaginal ejaculation latency time, IELT) 短於一分鐘，並伴隨著病人心理上的挫折感及人際關係上的心理、社會問題等。

　　一般認為可能是心理上過度緊張、不安、焦慮及陰莖過度敏感所造成的。神經細胞學上的研究指出可能是中樞神經傳遞物質分布異常，但確切原因仍不清楚。而致病的原因有可能是攝護腺炎、攝護腺肥大、糖尿病、使用娛樂性用藥（包括鎮靜劑、興奮劑及迷幻藥）、慢性骨盆痛症候群、甲狀腺機能異常等。但其關聯仍待更多的研究進行確認。

　　目前對於早發性射精的治療通常是採用雙管齊下，同時進行行為與藥物治療，會比僅單用其一更為有效。行為治療主要是改善病人與伴侶的關係、降低病人的精神緊張、建立病人本身的自信心等。治療藥物包括選擇性血清胺再回收抑制劑、三環式抗憂鬱劑、第五型磷酸二酯酶抑制劑、鎮痛劑、局部麻醉劑及前列腺素 E_1 類似物。雖然有很多種類可以選擇，但目前僅有 SSRI 中的 dapoxetine 被核准用於治療 PE，其他藥品仍屬於仿單外標示使用 (off-label use)。

(一) 選擇性血清胺再回收抑制劑

　　SSRI 類藥品為治療 PE 的第一線藥物，其中被證實具有療效的藥品包含 paroxetine、sertraline、fluoxetine、citalopram 及 dapoxetine 等。

➲ Dapoxetine (Priligy®)

1. 作用與用途：血清胺 (serotonin) 於射精過程中扮演著關鍵神經傳遞物質，一旦血清胺含量偏低時，便會產生早發性射精。因此 Dapoxetine 可抑制血清胺再回收，用於早發性射精。

2. 副作用：噁心、嘔吐、腹瀉、頭痛、暈眩、嗜睡等

3. 交互作用：避免與單胺氧化酶抑制劑(MAOI)、血清胺與正腎上腺素再回收抑制劑(SNRI)、SSRI 及三環式抗鬱劑(TCA)併用，以免產生血清胺症候群，導致高體熱、肌肉僵直及陣攣性肌肉抽動等症狀。

4. 類似藥物：
   - Paroxetine (Paxil®)
   - Sertraline (Zoloft®)
   - luoxetine (Prozac®)
   - Citalopram (Celexa®)

(二) 三環式抗憂鬱劑

➲ Clomipramine (Anafranil®)

1. **作用與用途：**選擇性抑制 NE 與／或 5-HT 再回收，用於治療早發性射精。

2. **副作用：**姿態性低血壓、心律不整、口乾、便秘、尿液滯留、視力模糊、鎮靜及體重增加等。

3. **禁忌症：**攝護腺肥大、青光眼及心臟疾病。

(三) 第五型磷酸二酯酶抑制劑

僅用在合併有勃起功能障礙時使用，單獨對早發性射精效果不佳。

(四) 鎮痛劑

➲ Tramadol (Ultraam®)

1. **作用與用途：**在中樞可選擇性抑制血清胺與正腎上腺素的回收，用於治療早發性射精。

2. **副作用：**鎮靜、眩暈、頭痛、口乾及便秘。

(五) 局部麻醉劑

➲ Lidocaine+Prilocaine (Emla®)

1. **作用與用途：**透過阻滯神經衝動產生和傳導所需的離子流而穩定神經細胞膜，從而產生局部麻醉作用，用於治療早發性射精。然而雙方皆會產生麻痺、不適感，因此不是很好的治療方式。

2. **副作用：**局部蒼白、發紅、水腫、輕微灼熱或搔癢。

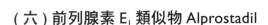

(六) 前列腺素 E₁ 類似物 Alprostadil

請參考勃起功能障礙的藥物。

三、攝護腺肥大藥物

良性攝護腺肥大 (benign prostatic hyperplasia; BPH) 是指攝護腺腺體細胞的數量增多，造成攝護腺增生，壓迫到尿道，而產生頻尿、排尿慢、尿急及排尿不乾淨等一系列泌尿道症狀。當尿液排出受到阻塞時，易導致尿道感染或尿毒症等嚴重併發症。目前治療藥物為 5α 還原酶抑制劑 (5α-reductase inhibitors) 及 α- 拮抗劑 (α-adrenergic blockers)，主要為減少阻塞及誘導尿道周圍攝護腺平滑肌鬆弛。

(一) 5α 還原酶抑制劑

5α 還原酶為細胞內存在的一種酵素，可將睪固酮 (testosterone) 代謝成更具活性的二氫睪固酮 (dihydrotestosterone; DHT)，刺激攝護腺內腺體細胞的增生肥大，故服用 5α 還原酶抑制劑可減少 DHT 生成，而使攝護腺體逐漸縮小。兩個常用的 5α 還原酶抑制劑為 Finasteride 及 Dutasteride。

➲ Finasteride (Proscar®;Propecia®)

1. **作用與用途**：可抑制 5α 還原酶，減少睪固酮轉變成 DHT，阻斷攝護腺繼續增生肥大，而使泌尿功能恢復（圖 13-17）。較大劑量的 Finasteride（5 mg ／錠）商品名為 Prosacr，用於治療攝護腺肥大；較小劑量的 Finasteride（1 mg ／錠）商品名為 Propecia（柔沛），則可促進毛髮增生，**用於治療雄性禿**。

2. **副作用**：性慾降低、乳房腫脹及皮膚疹等。

3. **類似藥物**：Dutasteride (Avodart®)。

(二) α- 拮抗劑

➲ Tamsulosin (Flomax®)

1. **作用與用途**：選擇性阻斷攝護腺平滑肌上的 α_{1A} 受體，鬆弛攝護腺平滑肌，用於**治療良性攝護腺肥大**。由於是作用於攝護腺上的 α_{1A} 受體，對血管的 α_1 受體影響較小，**故對血壓影響極微，故不用於治療高血壓**。

2. **副作用**：頭痛、暈眩、鼻塞、背痛及射精困難等。

3. **類似藥物**：
   - Terazosin (Hytrin®)
   - Alfuzosin (Uroxatral®)：非選擇性 α_1 拮抗劑。
   - Doxazosin (Cardura®)
   - Silodosin (Urief®)：選擇性 α_{1A} 拮抗劑。

重點回顧

藥物	作用機轉與用途	副作用
治療勃起功能障礙的藥物		
Sildenafil (Viagra®) 威而鋼	可選擇性抑制 PDE-5，減少 cGMP 被分解，提高 cGMP 含量，藉由放鬆海綿體平滑肌的作用而達到勃起的目的	頭痛、消化不良、臉潮紅、眩暈、顏色辨識障礙
Tadalafil (Cialis®) 犀利士		頭痛、消化不良、潮紅、眩暈、背痛及肌肉疼痛等
Vardenafil (Levitra®) 樂威壯		頭痛、消化不良、潮紅、眩暈、肌肉酸痛及視覺異常
Avanafil (Stendra®) 阿伐那非		頭痛、潮紅、鼻充血及背痛
Alprostadil (Caverject®)	可作用於 PGE1 受體，活化腺苷酸環化酶，促使 ATP 轉變成 cAMP，促使血管擴張，陰莖海綿體充血而達到勃起的目的	臉潮紅、發燒、窒息、心跳減緩、低血壓、心跳停止、水腫及頭痛
治療早發性射精的藥物		
Dapoxetine (Priligy®) Paroxetine (Paxil®) Sertraline (Zoloft®) Fluoxetine (Prozac®) Citalopram (Celexa®)	可抑制血清胺再回收，用於早發性射精	噁心、嘔吐、腹瀉、頭痛、暈眩、嗜睡等
Clomipramine (Anafranil®)	選擇性抑制 NE 與／或 5-HT 再回收，用於治療早發性射精	姿態性低血壓、心律不整、口乾、便秘、尿液滯留、視力模糊、鎮靜及體重增加等
第五型磷酸二酯酶抑制劑	請參考勃起功能障礙藥物	
Tramadol (Ultraam®)	在中樞可選擇性抑制血清素與正腎上腺素的回收，用於治療早發性射精	鎮靜、眩暈、頭痛、口乾及便秘
Lidocaine+Prilocaine (Emla®)	透過阻滯神經衝動產生和傳導所需的離子流而穩定神經細胞膜，從而產生局部麻醉作用，用於治療早發性射精	局部蒼白、發紅、水腫、輕微灼熱或搔癢
Alprostadil (Caverject®)	請參考勃起功能障礙的藥物	
治療前列腺肥大的藥物		
Finasteride (Proscar®) (Propecia®) Dutasteride (Avodart®)	可抑制 5α 還原酶，減少睪固酮轉變成二氫睪固酮，阻斷攝護腺繼續增生肥大，用於治療前列腺肥大，另外也可促進毛髮增生，用於治療雄性禿	性慾降低、乳房腫脹及皮膚疹
Tamsulosin (Flomax®) Terazosin (Hytrin®) Alfuzosin (Uroxatral®) Doxazosin (Cardura®) Silodosin (Urief®)	選擇性阻斷攝護腺平滑肌上的 α₁ₐ 受體，鬆弛攝護腺平滑肌，用於治療良性攝護腺肥大所造成的排尿困難及夜間頻尿	頭痛、暈眩、鼻塞、背痛及射精困難

1. (　) 下列哪一個藥物可以增加尿液排出 20~30% 的鈣，用於治療高血鈣，然血漿體積仍維持不變？ (A) Furosemide　(B) Chlorthalidone　(C) Hydrochlorothiazide　(D) Desmopressin。

2. (　) 有一位 49 歲病人罹患高血壓，常使用飲食及運動來降低血壓，一年後，血壓有稍微降低，然仍維持在 150/100 mg。在過去一年，他發現他的腳趾紅、腫且一觸碰就疼痛，請問使用下列何種藥物時須特別小心？ (A) Nifedipine　(B) Labetalol　(C) Prazosin　(D) Chlorothiazide。

3. (　) 有一 72 歲病人，使用 Thiazide 類利尿劑、血管收縮素轉換酶抑制劑及 β 拮抗劑治療心臟衰竭。之後在一次的例行性檢查中其血漿中的離子濃度如下：鈉離子：135 mEq/L；氯離子：105 mEq/L；鉀離子：2.8 mEq/L；重碳酸根離子：24 mEq/L，請問此種情況應使用下列何種藥物來平衡？ (A) Acetazolamide　(B) Amiloride　(C) Furosemide　(D) Hydrochlorothiazide。

4. (　) 下列哪一個藥物可以用來治療腎性尿崩症？ (A) Triamterene (B) Hydrochlorothiazide (C) Furosemide　(D) Desmopressin。

5. (　) 下列藥物何者會增加胺醣類抗生素（如 Gentamicin）的耳毒性？ (A) Acetazolamide (B) Spironolactone　(C) Furosemide　(D) Triamterene。

6. (　) Thiazide 類利尿劑的副作用，不包括下列何者的上升？ (A)血鉀　(B)血中尿酸　(C)血中膽固醇　(D) 血糖。

7. (　) 有一位高血壓病人在服用利尿劑之後，出現血脂肪上升、尿酸上升、血鈣上升、血鉀下降的現象。該病人最有可能服用下列哪一種利尿劑？ (A) Hydrochlorothiazide (B) Furosemide　(C) Spironolactone　(D) Acetazolamide。

8. (　) 下列何種藥物具有預防高山症的功效？ (A) 硝基甘油 (Nitroglycerin)　(B) 碳酸酐酶抑制劑 (carbonic anhydrase inhibitor)　(C) 乙醯膽鹼酶抑制劑 (acetylcholine esterase inhibitor)　(D) 口服抗凝血藥 Warfarin。

9. (　) 下列何種利尿劑的化學結構類似人體的性激素，長期使用會引發男性女乳症 (gynecomastia)？ (A) Chlorthalidone　(B) Mannitol　(C) Furosemide　(D) Spironolactone。

10. (　) 下列何種利尿劑不會產生低血鉀 (hypokalemia) 的副作用？ (A) Hydrochlorothiazide (B) Spironolactone　(C) Furosemide　(D) Acetazolamide。

11. (　) 有關 Finasteride 的作用之敘述，下列何者錯誤？ (A) 可抑制 5α－還原酶　(B) 可與 androgen 受體結合　(C) 可治療男性禿髮　(D) 可減少血中 dihydrotestosterone (DHT) 濃度。

12. (　　) 留鹽激素 (aldosterone) 對於腎小管的作用會受到下列何種藥物的直接抑制？(A) Furosemide　(B) Spironolactone　(C) Chlorothiazide　(D) Mannitol。

13. (　　) 下列何種藥物之利尿作用，與抑制遠端腎小管重吸收鈉離子有關？(A) Mannitol　(B) Furosemide　(C) Chlorothiazide　(D) Acetazolamide。

14. (　　) Mannitol 的主要臨床用途為何？(A) 治療尿崩症　(B) 降低顱內壓　(C) 止血　(D) 改善腎衰竭。

15. (　　) 下列何種藥物可用來預防高山症？(A) Mannitol　(B) Acetazolamide　(C) Furosemide　(D) Chlorothiazide。

16. (　　) 有一病人有水腫且使用藥物來抑制重碳酸鹽由腎絲球過率，然而這個藥物長期使用之後因會產生酸中毒而需停藥。請問這位病人是服用下列哪一個藥物？(A) Metolazone　(B) Ethacrynic acid　(C) Amiloride　(D) Acetazolamide。

17. (　　) 一位七歲男孩被媽媽送到急診室，他抱怨腰部疼痛及排尿困難。醫師指示他要做 24 小時的尿液血鈣濃度測試，結果並不正常。因此醫師指示再做進一步檢查，血鈣離子濃度仍為異常，且確實診斷為原發性的高血鈣，請問下列哪一個藥物可以用來治療此高血鈣症？(A) 亨利氏環利尿劑　(B) 碳酸酐酶抑制劑　(C) Thiazide 類利尿劑　(D) 保鉀型利尿劑。

18. (　　) 下列何種藥物最適用於治療良性攝護肥大之病人，且對血壓影響比較小？(A) Phenylephrine　(B) Phentolamine　(C) Phenoxybenzamine　(D) Tamsulosin。

19. (　　) 高血壓用藥 furosemide 在分類上屬於下列何者？(A) 保鉀利尿劑　(B) 滲透性利尿劑　(C) 亨利氏環利尿劑　(D) 碳酸酐酶抑制劑。

20. (　　) 下列何種利尿劑可減少尿路結石及骨質疏鬆的發生率？(A) Acetazolamide　(B) Spironolactone　(C) Hydrochlorothiazide　(D) Furosemide。

QR Code 解答

CHAPTER

11

心血管系統藥物 (I)：心臟用藥

Drugs Affecting the Cardiovascular System

學習目標
Objectives

1. 了解降血壓藥物及心臟衰竭藥物的作用機轉、用途、
   配伍禁忌、交互作用、懷孕用藥分類、及重要副作
   用。

2. 了解心律不整藥物及心絞痛藥物的作用機轉、用途、
   配伍禁忌、交互作用、懷孕用藥分類、及重要副作
   用。

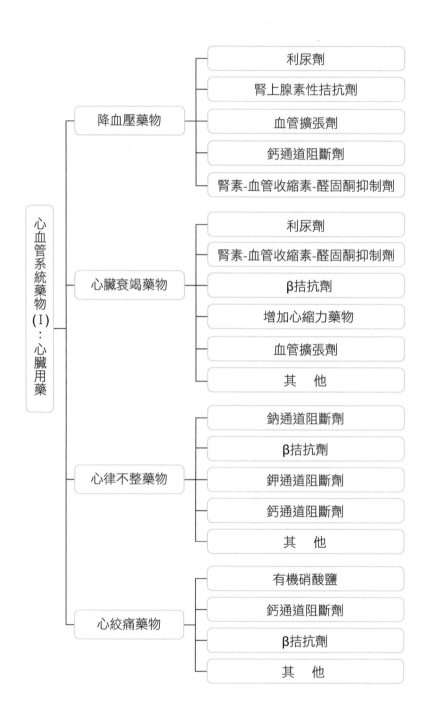

----------------------------------- 前言 -----------------------------------

心臟的作用是推動血液流動，向器官、組織提供充足的血流量，以供應氧和各種營養物質，並帶走代謝的終產物，使細胞維持正常的代謝和功能。當這些功能受到影響時，將會導致高血壓、心臟衰竭、心律不整及心絞痛等臨床症狀，進而威脅生命。因此了解這些疾病的用藥是非常重要的。

本章節將詳細介紹這些疾病的用藥種類、作用機制及臨床上之應用。第一節將介紹降血壓藥物，主要是藉由降低心輸出量與／或減少周邊血管阻力來達到降壓作用；第二節將介紹心臟衰竭藥物，主要是藉由降低前、後負荷來改善心臟功能並增加病人的存活率；第三節將介紹心律不整藥物，主要是藉由藥物來改變竇房結的節律性、心臟傳導速度、不反應期及膜的反應性等；第四節將介紹心絞痛藥物，主要是藉由擴張冠狀動脈來增加血流及供氧量，並減少心臟工作量，降低心臟對氧的需求量。

第一節　降血壓藥物

壓為血液對血管壁作用所產生的壓力，會隨著心臟的博動而變動。當心臟收縮時，血管內血流量最大，稱之為收縮壓；心臟擴張時，血管內血流量最低，此時稱為舒張壓。高血壓為常見的心血管疾病，其受年齡、種族、教育程度與其他種種因素影響。依據美國最新的高血壓指南如表 11-1。

✚ 表 11-1　成年人之血壓分期

分類	收縮壓 (mmHg)		舒張壓 (mmHg)
正常血壓	<120	及	<80
前期高血壓	120~139	或	80~89
第一期高血壓	140~159	或	90~99
第二期高血壓	≥160	或	≥100

高血壓依病因主要分成原發性高血壓 (primary hypertension) 及繼發性高血壓 (secondary hypertension) 兩大類。

1. **原發性高血壓**：原因不明，約 90% 以上的病人是屬於此類型。

2. **繼發性高血壓**：主要由腎臟疾病造成，但偶爾也會出現因為主動脈狹窄、某些荷爾蒙分泌過多，或與腎上腺腫瘤有關的疾病所引起。

在討論降血壓藥物之前，應先回顧血壓調控的機轉，才能了解藥物是如何降低血壓。為了確保全身組織灌流之最佳狀態，動脈血壓之調控是非常重要的。動脈血壓是心輸出量 (cardiac output; CO) 與全身週邊阻力 (total peripheral resistant; TPR) 的乘積 (BP=CO×PR)。其中心輸出量受心跳速率、心肌收縮力、血液容積及回流至心臟的血液影響；週邊阻力則是受小動脈收縮的影響。這些因子又受交感神經系統的壓力反射及腎素－血管收縮素－醛固酮系統的調控（圖 11-1）。

1. 交感神經系統的壓力反射

當血壓下降時會活化頸動脈竇上的感壓受器 (baroreceptors)，增加交感神經活性並導致心臟收縮力增強，心輸出量增加；多數血管收縮，週邊阻力增加，血壓因而上升。

2. 腎素－血管收縮素－醛固酮系統

當腎臟的感壓器感受到血壓下降時，會釋出腎素來反應。腎素 (renin) 會將肝臟生成的血管收縮素原 (angiotensinogen) 轉換成血管收縮素 I (angiotensin I; AgI)，接著在血管收縮素轉換酶 (angiotensin converting enzyme; ACE) 的作用下再轉換成血管收縮素 II (angiotensin II; AgII)，血管收縮素 II 為體內最強的血管收縮劑，可促使血管收縮及刺激腎臟皮質合成醛固酮，增加鈉、水再吸收，進而促使血壓上升。

大部分的降血壓藥物是藉由降低心輸出量與／或減少週邊血管阻力來達到降壓作用。依作用機轉可將藥物分成利尿劑 (diuretics)、腎上腺素性拮抗劑 (adrenergic antagonists)、血管擴張劑 (vasodilators)、鈣通道阻斷劑 (calcium channel blockers; CCBs) 及腎素 - 血管收縮素 - 醛固酮抑制劑 (renin-angiotensin-aldosterone system inhibitors) 等五大類。

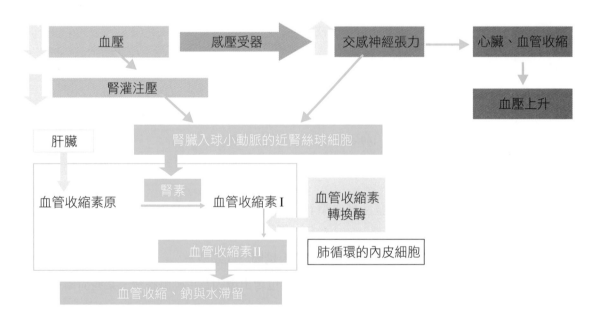

圖 11-1　自主神經系統與腎素－血管收縮素－醛固酮系統對血壓的調節作用。

　　治療高血壓的目標是降低心血管與腎臟之致病率與致死率。藥物的選擇則是以毒性最低又可達到控制血壓效果的藥物為首選。初期會建議使用 Thiazide 類利尿劑或 β 拮抗劑，通常可降低罹病率及死亡率。其他單一藥物的治療則包括血管收縮素轉換酶抑制劑、鈣通道阻斷劑及選擇性 α_1 拮抗劑等。當療效不佳時，則會替換或併用另一類藥物來治療。併用時以具有相加效果，可達到療效及減輕不必要副作用的藥物為主。如當病人同時有其他併發症時，選用的藥物請參考表 11-2。

✚ 表 11-2　高血壓同時有其他併發症時藥物的選擇

合併的症狀	首選藥物	禁用藥物
心絞痛	β- 拮抗劑、Diltiazem、Verapamil	Guanethidine、Hydralazine （反射性心跳加速會惡化心絞痛）
氣喘、COPD	鈣通道阻斷劑、血管收縮素轉換酶抑制劑	β- 拮抗劑（會使支氣管平滑肌收縮）
良性攝護腺肥大	α- 拮抗劑	—
憂鬱症	鈣通道阻斷劑、血管收縮素轉換酶抑制劑	Reserpine、β- 拮抗劑（會引起憂鬱症）
糖尿病	鈣通道阻斷劑、血管收縮素轉換酶抑制劑、血管收縮素 II 受體拮抗劑	・Thiazide 類利尿劑、亨利氏環利尿劑（導致高血糖） ・β- 拮抗劑（抑制肝醣分解）
痛風	—	Thiazide 類利尿劑、亨利氏環利尿劑（導致高尿酸）
心臟衰竭	血管收縮素轉換酶抑制劑、利尿劑、Hydralazine	Verapamil、Diltiazem（抑制心臟收縮及降低心輸出量）
高膽固醇血症	α- 拮抗劑、血管收縮素轉換酶抑制劑、鈣通道阻斷劑	β- 拮抗劑、Thiazide 類利尿劑（會增加三酸甘油酯及膽固醇）
偏頭痛	β- 拮抗劑、鈣通道阻斷劑	—
心肌梗塞	β- 拮抗劑、血管收縮素轉換酶抑制劑、血管收縮素 II 受體拮抗劑	Guanethidine、Hydralazine（反射性心跳加速而增加心臟做功及需氧量）
骨質疏鬆症	Thiazide 類利尿劑	—
周邊血管疾病	血管收縮素轉換酶抑制劑、鈣通道阻斷劑、α- 拮抗劑	β- 拮抗劑（減弱心收縮力、降低心輸出量而使周邊血流下降）
懷孕	Methyldopa、Hydralazine	血管收縮素轉換酶抑制劑、血管收縮素 II 受體拮抗劑、腎素抑制劑

一、利尿劑

　　利尿劑是治療高血壓的第一線藥物，其中以 Thiazides 類及亨利氏環利尿劑最常用。

（一） Thiazide 類利尿劑

➲ Chlorothiazide (Diuril®)

1. **作用與用途**：藉由排空體內儲存之鈉離子，減少細胞外液容積，導致心輸出量與腎血流減少且具有血管擴張作用而達到降壓效果，用於輕、中度高血壓。

2. **副作用**：低血鉀、低血鎂、低血氯、高尿酸、高血鈣、高血脂、過敏反應及高血糖。

3. **類似藥物**：
   - Hydrochlorothiazide (Microzide®)
   - Methyclothiazide (Enduron®)
   - Chlorthalidone (Hygroton®)
   - Indapamide (Lozol®)
   - Metolazone (Zaroxolyn®)

（二）亨利氏環利尿劑

➲ Furosemide (Lasix®)

1. **作用與用途**：抑制亨利氏環上行枝之 $Na^+/K^+/2Cl^-$ 共同運輸通道，促使 Cl^-、Na^+、K^+ 排出增加，進而使水分的排出增加，導致心輸出量與腎血流減少而達到降壓作用。

2. **副作用**：低血鉀、低血鈣、低血鈉、低血鎂、低血壓、耳毒性、高尿酸、高血糖及高血脂。

3. **注意事項**：由於利尿劑是改變身體體液和電解質的平衡，因此需小心監測體重及鈉、鉀電解質濃度。另外易引起利尿，因此需在早晨服用，以免因頻尿而打斷睡眠。

4. **類似藥物**：
   - Ethacrynic acid (Edecrin®)
   - Torsemide (Demadex®)
   - Bumetanide (Bumex®)

（三）保鉀型利尿劑

➲ Spironolactone (Aldactone®)

1. **作用與用途**：可選擇性拮抗醛固酮受體，抑制 Na^+、H_2O 再吸收及 K^+ 的分泌，導致鉀離子滯留，及增加鈉、水排出，而達到利尿作用。用於治療高血壓、心臟衰竭、水腫及矯正 Thiazide 類或亨利氏環利尿劑所導致的低血鉀。

2. **副作用**：高血鉀、男性女乳症、陽痿、多毛症及月經不規則（**與拮抗雄性素及黃體素有關**）。

3. **類似藥物**：
   - **Eplerenone (Inspra®)**：可拮抗醛固酮受體，**用於治療高血壓**、心臟衰竭及心肌梗塞等，但與 Spironolactone 相比較**不會拮抗雄性素、黃體素及雌激素**，因此不會有男性女乳症及陽萎等副作用。

二、腎上腺素性拮抗劑

腎上腺素性拮抗劑可分成 β 拮抗劑、α₁ 拮抗劑、α/β 拮抗劑、中樞型交感神經抑制劑及腎上腺素性神經元阻斷劑等五大類。

（一） β 拮抗劑

◐ Propranolol (Inderal®)

1. **作用及用途**：可藉由阻斷 β 受體，降低心收縮力、減少心輸出量及抑制腎素釋放，減少血管收縮素 II 生成及醛固酮分泌，而達到降壓作用。

2. **副作用**：心跳徐緩、疲倦、鎮靜、幻覺、低血壓、干擾脂質代謝、支氣管收縮及遮蔽低血糖作用。

3. **禁忌**：房室結傳導障礙、脂質代謝異常、氣喘、憂鬱症及糖尿病。

4. **類似藥物**：

β₁ 拮抗劑	Acebutolol (Sectral®)	Atenolol (Tenormin®)	Betaxolol (Kerlone®)
	Bisoprolol (Concor®)	Esmolol (Brevibloc®)	Metoprolol (Betaloc®)
β 拮抗劑	Alprenolol (Apllobal®)	Nadolol (Corgard®)	Pindolol (Visken®)
	Sotalol (Sotacor®)	Timolol (Timoptic®)	Nebivolol (Nabilet®)

（二） α₁ 拮抗劑

◐ Prazosin (Minipress®)

1. **作用與用途**：為 α₁ 拮抗劑，可鬆弛血管平滑肌、降低血管阻力，**用於輕、中度高血壓**；此外也可降低膀胱出口和前列腺平滑肌張力，改善尿路阻塞，用於治療前列腺肥大。

2. **副作用**：**第一劑量昏厥現象** (first-dose phenomenon)、鼻充血、頭昏眼花、頭痛及疲倦。

3. **類似藥物**：
   - Terazosin (Hytrin®)
   - Doxazosin (Doxaben®)

（三） α/β 拮抗劑

◐ Carvedilol (Cardiol®)

1. **作用與用途**：阻斷 α₁ 及 β 受體，使血管擴張、心跳速率、心收縮力減緩及降低心臟對氧氣的需求量，用於治療高血壓及降低心臟衰竭病人的住院率及死亡率。

2. **副作用**：頭昏、疲勞、腹瀉、虛弱、心跳徐緩、姿態性低血壓及氣喘。

3. **類似藥物**：Labetalol (Trandate®)。

（四）中樞型交感神經抑制劑

◌ Clonidine (Catapres®)

1. **作用與用途：可活化中樞之 α_2 受體**，降低交感神經活性，導致血管擴張、阻力下降及心輸出量減少，而達到降壓作用。用於治療輕、中度高血壓。
2. **副作用：**鎮靜、口乾、性慾降低、陽痿、鈉水滯留、姿態性低血壓及突然停藥所導致的反彈性高血壓（可重新給予 Clonidine 或 α、β 拮抗劑來治療）。

◌ Methyldopa (Aldomet®)

1. **作用與用途：**於中樞轉變成甲基正腎上腺素 (methylnorepinephrine)，降低由中樞神經系統發出的腎上腺素性刺激，導致周邊血管阻力降低，血壓下降。由於不會降低心輸出量及影響腎血流量，常用於腎功能不良的高血壓病人，且為懷孕婦女高血壓的首選藥物。
2. **副作用：**鎮靜、精神疲憊、注意力不集中、惡夢及心情抑鬱。

（五）腎上腺素性神經元阻斷劑

　　藉由防止交感神經節後釋出 NE 而達到降壓作用。Reserpine 及 Guanethidine 為主要的藥物。

◌ Reserpine (Serpasil®)

　　是一種由印度植物 *Rauwolfia serpentina* 的根抽提出來的生物鹼，為早期使用的降壓藥物之一。

1. **作用與用途：**可促使腎上腺素性神經元的 NE、DA 及 5-HT 等神經傳遞物質排空，干擾 β 受體使心跳減慢，心輸出量減少；干擾 α_1 受體，使血管擴張，用於治療高血壓。由於易造成鎮靜、精神抑鬱及帕金森氏症等副作用，已慢慢被其他藥物所取代。
2. **副作用：**鎮靜、鼻充血、噁心、嘔吐、體重增加、胃潰瘍、腹瀉、低血壓、射精困難、嗜睡、帕金森氏症及憂鬱等。

◌ Guanethidine (Ismelin®)

1. **作用與用途：**阻斷 NE 從腎上腺素性神經末梢釋出，降低交感神經活性，用於治療嚴重高血壓，由於易造成姿態性低血壓及性功能障礙，目前已較少使用。
2. **副作用：**姿態性低血壓、腹瀉、胃酸分泌及無法射精等。
3. **交互作用：**
   (1) Coacine 與 TCA 皆會阻斷 Guanethidine 的再回收而影響藥效。
   (2) Tyramine、Amphetamine 及 Reserpine 會使 Guanethidine 由突觸小泡釋出，無法取代 Norepinephrine，而使藥效下降。

三、血管擴張劑

　　血管擴張劑可鬆弛血管平滑肌，降低全身血管阻力，而達到降壓作用。然而這樣的降壓作用會興奮交感神經、感壓受體及促進腎素分泌等代償反應，導致心收縮力、心跳速率與心肌需氧量增加；另外也會促使鈉、水滯留，對抗血管擴張劑的降壓作用。這些副作用可與 β-拮抗劑、利尿劑及血管收縮素轉換酶抑制劑併用來達到最佳的治療效果。**主要藥物包括 Hydralazine、Minoxidil、Diazoxide**、Sodium nitroprusside 及 Fenoldopam。由於會產生代償反應，因此不是降壓的第一線用藥。

◔ Hydralazine (Apresoline®)

1. **作用與用途：**可鬆弛小動脈平滑肌，降低血管阻力而使血壓下降，口服治療重度高血壓。
2. **副作用：**頭痛、噁心、食慾不振、反射性心跳加速、盜汗、鈉水滯留、潮紅及類似紅斑性狼瘡。

◔ Minoxidil (Loniten®)

1. **作用與用途：**選擇性作用於小動脈，活化鉀離子通道，導致血管平滑肌過極化，而產生血管擴張作用。口服治療重度高血壓。由於極易產生反射性心跳加速及鈉、水滯留等副作用，所以需與β-拮抗劑及利尿劑併用。
2. **副作用：**反射性心跳加速、水腫、頭痛、盜汗及**毛髮增生**（為落健洗髮精成分，用於治療雄性禿）。

◔ Diazoxide (Hyperstat®)

1. **作用與用途：**選擇性作用於小動脈，活化鉀離子通道，導致血管平滑肌過極化，而產生血管擴張作用。靜脈注射治療高血壓危象。與 β-拮抗劑及利尿劑併用時降壓效果更好。
2. **副作用：**低血壓、反射性心跳加速、鈉水滯留、高尿酸、胃腸不適及高血糖（抑制胰島素分泌）等。

◔ Nitroprusside (Nitropress®)

　　為一強效之血管擴張劑，可擴張動、靜脈血管。

1. **作用與用途：**為一前驅物，可自我水解為一氧化氮(NO)，活化胞漿內的鳥苷酸環化酶，增加cGMP濃度，進而使血管平滑肌鬆弛。**由於代謝快及作用時間短，因此需持續輸注給藥，用於治療高血壓危象**。
2. **副作用：**低血壓、變性紅血球素血症(methemoglobinemia)、氰化物蓄積及甲狀腺機能低下。
3. **注意事項：**Nitroprusside 的鈉鹽水溶液對光非常敏感，必須於給藥之前才配製，並以不透光的鋁箔覆蓋著，數小時之後即應更換注射溶液。

※ Nitroprusside 為鐵、氰化基及亞硝基之複合體。被紅血球吸收後會被代謝並釋出氰化物 (cyanide; CN⁻) 而產生中毒，此時可給予硫代硫酸鈉 (Sodium thiosulfate)，氰化物會被粒線體內的酵素 rhodanase 代謝成毒性較低的硫氰酸鹽 (thiocyanate)，而由腎臟排出。

⊃ Fenoldopam (Corlopam®)

1. **作用與用途**：為周邊多巴胺 -1 受體致效劑，可擴張小動脈，使血壓下降，由於降壓時會維持或增加腎血流，常以靜脈注射治療高血壓危象或腎臟功能不足合併有高血壓的病人。

2. **副作用**：反射性心跳過速、頭痛與臉部潮紅等。

3. **禁忌症**：青光眼。

四、鈣通道阻斷劑

　　鈣通道阻斷劑主要是抑制血管及心臟的 L 型鈣通道，使血管擴張、阻力下降、心收縮力降低及心輸出量減少，用於抑制腦血管收縮、治療高血壓、心律不整及心絞痛。藥物包括二氫吡啶 (dihydropyridine) 及非二氫吡啶 (non-dihydropyridine) 兩大類。其中二氫吡啶類對血管擴張較具選擇性，而非二氫吡啶類則對心臟較具選擇性（表 11-3）。

（一）二氫吡啶類（具 "-dipine" 字尾）

⊃ Nifedipine (Adalat®)

1. **作用與用途**：可抑制血管的鈣通道，鬆弛血管平滑肌，降低阻力而使血壓下降，由於會導致反射性心跳加速的副作用，因此常與 β 拮抗劑併用。

2. **副作用**：眩暈、頭痛、臉潮紅、反射性心跳加速及水腫。

3. **類似藥物**：
   - Amlodipine (Norvasc®)
   - Clevidipine (Cleviprex®)
   - Isradipine (Prescal®)
   - Felodipine (Plendil®)
   - Nicardipine (Cardene®)
   - Nimodipine (Nimotop®)：適用於蜘蛛膜下腔出血之病人。
   - Nisoldipine (Baymycard®)

（二）非二氫吡啶類

⊃ Verapamil (Isoptin®)

1. **作用與用途**：可抑制心臟及血管的鈣通道，降低心跳速率、心收縮力，使心臟需氧量減少及使血管擴張，用於治療**高血壓**、**心絞痛**、**心律不整**及預防偏頭痛。

✚ 表 11-3　鈣通道阻斷劑特性的比較

分類／藥物		作用位置	用途			加重 AV 阻斷及 心臟衰竭	反射性心跳 加速
			高血壓	心絞痛	心律不整		
二氫吡啶類	Nifedipine	小動脈	✓	✓	－	－	＋
	Amlodipine		✓	✓	－	－	＋
	Clevidipine		✓	－	－	－	＋
	Felodipine		✓	－	－	－	＋
	Isradipine		✓	－	－	－	＋
	Nicardipine		✓	✓	－	－	＋
	Nimodipine		治療蜘蛛膜下腔出血及偏頭痛			－	＋
	Nisoldipine		✓	－	－	－	＋
非二氫吡啶類	Verapamil	小動脈／心臟	✓	✓	✓	＋	－
	Diltiazem		✓	✓	✓	＋	－

註：二氫吡啶類所導致的反射性心跳加速，可使用 β 拮抗劑來減緩。

2. **副作用**：頭痛、臉部潮紅、暈眩、疲勞、噁心、水腫、心跳徐緩、房室結傳導障礙及便秘。

3. **禁忌**：心臟衰竭、竇房結和房室結傳導障礙及低血壓等。

4. **類似藥物**：Diltiazem (Cardizem®)。

五、腎素－血管收縮素－醛固酮抑制劑

　　腎素－血管收縮素－醛固酮系統 (renin-angiotensin-aldosterone system; RAAS) 是一種荷爾蒙系統，主要是調節血壓及體液的平衡。當腎動脈壓降低、交感神經刺激以及遠端腎小管減少鈉的運送時，皆會刺激腎上腺皮質釋放腎素。腎素作用在血管收縮素原，將它轉變成無活性的血管收縮素 I (AgI)，AgI 再經由腎臟內皮的血管收縮素轉換酶 (angiotensin converting enzyme; ACE) 的作用轉變成具活性的血管收縮素 II (AgII)，之後 AgII 會在腎上腺轉變成血管收縮素 III (AgIII)。AgII 具有很強的血管收縮作用，可促使腎上腺皮質釋出醛固酮及促進腎小管對鈉及水分的再吸收，導致體液增加、血壓上升（圖 11-2）。

　　RAAS 太過活化，血壓會過高，可藉由藥物干擾系統的不同位置，用來治療高血壓、慢性心臟衰竭及腎臟衰竭等疾病。藥物包括血管收縮素拮抗劑及腎素拮抗劑，其中血管收縮素拮抗劑又分成血管收縮素轉換酶抑制劑 (angiotensin converting enzyme inhibitors; ACEI)、血管收縮素 II 受體拮抗劑 (angiotensin II receptor blockers; ARBs) 及醛固酮拮抗劑 (aldosterone antagonists) 等三大類（圖 11-2）。醛固酮拮抗劑請參考泌尿生殖系統藥物。

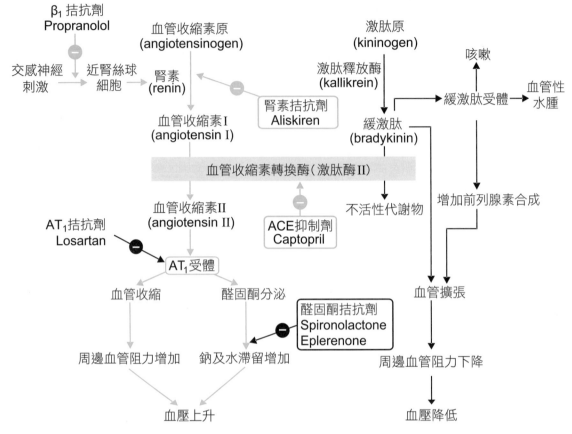

圖 11-2　腎素－血管收縮素－醛固酮系統及藥物作用位置。

(一) 血管收縮素轉換酶抑制劑

⊃ Captopril (Capoten®)

1. **作用與用途：** 可抑制血管收縮素轉換酶（又稱Kininase II；激肽酶II），干擾Ag I轉變成具活性的Ag II，**減少醛固酮分泌及防止緩激肽失去活性，促使血管擴張、阻力下降**（圖11-2）。用於治療高血壓、充血性心衰竭、心肌梗塞及糖尿病腎病變(diabetic nephropathy)等。

2. **副作用：咳嗽、血管性水腫（緩激肽濃度上升所致）、高血鉀（抑制醛固酮分泌）、畸胎、** 姿態性低血壓、蛋白尿、味覺改變、顆粒性白血球減少及**急性腎衰竭。**

3. **交互作用：** 具高血鉀的副作用，因此避免與 Spironolactone 等會使鉀離子濃度上升的藥物併用。

4. **禁忌：**

   (1) 易產生腎臟、骨頭異常及促使子宮血管收縮，造成胎兒發育遲滯、胎死腹中的狀況，因此**懷孕時應避免使用。**

   (2) **避免使用於腎功能不全及高血鉀之病人。**

✚ 表 11-4　血管收縮素轉換酶抑制劑的特性

藥物	食物對吸收的影響	半衰期（小時）	代謝／排泄	治療用途
Benazepril (Lotensin®)	輕微降低	10~11	肝／尿液、膽汁	高血壓
Captopril (Capoten®)	降低	1.9	肝／尿液	高血壓、心衰竭、心肌梗塞後左心室功能不全及糖尿病腎病變
Enalapril (Vasotec®)	無	11	肝／尿液	高血壓，心衰竭及左心室功能不全
Enalaprilat (Vasotec®)	－	11	－／尿液	高血壓
Fosinopril (Monopril®)	輕微降低	12	肝／尿液	高血壓及心衰竭
Lisinopril (Prinivil®)	無	12	－／尿液	高血壓、心衰竭及心肌梗塞
Moexipril (Univasc®)	降低	1；2.9（活性代謝物）	肝／尿液、糞便	高血壓
Perindopril (Aceon®)	無	1~17	肝／尿液	高血壓及心衰竭
Quinapril (Accupril®)	降低	2	肝／尿液	高血壓及心衰竭
Ramipril (Altace®)	顯著降低	2~4	肝／尿液、糞便	高血壓、心衰竭、心肌梗塞及預防中風
Trandolapril (Mavik®)	降低	6	肝／尿液、糞便	高血壓及心肌梗塞

5. **類似藥物：**雖然每一個 ACEI 都非常類似，但之間的用途仍有些許的差異，請詳見表 11-4。

(二) 血管收縮素 II 受體拮抗劑

　　血管收縮素 II 受體拮抗劑又稱為 AT$_1$ 受體拮抗劑 (AT$_1$ receptor antagonists)，主要用於治療高血壓、糖尿病腎病變、充血性心臟衰竭、心肌梗塞及預防中風。雖然每個藥物的作用都很類似，但之間的用途仍有些許差異（表 11-5）。此類藥物皆為 "sartan" 字尾。Losartan 為此類藥物的原型藥。

➲ Losartan (Cozaar®)

1. **作用與用途：可抑制血管收縮素 II 受體，**造成血管擴張及減少醛固酮分泌（圖 11-2），用於治療高血壓、糖尿病腎病變及預防中風。由於不影響緩激肽，因此較無咳嗽及血管性水腫等副作用。

2. **副作用：**眩暈、頭痛、高血鉀、姿態性低血壓、紅疹、腹瀉、消化不良、背痛、失眠、畸胎及腎臟損傷等。

✚ 表 11-5 血管收縮素 II 受體拮抗劑之特性

藥物	代謝／排泄	半衰期（小時）	身體可用率	治療用途
Azilsartan (Azilva®)	肝／糞便、尿液	11	60%	高血壓
Candesartan (Atacand®)	肝／糞便、尿液	5.1~10.5	15%	高血壓及心臟衰竭
Eprosartan (Teveten®)	－／膽汁、尿液	5~9	15%	高血壓
Irbesartan (Avapro®)	肝／糞便、尿液	11~15	60~80%	高血壓及糖尿病腎病變
Losartan (Cozaar®)	肝／膽汁、尿液	1.5~2	25~35%	高血壓、糖尿病腎病變及預防中風
Olmesartan (Benicar®)	肝／膽汁、尿液	13	26%	高血壓
Telmisartan (Micardis®)	肝（少）／糞便	24	42~100%	高血壓
Valsartan (Diovan®)	－／膽汁、尿液	6	25%	高血壓、心臟衰竭及心肌梗塞

➲ 腎素拮抗劑－ Aliskiren (Tekturna®)

1. **作用與用途：**作用於腎臟的近腎絲球細胞 (juxtaglomerular cells)，**減少腎素分泌**，干擾血管收縮素原轉變成 Ag I，進而減少 Ag II 的形成（圖 11-2），用於治療高血壓。由於不影響緩激肽，因此較無咳嗽及血管性水腫等副作用。

2. **副作用：**高血鉀、低血壓、腹瀉、頭痛、眩暈及紅疹等。

重點回顧

藥物		作用機轉與用途	副作用
利尿劑			
Chlorothiazide (Diuril®) Hydrochlorothiazide (Microzide®) Methyclothiazide (Enduron®)		藉由排空鈉離子，減少細胞外液容積，導致心輸出量與腎血流下降且具有血管擴張作用，而達到降壓效果	低血鉀、低血鎂、低血氯、高尿酸、高血鈣、高血脂、過敏反應及高血糖
Furosemide (Lasix®) Ethacrynic acid (Edecrin®) Bumetanide (Bumex®)		抑制亨利氏環上行枝之 $Na^+/K^+/2Cl^-$ 共同運輸通道，促使 Cl^-、Na^+、K^+ 排出增加，進而造成水分排出增加而達到降壓作用	低血鉀、低血鈣、低血鈉、低血鎂、低血壓、耳毒性、高尿酸、高血糖及高血脂
Spironolactone (Aldactone®) Eplerenone (Inspra®)		拮抗醛固酮受體，抑制 Na^+、H_2O 再吸收及 K^+ 的分泌，而達到利尿作用，主要用於治療高血壓、心衰竭及水腫	高血鉀、男性女乳症、陽痿、多毛症及月經不規則
腎上腺素性拮抗劑			
β 拮抗劑	Propranolol (Inderal®) Alprenolol (Apllobal®) Nadolol (Corgard®) Pindolol (Visken®) Sotalol (Sotacor®) Timolol (Timoptic®) Nebivolol (Nebilet®)	藉由降低心收縮力、減少心輸出量及抑制腎素釋放，而達到降壓作用	心跳徐緩、疲倦、鎮靜、幻覺、低血壓、干擾脂質代謝、支氣管收縮及遮蔽低血糖作用

藥物	作用機轉與用途	副作用
β_1 拮抗劑 Acebutolol (Sectral®) Atenolol (Tenormin®) Betaxolol (Kerlone®) Bisoprolol (Concor®) Esmolol (Brevibloc®) Metoprolol (Betaloc®)		心跳徐緩、疲倦、鎮靜、幻覺及低血壓
α_1 拮抗劑 Prazosin (Minipress®) Terazosin (Hytrin®) Doxazosin (Doxaben®)	阻斷 α_1 受體，造成血管平滑肌鬆弛，用於治療輕、中度高血壓；此外也可降低前列腺平滑肌張力，用於治療前列腺肥大	第一劑量昏厥現象、鼻充血、頭昏眼花、頭痛及疲倦
α/β 拮抗劑 Carvedilol (Cardiol®) Labetalol (Trandate®)	阻斷 α_1 及 β 受體，使血管擴張、心跳速率、心收縮力減緩及降低心臟對氧氣的需求量，用於治療高血壓及降低心臟衰竭病人的住院率及死亡率	頭昏、疲勞、腹瀉、虛弱、心跳徐緩、姿態性低血壓及氣喘
中樞型交感神經抑制劑 Clonidine (Catapres®)	活化中樞之 α_2 受體，降低交感神經活性，導致血管擴張、阻力下降及心輸出量減少而達到降壓作用	鎮靜、口乾、性慾降低、陽痿、鈉水滯留、姿態性低血壓及突然停藥所導致的反彈性高血壓
	Methyldopa (Aldomet®) 於中樞轉變成甲基正腎上腺素，降低腎上腺素性的刺激，導致周邊血管阻力降低，血壓下降	鎮靜、精神疲憊、注意力不集中、惡夢及心情抑鬱
腎上腺素性神經元阻斷劑 Reserpine	可促使腎上腺素性神經元的 NE、DA 及 5-HT 排空，干擾 β 受體使心跳減慢、心輸出量減少；干擾 α_1 受體使血管擴張，用於治療高血壓	鎮靜、鼻充血、噁心、嘔吐、體重增加、胃潰瘍、腹瀉、低血壓、射精困難、嗜睡、帕金森氏症及憂鬱
	Guanethidine (Ismelin®) 阻斷 NE 從腎上腺素性神經末稍釋出，降低交感神經活性，用於治療嚴重高血壓	姿態性低血壓、胃酸分泌增加、腹瀉及無法射精
血管擴張劑		
Hydralazine (Apresoline®)	可鬆弛小動脈平滑肌，降低血管阻力而使血壓下降，用於治療重度高血壓	頭痛、噁心、食慾不振、反射性心跳加速、盜汗、鈉水滯留、潮紅及類似紅斑性狼瘡
Minoxidil (Loniten®)	選擇性作用於小動脈，活化鉀離子通道，導致血管平滑肌過極化，而產生血管擴張作用。口服治療重度高血壓	反射性心跳加速、水腫、頭痛、盜汗及毛髮增生
Diazoxide (Hyperstat®)		低血壓、反射性心跳加速、鈉水滯留、高尿酸、胃腸不適及高血糖
Nitroprusside (Nitropress®)	可自我水解成一氧化氮 (NO)，活化胞漿內的鳥苷酸環化酶，增加 cGMP 濃度，進而使血管平滑肌鬆弛	低血壓、變性紅血球素血症、氰化物蓄積及甲狀腺機能低下

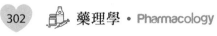
藥物	作用機轉與用途	副作用
Fenoldopam (Corlopam®)	為多巴胺 -1 受體致效劑,可擴張小動脈,使血壓下降,且可維持或增加腎血流,靜脈注射治療高血壓危象或腎臟功能不足合併有高血壓的病人	反射性心跳過速、頭痛與臉部潮紅
鈣通道阻斷劑		
Nifedipine (Adalat®) Amlodipine (Norvasc®) Clevidipine (Cleviprex®) Isradipine (Prescal®) Felodipine (Plendil®) Nicardipine (Cardene®) Nimodipine (Nimotop®) Nisoldipine (Baymycard®)	可鬆弛血管平滑肌,降低阻力而使血壓下降,用於治療高血壓	眩暈、頭痛、臉潮紅、反射性心跳加速及水腫
Verapamil (Isoptin®) Diltiazem (Cardizem®)	可抑制小動脈及心臟的鈣通道,使血管擴張,心跳速率、心收縮力降低及心臟需氧量減少,用於治療高血壓、心絞痛、心律不整及預防偏頭痛	頭痛、臉部潮紅、暈眩、疲勞、噁心、水腫、心跳徐緩、房室結傳導障礙及便秘
腎素－血管收縮素－醛固酮抑制劑		
血管收縮素轉換酶抑制劑	Captopril (Capoten®) Benazepril (Lotensin®) Enalapril (Vasotec®) Enalaprilat (Vasotec®) Fosinopril (Monopril®) Lisinopril (Prinivil®) Moexipril (Univasc®) Perindopril (Aceon®) Quinapril (Accupril®) Ramipril (Altace®) Trandolapril (Mavik®)	可抑制血管收縮素轉換酶(激肽酶 II),干擾 Ag I 轉變成具活性的 AgII,及防止緩激肽失去活性,促使血管擴張、阻力下降。用於治療高血壓、充血性心衰竭、心肌梗塞及糖尿病腎病變	咳嗽、血管性水腫、高血鉀、畸胎、姿態性低血壓、蛋白尿、味覺改變、顆粒性白血球減少及急性腎衰竭
血管收縮素 II 受體拮抗劑	Azilsartan (Azilva®) Losartan (Cozaar®) Candesartan (Atacand®) Eprosartan (Teveten®) Irbesartan (Avapro®) Olmesartan (Benicar®) Telmisartan (Micardis®) Valsartan (Diovan®)	可抑制血管收縮素 II 受體,造成血管擴張及減少醛固酮分泌,用於治療高血壓、糖尿病腎病變及預防中風	眩暈、頭痛、高血鉀、姿態性低血壓、紅疹、腹瀉、消化不良、背痛、失眠、畸胎及腎臟損傷
腎素拮抗劑	Aliskiren (Tekturna®)	作用於腎臟的近腎絲球細胞,減少腎素分泌,干擾血管收縮素原轉變成 Ag I,進而減少 Ag II 的形成,用於治療高血壓	高血鉀、低血壓、腹瀉、頭痛、眩暈及紅疹

第二節　心臟衰竭藥物

　　心臟衰竭 (heart failure; HF) 是一種心臟結構或功能障礙且會逐漸惡化的疾病，常會造成心臟無法輸送足夠的血液供身體所需，且會伴隨靜脈血液與組織液體積的異常增加，所以又稱為「充血性」心臟衰竭 (congestive heart failure; CHF)。症狀包括頭暈、四肢無力、手腳冰冷、運動耐受力減弱、呼吸困難、四肢水腫、腹部積水及右上腹脹痛感等。潛在原因包括心肌梗塞 (myocardial infarction; MI)、慢性高血壓、冠狀動脈疾病與糖尿病等。一般可分成急性與慢性心臟衰竭，不管是哪一種心衰竭型式，心輸出量及血壓皆會下降。在正常情形下，身體會產生心肌肥大、增加交感神經活性及活化腎素－血管收縮素系統等三種代償性機制來提高心輸出量（圖 11-3）。然而這樣的代償作用只會使得心臟更加惡化，最後勢必要使用藥物來治療。

　　治療藥物包括利尿劑、ACEI、AT$_1$ 拮抗劑、β 拮抗劑、增加心收縮力的藥物、血管擴張劑及其他等。大部分這些藥物都是經由降低前、後負荷來改善心臟功能。治療目的為降低水腫、改善心收縮力與舒張功能及增加存活率。一般急性心衰竭之病人需快速確認

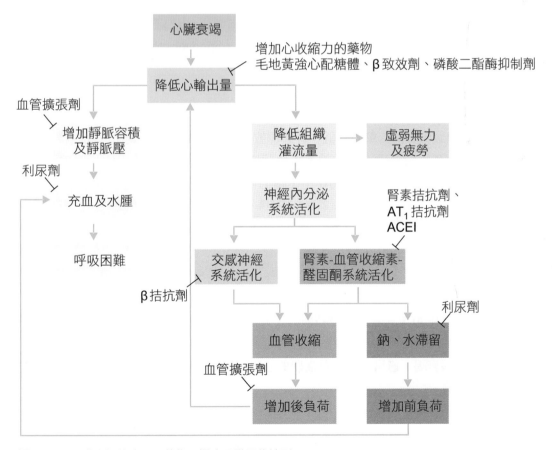

圖 11-3　心臟衰竭的病因及藥物干擾病因發展的情形。

與評估改變中的血流動力學狀態，故須靜脈注射利尿劑、β 致效劑、磷酸二酯酶抑制劑及血管擴張劑等藥物來快速提供症狀之治療；然而對慢性心衰竭的病人則是以降低心臟工作負荷為優先，再限制鈉的攝取量及飲水量，至於藥物則依症狀來給予，如出現水腫，通常須給予利尿劑，如狀況沒有改善則需加上 ACEI 或毛地黃強心配醣體（或二者），其他藥物則包括血管擴張劑、醛固酮拮抗劑或 β- 拮抗劑等。

一、利尿劑

● Thiazide 類、亨利氏環及保鉀型利尿劑

　　利尿劑為常用的心衰竭治療藥物，由於副作用少，且能有效的降低鈉與水滯留、減少血液容量、週邊水腫及肺部鬱積，使心臟負荷減少、心輸出量增加。對於輕度體液滯留，可使用口服利尿劑，對於中、重度體液滯留或嚴重心衰竭，則建議使用靜脈注射利尿劑。目前常用的利尿劑包括 Thiazide 類、亨利氏環及保鉀型利尿劑，一般較少單獨使用，常與 ACEI 或其他心衰竭藥物併用。Thiazide 類利尿劑利尿效果弱，當有高血壓合併急性肺水腫或心臟衰竭時，則需使用較強的亨利氏環利尿劑來迅速減輕呼吸困難。亨利氏環利尿劑的好處在於當腎絲球過濾率即使很低時，仍能促進鈉、水排出。由於醛固酮在 CHF 之病理重要性，及與死亡率之相關性，對左心室收縮功能不正常之病人，則建議以 Spironolactone 配合 ACEI 和亨利氏環利尿劑共同治療，效果安全又有效。

二、腎素－血管收縮素－醛固酮抑制劑

　　心臟衰竭時會導致腎臟灌流壓力降低，腎素釋放，導致 AgII 產生，刺激醛固酮釋放，造成鈉、水滯留，這些作用會導致心臟的前、後負荷增加而惡化心臟衰竭。因此可使用 ACEI 減少 AgII 產生或 AT_1 拮抗劑減少 AgII 的作用（圖 11-2）。

※ 前負荷 (preload)：心臟收縮前左心室所承受的壓力或容積，通常以左心室末期舒張壓或容積代表。
　後負荷 (afterload)：心臟收縮後所面對的壓力，通常以全身血管阻力表示。

(一) 血管收縮素轉換酶抑制劑

● Captopril (Capoten®)

1. **作用與用途**：可抑制 ACE 干擾 Ag I 轉變成 Ag II，使血管擴張、阻力下降；醛固酮合成降低，鈉、水滯留減少，而可降低心臟前、後負荷，減少心臟工作負擔，緩解心衰竭症狀，用於治療慢性心臟衰竭。**適用於任何有症狀的心臟衰竭，不管是否有體液過量，為治療心衰竭的第一線用藥。**

2. **副作用**：咳嗽、血管性水腫（緩激肽濃度上升所致）、高血鉀、畸胎、姿態性低血壓、蛋白尿、味覺改變、顆粒性白血球減少及急性腎衰竭。

3. **交互作用、禁忌及類似藥物**：請參考第一節降血壓藥物。

(二) AT₁ 拮抗劑

⊃ Losartan (Cozaar®)

1. **作用與用途：**可抑制血管收縮素 II 受體，造成血管擴張，阻力下降；醛固酮合成降低，鈉、水滯留減少，而可降低心臟前、後負荷，減少心臟工作負擔，緩解心衰竭症狀。

2. **副作用及禁忌：**與 ACEI 類似，但較不會引起咳嗽的副作用。禁用於孕婦及腎功能不全者。

3. **類似藥物：**請參考第一節降血壓藥物。

(三) 血管收縮素受體－腦啡肽酶抑制劑 ARNI

(angiotensin receptor-neprilysin inhibitor)

　　心臟衰竭會同時刺激 RAA 系統和排鈉利尿胜肽 (natriuretic peptide) 系統。ARNI 中含有 Valsartan（血管收縮素受體阻斷劑）及 Sacubitril（腦啡肽酶抑制劑），是心臟衰竭藥物中唯一具有雙重機轉的藥物。

⊃ Sacubitril/Valsartan (Entresto®)

1. **作用與用途：**Sacubitril 為一前驅物、活化後可抑制 Neprilysin（腦啡肽酶），進而減少排鈉利尿胜肽 (ex:BNP) 被分解，增加 BNP 的作用，發揮降低交感神經活性、血管擴張及排鈉利尿的效果。Valsartan 可拮抗 AT1 受體，導致血管擴張、減少醛固酮分泌。用於治療慢性心臟衰竭及減少心血管死亡和心臟衰竭住院的風險。

2. **副作用：**血管性水腫、低血壓、腎功能不全、高血鉀。

3. **注意事項：**禁止與 ACEI 併用。如欲將 ACEI 轉換為 ENTRESTO®，兩種藥物之間須間隔 36 小時的藥物排除期 (washout period)。因 ENTRESTO® 及 ACEI 皆會分解 bardykinin，而直接或間接的造成血管性水腫。 若發生血管性水腫，須立即停用 ENTRESTO®，並監測呼吸道受阻的情形。

(四) 醛固酮拮抗劑、（五）腎素拮抗劑：請參閱降血壓藥物。

三、β- 拮抗劑

　　β- 拮抗劑可減緩心跳、阻止與 NE 有關之心肌肥厚、防止兒茶酚胺引起之心肌死亡、增加心臟對 β 受體刺激之反應及具抗心律不整之作用。Carvedilol、Metoprolol 及 Bisoprolol 為三種常用的心衰竭藥物，長期使用可降低 CHF 的死亡率。

四、增加心收縮力藥物

(一) 毛地黃強心配醣體

　　毛地黃配醣體主要是從紫花毛地黃 (*Digitalis purpurea*) 及白花毛地黃 (*D.lanata*) 的葉子萃取出來。它們構造很類似，都含有一個類固醇核心，在 C-17 位接有一個不飽和五邊內酯環，在 C-3 位接有一連串糖基，此糖基並非具有強心作用，但卻會影響吸收、分佈和排泄速率。非糖基則具有強心活性（圖 11-4），當構造上的 -OH 基越多，作用越快，消失也越快，其中以 Ouabain 最多。

1. **作用與用途：**
   (1) 充血性心臟衰竭：毛地黃可直接**抑制膜上的鈉 - 鉀腺苷酸三磷酸酶 (Na⁺/K⁺ ATPase)**，增加細胞內鈉離子濃度，進而活化 Na^+/Ca^{2+} 主動運輸，**使得心肌細胞內的鈣離子濃度增加，進而引發收縮**（圖 11-5），**用於治療 CHF**。
   (2) 心房心律不整：經由增加迷走神經動作電位、反射性減少交感神經張力，經由房室結傳導的抑制而延長 PR 間期，降低心房撲動及其他心室上心律不整，用於治療心房撲動、心房顫動、陣發性心室上搏動過速等。

2. **藥物動力學：**強心配醣體的藥物包括 Digitoxin、Digoxin 及 Ouabain 等，這些藥物的動力學比較如表 11-6。

3. **副作用：治療範圍狹窄**，副作用包括中樞神經系統、心血管系統及消化系統等（表 11-7）。

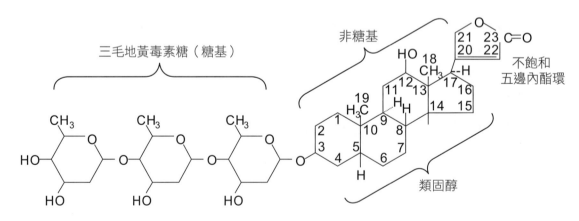

圖 11-4　強心配醣體的結構。

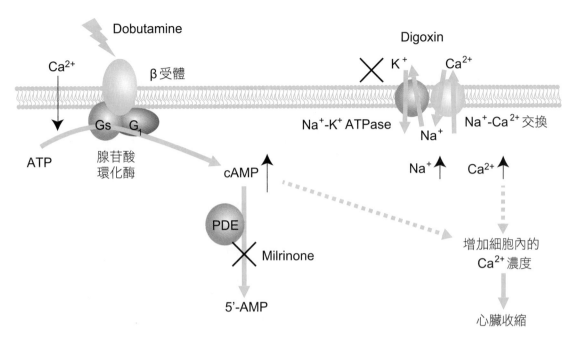

圖 11-5　強心配醣體、β- 致效劑及磷酸二酯酶抑制劑的作用機轉。Gs：刺激型的 G 蛋白；AC：腺苷酸環化酶；ATP：腺苷三磷酸；cAMP：環腺苷單磷酸；5'AMP：5' 腺苷單磷酸；PDE：磷酸二酯酶。

✚ 表 11-6　強心配醣體的藥物動力學

特性 藥物		起效時間		作用時間		半衰期 t1/2	胃腸吸收程度	蛋白質結合	代謝與排泄	備註
		靜脈注射	口服	靜脈注射	口服					
口服／或注射	Digitoxin	30~90分	2~3 hrs	3~6 hrs	6~12 hrs	5~7 days	95%	95~97%	肝／腎	口服吸收最好，經由肝臟代謝並由膽汁排至腸道，由於腸肝循環，使得 Digitoxin 的半衰期長
	Digoxin	5~30分	0.5~2 hrs	2~4 hrs	4~8 hrs	36~48 hrs	60~80%	20~25%	－／腎	由腎臟排泄，因此腎衰竭病人應減少劑量
注射	**Ouabain**	5~10分	－	30~90分	－	20~24 hrs	－	40~50%	－／腎	**水溶性高**，以注射給藥，用於急性治療與短期投藥的病人

註：Digitoxin 在體內的排泄速度比吸收速度慢，連續服用後，易造成堆積作用，甚至引起中毒，稱為蓄積作用 (cumulation)。

✚ 表 11-7　強心配醣體的副作用

系統	副作用
中樞神經系統	疲倦、視覺模糊、黃色與綠色視覺異常、頭痛、頭暈、幻覺及意識改變
心血管系統	**心室顫動**、心房撲動、陣發性心室上搏動過速、房室傳導阻斷（最危險的副作用）及低血壓等。心電圖的變化為 PR 間期延長、QT 間期縮短、ST 節降低、T 波反轉
消化系統	無食慾、噁心及嘔吐（刺激化學受體激發區所致）
其他	低血鉀（強心配醣體會與鉀離子競爭結合在 Na$^+$/K$^+$ ATPase，低血鉀會促進強心配醣體與酶結合，進而增強藥理作用及毒性）

4. **中毒處理：**可使用活性碳、Colestipol 或 Cholestyiamine 來和腸內 Digoxin 結合，抑制腸肝循環，助 Digoxin 排出。其他中毒症狀之處理則視症狀而定（表 11-8）。

    當心律不整無法被逆轉時可使用毛地黃解毒劑：Digoxin 免疫結合抗原 (Digoxin-immune fragement for antigen binding; Fab) (Digibind®)。由於 Digibind 比免疫球蛋白小、分布體積大，而且與毛地黃的親和力比 Na$^+$–K$^+$ATPase 來的強，因此可快速的與血清及細胞外液的毛地黃結合。所以常用於毛地黃導致危及生命的心室顫動或心室搏動過速等心律不整。

5. **交互作用：**毛地黃和許多藥物會產生交互作用，有些交互作用是與藥物動力學有關，有些則是與藥效學有關（表 11-9）。

(二) 磷酸二酯酶抑制劑

　　抑制磷酸二酯酶 (phosphodiesterase) 的藥物可用於治療心臟衰竭及心源性休克。藥物包括 Amrinone (Inamrinone)、Milrinone 及 Enoximone。

⊃ Amrinone (Inocor®)

1. **作用與用途：**可選擇性抑制心臟平滑肌的第三型磷酸二酯酶 (PDE-3)，增加 cAMP 濃度，促使鈣通道打開，鈣離子內流，造成心肌收縮力增強（圖 11-5）。**靜脈注射治療急、慢性心衰竭。**

2. **副作用：**心律不整、低血壓及血小板過低等。

3. **類似藥物：**

    *   Milrinone (Primacor®)
    *   Enoximone (Perfan®)

✚ 表 11-8　強心配醣體中毒之處理

中毒症狀	治療藥物及用途	備註
低血鉀	口服氯化鉀 (Slow-K) 或使用保鉀型利尿劑	不可給予葡萄糖酸鈣或氯化鈣，否則會引起致命性的心室心律不整
心搏過緩	Atropine 或 Digoxin 免疫結合抗原	避免使用 β 致效劑，以免引起嚴重的心律不整
致命性心室心律不整	**Lidocaine**、Phenytoin 或 Digoxin 免疫結合抗原	—

✚ 表 11-9　毛地黃重要的交互作用

	藥物	交互作用機轉或結果
藥效學	ACEI、AT$_1$ 拮抗劑	發生高血鉀，降低毛地黃的作用
	利尿劑、Amphotericin B	發生低血鉀，增加心律不整的危險性
	β- 拮抗劑、Verapamil、Diltiazem	增強毛地黃所導致的心跳徐緩作用
	β- 致效劑	提高心律不整的風險
藥物動力學 — 增加血中濃度	Quinidine	與 Digoxin 競爭結合位置，降低腎清除率，提高 Digoxin 的濃度
	Verapamil、Propafenone、Diltiazem、Amiodarone、Nifedipine	降低 Digoxin 腎臟或非腎臟的清除率，提高 Digoxin 的血中濃度
	Aminoglycosides、Tetracyclines、Erythromycin、Clarithromycin	殺死腸道菌叢，減少 Digoxin 在腸道代謝，增加生體可用率
藥物動力學 — 降低血中濃度	Phenytoin、Phenobarbital、Rifampin	誘導肝臟代謝酵素，促進 Digoxin 代謝，使血中濃度下降
	制酸劑、止瀉劑	影響毛地黃的吸收
	Cholestyramine、Kaopectin	降低毛地黃的吸收及生體可用率

（三）β- 致效劑

　　Dobutamine 及 Dopamine 為 β- 致效劑中最常用於治療心衰竭的藥物。由於口服無效及長期使用會增加受體的向下調節，惡化心肌功能，引發心律不整，因此常以靜脈注射治療急性心衰竭。

⊃ Dobutamine (Dobutrex®)、Dopamine

1. **作用與用途：可興奮心臟 β₁ 受體**，活化腺苷酸環化酶，促使 ATP 轉變成 cAMP，活化蛋白質激酶，促使鈣通道打開，鈣離子內流，造成心肌收縮力增強，用於**治療急性心衰竭**（圖 11-5）。在不提高心肌耗氧量的情況下仍可增加心輸出量，且起效時間約 10 分鐘，因此為優先使用的藥物。

2. **副作用**：血壓上升、噁心、頭痛、心絞痛及心悸。

五、血管擴張劑

　　血管擴張劑可擴張靜脈血管（例如：Isosorbide dinitrate; ISDN），減少血液回流，降低心臟前負荷，改善心衰竭症狀或運動耐受性；擴張動脈血管（例如 Hydralazine)，可降低心輸出阻力，減少心臟的後負荷。

(一) 靜脈擴張劑

　　Nitroglycerin (NTG) 與 Isosorbide dinitrate 為有機硝酸鹽類，可藉由釋出 NO 來鬆弛靜脈平滑肌，減少心臟前負荷。舌下與注射的 NTG 可立即緩解急性心衰竭症狀，Isosorbide dinitrate 則為慢性心衰竭最常使用的硝酸鹽，雖然作用較慢，但時間一久，不論休息時的症狀，或運動耐受度皆可獲得改善。

(二) 動脈擴張劑

　　Hydralazine 可直接鬆弛小動脈，降低血管阻力及增加心輸出量。然會產生頭痛、心悸、心臟缺氧和類似紅斑性狼瘡症狀，因此對 ACEI 不能耐受的病人，Hydralazine 可當作第二線藥物。

六、If 離子電流選擇性抑制劑

⊃ Ivabradine (Corlanpr®)

1. **作用與用途**：可抑制心臟竇房結上的奇特電流通道 (funny channel)，減緩竇房結之自發性去極化 (然對心臟傳導或心肌收縮力沒有影響)，而促使心跳速率減緩，用於治療慢性心臟衰竭。

2. **副作用**：光幻視、心跳緩慢、頭痛、視力模糊及 QT 間期延長。

3. **注意事項：**
   - 如有先天性 QT 間期延長或使用 QT 間期延長的藥物（如巨環類抗生素、Amiodarone）的患者，應監測心臟功能。

- Ivabradine 由肝臟 CYP3A4 代謝，故不可與 CYP3A4 強力抑制劑併用，例如 azole 類抗黴菌藥、巨環類抗生素及 HIV 蛋白酶抑制劑。
- Verapamil 及 Diltiazem 皆會使得心跳減慢，故不能一起併用。

七、鈉－葡萄糖共同輸送器抑制劑

　　糖尿病是心衰竭的重要危險因子，心衰竭患者同時罹患糖尿病會使得心衰竭的病程變得更複雜，且有著較差的預後。長期的高血糖、高胰島素血症與胰島素抗性將導致血管平衡的改變，進而導致發炎，最終形成血管動脈粥狀硬化與心肌功能障礙。

⊃ Empagliflozin (Jardiance®)

1. **作用與用途**：可促進尿糖排出體外以降低血糖，同時排出鈉離子而有利尿降血壓作用。同時也可以改善心肌代謝，提高心臟效率、減少心臟纖維化，進而改善心臟衰竭的預後。
2. **副作用**：生殖器黴菌感染、LDL 增加、低血壓、眩暈及滲透性利尿。

八、其他

⊃ Nesiritide (Natrecor®)

1. **作用與用途**：為一合成的人類 β 型利鈉胜肽 (natriuretic peptite)，可抑制 RAA 系統、中樞的腎上腺素性輸出及擴張動、靜脈，快速改善症狀，提升存活率，用於治療急性心衰竭。
2. **副作用**：低血壓、心悸、頭痛、背痛及噁心。

⊃ Levosimendan (Simdax®)

1. **作用與用途**：為一鈣離子增敏劑 (calcium sensitizier)，可經由增加心肌收縮蛋白對鈣離子的敏感性及打開血管平滑肌的 ATP 敏感性鉀離子通道，造成血管擴張因而促使心肌收縮力增強。
2. **副作用**：心室性心跳過速、頭痛及低血壓。

⊃ Istaroxime

1. **作用與用途**：可抑制肌纖維膜的 Na^+-K^+ ATPase，直接增加細胞內的鈣離子而加強心肌收縮能力且刺激肌漿網的 Ca^{2+} ATPase 的活性，增強對肌漿網鈣離子的回收，而引發心肌的鬆弛，用於治療急性代償性心臟衰竭。
2. **副作用**：胃腸不適及輸液部位不適。

重點回顧

藥物	作用機轉與用途	副作用
利尿劑		
Thiazide 類、亨利氏環及保鉀型利尿劑	能降低鈉、水滯留、減少血液容量，使心臟負荷減少、心輸出量增加，如與 ACEI 併用效果會更好，用於治療心臟衰竭	低血鉀、低血鎂、低血鈉、高尿酸、高血糖、高血脂、男性女乳症及月經週期不規則
腎素－血管收縮素－醛固酮抑制劑		
血管收縮素轉換酶抑制劑	可抑制 ACE 干擾 AgI 轉變成 AgII，使血管擴張、阻力下降；醛固酮分泌降低，鈉、水滯留減少，心臟前、後負荷降低，而可緩解心衰竭症狀	咳嗽、血管性水腫、高血鉀、畸胎、姿態性低血壓、蛋白尿、味覺改變、顆粒性白血球減少及急性腎衰竭
AT_1 受體拮抗劑	可拮抗 AT_1 受體，造成血管擴張，阻力下降；降低醛固酮合成，鈉、水滯留減少，降低心臟前、後負荷，而可緩解心衰竭症狀	血管性水腫、高血鉀、畸胎、姿態性低血壓、蛋白尿、味覺改變、顆粒性白血球減少及急性腎衰竭
β- 拮抗劑		
β- 拮抗劑	可減緩心跳，防止兒茶酚胺引起之心肌死亡及增加心臟對 β 受體之刺激反應而達到治療目的	眩暈、頭痛、虛弱、心跳過慢、低血壓及水腫
增加心收縮力藥物		
毛地黃強心配醣體	可抑制心肌膜上的 Na^+/K^+ ATPase，增加細胞內鈉離子濃度，進而活化 Na^+/Ca^{2+} 主動運輸，使得細胞內鈣離子濃度增加，進而引發心肌收縮	視覺模糊、黃色與綠色視覺異常、心房纖維顫動、心房撲動、阻斷房室傳導、噁心、嘔吐及低血鉀
磷酸二酯酶抑制劑	可選擇性抑制 PDE-3，增加 cAMP 濃度，促使鈣通道打開，鈣離子內流，造成心肌收縮力增強	心律不整、低血壓及血小板過低
β- 致效劑	可興奮 $β_1$ 受體結合，活化腺苷酸環化酶，促使 ATP 轉變成 cAMP，鈣離子內流，造成心肌收縮力增強	血壓上升、噁心、頭痛、心絞痛及心悸
血管擴張劑		
血管擴張劑	可使動、靜脈血管擴張，降低心臟前、後負荷，改善心衰竭症狀	頭痛、噁心、反射性心跳加速、鈉與水滯留及潮紅
If 離子電流選擇性抑制劑及鈉 - 葡萄糖共同輸送器抑制劑		
If 離子電流選擇性抑制劑	抑制竇房結上的奇特電流通道，減緩竇房結之自發性去極化，而促使心跳速率減緩	光幻視、心跳緩慢、頭痛、視力模糊及 QT 間期延長
鈉－葡萄糖共同輸送器抑制劑	可促進尿糖排出體外，同時也可以改善心肌代謝，提高心臟效率，減少心臟纖維化，進而改善心臟衰竭的預後	生殖器黴菌感染、LDL 增加、低血壓、眩暈及滲透性利尿

藥物	作用機轉與用途	副作用
其他		
Nesiritide (Natrecor®)	可抑制 RAA 系統、中樞的腎上腺素性輸出及擴張動、靜脈，快速改善症狀，提升心衰竭存活率	低血壓、心悸、頭痛、背痛及噁心
Levosimendan (Simdax®)	可增加心肌收縮蛋白對鈣的敏感性及打開血管的鉀離子通道，造成血管擴張，因而促使心肌收縮	心室性心跳過速、頭痛及低血壓
Istaroxime	可抑制肌纖維膜的 Na^+-K^+ ATPase，加強心肌收縮力且可刺激肌漿網的 Ca^{2+} ATPase 的活性，加速鈣離子回收，而引發心肌鬆弛，用於治療急性代償心臟衰竭	胃腸不適及輸液部位不適

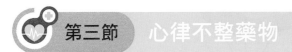

第三節　心律不整藥物

　　心律不整即是心臟功能異常造成心肌內電位衝動的產生與傳導不正常。一般可分成心搏過速 (tachycardia)（約 100~180 次／分）及心搏徐緩 (bradycardia)（約 40~60 次／分）兩大類。由於罹患心搏過速的病人較多，而且對藥物的反應較好，因此本章節主要探討心博過速的藥物。

　　許多通道及幫浦為心律不整藥作用的標的，因此要探討心律不整藥的分子機轉前，應先了解心臟的電生理。心臟的各個腔室在正常情況下會以一個協調的方式收縮，由專門的傳導系統將血液以有效率的方式從瓣膜所決定的路徑中打出。此系統由位於右心房上方之寶房結 (SA node) 發出節律，通過心房導致收縮、傳至房室結 (AV node) 時會延遲電脈衝，以提供血液噴出前額外之充填時間，接著電訊號利用浦金氏纖維迅速傳遍心室，導致同步之收縮（圖 11-6）。

　　在正常生理情況下，細胞內外會有幾個主要的離子，其中和動作電位最有關係的是鈉和鉀離子。一般細胞膜外的鈉離子濃度會比細胞膜內的鈉離子濃度高，而細胞膜內的鉀離子濃度會比細胞膜外的鉀離子濃度高。平常通道關閉時，因為細胞內外離子濃度的不同，造成細胞內外的電荷不同，因此膜內外形成電位差，此即稱為靜止電位 (resting potential)。當神經細胞接收刺激時，離子通道會打開，細胞外濃度較高的鈉離子會往細胞內移動，使細胞內比原來要多一些正電，因此膜電位會往正的方向移動，此即去極化 (depolarization)。另一方面，當細胞內電位變的較正時，鉀離子通道會打開，大量的鉀離子就會從細胞內往細胞外移動，此過程即稱為再極化 (repolarization)。所以，經由這些離子通道的開開關關，離子在細胞內外的進進出出，造成細胞電位的去極化和再極化，就形成一個動作電位。一個理想的心肌細胞動作電位分為 0、1、2、3 及 4 等五個時期（表 11-10），所影響的藥物如圖 11-7。

　　心臟於收縮前會產生電氣變化，這些電氣活動被體表的電極所偵測並造成波形的紀錄，即所謂的心電圖 (electrocardiography; ECG; EKG)。心電圖所記錄的圖可用來診斷很多心臟狀況。心電圖包含 P 波、QRS 波及 T 波等波形，波形形態或時間的改變能夠顯現出某些病理狀態，正常的心電圖如圖 11-8。

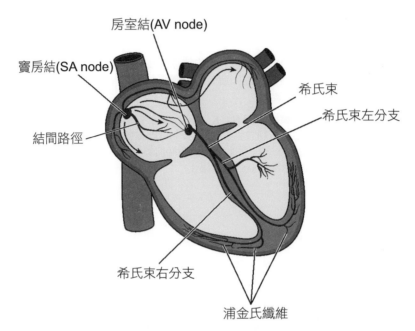

圖 11-6　心臟的傳導路徑。心臟的傳導系統是由一種特化的心肌細胞構成，其傳導路徑為竇房結→結間路徑→心房→左右心房收縮→房室結→希氏束→浦金氏纖維→心室→左右心室收縮。

✚ 表 11-10　心肌細胞之動作電位

動作電位期	動作電位
4	・恢復期 ・鉀通道關閉
0	・去極化 ・大量鈉離子流入細胞內，膜電位迅速上升
1	・早期再極化 ・鈉通道失去活性，鉀離子通道暫時打開而使鉀離子流至細胞外，造成膜電位下降
2	・平原期 ・鉀持續流出，鈣離子通道打開，使鈣離子持續流入細胞內，膜電位抵銷持平
3	・再極化 ・鈣通道關閉，鉀離子大量外流使得細胞內電壓重新回到靜止膜電位

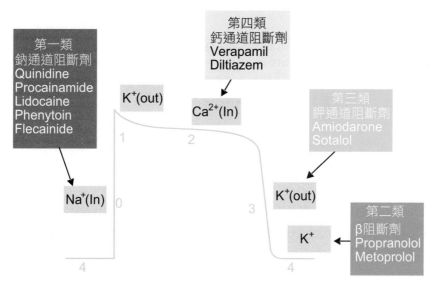

圖 11-7　心臟動作電位及影響的藥物。

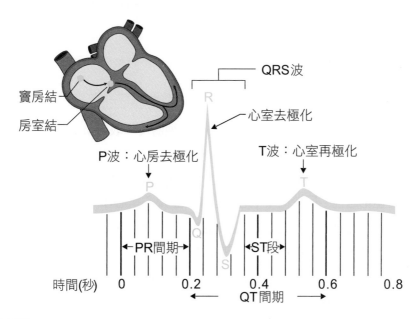

圖 11-8　心電圖。

　　臨床上常見的心搏過速 (tachycardia) 又分為心室上心律不整 (supravetricular dysrhythmias) 及心室心律不整 (ventricular dysrhythmias) 兩大類（表 11-11）。

✚ 表 11-11　心搏過速的分類

心搏過速	上心室心律不整	・ 心房顫動 (atrial fibrillation; AF) ・ 心房撲動 (atrial flutter; AF) ・ 陣發性心室上搏動過速 (paroxysmal supravemtricular tachycardia; PSVT)
	心室心律不整	・ 心室顫動 (ventricular fibrillation; VF) ・ Torsades de pointes(TdP) ・ 心室早期收縮 (ventricular premature contraction; PVC) ・ 心室搏動過速 (ventricular tachrcardia; VT) ・ 毛地黃誘發的心室心律不整 (Digoxin-induced ventricular dysrhythmias)

　　心律不整治療目標為 (1) 恢復正常的心脈節律；(2) 改善心律不整所造成的血流；(3) 防止心律不整的復發；(4) 降低發生更嚴重心律不整的危險。治療藥物主要分成五大類（表 11-12），不外乎是改變竇房結的節律性、心臟傳導速度、不反應期及膜的反應性等。

一、第一類抗心律不整藥－鈉通道阻斷劑

　　第一類抗心律不整藥的作用機轉為抑制鈉離子流入，干擾動作電位去極化，使整個心肌動作電位傳遞變慢。依對動作電位間期或與心臟鈉通道的作用可分為 IA、IB 和 IC 三類，然因具有潛在性心律不整的副作用，目前已較少使用。

（一）　IA 類抗心律不整藥

◯ Quinidine (Panquin®)

　　為最早使用的 IA 類抗心律不整藥，由南美的金雞納樹皮萃取出來，因此又稱為金雞納生物鹼。

1. **作用與用途：**可阻斷鈉通道，減慢心房、心室、浦金氏纖維的傳導速度及延長心房、心室、浦金氏纖維的再極化過程。用於治療上心室心律不整及心室心律不整。

2. **副作用：**心臟毒性、易導致 Torsades de points、腹瀉、低血壓（阻 α 受體）、金雞鈉症候群（**耳聾、耳鳴、視力模糊、潮紅、震顫**）、過敏及血小板減少等。

3. **禁忌：**房室阻斷、QT 間期延長及具 Torsades de pointes 病史的病人。

4. **注意事項：**具很強的抗膽鹼及阻斷迷走神經的作用，因此會增加竇房結的節律性及房室結的傳導速率，為了避免對心室的刺激，可於使用 Quinidine 前，先使用 Digoxin、Verapamil 或 β- 阻斷劑來降低房室結的傳導速率。

◯ Procainamide (Pronestyl®)

1. **作用與用途：**為局部麻醉劑 Procaine 的衍生物，**可阻斷鈉通道**，減緩心房、心室和浦金氏纖維的傳導及阻斷鉀通道，延長再極化，使得動作電位間期及有效不反應期延長。用於治療心室上心律不整及心室心律不整。然因副作用大，因此不適合長期使用。

✚ 表 11-12　心律不整藥之分類

分類		藥物	電流生理學作用	心電圖的作用	用途	副作用	心律不整藥對動作電位或(反)有效不反應期的作用
第 I 類（鈉通道阻斷劑）	IA	Quinidine	阻斷鈉通道，減緩衝動傳導及延遲心房、心室及浦金氏纖維的再極化	QRS 波變寬，QT 間期延長	治療上心室心律不整及心室心律不整	心臟毒性、易導致 Torsades de points、腹瀉、低血壓、金雞鈉症候群、過敏反應及血小板減少	Class IA　↑QRS　↑QT
		Procainamide			治療上心室心律不整及心室心律不整	胃腸不適、血小板減少、顆粒性白血球缺乏、低血壓、心臟毒性及紅斑性狼瘡	
		Disopyramide			治療心室心律不整	心跳減慢、低血壓及抗膽鹼作用	
	IB	Lidocaine	阻斷鈉通道，減緩心房、心室、浦金氏纖維的傳導速度及加速再極化過程	沒有重大影響	治療心室心律不整及毛地黃誘發之心室心律不整	嗜睡、口語不清、感覺異常、激動及經攣	Class IB　↓QT
		Phenytoin			治療毛地黃誘發之心室心律不整	鎮靜、運動失調、眼球震顫、齒齦增生、低血壓、心律不整及心跳停止	
		Mexiletine			治療心室心律不整	顫抖、視覺模糊、昏睡、噁心、腹瀉、嘔吐、暈眩、及精神病	

✚ 表 11-12　心律不整藥之分類（續）

分類	藥物		電流生理學作用	心電圖的作用	用途	副作用	心律不整藥對動作電位或（及）有效不反應期的作用
第 I 類（鈉通道阻斷劑）（續）	IC	Flecainide	阻斷鈉通道，減慢心臟的傳導及增加有效不反應期	QRS 波變寬，P R 間期延長	治療上心室心律不整	暈眩、視覺模糊、頭痛、噁心及減少心肌收縮力	Class IC　↑QRS
		Propafenone				金屬味覺、暈眩、視覺模糊、胃腸不適、便秘及惡化心律不整	
第 II 類（β-拮抗劑）	Propranolol Acebutolol Esmolol		阻斷 β 受體，降低竇房結的節律性及房室結的傳導速率	PR 間期延長	治療上心室心律不整（ex：陣發性上心室心律不整）及心肌梗塞後所產生的突發性心律不整	心搏過慢、憂鬱、疲倦、低血壓及四肢冰冷	略

+ 表 11-12　心律不整藥之分類（續）

分類	藥物	電流生理學作用	心電圖的作用	用途	副作用	心律不整藥對動作電位或（及）有效不反應期的作用
第 III 類（鉀通道阻斷劑）	Bretylium	阻斷鉀通道，增加動作電位間期	QT間期延長	治療員生命威脅的心室心律不整	低血壓、噁心、嘔吐及頭重腳輕	 延長有效不反應期 有效不反應期 膜電位(mV)　0　-85
	Amiodarone Dronedarone	阻斷鉀通道，延遲再極化及延長動作電位間期	PR 及 QT 間期延長，QRS波變寬	治療員生命威脅的心室心律不整及心房顫動	光敏感性皮疹、皮膚產生灰藍色、甲狀腺功能異常、肺部纖維化、角膜產生沉積物、胃腸不適、顫抖、運動失調、肝毒性、神經病變、心臟毒性及頭暈	
	Dronedarone	阻斷鉀通道，藉以延遲再極化過程	PR 及 QT 間期延長 QRS變寬	治療心房顫動及心房撲動	腹瀉、噁心、腹痛及全身無力感	
	Sotalol	可拮抗β受體及阻斷鉀通道，減緩房室結的傳導速度及延長心房及心室的動作電位間期	PR 及 QT 間期延長	治療員生命威脅的心室心律不整及心房顫動、心房撲動	心跳減慢、呼吸困難、頭痛、心悸、虛弱及疲倦	
	Dofetilide	阻斷鉀通道，延長心室及浦金氏纖維的有效不反應期	QT 間期延長	治療心室心律不整	Torsades de pointes、頭痛、胸痛及頭暈眼花	
	Ibutilide	阻斷鉀通道，增加動作電位間期	PR 及 QT 間期延長	治療心房顫動及撲動	Torsades de pointes	

✚ 表 11-12 心律不整藥之分類（續）

分類	藥物	電生理學作用	心電圖的作用	用途	副作用	心律不整藥對動作電位或（及）有效不反應期的作用
第 IV 類（鈣通道阻斷劑）	Verapamil Diltiazem	阻斷鈣通道，使 AV 傳導速度減慢而使得動作電位間期及有效不反應期延長	PR 間期延長	治療上心室心律不整（如：陣發性上心室心律不整）	低血壓、便秘、疲倦、神經質、週邊水腫、心跳徐緩及房室結阻斷	 延長有效不反應期
其他	Adenosine	可抑制竇房結的節律性及減緩房室結傳導速度	PR 間期延長	治療陣發性上心室搏動過速	心跳徐緩、呼吸困難、低血壓及臉部潮紅	略
	Digoxin		PR 間期延長及 ST 段下降	上心室心律不整	視覺模糊、黃色與綠色視覺異常、心房纖維顫動、心房撲動、阻斷房室傳導、噁心嘔吐及低血鉀	略

2. **副作用**：胃腸不適、血小板減少、顆粒性白血球缺乏、低血壓、心臟毒性及**紅斑性狼瘡**。

⊃ Disopyramide (Disopyran®)

1. **作用與用途**：作用與 Quinidine 類似，主要治療心室心律不整。由於常發生毒性反應，臨床較少使用，只有在病人對 Quinidine 或 Procainamide 不具耐受性時使用。

2. **副作用**：心跳減慢、低血壓及抗膽鹼作用。

3. **禁忌症**：青光眼、尿液滯留、前列腺肥大、心臟衰竭及孕婦。

（二） IB 類抗心律不整藥

⊃ Lidocaine (Xylocaine®)

為鈉通道阻斷劑中，心臟毒性最小的藥物。

1. **作用與用途**：為一**局部麻醉劑，可阻斷鈉通道**（最強），減緩心房、心室和浦金氏纖維的傳導，且可加速再極化而縮短動作電位間期及有效不反應期。**靜脈注射治療心室心律不整或毛地黃誘發之心室心律不整。**

2. **藥物動力學**：肝臟首度效應大，只能靜脈注射給藥。對於低血壓、肝功能異常或使用 β 阻斷劑的病人，由於心輸出量及肝血流降低，會減少 Lidocaine 的排泄，因此服用時需調整劑量。

3. **副作用**：嗜睡、口語不清、感覺異常、激動及痙攣。

⊃ Phenytoin (Dilantin®)

1. **作用與用途**：可阻斷鈉通道，減緩心房、心室和浦金氏纖維的傳導，且可加速再極化而縮短動作電位間期及有效不反應期。**口服治療毛地黃誘發之心室心律不整及癲癇。**

2. **副作用**：鎮靜、運動失調、眼球震顫、齒齦增生、低血壓、心律不整及心跳停止。

⊃ Mexiletine (Mexitil®)

1. **作用與用途**：**為 Lidocaine 之類似物**，由於首度效應低，**可口服給藥治療心室心律不整。**

2. **副作用**：顫抖、視覺模糊、昏睡、噁心、嘔吐、腹瀉、暈眩、及思覺失調症。

（三） IC 類抗心律不整藥

⊃ Flecainide (Tambocor®)

1. **作用與用途**：可阻斷鈉通道，降低竇房結的節律性及房室結的傳導速度，**用於治療心室上心律不整。然會促進心律不整之風險（過度抑制鈉通道，導致心傳導過慢）**，故被保留於生命危急時之心律不整。

2. **副作用**：暈眩、視覺模糊、頭痛、噁心及減少心肌收縮力。

⊃ Propafenone (Rythmol®)

1. **作用與用途**：構造與 Propranolol 類似並具有弱的 β 阻斷作用，作用類似 Flecainide，用於上心室心律不整。

2. **副作用**：治療金屬味覺、暈眩、視覺模糊、胃腸不適、便秘及惡化心律不整。

二、第二類抗心律不整藥－β 拮抗劑

藥物包括 Propranolol、Acebutolol、Esmolol 及 Sotalol。其中 Sotalol 除了阻斷 β 受體外，仍可阻斷鉀通道，因此歸類在第三類抗心律不整藥中。

⊃ Propranolol (Inderal®)

1. **作用與用途**：可阻斷 β_1 受體，**減緩竇房結的節律性、減慢房室結的傳導速率及心收縮力，用於治療上心室心律不整及心肌梗塞後所產生的突發性心律不整。**

2. **副作用**：心搏過慢、憂鬱、疲倦、低血壓及四肢冰冷。

3. **禁忌症**：氣喘、糖尿病、嚴重之間歇性跛行及心臟衰竭。

4. **類似藥物**：
   - Acebutolol (Sectral®)
   - Esmolol (Brevibloc®)

三、第三類抗心律不整藥－鉀通道阻斷劑

可增加動作電位間期及延長有效不反應期，使得 QT 間期延長。藥物包括 Bretylium、Amiodarone、Dofetilide、Ibutilide 及 **Sotalol**。

⊃ Bretylium (Bretylol®)

1. **作用與用途**：可阻斷鉀通道，延長再極化，增加動作電位間期與有效不反應期，用於治療具生命威脅的心室心律不整。

2. **副作用**：持續性低血壓、噁心及嘔吐。

⊃ Amiodarone (Cordarone®)

1. **作用與用途**：為甲狀腺素類似物，可阻斷鉀通道，延長再極化，藉以增加動作電位間期及有效不反應期；阻斷鈉、鈣通道及 β 受體，降低竇房結的節律性，減緩心房、心室及浦金氏纖維的傳導速度，治療具生命威脅的心室心律不整及心房顫動。

2. **藥物動力學**：脂溶性高，口服吸收後，可與組織廣泛結合，半衰期長達 10~100 天，然起效時間較久，因此需投與速效劑量。

3. **副作用**：光敏感性皮疹、**皮膚產生灰藍色**（碘累積於皮膚內所造成）、**甲狀腺功能異常**、肺部纖維化、**角膜產生沉積物**、胃腸不適、顫抖、運動失調、肝毒性、神經病變、心臟毒性及頭暈。

4. **交互作用**：請參考表 11-13。

5. **類似藥物**：Dronedarone (Multaq®)。

✚ 表 11-13　Amiodarone 的交互作用

	併用的藥或食物	交互作用機轉及結果
增強藥效	葡萄柚汁	抑制肝臟代謝酵素，增加 Amiodarone 的血中濃度
降低藥效	Cholestyramine	降低 Amiodarone 的吸收
	Rifampin	誘導肝臟代謝酵素，降低 Amiodarone 的血中濃度
增加毒性	利尿劑	降低鎂及鉀的血中濃度，延長 QT 間期，導致嚴重的心律不整
	β- 拮抗劑、Verapamil	心跳緩慢

➲ Sotalol (Betapace®)

1. **作用與用途**：可拮抗 β 受體（低劑量）及鉀通道（高劑量），減緩房室結的傳導速率及延長心房及心室的動作電位間期，用於具生命威脅的心室心律不整及心房顫動、心房撲動。由於具促心室心律不整之風險，因此保留於威脅生命的心律不整。

2. **副作用**：心跳減慢、呼吸困難、頭痛、心悸、虛弱及疲倦。

3. **禁忌症**：氣喘、心跳緩慢、心因性休克、充血性心衰竭及 QT 延長症候群。

➲ Dofetilide (Tikosyn®)

1. **作用與用途**：選擇性阻斷鉀通道，延長再極化，增加動作電位間期與有效不反應期，用於心房顫動及心房撲動等上心室心律不整。然具誘發心律不整的危險性，因此使用時須特別小心。

2. **副作用**：Torsades de pointes、頭痛、胸痛及頭昏眼花。

➲ Ibutilide (Corvert®)

1. **作用與用途**：結構類似 Sotalol，可阻斷鉀通道，減緩再極化，延長動作電位間期，用於心房顫動或撲動等上心室心律不整。

2. **副作用**：Torsades de pointes。

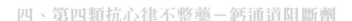

四、第四類抗心律不整藥－鈣通道阻斷劑

　　鈣通道阻斷劑中只有 Verapamil 及 Diltiazem 對心臟的選擇性較高，因此可用於治療心律不整。

⊃ Verapamil (Isoptin®)

1. **作用與用途：可抑制心臟的L型鈣通道**，降低竇房結的節律性、房室結的傳導速度，及減少心肌收縮力，**用於治療心房顫動、心房撲動及陣發性心室上搏動過速等上心室心律不整。**

2. **副作用：**低血壓、便秘、疲倦、神經質、週邊水腫、心跳徐緩及房室結阻斷。

3. **類似藥物：Diltiazem** (Cardizem®)。

五、其他

⊃ Adenosine (Adenocard®)

1. **作用與用途：可活化 A₁ 受體**，影響 G 蛋白減少 cAMP 濃度，並且打開鉀通道（增加鉀離子流出），阻斷鈣通道（減少鈣離子流入），導致細胞過極化而減緩竇房結的節律性及房室結的傳導速度，**用於治療陣發性心室上搏動過達 (PSVT)。**

2. **藥物動力學：**由於快速被細胞再回收及腺苷脫胺酶 (adenosine deaminase) 水解，作用時間短（約 1 分鐘），因此需靜脈注射給藥。

3. **副作用：**心跳徐緩、呼吸困難、低血壓及臉部潮紅。

⊃ Digoxin

1. **作用與用途：**可減緩房室結的傳導速度，延長有效不反應期及增加迷走神經的活性，用於心室上心律不整。其他請參考心臟衰竭藥物。

2. **副作用：**視覺模糊、黃色與綠色視覺異常、心房纖維顫動、心房撲動、噁心嘔吐及低血鉀。

重點回顧

　　請參考表 11-12。

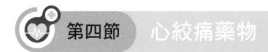

第四節　心絞痛藥物

　　心絞痛 (angina pectotoris) 主要是冠狀動脈血流不足，導致血管供應的氧氣與心臟之需氧量之間呈現不平衡，而引發胸痛並擴展到頸部、肩膀、背部與手臂。治療時應擴張冠狀動脈

來增加血流及缺血部位的供氧量，並減少心臟工作量，降低心肌對氧的需求量。治療藥物包括有機硝酸鹽、鈣通道阻斷劑、β- 拮抗劑及其他心絞痛藥物（表 11-14）。除此之外也可併用 Aspirin、Ticlopidine 或 Clopidogrel 等血小板抑制劑及降血脂藥來防止心肌梗塞及死亡。

依形態，心絞痛可分成穩定型心絞痛 (stable angina)、不穩定型心絞痛 (unstable angina) 及變異型心絞痛 (prinzmental's or variant angina) 等三大類（表 11-15）。

一、有機硝酸鹽

為最早及常使用的心絞痛藥物，主要是擴張血管來達到治療心絞痛的目的，其中以三硝基甘油最常用。

✚ 表 11-14　心絞痛藥物的作用機轉

藥物種類	緩解疼痛的作用機轉	
	穩定型心絞痛	變異型心絞痛
有機硝酸鹽	擴張靜脈，降低心肌需氧量，減少前負荷	擴張冠狀動脈，增加氧氣的供應
β- 阻斷劑	減少心跳速率及收縮力而降低心肌的需氧量	－
鈣通道阻斷劑	• 擴張小動脈，降低心肌需氧量，減少後負荷（所有鈣通道阻斷劑） • 降低心跳速率及收縮力（Verapamil 及 Diltiazem）	擴張冠狀動脈而增加氧氣的供應
Ranolazine	幫助心肌細胞更有效率的運用能量而使得心肌需氧量降低	－

✚ 表 11-15　心絞痛的類型

	穩定型心絞痛	不穩定型心絞痛	變異型心絞痛
特徵	最常見，又稱典型心絞痛。當運動、情緒興奮或是心輸出量增加以致於心肌工作負荷過度時引起，特徵為胸部有灼熱感、沉重或是擠壓感	發作頻率、疼痛強度、持續時間會隨著時間越來越強。主要在休息時發作。發生心肌梗塞與死亡機率均較高，需積極治療來減緩惡化成心肌梗塞	不常見，通常於休息時發作，可能是冠狀動脈痙攣所致，持續時間較其他種類強、痛，發作時也可能伴有嚴重的心律不整
治療藥物及作用機轉	• 有機硝酸鹽：經由擴張靜脈血管，減少靜脈血液回流而降低心臟需氧量 • β 拮抗劑：經由降低心跳速率及收縮力而降低氧的需求 • 鈣通道阻斷劑：經由擴張小動脈，降低後負荷及心跳速率、心收縮力而減少氧的需求 • Ranolazine：幫助心肌更有效率的產生能量，來降低氧的需求	靜脈注射 Heparin 及口服 Aspirin、Clopidogrel 或 Abciximab 等血小板抑制劑來降低不穩定型心絞痛的危險。另外亦可用 NTG 及 β 拮抗劑來治療	• 有機硝酸鹽：擴張冠狀動脈來增加氧的供應量 • 鈣通道阻斷劑：擴張冠狀動脈來增加氧的供應量

● Nitroglycerin（三硝基甘油；Nitrostat®）

1. **作用與用途：**可在細胞內轉換成亞硝酸鹽 (nitrite)，再轉換成一氧化氮 (NO)，活化鳥苷酸環化酶 (guanylate cyclase)，增加細胞內 cGMP 濃度，造成血管平滑肌鬆弛（圖 11-9）。其中擴張靜脈（主要），可減少靜脈血液回流至心臟，進而使從心室送出的心輸出量減少，心臟作功減小及降低心肌需氧量（減少前負荷）。另外也可擴張冠狀動脈，增加冠狀動脈血流及供氧量，減少後負荷，減輕發作時的疼痛及頻率。**用於治療穩定型及變異型心絞痛。**

2. **藥物動力學：脂溶性高及易產生首度效應**，主要以舌下或經皮貼片方式給予。其中舌下錠起效快、作用時間短，適合急救而不適合作為維持性治療。

3. **副作用：**姿態性低血壓、反射性心搏過速（可用 β 拮抗劑緩解，以避免心絞痛惡化）、頭痛、臉部潮紅及耐藥性。

4. **交互作用：**避免與 Sildenafil 等磷酸二酯酶抑制劑併用（圖 11-10），以免導致血管擴張，血壓下降而休克。

5. **類似藥物：**所有三硝基甘油製劑的性質差不多，一般只差在起效時間及作用時間，而這樣的差異可以應用在不同的情況（表 11-16）。

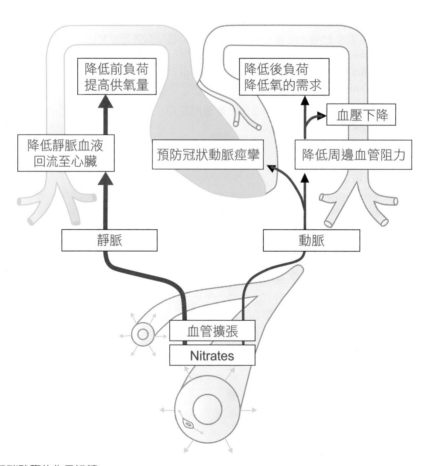

圖 11-9　有機硝酸鹽的作用機轉。

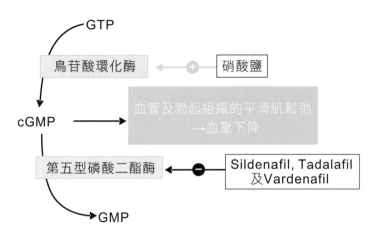

圖 11-10　硝酸鹽與 Sildenafil 等勃起功能障礙藥物之交互作用機轉。

✚ 表 11-16　有機硝酸鹽的劑型及特性

藥物及劑型	起效時間	作用時間	備註
超短效硝酸鹽 · Amyl nitrite（吸入給藥）	30 秒	1~5 分	適合快速緩解急性心絞痛
短效硝酸鹽 · Nitroglycerin (SL)	1~3 分	30~60 分	適合快速緩解急性心絞痛
· Isosorbide dinitrate (SL)	2~5 分	1~3 小時	適合快速緩解急性心絞痛
中效硝酸鹽 · Nitroglycerin (PO) · Isosorbide dinitrate (PO) · Isosorbide mononitrate (PO)	30~60 分	4~8 小時	適合長期預防，用於降低心絞痛發生的頻率及強度
長效硝酸鹽 · Nitroglycerin（經皮貼布）	30~60 分	2~12 小時	適合長期預防，用於降低心絞痛發生的頻率及強度。然易產生耐藥性，因此兩次給藥時間至少應間隔 8 小時

二、鈣通道阻斷劑

　　鈣通道阻斷劑會抑制鈣離子進入心臟，減少心肌收縮力，降低心肌之需氧量，亦可抑制鈣離子進入動脈平滑肌，降低全身血管阻力，進而增加缺血部位的供氧量。其中以 Nifedipine、Verapamil 及 Diltiazem 三者最常用。

◐ Nifedipine (Adalat®)

1. **作用與用途**：擴張小動脈，降低血管阻力，減少後負荷，使心肌需氧量下降；另外也可擴張冠狀動脈，增加心肌供氧量，用於治療穩定型及**變異型心絞痛**（效果較好）。

2. **副作用**：低血壓、眩暈、頭痛、臉潮紅及心悸等。

3. **類似藥物**：
   - Amlodipine (Norvasc®)
   - **Nicardipine** (Cardene®)

◐ Verapamil (Isoptin®)

1. **作用與用途**：可抑制心臟及血管的鈣通道，降低心跳速率、心收縮力，使心臟需氧量減少及使血管擴張，用於治療穩定型及變異型心絞痛。

2. **副作用**：低血壓、頭痛、臉部潮紅、暈眩、疲勞、噁心、心悸及便秘。

3. **禁忌症**：充血性心臟衰竭、寶房結和房室結傳導障礙及低血壓。

4. **類似藥物**：Diltiazem (Cardizem®)。

三、β-拮抗劑

◐ Propranolol (Inderal®)

1. **作用與用途**：阻斷β受體，**降低心跳速率及心收縮力，減少心臟需氧量**，用於治療穩定型及不穩定型心絞痛。**由於無法鬆弛已收縮的冠狀動脈，因此無法治療變異型心絞痛。**

2. **副作用**：心跳減慢、低血糖、失眠、沮喪及性功能障礙。

3. **禁忌症**：氣喘、糖尿病、嚴重心跳過慢、心房心室阻斷及房室功能不足等。

四、其他

◐ Ranolazine (Ranexa®)

1. **作用與用途**：降低心肌細胞對鈉、鈣的蓄積及幫助心肌細胞更有效率的運用能量，因而降低氧的需求，用於治療穩定型心絞痛。

2. **副作用**：QT間期延長、血壓上升、便秘、暈眩、噁心及頭痛。

重點回顧

藥物	作用機轉與用途	副作用
有機硝酸鹽		
Amyl nitrite Nitroglycerin (Nitrostat®) Isosorbide dinitrate (Isodil®) Isosorbide mononitrate (Imdur®)	可在細胞內轉換成亞硝酸鹽，再轉換成一氧化氮 (NO)，活化鳥苷酸環化酶，增加細胞內 cGMP 的濃度，造成血管平滑肌鬆弛。用於穩定型及變異型心絞痛	姿態性低血壓、反射性心搏過速、頭痛、臉部潮紅及耐藥性
鈣通道阻斷劑		
Nifedipine (Adalat®) Amlodipine (Norvasc®) Nicardipine (Cardene®)	可擴張小動脈及冠狀動脈，降低血管阻力及增加心肌供氧量，用於穩定型及變異型心絞痛	低血壓、眩暈、頭痛、臉潮紅及心悸
Verapamil (Isoptin®) Diltiazem (Cardizem®)	可抑制心臟及血管的鈣通道，降低心跳速率、心收縮力，使心臟需氧量減少及使血管擴張，用於穩定型及變異型心絞痛	低血壓、頭痛、臉部潮紅、暈眩、疲勞、噁心、心悸及便秘
β - 拮抗劑		
Propranolol (Inderal®)	可阻斷 β 受體，降低心跳速率及心收縮力，減少心臟需氧量，用於穩定型及不穩定型心絞痛	心跳減慢、低血糖、失眠、沮喪及性功能障礙
其他		
Ranolazine (Ranexa®)	可降低心肌細胞對鈉、鈣的蓄積及幫助心肌細胞更有效率的運用能量，因而降低氧的需求，用於穩定型心絞痛	QT 間期延長、血壓上升、便秘、暈眩、噁心及頭痛

自我評量

1. (　) 一位 32 歲婦女罹患高血壓且希望懷孕，她的主治醫師告訴她要將所服用的高血壓藥物換成其他藥物。請問下列哪一個藥物絕對禁用於懷孕婦女？ (A) Atenolol　(B) Captopril　(C) Methyldopa　(D) Prazosin。

2. (　) 一位病人因服用過量的高血壓藥物，導致嚴重的心跳徐緩而被送至急診室，她的家人表示她對她的高血壓非常焦慮，請問下列哪一個藥物會引起心跳徐緩的副作用？ (A) Captopril　(B) Minoxidil　(C) Prazosin　(D) Verapamil。

3. (　) 下列何者是 Captopril 用於治療高血壓的特性？ (A) 競爭性阻斷血管收縮素 II 受體　(B) 降低血中血管收縮素 II 濃度　(C) 降低血中腎素濃度　(D) 增加血中鈉濃度、但降低鉀濃度。

4. (　) 一病人剛開始使用 ACE 抑制劑時，因某副作用而需更改成其他藥物來治療，請問引起的副作用是下列哪一個？ (A) 腹瀉 (B) 青光眼 (C) 間歇性咳嗽 (D) 紅斑性狼瘡。

5. (　) 有機硝酸鹽用於治療及預防穩定型心絞痛，劑量大時會導致周邊阻力減少，引發反射性心跳加快，因此常與下列那類藥物合併使用來避免心絞痛惡化？ (A) Alpha 腎上腺素受體拮抗劑　(B) 鈣離子通道阻斷劑　(C) 鈉離子通道阻斷劑　(D) Beta 腎上腺素受體拮抗劑。

6. (　) Nitroglycerin 通常會產生何種的反射作用？ (A) 降低心跳速率　(B) 降低靜脈容積　(C) 增加後負荷　(D) 增加心收縮力。

7. (　) 一位婦人因心絞痛而時常引發偏頭痛，請問下列哪一個藥物禁用？ (A) Amlodidpine　(B) Diltiazem　(C) Metoprolol　(D) Nitroglycerin。

8. (　) 一位病人因服用過量藥物被送至急診室，她表示她有高血壓及心絞痛，而且也已經服用過藥物，請問下列哪一個藥物常會引起心悸的副作用？ (A) Clonidine　(B) Diltiazem　(C) Isosorbide dinitrate　(D) Propranolol。

9. (　) Dobutamine 可用於增加急性鬱血性心臟衰竭 (congestive heart failure) 病人的心輸出量 (cardiac output)，其作用主要是透過活化下列何種受體而產生？ (A) β_1 腎上腺素受體 (β_1 adrenergic receptor)　(B) β_2 腎上腺素受體 (β_2 adrenergic receptor)　(C) D_1 多巴胺受體 (D_1 dopaminergic receptor)　(D) D_2 多巴胺受體 (D_2 dopaminergic receptor)。

10. (　) 下列哪一種降壓藥禁用於氣喘病人？ (A) Reserpine　(B) Hydrochlorothiazide　(C) Nifedipine　(D) Propranolol。

11. (　) 有一中年男子三個月血壓分別為 106/90 mmHg、170/90 mmHg 及 165/95 mmHg，目前正使用 Nifedipine 治療，請問 Nifedipine 的作用機轉為何？ (A) 阻斷 α_2 腎上腺素性受體　(B) 抑制血管收縮素轉換酶　(C) 阻斷 β 腎上腺素性受體　(D) 阻斷 L 型鈣離子通道。

12. (　　) 突然將降血壓藥物停掉後會引起反彈性高血壓的為下列何藥？(A) Prazosin　(B) Clonidine　(C) Guanethidine　(D) Enalapril。

13. (　　) 下列藥物和作用機轉之配對，何者錯誤？(A) Procainamide：阻斷鉀離子通道 (B) Bretylium：阻斷鉀離子通道　(C) Propanolol：阻斷腎上腺素 beta 受體　(D) Quinidine：阻斷鈉離子通道。

14. (　　) 血管緊縮素轉換酶抑制劑用於治療充血性心衰竭病人，其作用機轉為何？(A) 增加血中腎素活性，但不影響心臟纖維化　(B) 減少腎素產生，進而減少心臟纖維化 (C) 減少周邊血管阻抗，促進利尿來降低心臟後負荷　(D) 減少醛固酮 (aldosterone) 分泌，可降低心臟前負荷。

15. (　　) 有一婦女有心律不整，目前正使用藥物來治療，然他之前有紅斑性狼瘡的病史，請問下列何種藥物禁用？(A) Flecainide (B) Procainamide (C) Quinidine (D) Amiodarone。

16. (　　) 有一 69 歲心律不整病人，目前正使用 Mexiletine 來治療，然出現運動失調、皮膚感覺異常及震顫，請問這是因為 Mexiletine 的何種作用？(A) 具鈣通道阻斷的作用 (B) 阻斷 β 受體而使得血流降低　(C) 具局部麻醉而影響神經傳導的作用　(D) 為酒精脫氫酶抑制劑。

17. (　　) 下列哪一種情況會加重毛地黃所導致的心律不整？(A) 低血鈣　(B) 使用 Propranolol 來降低心跳速率　(C) 低血鈉　(D) 低血鉀。

18. (　　) 下列抗高血壓治療藥物，何者不會產生心搏過速之副作用？(A) Amlodipine　(B) Atenolol　(C) Prazosin　(D) Hydralazine。

19. (　　) 下列降血壓藥物，何者初次服用會造成姿態性低血壓，可給予較少的起始劑量或睡前服用？(A) Propranolol　(B) Minoxidil　(C) Furosemide　(D) Prazosin。

20. (　　) 下列哪一個降血壓藥物最有可能引起反射性心跳加速的副作用？(A) Propranolol (B) Nifedipine　(C) Prazosin　(D) Hydralazine。

21. (　　) 下列何者為 Lorsatan 降血壓的作用機制？(A) 血管收縮素轉換酶抑制劑 (ACE inhibitor)　(B) 血管收縮素 II 受體拮抗劑 (angiotensin II receptor antagonist)　(C) 血管收縮素 I 受體拮抗劑 (angiotensin I receptor antagonist)　(D) Beta 腎上腺素受體抑制劑。

22. (　　) 抗高血壓藥物 Aliskiren 的藥理作用為何？(A) 直接抑制血管內皮受體　(B) 直接抑制腎素活性　(C) 抑制心房利鈉胜肽代謝　(D) 抑制血管緊縮素受體。

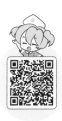

QR Code 解答

CHAPTER
12

心血管系統藥物 (II)：血液用藥

Drugs Affecting the Cardiovascular System

學習目標
Objectives

1. 了解貧血藥物及凝血異常藥物的作用機轉、用途、配伍禁忌、交互作用、懷孕用藥分類、及重要副作用。

2. 了解降血脂藥物的作用機轉、用途、配伍禁忌、交互作用、懷孕用藥分類、及重要副作用。

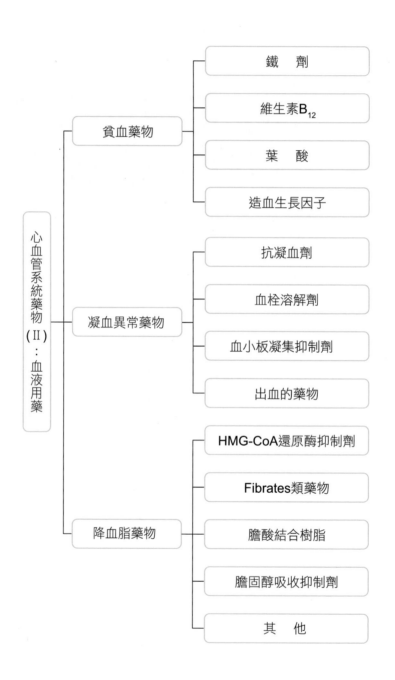

　　血液循環系統為人體的運輸系統，功能為提供身體各種細胞賴以生存的營養物質和氧氣，也帶走了細胞的代謝產物－二氧化碳。同時許多激素及其他訊息物質也透過血液的運輸得以到達其標的器官，以此來達到協調整個機體的功能。任何影響血液正常流動的原因，都有可能造成心肌梗塞及腦中風等系統性的重大疾病。其中凝血功能異常與血脂過高為重要的危險因子，因此能改善血液功能異常的藥物或降血脂藥，將會對心血管或腦血管疾病的預防扮演重要的角色。

　　本章節將詳細介紹這些藥物的種類、作用機制及臨床上的應用。第一節將介紹貧血藥物，主要探討不同原因引起的貧血及治療藥物，以維持血液正常功能；第二節將介紹凝血異常藥物，主要探討急性心肌梗塞、栓塞與腦中風所需使用的抗凝血劑、血栓溶解劑及血小板抑制劑，出血性疾病須使用的凝血因子、維生素 K 及胞漿素拮抗劑；第三節將介紹降血脂藥，防止因高血脂所導致的狹心症、心肌梗塞及中風等症狀。

第一節　貧血藥物

　　造血系統主要由骨髓與血液組成，血液包含紅血球、白血球、血小板及血漿。其中紅血球主要功能為攜帶氧氣，而攜帶氧氣的能力又依靠血紅素的含量而定。

　　貧血是血液中血紅素的濃度低於正常值，最常見的原因為長期慢性血液流失、骨髓功能異常、溶血增加及缺乏促使紅血球形成及成熟的物質等。這些物質包括鐵劑 (iron)、維生素 B_{12} 及葉酸 (folic acid)。因此在藥理學上通常以這些成分來治療貧血，另一種治療貧血及某些缺乏的血球通常是給予基因重組的造血生長因子來刺激血球細胞的產生及調節其功能。

一、鐵劑

　　血紅素 (Hb) 存在紅血球中，是由血鐵質 (heme) 及血紅蛋白 (globin) 所組成。血鐵質為含有鐵的分子，其所含的鐵多來自於食物，當血鐵質或（和）血紅蛋白有異常時，都可能造成血紅素合成障礙，而出現缺鐵性貧血或小血球性貧血。

1. **藥物動力學**：我們身體不能製造鐵，必須由食物吸收。從正常飲食的食物中吸收的鐵是足夠。但體內的鐵質會隨著脫落的上皮細胞在腸道及泌尿道系統中損失，每天約消耗 1mg，因此需每天補充相當於損失的量才能維持鐵質平衡。正常成年男性每天鐵需要量為 5~10mg，女性則為 7~20mg。

2. **適應症**：缺鐵性貧血或小血球性貧血 (microcytic anemia)（一般以鐵劑治療一段時間後，如血紅素濃度回復正常後，仍需持續服用 6 個月，以補回身體儲存的鐵量）。

3. **治療藥物：**

(1) 口服：二價鐵的硫酸亞鐵 (Ferrous sulfate; Feosol®)、葡萄糖酸鐵 (Ferrous gluconate; Fergon®) 及丁烯二酸鐵 (Ferrous fumarate; Femiron®)。易吸收但較會刺激胃部。

(2) 注射：三價鐵的 Iron dextran 鹽類。對胃部刺激較少但卻有吸收不易的問題。

4. **副作用：**噁心、上胃部不適、腹絞痛、黑便及便秘等。

5. **解毒方式：**

(1) 灌腸將未吸收的藥物洗出或注射 Deferoxamine 作為鐵的螯合劑。

(2) 慢性鐵中毒則須採用放血治療，直到所有過量的血被移除。

6. **交互作用：**

(1) 制酸劑會降低鐵劑的吸收，因此避免併用；維生素 C 會與鐵結合，促進鐵轉運到小腸細胞而幫助吸收。

(2) **應於餐前或餐後 2 小時服用，以免影響吸收。**

(3) 鐵劑會影響四環素、甲狀腺素及 Levodopa 的吸收，因此服用鐵劑時應與這些藥物間隔一個小時以上。

二、維生素 B₁₂

維生素 B_{12} (Cobalamin) 是一種複雜的化合物，為 DNA 合成與細胞增殖所必需的物質，在醫學上稱為羥鈷胺 (hydroxocobalamin)。

1. **藥物動力學：**維生素 B_{12} 在胃腸道的吸收須仰賴胃壁細胞分泌的內生性因子 (intrinsic factor) 的幫忙。一旦吸收後即被轉送至身體各細胞內與第二型轉鈷胺 (transcobalamin II) 結合，過多的維生素 B_{12} 則被轉送至肝臟儲存，而只有少部分的維生素 B_{12} 自尿液與糞便中排除。

2. **適應症：**惡性貧血 (pernicious anemia)、巨母紅血球性貧血 (megaloblastic anemia) 或大血球性貧血 (macrocytic anemia)。

3. **治療藥物：**肌肉或皮下注射氰鈷胺 (Cyanocobalamin) 或羥鈷胺，其中羥鈷胺因蛋白結合率較高，作用時間長。

4. **副作用：**低血鉀、皮疹、搔癢或過敏反應等。

5. **交互作用：**酒精、Neomycin 或 Colchicine 會導致維生素 B_{12} 吸收降低，因此避免併用。

6. **注意事項：**果汁內所含的維生素 C 會影響維生素 B_{12} 的穩定性，因此口服製劑若與果汁混合應儘速服用。

三、葉酸

缺乏葉酸及維生素 B_{12} 一樣都會導致巨母紅血球性貧血，然而缺乏維生素 B_{12} 額外也會產生神經病變。缺乏葉酸會造成巨母紅血球性貧血，通常是因飲食攝取不足所引起，主要有：(1) 懷孕或哺乳時導致需求增加；(2) 小腸疾病導致吸收減少；(3) 酗酒；(4) 肝功能異常；(5) 服用 Methotrexate 或 Trimethoprim 等二氫葉酸還原酶抑制劑。因此缺乏時可口服葉酸來治療。

四、造血製劑

　　骨髓中多種作用的幹細胞持續製造紅血球與白血球，其中各種造血生長因子 (hematopoietic growth factors) 負責細胞的分裂、複製及成熟。紅血球生成素 (erythropoietin) 控制紅血球的產生；骨髓生長因子 (myeloid growth factors) 控制顆粒性球與巨噬細胞的製造；而血小板生成素 (thrombopoietn) 則控制血小板的製造。這些造血生長因子主要用於慢性腎衰竭所導致的貧血、癌症化療所導致的嗜中性白血球減少 (neutropenia) 或血小板減少，及骨髓移植後產生的嗜中性白血球減少。

　　目前所知的造血生長因子，包括紅血球生成素、顆粒性白血球群落刺激因子 (granulocyte colony-stimulating factor; G-CSF)、顆粒性白血球－巨噬細胞群落刺激因子 (granulocyte macrophage colony-stimulating factor; GM-CSF) 及血小板生長素。

(一) 紅血球生成素

　　紅血球生成素 (Erythropoietin) 為人類首先分離出來的造血生長因子，主要是刺激紅血球產生。起初是由貧血病人之尿液中分離與純化，之後利用 DNA 重組技術生產出 Epoetin alfa、Darbepoetin alfa 及 MPEG-epoetin beta 等三種製劑。

　　紅血球生成素在組織缺氧時，會在成人腎臟產生。當發生貧血時，腎臟的腎小管旁 (peritubular) 細胞的血紅素蛋白受體會感應到組織含氧量，而可調節紅血球生成素的合成與釋放。合成後，紅血球生成素會迅速釋放到血液，在骨髓中，紅血球生成素與紅血球生成素受體結合，**因而刺激細胞增生與分化成紅血球**（圖 12-1）。

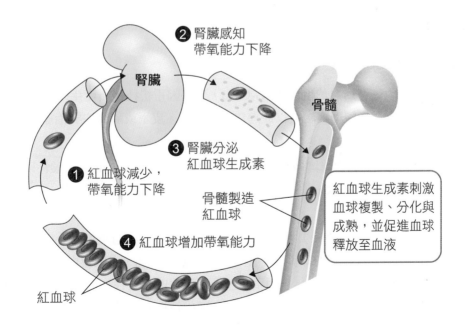

圖 12-1　紅血球生成素的功能。

● Epoetin alfa (Epogen®)

1. **作用與用途：** 為 165 個胺基酸的醣蛋白，可刺激骨髓中的紅血球產生。以**靜脈**（$t_{1/2}$ ≒ 4~11 小時）、**皮下注射**（$t_{1/2}$ ≒ 19~25.3 小時）**或腹膜內給藥，治療慢性腎衰竭、愛滋病、早產兒或化療所導致的貧血。**

2. **副作用：** 類流感症狀、血壓上升及腦炎等。

3. **類似藥物：**

   - Epoetin beta (Recormon®)：為 165 個胺基酸的醣蛋白，可刺激幹細胞腔中的前驅物生成紅血球。以靜脈（$t_{1/2}$ ≒ 8.8~10.4 小時）、皮下（$t_{1/2}$ ≒ 24 小時）注射給藥，治療慢性腎衰竭或癌症化療所導致的貧血。副作用：血壓上升、栓塞、紅血球再生不良。

   - Darbepoetin alfa (Aranesp®)：**為化學合成的大分子藥物，起效慢、作用時間長**，以靜脈（$t_{1/2}$ ≒ 18~25.3 小時）、皮下（$t_{1/2}$ ≒ 49 小時）注射給藥，治療慢性腎功能失調或與癌症化療有關的貧血。**副作用：高血壓、癲癇及過敏反應。**

   - Methoxypolyethylene glycol-epoetin beta; MPEG-epoetin beta (Mircera®)：為更長效的紅血球生成素，以靜脈（$t_{1/2}$ ≒ 134 小時）、皮下（$t_{1/2}$ ≒ 139 小時）注射給藥，治療慢性腎病所引起的貧血。副作用為高血壓、癲癇、紅血球再生不良、腹瀉、頭痛、上呼吸道感染等。

(二) 白血球生長素

　　白血球生長素包括顆粒性白血球群落刺激因子 (G-CSF) 及顆粒性白血球－巨噬細胞群落刺激因子 (GM-CSF)，主要是刺激白血球產生。目前所使用的製劑包括 Filgrastim、Pegfilgrastim 及 Sargramostim。

● Filgrastim (Neupogen®)

1. **作用與用途：** 也就是白血球生成素 (G-CSF)，是基因重組技術所產生的顆粒性白血球群落刺激因子。能刺激骨髓細胞生長以促進白血球增生，皮下或靜脈注射治療癌症化療所導致的嗜中性白血球低下症。

2. **副作用：** 骨骼疼痛，白血球增多，乳酸去氫酶 (lactate dehydrogenase)、鹼性磷酸酶 (alkaline phosphatase) 增加及脾腫大。

3. **類似藥物：**

   - Pegfilgrastim (Neulasta®)：為長效型的白血球生成素，半衰期約 17 小時，用於治療癌症化療所引起之嗜中性白血球減少。副作用：發熱、骨痛、過敏及白血球增多。

   - Sargramostim (Leukine®)：為基因重組技術所產生的顆粒性白血球－巨噬細胞群落刺激因子，用於癌症化療和骨髓抑制所引起之嗜中性白血球減少及化療後所導致的急性骨髓白血病。副作用：胃痛、發燒、虛弱、寒顫、頭痛、噁心、嘔吐及紅疹等。

(三) 血小板生成素受體致效劑

　　血小板生成素受體致效劑 (Thrombopoietin receptor agonists; TRAs) 刺激血小板增生，目前有四個 TRAs 在臨床上使用。其中三個 Romiplostim、Avatrombopag 及 Eltrombopag 用在慢性原發性血小板缺乏紫斑症之治療。Avatrombopag 及 Lusutrombopag 則是用於治療慢性肝病所導致的血小板缺乏。

⊃ Romiplostim (Nplate®)

1. **作用與用途：**為一肽體 (peptibody)，可模仿血小板生成素，與內生性血小板生成素 (thrombopoietin, TPO) 類似的作用，可刺激巨核細胞上的血小板生成素受體 (TPO receptor) 來增加血小板產生，用於治療慢性原發性血小板缺乏紫斑症所導致的血小板過低的情形。

2. **副作用：**關節痛、暈眩、失眠、四肢疼痛、腹部疼痛、肌肉疼痛、肩膀疼痛及消化不良

3. **類似藥物：**

   - Avatrombopag (Doptelet®)：治療慢性原發性血小板缺乏紫斑症所導致的血小板過低的情形及慢性肝病所導致的血小板缺乏。副作用：身體疼痛及瘀傷、寒顫、咳嗽、移動困難、耳朵充血、發燒及關節疼痛。

   - Eltrombopag (Promacta®)：治療治療慢性原發性血小板缺乏紫斑症所導致的血小板過低的情形、慢性肝病所導致的血小板缺乏及嚴重的再生不良性貧血。副作用：血栓性栓塞症、肝損傷及骨髓纖維化。

   - Lusutrombopag (Mulpleta®)：治療慢性肝病所導致的血小板缺乏。副作用：血栓性栓塞症及頭痛。

藥理小常識　原發性血小板缺乏紫斑症

　　原發性血小板缺乏紫斑症 (Idiopathic Thrombocytopenic Purpura, ITP) 是一種自體免疫疾病，病因是免疫系統將自身的血小板視為外來物質，產生抗體來攻擊血小板，或者是因是病人骨髓中的巨核細胞前驅細胞受損或突變而導致血小板生成減少，因此加速血小板破壞的速度並阻礙血小板的生成，造成血液中血小板含量過低。

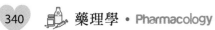

重點回顧

藥物	作用機轉與用途	副作用
鐵劑		
硫酸亞鐵 葡萄糖酸鐵	補充鐵劑，治療缺鐵性貧血	噁心、上胃部不適、腹絞痛、黑便及便秘
維生素 B₁₂		
氰鈷銨 羥鈷銨	補充維生素 B_{12}，治療惡性貧血、巨母紅血球性貧血	低血鉀、皮疹、搔癢或過敏反應
葉酸		
葉酸	補充葉酸，治療巨母紅血球性貧血	較少
造血生長因子－紅血球生成素		
Epoetin alfa (Epogen®)	可刺激骨髓中的紅血球產生，治療慢性腎衰竭、癌症化療、愛滋病或早產兒所導致的貧血	類流感症狀、血壓上升及腦炎
Epoetin beta (Recormon®)		血壓上升、栓塞及單純紅血球再生不良
Darbepoetin alfa (Aranesp®)		高血壓、癲癇及過敏反應
Methoxypolyethylene glycol-epoetin beta; MPEG-epoetin beta (Mircera®)		高血壓、癲癇、單純紅血球再生不良、腹瀉、頭痛及上呼吸道感染
造血生長因子－白血球生成素		
Filgrastim (Neupogen®) Pegfilgrastim (Neulasta®) Sargramostim (Leukine®)	能刺激骨髓細胞生長，以促進白血球增生。用於癌症化療所導致的嗜中性白血球低下症。	骨骼疼痛，白血球增多，乳酸去氫酶、鹼性磷酸酶增加及脾腫大
造血生長因子－血小板生成素受體致效劑		
Romiplostim (Nplate®)	可刺激巨核細胞上的血小板生成素受體來增加血小板產生，用於治療慢性原發性血小板缺乏紫斑症所導致的血小板過低的情形。	關節痛、暈眩、失眠、四肢疼痛、腹部疼痛、肌肉疼痛、肩膀疼痛及消化不良
Avatrombopag (Doptelet®)	可刺激巨核細胞上的血小板生成素受體來增加血小板產生，用於治療慢性原發性血小板缺乏紫斑症所導致的血小板過低的情形及慢性肝病所導致的血小板缺乏。	身體疼痛及瘀傷、寒顫、咳嗽、移動困難、耳朵充血、發燒及關節疼痛。
Eltrombopag (Promacta®)	可刺激巨核細胞上的血小板生成素受體來增加血小板產生，治療治療慢性原發性血小板缺乏紫斑症所導致的血小板過低的情形、慢性肝病所導致的血小板缺乏及嚴重的再生不良性貧血。	血栓性栓塞症、肝損傷及骨髓纖維化。
Lusutrombopag (Mulpleta®)	可刺激巨核細胞上的血小板生成素受體來增加血小板產生，治療慢性肝病所導致的血小板缺乏。	血栓性栓塞症及頭痛。

第二節　凝血異常藥物

　　血栓為血管中形成不想要的血塊，為血液中最常出現的凝血異常現象。這些疾病包括急性心肌梗塞、深層靜脈栓塞 (deep vein thrombosis; DVT) 與急性缺血性腦中風等。需要使用血小板抑制劑、抗凝血劑與血栓溶解劑來治療。出血性疾病為凝血異常，包括血友病，此類疾病需要注射重組 DNA 技術製成的凝血因子來治療，或者缺乏維生素 K 所導致的出血，則需於飲食中補充維生素或使用胞漿素拮抗劑來治療。因此本章將藥物分成抑制凝血及促進凝血的藥物兩大類，其中抑制凝血的藥物分成抗凝血劑、血栓溶解劑及血小板抑制劑；促進凝血的藥物則分成凝血因子、維生素 K 及胞漿素拮抗劑。

> **藥理小常識**
>
> ### 動脈血栓及靜脈血栓的差異
>
> 　　血栓 (thrombus)：血塊附著在血管壁；栓塞 (embolus)：位於血管內的血塊漂浮在血流中。不管是血栓或栓塞都很危險，皆有可能阻塞血管而剝奪組織的氧氣與養分的獲得，一般可分為動脈血栓及靜脈血栓。
>
> 1. 動脈血栓
>
>   主要與粥狀動脈硬化有關，栓塞由血小板組成。
>
> 2. 靜脈血栓
>
>   主要是受到靜止的血液或是凝血過程不適當的活化有關，栓塞大部分由纖維蛋白組成及少部分由血小板組成。

　　由於治療的藥物皆干擾止血過程，因此在探討藥物之前，我們應先對止血過程有所了解。止血作用來自於受傷血管自發性抑制出血的作用，包括：(1) 形成血小板血栓及 (2) 使用纖維蛋白加強血小板之血栓作用等。

　　當血管受損時，血小板會附著在裸露的膠原蛋白上，引發一連串的化學反應，造成血小板活化。活化的血小板會釋出腺苷酸雙磷酸 (adenosine diphosphate; ADP)、血栓素 A_2 (thromboxane; TXA_2)、凝血酶 (thrombin)、腎上腺素及血小板活化因子 (platelet activating factor; PAF) 附著在血小板上的受體，釋出化學訊息，藉以改變糖蛋白 (GP)IIb/IIIa 形狀，與纖維蛋白原 (fibrinogen) 結合而引起凝集，產生止血作用（圖 12-2）。然而這樣的過程並不穩定，通常需要纖維蛋白 (fibrin) 的交互連結來促使血塊更加穩定形成。

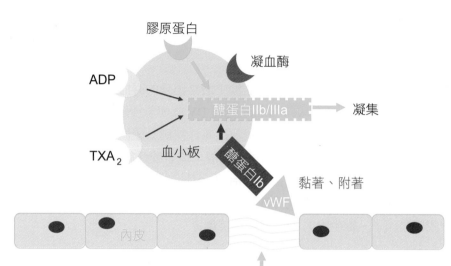

圖 12-2　血小板的活化。受傷血管會有暴露的膠原蛋白，血小板與膠原蛋白接觸後會被活化，活化後的血小板會使醣蛋白 IIb/IIIa 的構型改變，而與纖維蛋白原更易結合。被活化的血小板也具黏性，會釋放 ADP、TXA_2 及凝血酶來吸引附近的血小板。活化的血小板會黏附到受傷處，形成血小板栓子。受傷處的活化血小板數目變多，產生更多的 ADP 與 TXA_2 來活化更多的血小板，所以受傷處的血小板栓子會越變越大。

　　※ Von Willebrand factor(vWF) 在體內最重要的功能就是幫助血小板黏附，並會與第八凝血因子結合成複合體，對於第八凝血因子的穩定性很重要。

　　纖維蛋白在血液凝集過程中主要是用來加強血小板栓子的形成。一般這樣的過程須由內在及外在途徑來共同完成（圖 12-3）。

　　外在途徑是由組織因子 (tissue factor; TF) 啟動的，當內皮細胞受傷時，血液會開始進入與組織因子之細胞接觸，在鈣離子存在下，與 VII 因子結合且活化它，VII/TF 複合體接著將 X 因子活化，X 將凝血酶活化，凝血酶隨之再將纖維蛋白原切斷成纖維蛋白 (fibrin)，將血小板血栓穩定化，形成永久性血栓。凝血酶是凝血過程中的重要角色，如果凝血酶沒有形成或是其功能異常，凝血過程就會被抑制。由於凝血酶在止血作用及血栓生成中佔有重要角色，因此目前許多抗凝血劑的功能即是抑制凝血酶或預防其生成。

　　抑制凝血的藥物包括抗凝血劑 (anticoagulants)、血栓溶解劑 (thrombolytic drugs) 及血小板抑制劑 (antiplatelets)。抗凝血劑主要破壞凝血連鎖反應，藉以抑制纖維蛋白產生；血栓溶解劑主要是促使纖維蛋白溶解，藉以讓血栓溶解；血小板抑制劑則是抑制血小板凝集。其中血小板抑制劑主要是用來預防動脈栓塞，而抗凝血劑則是用來治療靜脈栓塞。

一、抗凝血劑

　　抗凝血劑可依其作用機轉分成 Heparin 和其衍生物、直接 Xa 因子抑制劑、直接凝血酶抑制劑及維生素 K 拮抗劑。

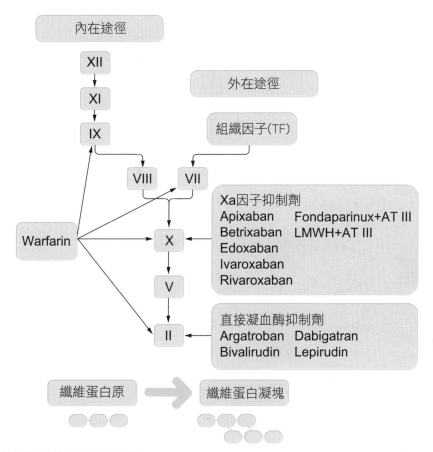

圖 12-3　凝血途徑及藥物作用的位置。

(一) Hepain 和其衍生物

➲ Heparin（肝素）

1. **作用與用途：** 為一強酸帶負電的糖胺多糖 (glycosaminoglycan) 混合物，**可與抗凝血酶 III (antithrombin III; AT III) 結合**，引起抗凝血酶 III 構造改變，而易與 Xa 因子及凝血酶 IIa 結合及去活化而產生抗凝血作用。用於治療深層靜脈血栓、肺栓塞及心肌梗塞等（圖 12-4、圖 12-5）。

2. **藥物動力學：口服吸收差，主要以皮下或靜脈注射，**以達快速抗凝血作用。由於帶負電及體積龐大，因此不易通過胎盤。主要由肝臟代謝、腎臟排泄，因此肝、腎功能異常者會延長半衰期。

3. **副作用：** 出血、血小板減少、過敏反應、骨質疏鬆及增加血栓的機率。

4. **禁忌症：** 對此藥過敏者、出血、血友病、血小板減少、紫斑症、嚴重高血壓、顱內出血或脅迫性墮胎等。

5. **解毒劑：魚精蛋白 (Protamine sulfate)** 為高度鹼性胜肽，可以離子配對方式與肝素結合成一穩定無抗凝血活性的複合物，因此可作為肝素的解毒劑（此屬於化學拮抗）。

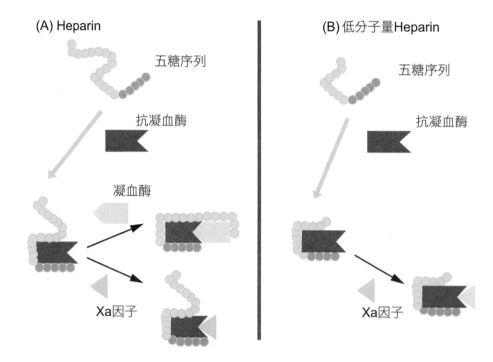

圖 12-4　Heparin 及低分子量 Heparin 的作用機轉。(A)Heparin 可與抗凝血酶 III 結合，引起抗凝血酶構造改變，而易與 Xa 因子、凝血酶結合及去活化而產生抗凝血作用；(B) 低分子量肝素與抗凝血酶 III 結合後，快速與 Xa 因子結合及去活化而達到抗凝血作用。

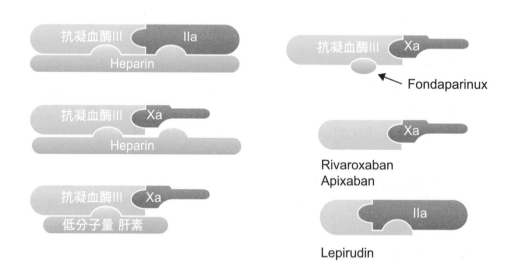

圖 12-5　抑制凝血因子活性藥物的作用機轉。

● 低分子量肝素 － Enoxaparin (Lovenox®)

1. **作用與用途**：低分子量肝素 (low molecular weight heparin; LMWH) 由於分子小，主要與抗凝血酶 III 結合後，快速與 Xa 因子結合及去活化，而達到抗凝血作用（圖 12-4、圖 12-5）。皮下注射，治療深層靜脈栓塞及心肌梗塞等。

2. **副作用**：出血及神經傷害。

3. **類似藥物**：
   - Dalteparin (Fragmin®)

● Fondaparinux (Arixtra®)

1. **作用與用途**：分子較低分子量肝素小，主要與抗凝血酶 III 結合後，快速再將 Xa 因子去活化，而達到抗凝血作用，用於預防或治療深層靜脈栓塞（圖 12-3、圖 12-5）。

2. **副作用**：出血及腎損害。

3. **類似藥物**：Danaparoid (Organan®)。

(二) 直接 Xa 因子抑制劑

● Rivaroxaban (Xarelto®)

1. **作用與用途**：可直接選擇性抑制 Xa 因子活性而達到抗凝血作用，用於深層靜脈栓塞（圖 12-3、圖 12-5）。

2. **副作用**：轉氨酶上升、噁心及出血。

3. **類似藥物**：
   - Apixaban (Eliguis®)
   - Edoxaban (Savaysa®)

(三) 直接凝血酶抑制劑

目前有四個抑制凝血酶活性的藥物，包括以靜脈注射的 Bivalirudin (Angiomax®)、Lepirudin (Refludan®) 及 Argatroban (Acova®) 及口服給藥的 Dabigatran (Pradaxa®)。

● Lepirudin (Refludan®)

1. **作用與用途**：經由 DNA 重組技術製得，直接抑制凝血酶而達到抗凝血作用（圖 12-3、圖 12-5）。靜脈注射治療 Heparin 引起的血小板數目低下和其他血栓疾病。由於只選擇性抑制凝血酶而不干擾血小板作用，因此較不會產生血小板減少，較 Heparin 安全。

2. **副作用**：出血、肝功能異常及過敏性反應。

3. **類似藥物**：如表 12-2。

✚ 表 12-2　直接抑制凝血酶活性藥物的比較

	Bivalirudin (Angiomax®)	Argatroban (Acova®)	Dabigatran (Pradaxa®)
作用機轉	直接抑制凝血酶而達到抗凝血作用		
給藥途徑	IV	**IV**	PO
半衰期	25 分	52 分	14~17 小時
血漿蛋白結合	無	54%	35%
排除	酵素蛋白質水解，少部分由腎排除	**肝，少部分由腎排除**	腎 85%
解毒劑	無	無	無
治療用途	與 Aspirin 併用，用於接受經皮冠狀動脈成形術的不穩定型心絞痛病人	• Heparin 引起的血栓形成病人 • Heparin 引起的血栓病人需要進行經皮冠狀動脈成形術介入治療時	用於接受髖關節或膝關節成形術後之血栓預防
副作用	背痛、噁心、低血壓及頭痛等	出血及過敏	胃腸不適

(四) 維生素 K 拮抗劑

⮑ Warfarin (Coumadin®)

1. **作用與用途：** 可抑制維生素 K 環氧化物還原酶 (vitamine K epoxide reductase)，干擾維生素 K 活化，間接抑制凝血因子 II、VII、IX、X 的合成（圖 12-3）。用於治療靜脈血栓及預防急性心肌梗塞或心房纖維顫動所導致的栓塞。由於起效慢，因此不適合急救使用。

2. **藥物動力學：** 口服投與後，迅速由胃腸道吸收，由於與血漿蛋白強烈結合，因此分布體積小。肝臟代謝後，由尿液與糞便排出體外。

3. **副作用：** 出血及致畸胎。

4. **交互作用：** 請參考表 12-3。

✚ 表 12-3　Warfarin 的交互作用

	併用的藥物	交互作用機轉
增強 Warfarin 的作用	Aspirin、其他水楊酸鹽、磺胺藥	將 Warfarin 從白蛋白中取代出來
	Ketoconazole、Amantadine、Cimetidine	抑制肝臟代謝酵素
	Cefoperazone、Cefamandole	抑制維生素 K 的作用，降低凝血因子產生
減弱 Warfarin 的作用	Phenobarbital、Phenytoin、Rifampin	誘導肝臟代謝酵素
	Vit K	促進凝血因子產生
	Cholestyramine、Colestipol	降低 Warfarin 的吸收

5. **解毒劑：維生素 K₁ (Phytonadione)**。

　　雖然 Heparin 與 Warfarin 皆為抗凝血劑，然之間仍有些許差異，詳見表 12-4。

✚ 表 12-4　Heparin 與 Warfarin 的比較

特性	Heparin	Warfarin
給藥途徑	IV 或 SC	PO
作用機轉	與抗凝血酶 III 結合後，快速將凝血酶及 Xa 等因子去活化（血液中）	拮抗維生素 K，干擾凝血因子 II、VII、IX、X 在肝臟合成，而達到抗凝血作用（肝臟中）
與血漿蛋白結合	80%	高（99%），易與其他藥物競爭血漿蛋白而引起交互作用
起效時間	快（分）	慢（小時）
作用時間	短（小時）	長（天）
解毒劑	魚精蛋白	維生素 K
是否使用於孕婦	是	否（易穿過胎盤致畸胎且會分泌於乳汁中）

二、血栓溶解劑

　　血栓溶解劑可經由胞漿素 (plasmin) 的蛋白分解來達到主動溶解血塊的作用。而胞漿素主要是經由胞漿素原活化劑 (plasminogen activators) 活化胞漿素原所產生（圖 12-6）。內生性胞漿素原活化劑包括組織型胞漿素原活化劑 (tissue plasminogen activator; t-PA) 和尿型胞漿素原活化劑 (urine tissue plasminogen activator; u-PA) 二種。Streptokinase 則是由鏈球菌產生的一種蛋白，會與胞漿素原形成複合物而活化胞漿素原形成胞漿素。其他修飾型 t-PA，如 Reteplase 和 Tenecteplase 等。一般這些血栓溶解劑常用於急性心肌梗塞、深部靜脈血栓及大量肺栓塞的治療。

◯ Streptokinase (Streptase®)

1. **作用與用途：** 為一種萃取自鏈球菌培養物的蛋白，會催化胞漿素原轉變成胞漿素（圖 12-6）。靜脈輸注給予，治療急性肺栓塞、深層靜脈栓塞及急性心肌梗塞等。
2. **副作用：** 異常出血及過敏反應（為一種具抗原性的外來蛋白質）。

◯ Urokinase (Abbokinase®)

1. **作用與用途：** 為人類腎臟細胞純化的酵素，可直接將胞漿素原轉變成胞漿素（圖 12-6），用於深層靜脈栓塞、肺栓塞及心肌梗塞等。為人類蛋白，因此不會誘發過敏反應。但易被肝臟代謝，因此半衰期短。
2. **副作用：** 出血。

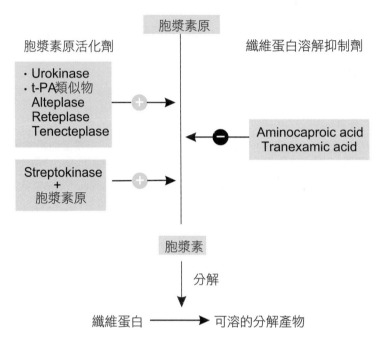

圖 12-6　纖維蛋白溶解系統。左邊為胞漿素原活化劑的作用，可產生纖維蛋白溶解作用，右邊為纖維蛋白溶解抑制劑的作用，用於止血。

⊃ Alteplase (Activase®)

1. **作用與用途：**為一種基因組合的胞漿素原活化劑，**可將胞漿素原轉變成胞漿素**（圖 12-6），靜脈注射治療心肌梗塞、肺栓塞與急性缺血性中風等。由於沒有抗原性，因此可用於對 streptokinase 過敏的病人。

2. **副作用：**胃腸道與腦出血。

3. **類似藥物：**
   - Reteplase (Retavase®)
   - Tenecteplase (Thkase®)

三、血小板抑制劑

　　血小板抑制劑會減少血小板凝集的化學訊息形成或作用。一般分成環氧酶抑制劑 (cyclo-oxygenase inhibitors)、ADP-P_2Y_{12} 受體拮抗劑 (adenosine diphosphate receptor antagonists)、糖蛋白 IIb/IIIa 受體拮抗劑 (glycoprotein IIb/IIIa receptor antagonists)、磷酸二酯酶抑制劑 (phosphodiesterase inhibitors) 及凝血酶受體拮抗劑 (thrombin receptor antagonists) 等五大類，作用機轉詳如圖 12-7。目前用於預防及治療阻塞性心血管疾病及作為心肌梗塞治療的輔助劑。

(一) 環氧酶抑制劑

⊃ Acetylsalicylic acid (Aspirin®)

1. **作用與用途：**可抑制環氧酶，減少花生四烯酸轉變成血栓素 A_2 (TXA_2)（圖 12-7），用於短暫性腦缺血的預防及降低心肌梗塞復發的發生率或死亡率。

2. **副作用：**胃腸不適、出血、過敏反應、腎功能損害、體溫過高及水楊酸中毒。

3. **注意事項：**高劑量時會延長出血時間，造成出血性中風及胃腸道出血的併發症。

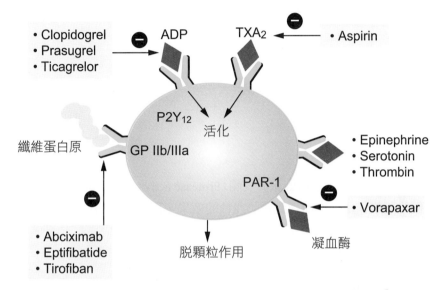

圖 12-7　血小板抑制劑的作用機轉。ADP：二磷酸腺苷；TXA_2：血栓素；GP：醣蛋白；PAR-1：蛋白酶激活受體。

(二) ADP-P_2Y_{12} 受體拮抗劑

⊃ Ticlopidine (Ticlid®)

1. **作用與用途：**為前驅物，須藉由細胞色素 p-450 代謝成活性代謝物，**不可逆的與 ADP-P_2Y_{12} 受體結合後**，干擾血小板活化途徑，進而抑制血小板凝集（圖 12-7）。口服預防暫時性腦缺血、中風及不穩定型心絞痛。

2. **副作用：**咽喉痛、再生不良性貧血、血小板減少及消化道出血。

3. **類似藥物：**
   - **Clopidogrel (Plavix®)：**為前驅物，須藉由細胞色素 p-450 代謝成活性代謝物，才能降低血小板的凝集作用。用於粥狀動脈硬化病人之心肌梗塞、中風、或其他心血管病變引起的死亡。
   - Prasugrel (Effient®)：同上。
   - Ticagrelor (Billanta®)：不須經由肝臟代謝，本身即是活性物質。
   - Cangrelor (Kengreal®)：同上。

(三) 糖蛋白 IIb/IIIa 受體拮抗劑

為最有效的血小板抑制劑，目前使用的藥物為靜脈注射的 Eptifibatide、Tirofiban 及 Abciximab。

⊃ Eptifibatide (Integrilin®)

1. **作用與用途**：為一環化的胜肽，可與血小板的醣蛋白 IIb/IIIa 受體結合，防止纖維蛋白原與血小板交叉連結而干擾血小板凝集（圖 12-7），用於治療急性冠狀動脈症候群。

2. **副作用**：出血、低血壓、心律不整及過敏等。

3. **類似藥物**：
   - Tirofiban (Aggrastat®)
   - Abciximab (ReoPro®)

(四) 凝血酶受體拮抗劑

⊃ Vorapaxar (Zontivity®)

1. **作用與用途**：為凝血酶受體（蛋白酶激活受體；Protease activated receptor-1; PAR-1）拮抗劑，能阻斷血小板的凝集作用，進而達到預防血栓的效果，用於心臟病發作及下肢動脈栓塞的病人（圖 12-7）。

2. **副作用**：出血、貧血及胃腸道出血。

(五) 其他抗血小板藥物

⊃ Dipyridamole (Persantine®)

1. **作用與用途**：**可抑制磷酸二酯酶 (phosphodiesterase)**，增加細胞內 cAMP 濃度，進而拮抗血小板的作用。常與 Warfarin 併用，抑制人工心臟瓣膜所產生的栓塞。

2. **副作用**：出血。

3. **類似藥物**：Cilostazol (Pletal®)。

四、出血的藥物

任何一個正常的止血機轉組成缺陷，都可能造成異常出血。這些缺陷可以是後天或遺傳的，例如血友病、von Willebrand's 疾病 (vWD)、血小板障礙及使用抗凝血劑所導致的出血，皆可使用凝血劑、凝血因子或換血來控制出血。

⊃ ε-Aminocaproic acid (Amicar®)

1. **作用與用途**：可抑制胞漿素原活化成胞漿素（圖 12-6）。用於血友病的輔助劑、腦內動脈瘤出血的預防、腸胃出血手術後的治療或血栓溶解劑所導致的出血。

2. **副作用**：血栓、低血壓、肌病變、腹瀉、鼻子不通、噁心及嘔吐等。

3. **類似藥物**：Tranexamic acid (Transamin®)。

⊃ Aprotinin (Trasylol®)

1. **作用與用途**：可抑制胞漿素原活化成胞漿素，干擾纖維蛋白的溶解而預防出血。靜脈注射減少手術時血液的流失，及作為冠狀動脈繞道手術的輸血所需。

2. **副作用**：過敏反應。

⊃ 維生素 K

1. **作用與用途**：是一種脂溶性維生素，為肝臟凝血酶原及凝血因子 II、VII、IX、X 的輔因子。常用於抗凝血劑的出血及新生兒的血內凝血酶原過少。

⊃ Protamine sulfate

1. **作用與用途**：帶正電荷，可與帶負電的 Heparin 產生交互作用，形成一穩定複合物，常作為 Heparin 的解毒劑。

2. **副作用**：過敏、臉潮紅、呼吸困難及心跳變慢。

重點回顧

藥物	作用機轉與用途	副作用
抗凝血劑－ Heparin 和其衍生物		
Heparin 肝素	可與 ATIII 結合，引起 ATIII 構造改變，而易與 Xa 及 IIa 結合及去活化而產生抗凝血作用。用於治療深層靜脈血栓、肺栓塞及心肌梗塞	出血、血小板減少、過敏反應、骨質疏鬆及增加血栓的機率
抗凝血劑－低分子量肝素		
Enoxaparin (Lovenox®) Dalteparin (Fragmin®)	與 AT III 結合後，快速將 Xa 因子去活化，而達到抗凝血作用。用於治療深層靜脈栓塞及心肌梗塞	出血及神經傷害
Fondaparinux (Arixtra®) Danaparoid (Orgaran®)	與 AT III 結合後，快速再將 Xa 因子去活化，而達到抗凝血作用，用於預防或治療深層靜脈栓塞	出血及腎損害
抗凝血劑－直接 Xa 因子抑制劑		
Rivaroxaban (Xarelto®) Apixaban (Eliguis®) Edoxaban (Savaysa®)	可直接抑制 Xa 因子而達到抗凝血作用，用於深層靜脈栓塞	轉氨酶上升、噁心及出血
抗凝血劑－直接凝血酶抑制劑		
Lepirudin (Refludan®) Bivalirudin (Angiomax®) Argatroban (Acova®) Dabigatran (Pradaxa®)	可直接抑制凝血酶而達到抗凝血作用。治療 Heparin 引起的血小板數目低下和其他血栓疾病	出血、肝功能異常及過敏性反應

藥物	作用機轉與用途	副作用
抗凝血劑－維生素 K 拮抗劑		
Warfarin (Coumadin®)	可抑制維生素 K 環氧化物還原酶，干擾維生素 K 活化，間接抑制凝血因子的合成。用於治療靜脈血栓栓塞及預防急性心肌梗塞或心房纖維顫動所導致的栓塞	出血及致畸胎
血栓溶解製劑		
Streptokinase (Streptase®) Urokinase (Abbokinase®) Alteplase (Activase®) Reteplase (Retavase®) Tenecteplase (Thkase®)	可催化胞漿素原轉變成胞漿素。用於急性肺栓塞、深層靜脈栓塞及急性心肌梗塞	異常出血及過敏反應（Streptokinase 較容易出現）
血小板凝集抑制劑－環氧酶抑制劑		
Aspirin	不可逆抑制 COX-1，減少花生四烯酸轉變成 TXA2，用於短暫性腦缺血的預防，降低心肌梗塞復發的發生率及發作前後的死亡率	胃腸不適、出血、過敏反應、腎功能損害、體溫過高及水楊酸中毒
血小板凝集抑制劑－ADP 受體拮抗劑		
Ticlopidine (Ticlid®) Clopidogrel (Plavix®)	與血小板表面的 ADP 受體結合號，干擾血小板的活化路徑，進而抑制血小板凝集	咽喉痛、再生不良性貧血、血小板減少及消化道出血
血小板凝集抑制劑－醣蛋白 IIb/IIIa 受體拮抗劑		
Eptifibatide (Integrilin®) Tirofiban (Aggrastat®) Abciximab (ReoPro®)	可與血小板的醣蛋白 IIb/IIIa 受體結合，干擾血小板凝集，用於治療急性冠狀動脈症候群	出血、低血壓、心律不整及過敏
血小板凝集抑制劑－凝血酶受體拮抗劑		
Vorapaxar (Zontivity®)	可拮抗凝血酶受體，阻斷血小板的凝集作用，進而達到預防血栓的效果	血管擴張、咳嗽、頭痛、感冒症候群、噁心及低血壓
血小板凝集抑制劑－其他		
Dipyridamole (Persantine®) Cilostazol (Pletal®)	可抑制磷酸二酯酶，增加細胞內 cAMP 濃度，阻斷血小板對 ADP 的反應，進而拮抗血小板黏稠現象	出血
治療出血的藥物		
ε-Aminocaproic acid (Amicar®) Tranexamic acid (Transamin®)	可抑制胞漿素原活化成胞漿素。用於血友病的輔助劑、腦內動脈瘤出血的預防、腸胃出血手術後的治療或血栓溶解劑所導致的出血	血管內血栓生成、低血壓、肌病變、腹瀉、鼻子不通、噁心及嘔吐
Aprotinin (Trasylol®)	可抑制胞漿素原活化成胞漿素，干擾纖維蛋白的溶解而預防出血	過敏反應
Protamine sulfate	帶正電荷，可與帶負電的 heparin 產生交互作用，形成一穩定的複合物，常作為 heparin 的解毒劑	過敏、臉潮紅、呼吸困難及心跳變慢

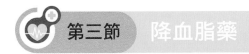

第三節　降血脂藥

　　人類血漿中的脂質均與蛋白質形成脂蛋白 (lipoprotein) 複合物來被運送。當代謝異常而使血中脂蛋白濃度上升時則稱為高血脂症 (hyperlipidemia)。所謂高血脂，一般是指血中三酸甘油酯及膽固醇過高。

　　高血脂症在許多國家常見且與冠狀動脈心臟病及併發症相關。可能是個人生活型態改變或者是基因與生活型態因子合併所造成的結果。因此適當的生活型態改變或合併藥物治療皆可使冠狀動脈心臟病減緩惡化。

　　依據大小與密度的特性可將脂蛋白分成乳糜微粒 (chylomicrons)、極低密度脂蛋白 (very low density lipoproteins; VLDL)、低密度脂蛋白 (low density lipoproteins; LDL)、中等密度脂蛋白 (intermediate density lipoproteins; IDL) 及高密度脂蛋白 (high density lipoproteins; HDL) 等五大類（表 12-5）。

✚ 表 12-5　人體血清中重要的脂蛋白

脂蛋白種類	核心脂質	特性
乳糜微粒	三酸甘油酯、一些膽固醇	為最大脂蛋白，在小腸中形成且最初來自食物
極低密度脂蛋白 (VLDL)	三酸甘油酯、一些膽固醇	乳糜微粒送至肝臟後，被分解成 VLDL 和游離脂肪酸，然後 VLDL 再釋放到血液中，繼續藉著血液運送到全身
低密度脂蛋白 (LDL)	膽固醇	負責將膽固醇自肝臟運往全身各組織，一旦過多時，會積存在動脈壁，造成動脈硬化。因此，LDL 又稱為壞膽固醇
中等密度脂蛋白 (IDL)	膽固醇、三酸甘油酯	在脂蛋白分解過程中所產生的剩餘脂蛋白。易入侵動脈壁，引發動脈硬化
高密度脂蛋白 (HDL)	蛋白質	可回收末梢組織和動脈壁上多餘的膽固醇，並送回肝臟代謝，所以又稱為好膽固醇，可預防動脈硬化

　　血液中膽固醇的濃度隨著不同種族而有很大的變化。當血液中的低密度脂蛋白濃度上升及高密度脂蛋白濃度下降將會使得危險性增加。血脂肪異常可以是原發性或繼發性。原發性是由基因決定，繼發性則是罹患糖尿病、酗酒、腎病症候群、慢性腎衰竭、甲狀腺功能低下、肝臟疾病及使用 Isotretinoin 等所導致。根據不同脂蛋白上升程度可分為六種表現型（表 12-6）。

✚ 表 12-6　各種高血脂症及治療藥物

種類	升高的脂蛋白	膽固醇	三酸甘油酯	動脈硬化風險	藥物治療	備註
I （家族性高乳糜微粒血症）	乳糜微粒	輕微升高	很高	無	無藥物治療，建議低脂飲食	缺乏脂蛋白脂酶
IIa （家族性高膽固醇血症）	LDL	增加	正常	很高	飲食控制 藥物治療： Cholestyramine+Niacin 或 HMG-CoA 還原酶抑制劑	因低密度脂蛋白受體基因病變導致
IIb （家族性合併高血脂症）	VLDL+LDL	增加	增加	高	飲食控制 藥物治療：Niacin、Fibrtaes 類或 HMG-CoA 還原酶抑制劑	肝臟過度產生 VLDL 所致
III （家族性 β 脂蛋白過高症）	IDL	增加	增加	中	飲食控制 藥物治療： Niacin+Fibrtaes 類	可能是脂蛋白本體 E(apolipoprotein E) 突變導致 IDL 過度產生所致
IV （家族性高三酸甘油酯血症）	VLDL	正常	很高	中	飲食控制 藥物治療：Niacin 與／或 Fibrtaes 類	可能是血清中的 VLDL 過度產生或是減少分解
V （家族性混合型高三酸甘油酯血症）	乳糜微粒+VLDL	增加	很高	無	飲食控制 藥物治療：Niacin+Fibrtaes 類	可能是 VLDL 及乳糜微粒過度產生所致

　　降低血脂除了先使用飲食控制外，也可使用藥物治療，藥物包括 HMG-CoA 還原酶抑制劑 (HMG-CoA reductase inhibitors)、Fibrtaes 類藥物、膽酸結合樹脂 (bile acid sequestrant resin)、膽固醇吸收劑 (cholesterol absorption inhibitors) 或 Niacin 等。對每個病人來說，藥物是依據脂質種類的異常來做選擇，其中 HMG-CoA 還原酶抑制劑及膽酸結合樹脂主要是降低 LDL，Fibrate 類及 Niacin 則是降低三酸甘油酯及 VLDL，然而也會增加 HDL 的量（表 12-7）。

一、HMG-CoA 還原酶抑制劑

⇨ Lovastatin (Mevacor®)

1. **作用與用途：可抑制 HMG-CoA 還原酶**，干擾膽固醇合成（圖 12-8），降低細胞內總膽固醇量，且也會激發 LDL 受體的數目與活性增加，來與血中的 LDL 結合並吸收，因此也會**降低 LDL 濃度**。主要用於治療膽固醇濃度過高的各種高血脂症。

2. **副作用：**肝毒性、失眠、皮疹、及橫紋肌溶解等。

✚ 表 12-7　降血脂藥對血漿中 LDL、HDL 及三酸甘油酯濃度的影響

降血脂藥	對 LDL 的影響	對 HDL 的影響	對三酸甘油酯的影響
HMG-CoA 還原酶抑制劑	↓ 21~63%	↑ 5~22%	↓ 6~43%
膽酸結合樹脂	↓ 15~30%	↑ 3~5%	沒改變
Fibrate 類	↓ 6~10%	↑ 10~20%	↓ 20~50%
膽固醇吸收劑	↓ 19%	↑ 1~4%	↓ 5~10%
單株抗體抑制劑	↓ 63~71%	↑ 6%	↓ 11~16%
三磷酸腺苷環化酶抑制劑	↓ 18%	↓ 6%	↑ 3%

註：↑（上升）；↓（下降）。

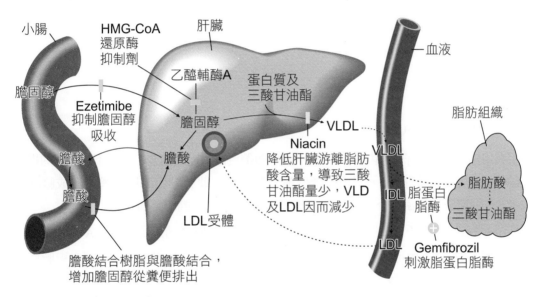

圖 12-8　降血脂藥的作用機轉。

3. **交互作用：**

   (1) HMG-CoA 還原酶抑制劑皆是由肝臟代謝酵素進行代謝，因此併用 Ketoconazole 等酵素抑制劑時，會使血中濃度上升；相反的，如併用 Phenytoin 等酵素誘導劑則會降低血中濃度。

   (2) 避免與其他降血脂藥併用，以免產生肌肉損傷及肝、腎毒性。

4. **類似藥物：**

   ・ **Pravastatin (Pravachol®)**

   ・ **Simvastatin (Zocor®)**

   ・ Fluvastatin (Lescol®)

   ・ **Atorvastatin (Lipitor®)**

   ・ Rosuvastatin (Crestor®)

   ・ Pitavastatin (Livalo®)

二、Fibrates 類藥物

⊃ Gemfibrozil (Lopid®)

1. **作用與用途：**可活化細胞核表面的過氧化體增殖劑激活受體 α (peroxisome proliferator activated receptor;PPARr α)，刺激脂蛋白脂酶 (lipoprotein lipase)，促進 VLDL 及脂肪酸代謝，且會增加 HDL 濃度，用於治療以 VLDL 為主的三酸甘油酯血症及高膽固醇血症（圖 12-6）。

2. **副作用：**皮膚紅疹、肌肉病變、心律不整、胃腸不適及低血鉀等。

3. **交互作用：**
   (1) Gemfibrozil 會將與 Warfarin 結合的白蛋白取代出，而增強 Warfarin 的抗凝血作用。
   (2) Gemfibrozil 會增強 statin 類所誘發的肌肉病變，因此併用時須特別小心。

4. **類似藥物：**Fenofibrate (Tricor®)。

三、膽酸結合樹脂

⊃ Cholestyramine (Questran®)

1. **作用與用途：**為陰離子交換樹脂，可在小腸中與帶負電的膽酸結合，形成不被吸收的樹脂／膽酸複合物而由糞便排出，因此能降低膽酸濃度及加速肝細胞將膽固醇轉變成膽酸（圖 12-8），促使膽固醇濃度下降，用於治療以 LDL 為主的高膽固醇血症。

2. **副作用：**便秘、胃腸不適及降低藥物的吸收（例如：口服降血糖藥及脂溶性 A、D、E、K）。

3. **交互作用：**Thiazide 類利尿劑、Digoxin、Warfarin 及某些抗菌劑易與膽酸結合樹脂形成不溶性的複合物而影響吸收，因此應於使用膽酸結合樹脂前 2 小時或後 4 小時使用。

4. **類似藥物：**
   - Colestipol (Colestid®)
   - Colesevelam (WelChol®)

四、膽固醇吸收抑制劑

⊃ Ezetimibe (Ezetrol®)

1. **作用與用途：**為一前驅物，於肝中轉變成活性代謝物，選擇性抑制小腸吸收食物與膽酸中的膽固醇，導致肝中膽固醇濃度下降（即也**降低 LDL 濃度**）（圖 12-8），用於高膽固醇血症。

2. **副作用：**暈眩、疲勞、胸口悶痛、腹瀉、肌肉疼痛、病毒感染、咽喉炎、鼻竇炎及上呼吸道感染等。

3. **交互作用：**

(1) 與 statin 類併用易增加肝損傷及肌肉病變。

(2) 與 fibrtae 類併用易增加膽酸中膽固醇的含量而導致膽結石，且也會產生肌肉病變的副作用。

(3) 與膽酸結合樹脂併用易降低吸收，因此應於使用膽酸結合樹脂前 2 小時或後 4 小時使用。

五、單株抗體（前蛋白轉化酶枯草桿菌蛋白酶 Kexin9 型抑制劑）

　　PCSK9 (Proprotein convertase subtilisin/ Kexin type 9) 會與肝細胞表面的低密度脂蛋白受體 (LDLR) 鍵結，進而促進 LDLR 在肝內分解。LDLR 是 LDL 的主要受體，可以清除循環中的 LDL，由於 PCSK9 會使 LDLR 的濃度下降，導致低密度脂蛋白膽固醇 (LDL-C) 的血中濃度上升。因此使用 PCSK9 抑制劑可使 LDLR 濃度上升，進而使 LDL 濃度下降。

⊃ Alirocumab (Praluent®)

1. **作用與用途：** 藉由抑制 PCSK9 與 LDLR 鍵結，使得 LDLR 的數量增加並使之清除 LDL，故能降低 LDL 之濃度（圖 12-9）。

2. **副作用：** 上呼吸道症狀及搔癢。

3. **類似藥物：** Evolocumab (Repatha®)。

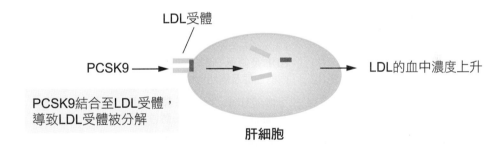

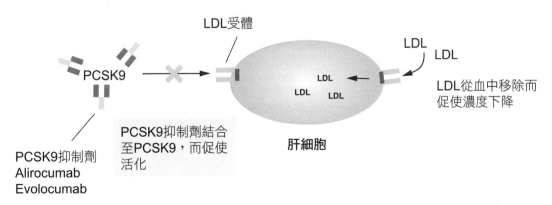

圖 12-9　Alirocumab 的作用機轉。

六、三磷酸腺苷檸檬酸裂解酶抑制劑

⊃ Bempedoic acid (Nexletol®)

1. **作用與用途：**抑制三磷酸腺苷檸檬酸裂解酶而干擾膽固醇合成，並上調 LDL 受體來降低 LDL 濃度，用於治療高膽固醇血症。由於作用僅限於在肝臟，因此不會像 statin 類產生的肌肉不良反應。

2. **副作用：**肌肉痙攣、背痛、尿酸濃度過高及腹瀉。

七、其他

⊃ Niacin (Vitamin B$_3$; Nicotinic acid)

1. **作用與用途：**經由抑制脂肪組織的脂解作用，而降低游離脂肪酸的量，導致三酸甘油酯減少，VLDL、LDL 也減少，最後血中**三酸甘油酯及膽固醇兩者都會下降**（圖 12-6），用於治療家族高血脂症。除此之外，也能增加 HDL 濃度，**為最能升高 HDL 濃度的降血脂藥**。

2. **副作用：**皮膚潮紅、癢疹（與前列腺素有關，可於給藥前 30 分鐘給與 Aspirin 來預防）與肝損傷。

　　由於降血脂藥併用會產生很多副作用，究竟哪些藥物併用是安全的呢？請參閱表 12-8。

✚ 表 12-8　降血脂合併用藥

藥物	商品名	作用機轉及用途	副作用
Lovastatin/Niacin	(Advicor®)	Lovastatin 可降低膽固醇；Niacin 可增加 HDL 及降低三酸甘油酯，用於治療高膽固醇血症及脂肪代謝障礙的病人	臉潮紅、肝毒性及肌肉病變
Simvastatin/Niacin	(Simcor®)	可增加 HDL 及降低三酸甘油酯，用於治療高膽固醇血症及高三酸甘油脂血症	臉潮紅、癢及頭痛
Simvastatin/Ezetimibe	(Vytorin®)	可降低膽固醇，用於治療高膽固醇血症	肌肉病變
Pravastatin/Aspirin	(Pravigard PAC®)	Pravastatin 可降低膽固醇；Aspirin 可抑制血小板凝集，用於治療心肌梗塞及中風	肌肉病變、胃腸不適及出血
Atorvastatin/ Amlodipine	(Caduet®)	Amlodipine 可阻斷鈣離子進入心臟及血管平滑肌細胞、間接使血管放鬆而達到降壓作用；Atorvastatin 為降膽固醇的藥物，二者併用可使高血壓及高膽固醇的病人能達到降低心肌梗塞、心絞痛及中風的風險	腹痛、便秘、腹瀉、消化不良、頭暈及頭痛等

重點回顧

藥物	作用機轉與用途	副作用
HMG-CoA 還原酶抑制劑		
Lovastatin (Mevacor®) Pravastatin (Pravachol®) Simvastatin (Zocor®) Fluvastatin (Lescol®) Atorvastatin (Lipitor®) Rosuvastatin (Crestor®) Pitavastatin (Livalo®)	可抑制 HMG-CoA 還原酶，干擾膽固醇合成，且會激發 LDL 受體的數目與活性增加，來與血中的 LDL 結合並吸收，降低 LDL 濃度。用於治療膽固醇過高的各種高血脂症	肝毒性、失眠、皮疹、及橫紋肌溶解
Fibrate 類藥物		
Gemfibrozil (Lopid®) Fenofibrate (Tricor®)	可活化細胞核表面的過氧化體增殖劑激活受體 α，刺激脂蛋白脂酶，促進 VLDL 及脂肪酸代謝，且會增加 HDL 濃度，用於治療以 VLDL 為主的三酸甘油酯血症及高膽固醇血症	皮膚紅疹、肌肉病變、心律不整、胃腸不適及低血鉀
膽酸結合樹脂		
Cholestyramine (Questran®) Colestipol (Colestid®) Colesevelam (WelChol®)	可與膽酸結合，形成樹脂／膽酸複合物而由糞便排出，因此能降低膽酸及加速膽固醇轉變成膽酸，用於治療以 LDL 為主的高膽固醇血症	便秘、胃腸不適及降低藥物的吸收
膽固醇吸收抑制劑		
Ezetimibe (Ezetrol®)	選擇性抑制小腸吸收食物與膽酸中的膽固醇，導致肝中膽固醇濃度下降，用於治療高膽固醇血症	暈眩、疲勞、胸口悶痛、腹瀉、肌肉疼痛、增加病毒感染、咽喉炎、鼻竇炎及上呼吸道感染
單株抗體		
Alirocumab (Praluent®) Evolocumab (Repatha®)	藉由抑制 PCSK9 與 LDLR 鍵結，使得 LDLR 的數量增加並使之清除 LDL，故能降低 LDL 之濃度	上呼吸道症狀及搔癢
三磷酸腺苷檸檬酸裂解酶抑制劑		
Bempedoic acid (Nexletol®)	抑制三磷酸腺苷檸檬酸裂解酶而干擾膽固醇合成，並上調 LDL 受體來降低 LDL 濃度，用於治療高膽固醇血症	肌肉痙攣、背痛、尿酸濃度過高及腹瀉
其他		
Niacin; Vitamin B₃; nicotinic acid	抑制脂解作用，降低游離脂肪酸，導致三酸甘油酯、VLDL 減少，因此血中三酸甘油酯及膽固醇兩者都會下降，用於治療家族高血脂症	皮膚潮紅、癢疹（與前列腺素有關，可於給藥前 30 分鐘，給與 Aspirin 來預防）與肝損傷

自我評量

1. (　) 一位住院病人使用 Heparin 預防深層靜脈栓塞，另外使用的藥物為 Eptifibatide，請問這個藥物的作用機轉為何？(A) 不可逆的與血小板醣蛋白結合而抑制血小板凝集　(B) 阻斷血小板的醣蛋白 IIb/IIIa 受體　(C) 乙醯化血小板的環氧酶　(D) 抑制 ADP 所誘導的纖維蛋白原的結合。

2. (　) 下列哪一個藥物可以經由抑制 HMG-CoA 還原酶來降低膽固醇的合成？(A) Lovastatin　(B) Cholestyramine　(C) Niacin　(D) Clofibrate。

3. (　) 下列哪一個藥物的副作用為臉部潮紅？(A) Lovastatin　(B) Cholestyramine　(C) Niacin　(D) Probucol。

4. (　) Warfarin 的抗凝血作用會被下列藥物所加強，但哪一個除外？(A) Rifampin　(B) Aspirin　(C) Cimetidine　(D) 葡萄柚汁。

5. (　) 下列何種藥物可以口服給藥？(A) Alteplase　(B) Heparin　(C) Streptokinase　(D) Warfarin。

6. (　) 尿毒症洗腎病人必須補充何種藥物以免嚴重貧血？(A) 葉酸 (Folic acid)　(B) 維生素 B_{12} (Vitamin B_{12})　(C) 鐵劑 (Iron)　(D) 紅血球生成素 (Erythropoietin)。

7. (　) Heparin 使用過量時，可給予何種藥物來中和 Heparin 的作用？(A) Vitamin K　(B) Protamine sulfate　(C) Vitamin B_{12}　(D) Sodium citrate。

8. (　) 下列何種藥物不是血小板凝集抑制劑？(A) Warfarin　(B) Aspirin　(C) Clopidogrel　(D) Dipyridamole。

9. (　) 下列降血脂藥物中，何者可使脂肪組織血管內之脂蛋白脂解酶 (lipoprotein lipase) 生成量增加，而使血中 三酸甘油脂濃度降低，主要用於治療高三酸甘油脂血症 (hypertriglyceridemia)？(A) fenofibrate　(B) ezetimibe　(C) colestipol　(D) rosuvastatin。

10. (　) Alteplase 主要用於治療急性缺血性中風、心肌梗塞、肺栓塞、深部靜脈栓塞，其藥理作用機轉為何？(A) 不可逆結合抑制凝血酶 IIa　(B) 可逆結合抑制凝血酶 Xa　(C) 活化已經和血栓結合之胞漿素原 (fibrin-bound plasminogen)　(D) 活化 vitamin K 環氧化還原酶 (epoxide reductase)。

11. (　) 下列何者不是纖維蛋白溶解劑？(A) 尿激酶 (Urokinase)　(B) 鏈球菌激酶 (Streptokinase)　(C) Reteplase　(D) Eptifibatide。

12. (　) 下列哪種藥物可治療 Warfarin 中毒？(A) Protamine sulfate　(B) Vitamin K　(C) ε-aminocaproic acid　(D) Factor II。

13. (　　) Clopidogrel 透過下列何種機轉來降低血小板活性？ (A) 阻斷血小板表面的凝血酶 (thrombin) 受體　(B) 阻斷血小板表面的 ADP 受體　(C) 阻斷血小板表面的 Ⅱ b/ Ⅲ a 醣蛋白複合體 (GP Ⅱ b/ Ⅲ a)　(D) 阻斷血小板表面的膠原蛋白 (collagen) 受體。

14. (　　) 下列哪一種藥物可促進凝血？ (A) ε－胺己酸 (ε-aminocaproic acid)　(B) 雙香豆醇 (Dicumarol)　(C) Warfarin　(D) Anisindione。

15. (　　) 有關 EPO (Erythropoietin) 的敘述，下列何者正確？ (A) 在缺氧時可以刺激腎臟分泌 EPO　(B) EPO 使用後病人紅血球會減低　(C) EPO 不可用於化學治療引起之再生不良性貧血　(D) EPO 為口服藥物。

16. (　　) 下列何種藥物之作用主要為降低血漿 LDL (low density lipoprotein) 的濃度？ (A) Fibrates　(B) Niacin　(C) Cholesterol absorption inhibitors　(D) Statins。

17. (　　) 下列何種降血脂藥物會阻礙腸胃道吸收脂溶性維生素 (A、D、E、K)？ (A) Lovastatin　(B) Colestipol　(C) Niacin　(D) Gemfibrozil。

18. (　　) 下列降血脂藥物中，何者提升血漿 HDL (high density lipoprotein) 的藥效最強？ (A) Fluvastatin　(B) Gemfibrozil　(C) Niacin　(D) Ezetimibe。

19. (　　) 口服抗凝血藥物 Warfarin 經由影響下列何種維生素的功能進而影響凝血因子 Ⅱ、Ⅶ、Ⅸ、Ⅹ 的生合成？ (A) 維生素 A　(B) 維生素 D　(C) 維生素 E　(D) 維生素 K。

20. (　　) 關於貧血治療藥物 Darbepoetin 的敘述，下列何者錯誤？ (A) 是一種化學合成的小分子藥物　(B) 投藥後刺激紅血球生成的藥效展現 (onset) 比紅血球生成素 (Erythropoietin) 來得慢　(C) 投藥後在人體中的半衰期 (half-life) 比紅血球生成素來得長　(D) 主要的副作用包括高血壓。

QR Code 解答

CHAPTER

13

內分泌系統藥物
Drugs Affecting the Endocrine System

1. 了解下視丘及腦下垂體所分泌荷爾蒙的主要作用、相關藥物的作用機轉、用途、配伍禁忌、交互作用、懷孕用藥分類及重要副作用。

2. 了解礦物皮質素及醣皮質素的功能、缺乏或過多導致的疾病，並了解藥物的用途、配伍禁忌、交互作用、懷孕用藥分類及重要副作用。

3. 了解甲狀腺機能亢進、低下的病生理學及治療藥物的作用機轉、用途、配伍禁忌、交互作用、懷孕用藥分類及重要副作用。

4. 了解第一型、第二型糖尿病的病因學、發生率、治療方式及胰島素、口服降血糖藥的作用機轉、用途、配伍禁忌、交互作用、懷孕用藥分類及重要副作用。

5. 了解下視丘、腦下垂體、卵巢、睪丸在維護女性、男性生殖功能的角色及雌激素、黃體素、雄性素相關藥物的作用機轉、用途、配伍禁忌、交互作用、懷孕用藥分類及重要副作用。

6. 了解副甲狀腺素、維生素 D、降鈣素在體內控制鈣離子恆定的作用及相關藥物的作用機轉、用途、配伍禁忌、交互作用、懷孕用藥分類及重要副作用。

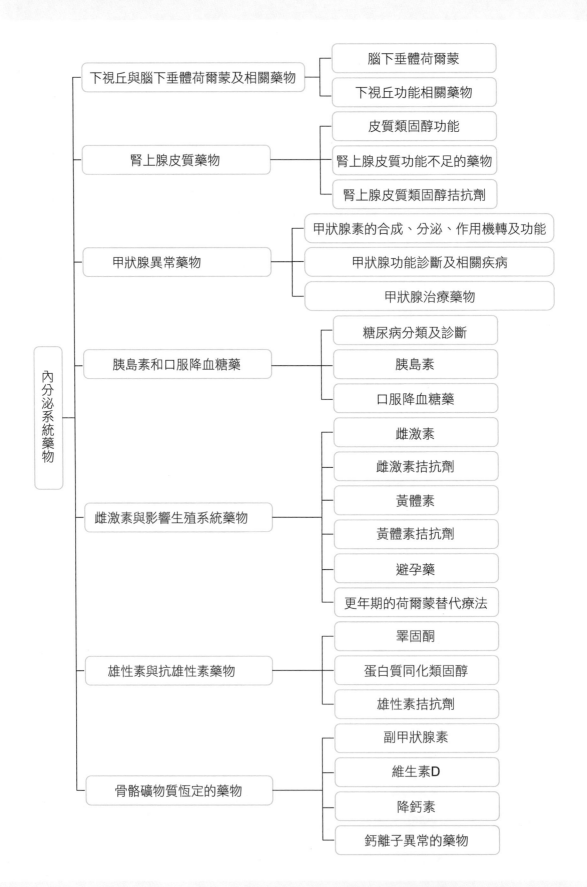

內分泌系統藥物

- 下視丘與腦下垂體荷爾蒙及相關藥物
  - 腦下垂體荷爾蒙
  - 下視丘功能相關藥物
- 腎上腺皮質藥物
  - 皮質類固醇功能
  - 腎上腺皮質功能不足的藥物
  - 腎上腺皮質類固醇拮抗劑
- 甲狀腺異常藥物
  - 甲狀腺素的合成、分泌、作用機轉及功能
  - 甲狀腺功能診斷及相關疾病
  - 甲狀腺治療藥物
- 胰島素和口服降血糖藥
  - 糖尿病分類及診斷
  - 胰島素
  - 口服降血糖藥
- 雌激素與影響生殖系統藥物
  - 雌激素
  - 雌激素拮抗劑
  - 黃體素
  - 黃體素拮抗劑
  - 避孕藥
  - 更年期的荷爾蒙替代療法
- 雄性素與抗雄性素藥物
  - 睪固酮
  - 蛋白質同化類固醇
  - 雄性素拮抗劑
- 骨骼礦物質恆定的藥物
  - 副甲狀腺素
  - 維生素D
  - 降鈣素
  - 鈣離子異常的藥物

內分泌系統是由腦下垂體與下視丘所控制，可製造並分泌不同的荷爾蒙 (hormone)（或稱激素）進入血液，並藉由循環系統運送到標的器官來產生作用。這些激素藉由負回饋機制 (negative feedback) 使血中濃度維持穩定，並使身體保持恆定。

　　下視丘與腦下垂體所分泌的激素都是胜肽類或是低分子量蛋白質，藉由與特定組織之受體結合來產生作用。下視丘分泌的釋放或抑制因子／激素會藉由腦下垂體門脈循環運送到腦下垂體前葉，作用到特定的受體以刺激或抑制荷爾蒙的分泌（下視丘與腦下垂體後葉之間則以神經訊息傳遞）。腦下垂體前葉荷爾蒙再激發週邊的內分泌器官產生荷爾蒙。每一種下視丘調節的激素會控制腦下垂體前葉的特定激素釋放，這些下視丘釋放激素主要是用於診斷（確定腦下垂體功能是否正常），而腦下垂體激素的製劑則用於特定激素缺乏之治療。

第一節　下視丘與腦下垂體荷爾蒙及相關藥物

腦下垂體荷爾蒙

　　腦下垂體前葉有六個荷爾蒙，這些荷爾蒙的釋放是由下視丘控制，除了促乳素外，皆由週邊組織所產生的荷爾蒙來調節其生理功能。腦下垂體後葉的荷爾蒙不會受到釋放激素的調控，它們是在**下視丘合成後被送到腦下垂體後葉儲存**，在接受到特定生理訊息時才會被釋出。包括**抗利尿激素** (antidiuretic hormone; ADH; vasopressin) **與催產素** (oxytocin) 二種。有關下視丘、腦下垂體及標的器官之間的關聯如表 13-1。

一、生長素 (GH)

(一) 生理功能

1. 刺激蛋白質合成。
2. 增加糖質新生作用，促使血糖上升。
3. 促進骨組織生長發育。
4. 促使脂肪分解作為能量來源。

(二) 分泌調節

1. 下視丘釋出生長素釋放激素 (GHRH)，刺激腦下垂體釋出生長素 (GH)，生長素作用於肝臟或其他組織引起 IGF-1 釋放，促進生長或作用於下視丘及腦下垂體，抑制 GHRH 和 GH 的釋放（圖 13-1、表 13-1）。
2. 下視丘釋出生長素抑制激素 GHIH（體抑素），抑制腦下垂體釋出生長素。

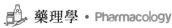

✚ 表 13-1　下視丘、腦下垂體及標的器官之間的關聯

下視丘荷爾蒙	腦下垂體前葉荷爾蒙	標的器官	標的器官荷爾蒙
生長素釋放激素 (growth hormone-releasing hormone; GHRH) (+)	↑生長素 (growth hormone; somatotropin; GH)	肝臟、肌肉、骨骼及腎臟	↑第一型類胰島素生長因子 (insulin-like growth factor-1; IGF-1)
生長素抑制激素 (growth hormone-inhibiting hormone; GHIH; somatostatin; SST) (−)	↓生長素	肝臟、胃腸道及胰臟	↓第一型類胰島素生長因子
甲促素釋放激素 (thyrotropin-releasing hormone; TRH)(+)	甲狀腺促素 (thyroid-stimulating hormone; TSH)	甲狀腺	甲狀腺素及三碘甲狀腺素
皮質促素釋放激素 (corticotropin-releasing hormone; CRH)(+)	腎上腺皮促素 (adrenocorticotropic hormone; corticotropin; ACTH)	腎上腺皮質	醣皮質素、礦物皮質素及性激素
性釋素 (gonadotropin-releasing hormone; GnRH)(+)	濾泡刺激素 (follicle stimulating hormone; FSH) 與黃體生成素 (luteinizing hormone; LH)	卵巢、睪丸	雌激素、黃體素及睪固酮
多巴胺 (dopamine; DA)(−)	**促乳素 (prolactin; PRL)**	乳房	—
腦下垂體後葉荷爾蒙			
催產素 (oxytocin)		子宮及其他平滑肌	—
抗利尿激素 (antidiuretic hormone; ADH)		腎小管、血管平滑肌及肝臟	—

(三) 功能失調

1. 孩童時期：分泌過多－巨人症 (gigantism)；分泌過少－侏儒症 (short stature)。

2. 成年時期：分泌過多－肢端肥大症 (acromegaly)；分泌過少－軀體過胖、相對肌肉量減少及能量減少。

(四) 相關藥物

⊃ 生長素致效劑－ Somatotropin (Genotropin®)

1. **作用與用途：** 為基因重組的生長素，可作用於生長素受體，產生 IGF-1。皮下或肌肉注射，治療侏儒症 (dwarfism)、**短腸症** (short bowel syndrome)、特納氏症 (Turner's syndrome) 所導致之生長干擾及成人生長激素嚴重缺乏之補充。

2. **副作用：** 脊柱側彎、水腫、男性女乳症、腦內壓上升、肌痛及關節痛等。

3. **類似藥物：** Somatrem (Protropin®)。

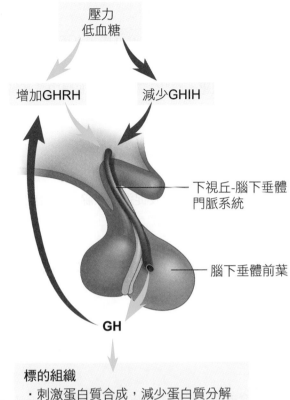

圖 13-1　生長素分泌的控制與作用。

 藥理小常識　特納氏症

　　特納氏症為一種染色體疾病，病人的所有或某些體細胞中只具有一個性染色體 X，而導致病人的性發育發生異常。

○ 生長素拮抗劑－ Pegvisomant (Somavert®)

1. **作用與用途**：抑制 GH 與受體結合，進而抑制生長素活性和減少 IGF-1 的產生。皮下注射，治療肢端肥大症。

2. **副作用**：胃腸不適、高血壓、注射部位脂肪肥厚及肝功能指數升高。

⊃ Mecasermin (Increlex®)

1. **作用與用途：** 為基因重組的 IGF-1，可活化 IGF-1 受體。皮下注射，治療嚴重缺乏 IGF-1 所導致的發育不良。

2. **副作用：** 低血糖、高血壓、嘔吐、關節痛及血漿中胺基轉移酶濃度上升。

二、甲狀腺促素 (TSH)

(一) 生理功能

作用於甲狀腺，增加碘的吸收及促進甲狀腺素的合成與分泌。

(二) 分泌調節

下視丘分泌甲促素釋放激素 (TRH)，刺激腦下垂體分泌甲狀腺促素 (TSH)，作用於甲狀腺，促進甲狀腺素及三點甲狀腺素釋出。

三、腎上腺皮促素 (ACTH)

(一) 生理功能

1. 促進腎上腺皮質合成與分泌腎上腺皮質素（例如 cortisol、aldosterone)，增加鈉、水滯留及促使血糖上升。

2. 作用於黑色素細胞促使皮膚變黑。

(二) 分泌調節

下視丘釋放皮質促素釋放激素 (CRH)，刺激腦下垂體分泌腎上腺皮促素 (ACTH)，作用於腎上腺皮質，促進礦物皮質素、糖皮質素與性激素釋出。

(三) 相關藥物

⊃ Corticotropin (Acthar®)

1. **作用與用途：** 由動物的腦下垂體萃取製得，作用類似 ACTH，可作用在腎上腺皮質，促進腎上腺皮質素的合成與分泌。靜脈注射，診斷腎上腺皮質功能。

2. **副作用：** 體重增加、鈉滯留、水腫、骨質疏鬆、生長遲緩、青光眼、白內障、糖尿病、胃潰瘍及容易感染。

3. **類似藥物：** Cosyntropin (Cortrosyn®)。

四、性促素 (Gonadotropins; 濾泡刺激素、黃體生成素)

(一) 分泌調節與生理功能

　　下視丘分泌性釋素 (GnRH)，刺激腦下垂體釋出濾泡刺激素 (FSH) 與黃體生成素 (LH)。FSH 可促進卵巢濾泡發育、分泌雌激素及促使精子製造和成熟；LH 可促進濾泡成熟並排卵，以及分泌睪固酮，促進精子成熟。二者皆可治療男、女不孕症。

(二) 相關藥物

　　請參考表 13-2。

✚ 表 13-2　與性促素相關的藥物

藥物	作用機轉及用途	副作用
Menotropins (Pergonal®)	即 hMG，為 1:1 的 FSH 及 LH 混合物，作用於卵巢，促進濾泡成熟、分泌雌激素及促進子宮內膜增生；作用於細精小管，促進精子生成及成熟，用於治療男、女不孕症	卵巢過度刺激
Urofollitropin (Fertinex®) Follitropin alfa (Gonal-F®) Follitropin beta (Follistim®)	為 FSH 類似物，可活化 FSH 受體，刺激濾泡成熟及精子生成，用於治療不孕症及多囊性卵巢症候群 (polycystic ovarian syndrome; PCOS)	卵巢過度刺激、噁心、嘔吐、體重增加及腹部疼痛
Lutropin alfa (Luveris®)	為基因重組的黃體生成素 (LH)，可與 Follitropin alfa 併用刺激濾泡成熟	注射部位疼痛、腫脹或搔癢、頭痛、嗜睡、腹痛及卵巢過度刺激
Human chorionic gonadotropin; hCG) (Novarel®)	結構與作用類似黃體生成素 (LH)，主要作用於卵巢，刺激排卵	卵巢過度刺激、水腫、注射部位疼痛、頭痛、無力及疲勞
Choriogonadotropin alfa (Ovidrel®)	為基因重組的 hCG，主要作用於卵巢，刺激排卵及促進濾泡成熟	腹痛、噁心、嘔吐、骨盆疼痛、體重增加、卵巢過度刺激及多胞胎

五、促乳素

(一) 生理功能

　　促進乳汁分泌。

(二) 分泌調節

　　下視丘釋放多巴胺，作用於腦下垂體前葉，抑制促乳素分泌。

(三) 功能失調

女性易有月經失調、乳液漏及不孕等症狀，男生則易有性慾減弱及偶爾有乳液漏的症狀。

(四) 相關藥物

● Bromocriptine (Parlodel®)

1. **作用與用途**：可活化腦下垂體前葉多巴胺受體，抑制促乳素分泌，用於治療乳漏症、**肢端肥大症**、不孕症及帕金森氏症。

2. **副作用**：噁心、心律不整、思覺失調症、姿態性低血壓、頭痛及嘔吐等。

3. **類似藥物**：Cabergoline (Dostinex®)。

六、抗利尿激素

(一) 生理功能

1. 作用於遠曲小管及集尿管，增加水分再吸收。
2. 具有血管收縮作用，造成血壓上升。

(二) 分泌調節

由下視丘製造，儲存於腦下垂體後葉。

(三) 功能失調

分泌不足會引起尿崩症 (diabetes insipidus)。

(四) 相關藥物

● 抗利尿激素致效劑－ Vasopressin (Pitressin®)

1. **作用與用途**：為天然的抗利尿激素，可結合至遠曲小管和集尿管的 ADH 受體，增加水分再吸收及刺激血管、胃腸道平滑肌收縮。肌肉或皮下注射，**治療尿崩症**、手術後腹脹、夜尿、A 型血友病及類血友病。

2. **副作用**：噁心、胃腸不適、暈眩、發汗、頭痛、嘔吐、打嗝、震顫、支氣管收縮及過敏。

3. **類似藥物**：
   - **Desmopressin** (Minirin®)：以皮下、靜脈、口服及鼻吸入給藥，**治療尿崩症**、類血友病及夜尿症。

類血友病

　　類血友病 (Von willebrand disease; vWD) 是一種遺傳性出血疾病，又稱為「溫韋伯氏疾病」。患有類血友病的人，血液中能幫助控制凝血的蛋白質數量不夠或者不能發揮正常功能，因此造成血液凝固需要較長的時間。

◌ 抗利尿激素拮抗劑－ Conivaptan (Vaprisol®)

1. **作用與用途：** 為 ADH 拮抗劑，可拮抗集尿管的 ADH 受體，造成水分排出而鈉離子再吸收回體內，用於治療體液過多、心臟衰竭及抗利尿激素分泌不當症候群 (syndrome of inappropriate antidiuretic hormone secretion; SIADH) 所導致的低血鈉 (hyponatremia)。

2. **副作用：** 低血鉀、姿態性低血壓、頭痛、發燒、便秘、腹瀉及嘔吐。

3. **類似藥物：**
   - Tolvaptan (Tolvat®)。
   - Mozavaptan (Physuline®)。
   - Satavaptan (Aquilda®)。

七、催產素

(一) 生理功能

　　分娩時，促使子宮平滑肌收縮，以誘發分娩及促進乳汁分泌。

(二) 分泌調節

　　由下視丘製造，**儲存於腦下垂體後葉。**

(三) 相關藥物

◌ Oxytocin (Pitocin®)

1. **作用與用途：** 屬於天然催產素，**靜脈注射用於誘導生產及減少產後出血。**

2. **副作用：** 胎兒壓迫、胎盤分裂、子宮分裂、體液滯留及低血壓。

◌ 催產素拮抗劑－ Atosiban (Tractocile®)

1. **作用與用途：** 為催產素拮抗劑，靜脈輸注用於早產之安胎。

2. **副作用：** 頭痛、頭暈、潮紅、嘔吐、心動過速、低血壓及血糖升高。

下視丘功能相關藥物

下視丘的激素均為小胜肽，較易人工合成，而且注射劑量極微即具藥效，目前已合成的激素均已應用在內分泌異常疾病的診斷和治療上（表 13-3）。

✚ 表 13-3　下視丘功能相關的藥物

藥物或荷爾蒙	用途	副作用
Somatostatin（生長素抑制激素;Stilamin®）	可作用於腦下垂體，抑制生長素釋出。靜脈注射，治療肢端肥大症	血糖降低、噁心、暈眩及臉部潮紅
Octreotide (Sandostatin®)、Lanreotide (Somatuline®) Pasireotide	為 Somatostatin 類似物，可抑制生長素由腦下垂體前葉釋出。皮下注射**治療肢端肥大症**、類癌症候群 (carcinoid syndrome)、及血管活性腸胜肽的腫瘤 (vasoactive intestinal polyprptide-secreting tumor)	頭痛、甲狀腺機能低下、心臟傳導改變、胃腸不適、抑制胰島素釋放及血糖上升等
Sermorelin (Geref®)	作用類似 GHRH，可作用於腦下垂體，刺激生長素釋放，作用於肝臟或其他組織引起 IGF-1 釋放，用於診斷腦下垂體分泌生長素的功能是否正常	除非長期使用，不然無明顯的副作用
Protirelin; Thyrotropin-Releasing hormone; TRH(Relefact TRH®)	用於檢查腦下垂體甲狀腺促素分泌的機能	頭痛、胃痛、噁心、紅疹及輕微血壓上升
Corticorelin (Acthrel®)	用於診斷腦下垂體或異位性 ACTH 依賴型的庫欣氏症候群	臉潮紅、呼吸困難、心跳加速及金屬味覺等
Leuprolide (Lupron®) Goserelin (Zoladex®) Histrelin (Vantas®) Nafarelin (Synarel®) Gonadorelin (Factrel®) Triptorelin (Diphereline®)	為 GnRH 類似物，但會促使 GnRH 受體去敏感化，而抑制 FSH 及 LH 釋放，用於治療前列腺癌、乳癌、子宮內膜異位、子宮肌瘤及兒童的中樞性早熟症（圖 13-2）	昏睡、記憶紊亂、麻木、胃腸不適、熱潮紅、呼吸困難、血尿、陽痿、陰道乾燥、男性女乳、陰道炎及性慾降低等
Cetrorelix (Cetrotide®) Ganirelix (Antagon®) Abarelix (Plenaxis®) Degarelix (Firmagon®)	為 GnRH 拮抗劑，作用於腦下垂體的 GnRH 受體，抑制 LH 及 FSH 分泌，延緩排卵作用，用於預防卵子早熟（圖 13-2）	噁心、頭痛及卵巢過度刺激等

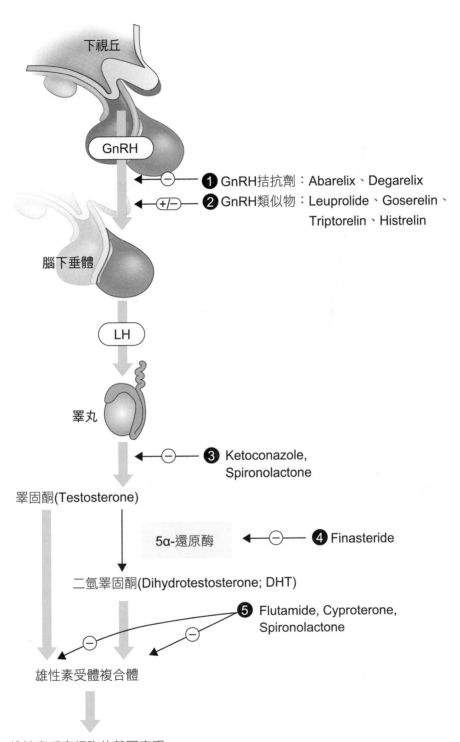

圖 13-2　控制雄性素分泌活性及抗雄性素的作用位置：❶ GnRH 受體的競爭性抑制作用；❷經由 GnRH 受體的去敏感化而刺激或抑制 FSH 或 LH 的釋放；❸減少睪丸中的睪固酮合成；❹經由抑制 5α- 還原酶而減少二氫睪固酮產生；❺與雄性素競爭結合至雄性素受體。

重點回顧

1. 下視丘相關藥物，請參考表 13-3。

2. 腦下垂體相關激素及藥物。

激素		生理功能	相關藥物
前葉	生長素 (GH)	1. 刺激蛋白質合成 2. 增加糖質新生作用，促使血糖上升 3. 促進骨組織生長發育 4. 促使脂肪分解作為能量來源	• 生長素致效劑－**Somatotropin** (Genotropin®)、Somatrem (Protropin®)：皮下或肌肉注射，**治療侏儒症、短腸症、特納氏症 (Turner's syndrome) 所導致之生長干擾及成人生長激素嚴重缺乏之補充** • 生長素拮抗劑－Pegvisomant (Somavert®)：皮下注射，治療肢端肥大症
	甲狀腺促素 (TSH)	作用於甲狀腺，增加碘的吸收及促進甲狀腺素的合成與分泌	略
	腎上腺皮促素 (ACTH)	1. 促進腎上腺皮質合成與分泌腎上腺皮質素，增加鈉、水滯留及促使血糖上升 2. 作用於黑色素細胞促使皮膚變黑	Corticotropin (Acthar®)、Cosyntropin (Cortrosyn®)：靜脈注射，用於診斷腎上腺皮質功能
	性促素 (FSH、LH)	FSH 可促進卵巢濾泡發育、分泌雌激素及促使精子製造及成熟；LH 可促進濾泡成熟並排卵，以及分泌睪固酮，促進精子成熟	• Menotropins (Pergonal®)：治療男女不孕症 • Urofollitropin (Fertinex®)、Follitropin alfa (Gonal-F®)、Follitropin beta (Follistim®)：治療不孕症及多囊性卵巢症候群 • Lutropin alfa (Luveris®)：刺激濾泡成熟 • Human chorionic gonadotropin；hCG (Novarel®)：刺激排卵 • Choriogonadotropin alfa (Ovidrel®)：刺激排卵及促進濾泡成熟
	促乳素	促進乳汁分泌	**Bromocriptine** (Parlodel®)、Cabergoline (Dostinex®)：治療乳漏症、肢端肥大症、不孕症及帕金森氏症
後葉	抗利尿激素	1. 作用於遠曲小管及集尿管，增加水分再吸收 2. 具有血管收縮作用，造成血壓上升	• 抗利尿激素致效劑－Vasopressin (Pitressin®)、Desmopressin (Minirin®)：肌肉或皮下注射，治療尿崩症、手術後腹脹、夜尿、A 型血友病及類血友病 • 抗利尿激素拮抗劑－Conivaptan (Vaprisol®)、Tolvaptan (Tolvat®)：治療體液過多所導致的低血鈉症
	催產素	分娩時，促使子宮平滑肌收縮，以誘發分娩及促進乳汁分泌	• Oxytocin (Pitocin®)：靜脈注射用於誘導生產及減少產後出血 • 催產素拮抗劑－Atosiban (Tractocile®)：靜脈輸注用於早產之安胎

第二節　腎上腺皮質藥物

　　腎上腺位於腎臟上方的內分泌腺體，構造可分為皮質與髓質二部分。其中髓質可分泌腎上腺素，皮質可分泌礦物皮質素 (mineralocorticoids)、糖皮質素 (glucocorticoids) 與性激素 (sex hormones) 等三類皮質類固醇。這些類固醇分泌受到腦下垂體所分泌的腎上腺皮促素 (ACTH) 的調節，而 ACTH 則是受到下視丘皮質促素釋放激素 (CRH) 的刺激而釋放出來。其中糖皮質素（例如 cortisol）是作為 ACTH 與 CRH 分泌回饋的抑制劑（圖 13-3）。

　　皮質類固醇 (adrenocorticoids) 會與目標細胞特定的細胞質內受體結合，結合後的受體－激素複合體會進入細胞核中，與基因啟動子的序列結合，而改變基因的轉錄作用（圖 13-4）。

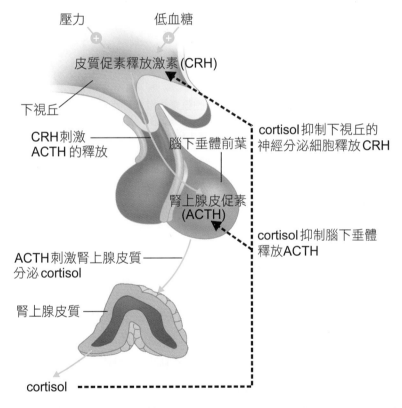

圖 13-3　糖皮質素的合成與分泌的負回饋機制，其中 cortisol 為分泌的調節劑。cortisol 直接作用在腦下垂體減少 ACTH 的分泌及作用於下視丘抑制 CRH 的釋放。如慢性給予大劑量糖皮質素，則會導致腎上腺皮質萎縮而損害類固醇的生合成。因此糖皮質素的療法與停藥應特別小心。

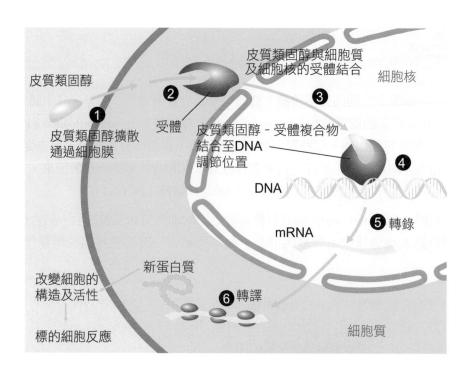

皮質類固醇

① 皮質類固醇擴散通過細胞膜

② 受體

皮質類固醇與細胞質及細胞核的受體結合

③ 皮質類固醇-受體複合物結合至DNA調節位置

細胞核

④

DNA

⑤ 轉錄

mRNA

新蛋白質

⑥ 轉譯

改變細胞的構造及活性

標的細胞反應

細胞質

圖 13-4　皮質類固醇的作用機轉。皮質類固醇經由細胞膜擴散進入細胞質或細胞核中與受體結合①②，此複合體會結合至細胞核的 DNA 來活化特別的基因③④，進行轉錄產生 mRNA ⑤，進行轉譯產生蛋白質⑥，而後使得細胞構造或活性改變而產生反應。

　　在討論藥物之前，我們應先了解這些皮質類固醇的功能，有這樣的基礎後，我們就可以知道藥物是如何用於診斷或治療腎上腺相關的疾病。

一、皮質類固醇功能

(一) 糖皮質素

　　腎上腺皮質可釋放多種糖皮質素，來提供及增加葡萄糖的使用性，其中以 cortisol 最重要，是人類最主要的糖皮質素。糖皮質素每天的分泌是有週期性的，最高濃度發生在清晨 2~8 點，而後下降，接下來則在下午 4 點至午夜時濃度最低。其生理效應及藥理作用如下：

1. **促進正常體內代謝及增加對壓力的抵抗性**
   (1) 促進糖質新生，減少周邊組織對葡萄糖的攝取和利用，血糖上升，因而能提供能量**協助抵抗壓力**；另外也會促使肝糖合成。
   (2) 透過糖皮質素的刺激，增加血管收縮及降低血管通透性。
   (3) 促進脂肪及蛋白質分解，進而提供糖類合成所需之原料與能量。

2. 調整血中血球濃度

　　使血中嗜伊紅血球、單核球及淋巴球等濃度降低，壓抑人體對感染的防禦能力，相對的紅血球及血紅素的濃度上升。

3. 抗發炎及免疫抑制作用

(1) 降低白血球趨化作用、抑制磷脂酶 A_2 減少前列腺素及白三烯素等發炎物質產生，並降低白血球間質素產生，而達到抗發炎作用。

(2) 減少抗體產生，產生免疫抑制作用。

4. 其他作用

(1) 作用於骨骼生長板上，經由降低 IGF-1 的製造或功能而達到生長抑制作用。

(2) 拮抗 Vit.D 作用，促進骨質流失，惡化骨質疏鬆症。

(3) 刺激胃酸分泌引起潰瘍。

(4) 誘導生產前胎兒肺臟的表面張力素合成，以協助新生兒肺部成熟。

(5) 減少腦內 GABA 的含量，造成中樞興奮，產生欣快感、激動及失眠等症狀。

(二) 礦物皮質素

　　礦物皮質素可控制體內水分與鈉、鉀離子的濃度、影響血壓及維持血液的酸鹼值。在體內最重要的礦物皮質素為醛固酮 (aldosterone)。醛固酮作用於遠曲小管與集尿管，增加鈉離子、水分的再吸收及鉀和氫離子的排泄。其分泌受到腎素 - 血管收縮素系統及鉀離子濃度之調控。

(三) 性激素

　　腎上腺皮質會分泌一些雄性素特徵的類固醇，其中以 androstenedione 最具代表性。在正常情形下，這些男性激素的生理作用很小，但如果產生過量仍會造成先天性腎上腺過度增生的情形。

　　所有的皮質類固醇對維持生命功能都很重要，其中以糖皮質素與礦物皮質素最重要，如果缺乏將對生命造成威脅。當分泌過多時，臨床徵象以哪一種類固醇占優勢而定。當糖皮質素活性過高，會造成庫欣氏症候群 (Cushing's syndrome)，當礦物皮質素分泌過多則會造成鈉、鉀離子平衡失調，即稱為原發性醛固酮過多症 (primary aldosteronism) 或 Conn 氏症候群。其病因、特徵及治療藥物如表 13-4。

　　當糖皮質素及礦物皮質素分泌不足則會導致愛迪生氏症 (Addison's disease)。治療藥物為補充糖皮質素（如 cortisol）或礦物皮質素（如 Fludrocortisone）等荷爾蒙。

✚ 表 13-4　庫欣氏症候群及原發性醛固酮過多症的病因、特徵及治療方式

	庫欣氏症候群	原發性醛固酮過多症
病因	腦下垂體腺瘤，續發導致兩側腎上腺增生或腫瘤引發糖皮質素過度分泌	腎上腺腫瘤過度產生醛固酮，或由增殖腺體之不正常分泌所致
特徵	肥胖、高血糖、高血壓、糖尿、體液及電解質失去平衡、骨質疏鬆、肌肉無力、肌肉病變、多毛及月經不規則等	低血鉀、代謝性鹼中毒、高血壓、心臟衰竭及肌肉無力等
治療藥物	以 Aminoglutethimide 與 Ketoconazole 來抑制皮質類固醇的合成	以 Spironolactone、Amiloride 或 Eplerenone 等醛固酮拮抗劑來治療

二、腎上腺皮質功能不足的藥物

　　皮質類固醇具有不同的抗發炎效價、不同治療程度的鈉滯留與作用時間（表 13-5）。用途包括庫欣氏症候群診斷、風濕性關節炎發炎症狀的緩解、促進肺部成熟、抑制器官移植時所導致的排斥作用及治療紅斑性狼瘡 (systemic lupus erythematosus; SLE)、發炎性腸道疾病 (inflammatory bowel disease; IBD)、潰瘍性結腸炎、過敏、氣喘、腫瘤、皮膚病及愛迪生氏症等。

1. **交互作用：**
   (1) 易導致鉀離子流失，因此避免與 Digoxin、Thiazide 類及亨利氏環利尿劑併用，以免導致心律不整及低血鉀。
   (2) 避免與非固醇類抗發炎藥併用，以免加重胃潰瘍。
   (3) 避免與胰島素及口服降血糖藥併用，以免因血糖上升而抵銷降血糖藥的作用。
2. **禁忌：** 消化性潰瘍、糖尿病、骨質疏鬆症、青光眼、全身黴菌感染及高血壓等。
3. **戒斷：** 長期治療後突然停藥，須採漸進式降低劑量後再停藥，否則會因壓抑病人製造糖皮質素而造成腎上腺皮質功能不全或戒斷症候群。

✚ 表 13-5　皮質類固醇製劑的比較

藥物	抗發炎	鈉滯留	給藥方式	半生期	副作用	用途	備註
礦物皮質素 Aldosterone	0	500	-	短	心血管系統：心臟衰竭、水腫及高血壓；中樞神經系統：痙攣、頭痛、眩暈、情緒波動、精神損傷、神經質及失眠；內分泌系統：生長抑制、庫欣氏症候群（體重增加、月亮臉、駱駝背、水牛肩）、**血糖上升**（增加肝臟的葡萄糖新生）及月經失調；消化系統：**胃潰瘍**（抑制前列腺素合成及黏膜產生）、胰臟炎及潰瘍性食道炎；肌肉骨骼：肌肉無力及**骨質疏鬆**（活化蝕骨細胞、刺激骨骼之分解與骨骼的溶蝕作用）；皮膚：多毛症、瘀血及皮膚變薄、易瘡合、**傷口不**；眼睛：青光眼及白內障；其他：體重增加（腹部脂肪堆積）、感染（抑制人體的免疫功能）及食慾增加	治療愛迪生氏症及腎上腺增殖	• Aldosterone 作用時間短，故無臨床用途 • Fludrocortisone 為廣泛使用之礦物皮質素，具有礦物皮質與糖皮質活性的強效類固醇。主要用於**治療**原發性醛固酮缺乏症、腎上腺皮質功能不足所引起的電解質不平衡及愛迪生氏症
Deoxycorticosterone; DOC (Percorten®) 為 aldosterone 之前驅物	0	50	肌肉注射	長			
Fludrocortisone (Florinef®)	10	250	口服、注射及局部給藥	中等		• 預防器官移植時的排斥作用 • 治療氣喘、慢性阻塞性肺疾病、過敏性鼻炎、濕疹、類風濕、麻疹、腸風溼、白體免疫疾病及腎上腺皮質機能不全 • 診斷庫欣氏症候群	具有高礦物皮質活性，僅用於腎上腺功能不足病人之補充治療
糖皮質素（美國仙丹）短效型 Cortisol (Cortef®)	1	1	口服、注射及局部給藥	短			
Cortisone (Cortone®)	0.8	0.8	口服、注射及局部給藥	短			
中效型 Prednisone (Meticorten®)	4	0.3	口服	中等			具有相當的抗發炎活性、中等之礦物皮質活性，漿半衰期及弱效之礦物皮質活性，為抗發炎與免疫抑制療法之首選藥
Prednisolone (Prednon®)	4	0.3	口服、注射及局部給藥	中等			
Methylprednisolone (Medrol®)	5	0	口服、注射及局部給藥	中等			
Triamcinolone (Kenacort®)	5	0	口服、注射及局部給藥	中等			
長效型 **Betamethasone** (Rinderon®)	30	0		長			• 礦物皮質活性最弱，但抗發炎活性強、半衰期長，對需強效抗發炎的病人是最佳的選擇。然因副作用大，不是長期治療的首選藥 • **抑制 ACTH 分泌強** • 治療早產兒的呼吸窘迫症候群
Dexamethasone (Decadron®)	30	0	口服、注射及局部給藥	長			• **Dexamethasone** 除了可治療風濕性關節炎、氣喘、發炎、作為腎上腺功能不足之補充治療外，仍可作為腎皮質功能的診斷藥物 • 抑制 ACTH 分泌強

三、腎上腺皮質類固醇拮抗劑

(一) 醣皮質素拮抗劑及合成抑制劑

➲ Metyrapone (Metopirone®)

1. **作用與用途**：可抑制 11β- 羥化酶 (11β-hydroxylase)，干擾 cortisol 合成（圖 13-5），經由負回饋機制，促進 ACTH 分泌，用於診斷腦下垂體釋放 ACTH 的功能是否正常，及治療庫欣氏症候群。

2. **副作用**：噁心、胃腸不適、體溫增加及暈眩等。

➲ Aminoglutethimide (Cytadren®)

1. **作用與用途**：抑制膽固醇轉變成孕烯醇酮 (pregnenolone)，導致皮質類固醇合成降低（圖 13-4），用於治療庫欣氏症候群。

2. **副作用**：皮膚紅疹、肝毒性及甲狀腺機能低下。

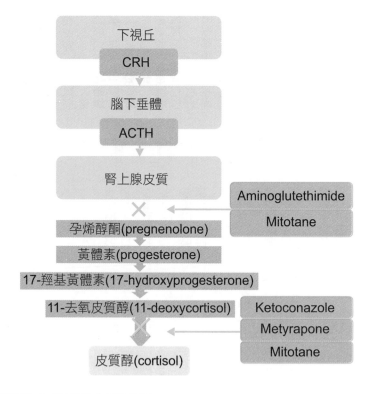

圖 13-5　皮質類固醇的合成及藥物作用的位置。

⮑ Ketoconazole (Nizoral®)

作用與用途：為抗黴菌藥，可抑制 11β- 羥化酶，干擾 Cortisol 合成（圖 13-4），用於治療庫欣氏症候群。

⮑ Mitotane (Lysodren®)

1. **作用與用途**：可抑制膽固醇側鍊裂解及 11β- 羥基酶，干擾皮質類固醇合成（圖 13-4）。口服治療腎上腺皮質癌瘤。

2. **副作用**：厭食、噁心、嘔吐、腹瀉、嗜睡、困倦、抑鬱、頭昏眼花、眩暈及皮膚毒性。

(二) 礦物皮質素拮抗劑

⮑ Spironolactone (Aldactone®)

1. **作用與用途**：可拮抗醛固酮，用於治療原發性醛固酮過多症、高血壓及心臟衰竭。

2. **副作用**：高血鉀、心律不整、月經不正常、男性女乳症、頭痛及皮膚發癢。

3. **類似藥物**：Eplerenone (Inspra®)。

(三) 用於診斷腎上腺皮質功能的藥物

Corticotropin 及 Cosyntropin 請參考第一節下視丘與腦下垂體荷爾蒙及相關藥物。

重點回顧

請參考表 13-6。

第三節　甲狀腺異常藥物

甲狀腺位於頸部前面，是由許多單層上皮細胞圍繞濾泡所組成，可分泌甲狀腺素 (thyroxine; tetraiodothyronine; T_4) 與三碘甲狀腺素 (triiodothyronine; T_3) 等荷爾蒙來調節生長發育及能量代謝，以達到該組織最佳功能狀態。雖然甲狀腺對於維持生命功能不是最主要，但是甲狀腺分泌不足會造成心跳減慢與精神及生理機能反應過慢，在發育期間會造成呆小症 (cretinism)，成年期發病則會造成黏液性水腫 (myxedema)。相反的，如果甲狀腺過度分泌，則會造成心跳過速、體重減輕、發抖與過多的體熱產生等。

甲狀腺素的合成、分泌、作用機轉及功能

T_3 與 T_4 為兩個主要的甲狀腺荷爾蒙，兩個荷爾蒙的化學結構幾乎相同，唯一差別在於 T_4 含有 4 個碘原子，而 T_3 含有 3 個碘原子。在體內所有的 T_4 皆來自甲狀腺，而大部分的 T_3（約 80%）是在血漿中經由 T_4 去碘化作用而產生，其作用比 T_4 強 3~4 倍。

一、合成

　　甲狀腺素的合成包括碘離子捕捉、碘化、偶合、蛋白分解與去碘化作用等五個步驟（圖 13-6、表 13-8）。

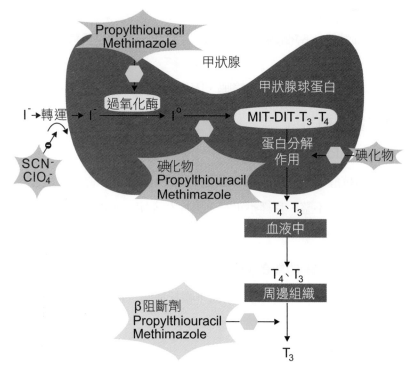

圖 13-6　甲狀腺素的生合成。

✚ 表 13-8　甲狀腺素的合成與抑制

	合成過程	抑制劑
1. 碘離子捕捉	甲狀腺細胞由循環中攝取碘離子，一旦碘離子進入甲狀腺細胞，即被細胞膜之陰離子運送器運送至濾泡腔	SCN^-、TcO_4^- 及 ClO_4^-
2. 碘化作用	藉由過氧化酶 (peroxidase) 的作用，將碘離子 (I^-) 氧化成碘分子 (I_2)，再以共價鍵結合至甲狀腺結合球蛋白 (thyroid-binding globulin; TBG) 之酪胺酸上，形成單碘酪胺酸 (monoiodotyrosine; MIT) 及雙碘酪胺酸 (diiodotyrosine; DIT)	Carbimazole、Methimazole、Propylthiouracil
3. 偶合作用	二分子 DIT 結合成甲狀腺素 (T_4)，一分子 DIT 與一分子 MIT 結合成三碘甲狀腺素 (T_3)，合成後儲存於甲狀腺球蛋白中	—
4. 蛋白分解作用	當身體需要甲狀腺素，甲狀腺球蛋白會藉由胞飲 (endocytosis) 及蛋白分解作用，將甲狀腺素釋放至血液循環中	Iodides（碘化物）
5. 去碘化作用	將 T_4 經由去碘化作用，產生活性較強的 T_3，T_3 接著進入細胞核中與特定受體結合，促進 RNA 形成與蛋白質的合成	Ipodates、β- 拮抗劑及皮質類固醇

二、分泌

下視丘細胞分泌甲促素釋放激素 (TRH)，進入腦下垂體門靜脈之微血管，在腦下垂體促進甲狀腺促素 (TSH) 之合成與釋放。TSH 於甲狀腺細胞促使 T_3 與 T_4 之合成與釋放。這些甲狀腺素以負回饋方式影響腦下垂體，阻斷 TSH 之作用及抑制下視丘對 TRH 之合成與分泌（圖 13-7）。

三、作用機轉

甲狀腺素可與細胞核內的受體結合來增加 RNA 的形成及蛋白質的合成。

四、功能

1. 提高基礎代謝率以維持體溫，並促進物質氧化，使組織耗氧量增加。
2. 促進肝醣分解，加速組織對糖的利用，增加膽固醇分解及促進蛋白質合成。
3. 與生長素促進組織的生長及腦、骨骼的發育。
4. 增加神經系統的反應力，產生中樞神經興奮作用。
5. 增加心輸出量、心跳速率及心收縮力。

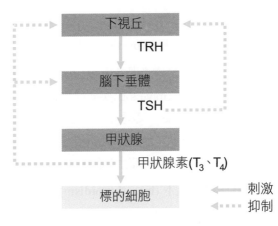

圖 13-7　甲狀腺功能的調節。

甲狀腺功能診斷

甲狀腺疾病可由荷爾蒙分泌過多或過少來判斷。一般來說只要檢驗 TSH、FT_4（游離型 T_4）及 FT_3（游離型 T_3）三項理學檢查，即可篩選出來了（表 13-9）。

1. 甲狀腺促素 (TSH)

TSH 由腦下垂體分泌，可促進及協助甲狀腺生成和分泌 T_3 和 T_4 二種甲狀腺素，相反的，腦下垂體的 TSH 分泌功能，又由血液中的甲狀腺素濃度來控制調節。當血中 T_3、T_4 濃度過高時，TSH 的分泌會下降；當血中 T_3、T_4 濃度過低時，TSH 的分泌會上升，因此血中 TSH 值可幫忙診斷甲狀腺疾病。TSH 參考值為 0.3~6.0 μU/mL。當 TSH>6，為甲狀腺機能低下；<0.3 則為甲狀腺機能亢進。

2. 甲狀腺素

在血液中，甲狀腺素絕大部分（99.97% 以上）與甲狀腺結合蛋白結合在一起，只有一小部分以游離狀態存在血液中，而與蛋白質結合的甲狀腺素是不具生理功能，只有游離型的甲狀腺素才能發揮作用，因此游離型的甲狀腺素濃度最能反映甲狀腺的功能。游離型 T_4 參考值

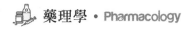
為 0.8~2.1 ng/dL；游離型 T_3 參考值為 230~620 pg/dL。當游離型 T_4<0.8 ng/dL，游離型 T_3<230 pg/dL，為甲狀腺機能低下；而游離型 T_4>2.1 ng/dL，游離型 T_3>620 pg/dL，則為甲狀腺機能亢進。

✚ 表 13-9　甲狀腺功能測試

甲狀腺測試	正常值	甲狀腺機能低下	甲狀腺機能亢進
游離型 T_4 (ng/dL)	0.8~2.1	<0.8	>2.1
游離型 T_3 (pg/dL)	230~620	<230	>620
TSH (µU/mL)	0.3~6	>6	<0.3

甲狀腺相關疾病

1. 甲狀腺機能亢進 (hyperthyroidism)

乃因甲狀腺素分泌過多所致。症狀為甲狀腺腫、心悸、微熱、手指震顫及精神不安等（表 13-10）。常見為 Grave's 氏疾病（Grave's disease，又稱突眼良性甲狀腺腫），及普侖默氏病（Plummer's disease，又稱毒性結節甲狀腺腫，toxic nodular goiter）二種。基本上兩者的徵象及症狀相似，唯一差別在於 Grave's 氏疾病會引起眼球突出。治療目標為降低過多甲狀腺素的合成與／或釋放，這可藉由移除部分或全部甲狀腺及抑制甲狀腺素合成來達成。

2. 甲狀腺機能低下 (hypothyroidism)

可能是由於甲狀腺素分泌不足、甲狀腺疾病或其他腦下垂體、下視丘等病變所導致。在發育期間會造成呆小症，病人的身材矮小、毛髮稀少及智力發育障礙。成年期發病則會造成黏液性水腫，病人皮膚增厚、代謝慢、心搏過緩及心智遲緩（表 13-10）。可使用 T_4 或 T_3 與 T_4 合併治療。

✚ 表 13-10　甲狀腺機能亢進與甲狀腺機能低下特徵的比較

甲狀腺機能亢進	甲狀腺機能低下
・皮膚細膩而濕潤 ・怕熱、盜汗 ・心悸、增加心輸出量及脈搏壓 ・呼吸困難 ・食慾增加 ・易激動、神經質、手指震顫 ・肌肉無力、肌腱反射快速 ・月經少而紊亂、不孕、流產、早產 ・體重減輕 ・凸眼、甲狀腺腫	・皮粗蒼白、冰涼及表情呆滯 ・畏寒 ・心跳減緩、降低心輸出量及脈搏壓 ・換氣不足及二氧化碳滯留 ・降低食慾 ・嗜睡、健忘 ・僵硬、強直、肌腱反射弛緩 ・月經過多、失去性慾、陽萎及精液過少 ・體重增加

💊 甲狀腺治療藥物

一、甲狀腺機能低下藥物

　　治療甲狀腺機能低下的藥物如表 13-11，所有的製劑都有相似的作用，然因 T_4 作用時間長、血中濃度較穩定及便宜，因此為常用的甲狀腺機能低下的藥物。

✚ 表 13-11　甲狀腺素製劑

藥物	用途	副作用	備註
Levothyroxin; T_4 (Levothroid®)	治療甲狀腺機能低下	**心悸**、**頭痛**、交感神經活性增加、失眠、焦慮、**體重減輕**及**緊張**	藥效較弱，可於體內轉換成 T_3，口服給藥後，須 6~8 星期才能達到穩定血中濃度。由於半衰期長，每天服用一次即可
Liothyronine; T_3 (Cytomel®)			· 藥效強，心臟毒性也強 · 起效快，作用時間短，適合急救使用，然較昂貴
Liotrix (Thyrolar®)			為合成之 T_4 與 T_3 以 4:1 之混合物

二、甲狀腺機能亢進藥物

(一) 陰離子抑制劑

1. **作用與用途：**單價陰離子如過氯酸鹽 (perchlorate; ClO_4^-)、過鎝酸鹽 (TcO_4^-) 及硫氰酸鹽 (thiocyanate; SCN^-) 皆可競爭性抑制碘離子運送系統，阻斷腺體回收碘離子，減少 T_3 及 T_4 的合成，用於治療高碘引起之甲狀腺機能亢進。由於作用可被大劑量之碘離子克服，因此臨床藥效不好預測。

2. **副作用：**胎兒再生不良性貧血。

(二) 碘化物 (Iodides)

⊃ Lugol's 溶液（5%KI+5% 元素碘）

1. **作用與用途：高濃度碘離子可降低碘的捕捉、抑制甲狀腺素的合成及釋放，用於治療致命性的甲狀腺風暴。**且可使用於手術前，減少甲狀腺的血管分布及大小。

2. **副作用：**口腔與喉嚨疼痛、發疹、口腔與黏膜潰瘍及金屬味道。

3. **注意事項：**懷孕時應避免長期使用，以免藥物通過胎盤而引起胎兒甲狀腺腫。

4. **類似藥物：**
   · 碘化鉀
   · 碘化鈉：常與 Propylthiouracil 及 β- 拮抗劑併用，治療 Grave's 氏疾病及甲狀腺危象 (thyrotoxic crisis)。

○ 放射性碘－I^{131}

1. **作用與用途**：其 beta 射線可破壞甲狀腺組織而達到治療甲狀腺機能亢進的作用。優點為容易服用、有效性、便宜及缺乏疼痛。然易通過胎盤及分泌於乳汁中，因此不適用於懷孕婦女或授乳母親。

2. **副作用**：心悸、禿頭、血小板減少及急性白血病。

（三）　β- 拮抗劑

1. **作用與用途**：可抑制交感神經之症狀用於減輕甲狀腺機能亢進所導致的震顫與心跳加快。常用的藥物為 Propranolol。

2. **副作用**：請參考自主神經系統藥物。

（四）　硫醯胺類 (Thioamides)

　　Methimazole 與 Propylthiouracil 為 治 療 甲 狀 腺 機 能 亢 進 最 主 要 的 藥 物。 其 中 **Methimazole** 的藥效比 Propylthiouracil 強約 10 倍，**且作用時間長。**

○ Propylthiouracil (Procil®)

1. **作用與用途**：可抑制過氧化酶，**干擾酪胺酸的碘化及偶合反應，減少甲狀腺素 T_3 及 T_4 的合成。** 且可**抑制 T_4 轉變成 T_3** 而達到治療甲狀腺機能亢進的作用（圖 13-5）。

2. **副作用**：顆粒性白血球缺乏、發燒、喉嚨痛、皮疹及蕁麻疹等。

3. **注意事項**：**Propylthiouracil 與蛋白的結合率高及水溶性低，可降低到達胎兒甲狀腺及乳汁的量，故懷孕及授乳時較偏好。**

4. **類似藥物：**
   - Methimazole (Tapazole®)
   - Carbimazole (Neo-Thyreostat®)

重點回顧

藥物	作用機轉與用途	副作用
甲狀腺機能低下藥物		
Levothyroxin; T_4(Levothroid®) Liothyronine; T_3(Cytomel®) Liotrix (Thyrolar®)	治療甲狀腺機能低下	心悸、頭痛、交感神經活性增加、失眠、焦慮及緊張
甲狀腺機能亢進藥物		
陰離子抑制劑 (ClO_4^-、TcO_4^- 及 SCN^-)	可競爭性抑制碘離子運送系統，阻斷腺體回收碘離子，減少 T_3 及 T_4 的合成，用於治療高碘引起之甲狀腺機能亢進	胎兒再生不良性貧血

藥物	作用機轉與用途	副作用
碘化物 (Iodides) Lugol's 溶液 碘化鉀 碘化鈉	可降低碘的捕捉、抑制甲狀腺素的合成及釋放，用於治療致命性的甲狀腺風暴及於手術前，減少甲狀腺的血管分布及大小	口腔與喉嚨疼痛、發疹、口腔與黏膜潰瘍及金屬味道
放射性碘－I^{131}	beta 射線可破壞甲狀腺組織而達到治療甲狀腺機能亢進的作用	心悸、禿頭、血小板減少及急性白血病
β- 拮抗劑	可減輕甲狀腺機能亢進所導致的震顫與心跳加快	心跳減慢、低血糖、失眠、沮喪及性功能障礙
Propylthiouracil (Procil®) Methimazole (Tapazole®) Carbimazole (Neo-Thyreostat®)	可抑制過氧化酶，干擾酪胺酸的碘化及偶合反應，減少 T_3、T_4 的合成及抑制 T_4 轉變成 T_3 而達到治療甲狀腺機能亢進的作用	顆粒性白血球缺乏、發燒、喉嚨痛、皮疹及蕁麻疹

第四節　胰島素和口服降血糖藥

　　糖尿病主要是醣類代謝異常，特徵為胰島素缺乏或細胞對胰島素產生阻抗作用而導致的高血糖。剛開始時由於肝臟與肌肉無法儲存肝醣，組織無法攝取並利用葡萄糖而發生高血糖。當超過腎臟再吸收的閾值時，則會流入尿液中導致滲透性利尿（多尿症，polyuria），造成脫水與液體攝取增加（劇渴症，polydipsia）、酮尿 (ketonuria) 及體重減輕等。若不治療，多年後即產生高血壓、心血管疾病、腎衰竭、失明、神經病變、陽痿及中風等併發症。除此之外，也會影響碳水化合物、蛋白質及脂肪的代謝。因此投與胰島素製劑或是口服降血糖藥皆能預防及降低糖尿病的併發症及致死率。

糖尿病分類

　　糖尿病可分為第一型糖尿病 (type 1 diabetes mellitus; T1DM) 與第二型糖尿病 (type 2 diabetes mellitus; T2DM) 兩種型式。此兩種型式有相似的徵象及症狀，最主要的不同在於病因學、發生率及治療方式。詳細區分於表 13-12。

糖尿病診斷

　　可使用空腹血糖檢查、口服葡萄糖耐受性試驗及隨機血糖檢查來確認是否罹患糖尿病，之後再擇一日重複進行空腹血糖檢查或口服葡萄糖耐受試驗，以確認檢查結果是否為陽性。

　　除了血糖測試外，也可監測病人三個月血糖控制的「糖化血色素」(glycosylated hemoglobin; HbA1c)，來輔助早期診斷糖尿病的指標。

✚ 表 13-12　第一型糖尿病與第二型糖尿病的比較

特徵	第一型糖尿病 (T1DM)	第二型糖尿病 (T2DM)
別名	胰島素依賴型糖尿病 (IDDM)；幼年型糖尿病	非胰島素依賴型糖尿病 (NIDDM)；成年型糖尿病
病因	自體免疫反應直接破壞 β 細胞，限制胰島素生成	β 細胞無法生成適量的胰島素、胰島素阻抗及其他缺陷等
發生年齡	兒童或青少年	40 歲以後
發生率	占糖尿病的 5~10%	占糖尿病的 90%
遺傳相關性	中度	很強
胰島素受體	正常	減少
體型	較瘦	過重
症狀	貪食、多渴、多尿及體重減輕	無症狀
治療方式	皮下注射胰島素	飲食、運動、減重及給予口服降血糖藥
酮酸中毒	常見，特別是胰島素劑量不足時	不常見

藥理 小常識

　　血色素是紅血球中的一種蛋白質，主要功用是將氧氣攜帶到身體各組織細胞，並將組織產生之二氧化碳帶離；而葡萄糖則是可任意通過紅血球，並經化學作用後，附著在血色素上，此即稱為糖化血色素。每個紅血球中或多或少都有些葡萄糖永久性地附著在血色素上，當血糖愈高，永久附著在血色素上的糖分就愈多，因此 HbA1c 的百分比，可以對應出紅血球生存期間（約 4 個月左右）的平均血糖濃度。所以 HbA1c 的數值是以紅血球中血色素糖化的比率表示，一般正常人的範圍約在 4~6% 之間，而糖尿病人則會 >7%，甚至 10%。由於 HbA1c 代表糖尿病人在 2 至 3 個月左右的血糖控制狀況，所以是糖尿病人控制血糖的最佳指標。

🍬 胰島素

一、胰島素的生理作用

　　胰島素為一含 51 個胺基酸的蛋白質激素，擁有兩個胜肽鏈並由雙硫鍵所連結。由前胰島素 (proinsulin) 水解後生成以及另一個殘餘片斷叫 C 胜肽 (C-peptide)，兩者都是由胰臟蘭氏小島的 β 細胞所分泌。以前大都由豬或牛的胰臟萃取，現在則是利用基因重組技術製得，以避免產生過敏反應。

胰島素的分泌除了受血糖值調節外，還受到胺基酸、激素及自律神經所控制，但最常受高血糖所激發。血糖會透過細胞膜上的通道被送進胰臟的 β 細胞❶，接著被糖激酶磷酸化，其代謝產物則會進入粒腺體的呼吸鏈並產生腺苷酸三磷酸 (ATP)❷，當細胞中 ATP 的濃度上升時，會造成鉀通道阻斷❸，導致細胞膜去極化及鈣通道打開❹，促使胰島素以胞泄作用排出❺，血糖因而下降。反之，當血糖濃度降低時，鉀通道打開，細胞呈現過極化而抑制胰島素釋放，血糖因而上升，經由此調節機制，可使血糖維持在正常範圍（圖 13-8）。

✚ 表 13-13　胰島素的生理功能

物質的影響	作用
醣類	抑制糖質新生作用 促進肝醣合成 增加葡萄糖氧化 促進肝臟及肌肉對葡萄糖之攝取
脂質	促進三酸甘油酯合成 抑制脂肪分解 增加脂肪細胞的脂肪儲存 抑制脂肪酸氧化反應
蛋白質	促進胺基酸吸收及蛋白質合成 抑制蛋白質分解

胰島素可與細胞膜上的胰島素受體結合，活化酪胺酸激酶 (tyrosine kinase)，引發細胞內第二傳訊者 IP$_3$ 及 DAG 的生成，進而產生生理作用。詳細之生理功能如表 13-13。

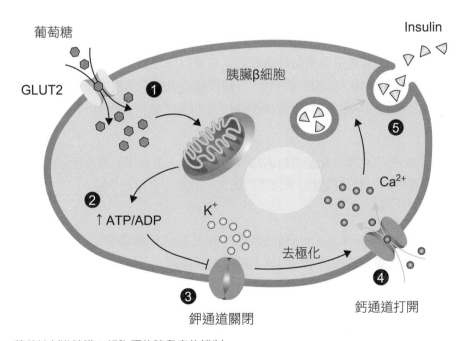

圖 13-8　葡萄糖刺激胰臟 β 細胞釋放胰島素的機制。

二、胰島素製劑

胰島素為多胜肽，因此口服易在胃腸道被分解，所以一般是使用皮下注射（在高血糖的緊急情況則使用靜脈注射）。各種胰島素製劑由於顆粒大小、組成及多胜肽胺基酸鏈不同，

導致開始作用時間與作用持續時間的不同（圖 13-9）。依形式及作用時間分成超短效、短效、中效及長效等 4 種（表 13-14），主要治療第一型糖尿病。

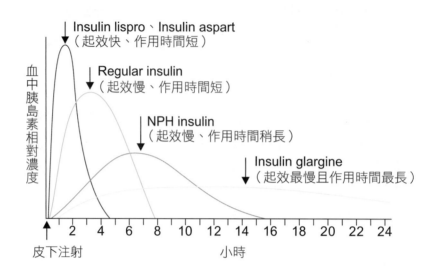

圖 13-9　各種不同的胰島素製劑經由皮下注射後的起效時間及作用時間的關係。

1. 超短效型

　　超短效型製劑為快速產生作用而且藥效短，主要以中性 pH 值的澄清溶液調劑，含少量的鋅以增加安全性及儲架期。一般於飯前 15 分鐘投與，以模擬進食中胰島素的釋放，通常與中效或長效型胰島素併用以確保適當的血糖控制，所以並不會單獨使用。

2. 短效型

　　Regular insulin 為可溶解的結晶含鋅的短效型胰島素。主要用於處理糖尿病之酮酸中毒或手術後、急性感染期間，對胰島素需求快速的病人，且能安全用於孕婦。

3. 中效型

　　NPH(Neutral protamine hagedorn) 胰島素是一種晶狀含鋅胰島素。於中性酸鹼值下，由 Regular insulin 與帶正電荷的魚精蛋白形成不溶性的懸浮液，可使吸收、開始作用時間延後，並使作用時間延長。

4. 長效型

(1) Insulin glargine：利用生物工程開發製得，額外添加的精胺酸 (arginine) 可降低溶解度，使降血糖的作用時間持久。

(2) Insulin detemir：結構與人類胰島素相似，但在 B 鏈上移除一個胺基酸及加上一個水溶性脂肪酸，而可產生緩慢且延長的效果。

✚ 表 13-14　胰島素製劑

	胰島素製劑	給藥方式	起效時間（小時）	作用時間（小時）	規格	外觀	處方藥或非處方藥	備註
超短效型	Insulin lispro (Humalog®)	SC、IV	0.25	3~6.5	100U/ml 200U/ml	清澈	處方藥	1. 通常於餐前15~30分鐘注射，用於治療第I型糖尿病
	Insulin aspart (NovoLog®)	SC、IV	0.25	3~5	100U/ml	清澈	處方藥	2. 副作用為低血糖、注射部位產生紅、腫、癢及脂質營養不良等情況
	Insulin glulisine (Apidra®)	SC、IV	0.2	3~5	100U/ml	清澈	處方藥	3. 低血糖症狀為心跳加快、流汗、震顫、噁心及肌餓等，可給予葡萄糖快速改善
短效型	Regular insulin (Humulin R®)	SC、IV、IM	0.5~1	6~10	100U/ml 500U/ml	清澈	非處方藥	4. 避免與 Propranolol 併用，以免因血糖過低，引起心跳過快的警訊被遮蓋，而導致休克死亡
中效型	NPH insulin (Humulin N®)	SC	1~3	10~16	100U/ml	混濁	非處方藥	
長效型	Insulin detemir (Levemir®)	SC	1	20	100U/ml	清澈	處方藥	
	U-100 Insulin glargine (Lantus®)	SC	1~2	24	100U/ml	清澈	處方藥	
超長效型	U-300 Insulin glargine (Toujeo®)	SC	6	> 24	300U/ml	清澈	處方藥	
	Insulin degludec (Tresiba®)	SC	0.5~1	> 24	100U/ml 200U/ml	清澈	處方藥	

5. **超長效型**

　(1) Insulin degludec：注射到皮下組織後會形成多六聚體，從而減慢胰島素從皮下組織吸收至全身循環，有效作用時間可超過 24 小時。作用時間長、穩在定性好、沒有高峰期，且可減少嚴重性低血糖症及不會增加心血管疾病的風險。

　(2) U-300 Insulin glargine：是一種濃縮型胰島素，注射到皮下組織後會形成一緊密的庫存，令胰島素很慢地釋出，有效作用時間可高過 24 小時。

三、胰島素的副作用

　低血糖、下肢水腫、注射部位皮下脂肪萎縮、過敏、注射部位紅腫與搔癢。

四、胰島素的交互作用

1. **降血糖藥物**：Insulin 儘量避免與降血糖藥物（如磺醯脲素類降血糖藥物、glinide 類降血糖藥）或酒精併用，以免導致血糖過低的情形。

2. **升血糖藥物**：Insulin 避免與升血糖藥物（如 glucocorticoids、交感神經藥物）一起併用，以免抵銷 Insulin 的降血糖效果。

3. **β- 阻斷劑**。

口服降血糖藥

　口服降血糖藥的作用是增加胰島素分泌或增加組織對內生性胰島素的敏感性，用於治療第二型糖尿病人。當長期患病的病人除了須使用降血糖藥外，有時甚至疾病本身或老化造成的 β 細胞功能下降，則須加入胰島素來控制。

　口服降血糖藥依增加胰島素釋放、增加胰島素敏感性、影響葡萄糖攝取方式或恆定分為雙胍類 (biguanides)、磺醯脲素類 (sulfonylureas)、meglitinides 類衍生物、thiazolidinediones 類衍生物、α 雙糖酶抑制劑 (α-glucosidase inhibitors)、腸泌素調節劑、amylin 類似物及鈉－葡萄糖共同輸送器抑制劑 (sodium glucose co-transporter 2 inhibitors; $SGLT_2$) 等八大類。

一、雙胍類

⊃ Metformin (Glucophage®)

　為目前市面上唯一使用的雙胍類降血糖藥。

1. **作用與用途**：可經由抑制肝臟製造葡萄糖、減緩胃腸道之葡萄糖吸收及增加目標細胞對胰島素的敏感性來增加對血糖的吸收與利用，而達到降血糖效果。由於**不會增加體重**或引起低血糖，又能降低心血管死亡率，為第 II 型糖尿病之首選藥。

2. **副作用**：厭食、噁心、嘔吐、腹瀉、**脹氣**、**消化不良**、干擾維生素 B_{12} 吸收及**乳酸中毒**（增加組織內葡萄糖厭氧代謝作用，導致乳酸濃度增加）。

3. **交互作用**：酒精會抑制乳酸的分解，而導致乳酸中毒的危險性。

4. **禁忌症**：腎臟病、酒精中毒、肝病及易罹患組織缺氧之病人（易引起乳酸中毒之危險）。

多囊性卵巢症

　　多囊性卵巢症 (polycycstic ovary syndrome; PCOS) 和遺傳基因有關。主要是病人身體細胞對胰島素的利用有缺陷（胰島素阻抗）。當身體細胞對胰島素的利用較差時，胰臟細胞會代償性的分泌更多的胰島素，造成血中胰島素比正常人高。此時胰島素會作用在卵子周圍的濾泡細胞，使濾泡細胞分泌更多的雄性荷爾蒙。雄性荷爾蒙的增加會使濾泡不能長大排卵，而且還是以小囊的型式存在卵巢內，積少成多，故稱為多囊性卵巢。治療時主要是讓排卵能夠有效進行且月經規則化。通常排卵藥 Clomiphene 是最有效的解決之道。另外也可以使用 Metformin 來增加組織對胰島素的敏感度改善多囊性卵巢症。

二、磺醯脲素類

　　第一代與第二代磺醯脲素類降血糖藥的作用差不多，但由於第二代藥效強，使用劑量少，且藥物交互作用少，因此已取代第一代為常用藥物（表 13-15）。

● Tolbutamide (Orinase®)

1. **作用與用途**：可抑制鉀離子通道，導致細胞膜去極化及鈣通道打開，**促進 β 細胞釋放胰島素**，及增加胰島素與標的組織及受體的結合而達到降血糖作用（圖 13-10），用於治療第 II 型糖尿病。由於食物會降低及延後藥物的吸收，一般建議在餐前 30 分鐘服用。

2. **副作用**：血糖過低、胃腸不適、肝毒性、過敏反應（構造類似磺胺藥，因此對磺胺藥過敏者應小心使用）及**體重增加**。

3. **交互作用**：
   (1) Clofibrate、Phenylbutazone 及 Sulfonamides 會將磺醯脲素類由血漿蛋白取代出，而增強降血糖作用。
   (2) β- 拮抗劑會抑制胰島素釋出，干擾磺醯脲素類的降血糖作用。
   (3) 與酒精併用會產生噁心、紅疹及心悸等酒精戒斷症候群症狀。

4. **禁忌症**：肝、腎功能異常。

5. **類似藥物**：請參考表 13-15。

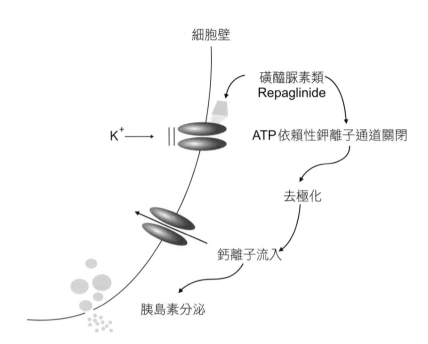

圖 13-10　磺醯脲素類及 Meglitinides 類衍生物的作用機轉。

✚ 表 13-15　磺醯脲素類藥物特徵之比較

	藥物	給藥方式	血漿蛋白結合率	作用時間 (hrs)	備註
第一代	Tolbutamide (Orinase®)	PO	>90%	6~12	Chlorpropamide 與酒精併服易產生 Disulfiram 反應，而引發潮紅、宿醉及呼吸困難等現象，另外也會誘發抗利尿激素不當分泌，造成水分滯留及稀釋性低血鈉症，進而減少排尿量
第一代	Chlorpropamide (Diabinese®)	PO	>90%	高達 60	
第一代	Tolazamide (Tolinase®)	PO	>90%	12~14	
第二代	**Glyburide** (Micronase®)	PO	>90%	24	
第二代	**Glipizide** (Glucotrol®)	PO	>90%	24	
第二代	Glimepiride (Amaryl®)	PO	>99%	24	
第二代	Gliclazide (Diamicron®)	PO	>95%	24	

三、Meglitinides 類衍生物

為新一類的胰島素分泌促進劑，藥物包括 Repaglinide 與 Nateglinide。

⊃ Repaglinide (Prandin®)

1. **作用與用途：**可抑制鉀通道，引起去極化，導致鈣離子內流，快速促進胰島素釋放，而達到降血糖作用，用於治療第 II 型糖尿病（圖 13-9）。非常適合用於飯後血糖過高的病人。

2. **副作用：**血糖過低、上呼吸道感染、肝毒性及**體重增加**。

3. **禁忌症：**嚴重肝、腎功能異常。

4. **類似藥物：**Nateglinide (Starlix®)。

四、Thiazolidinediones 類衍生物－胰島素激敏劑

Thiazolidinediones (TZDs) 類為新型之降血糖藥，藉由增強胰島素之敏感度而降低血糖。**Troglitazone** 為第一個核准用於第 II 型糖尿病之藥物，**但因具有肝毒性，已下架回收。**目前的藥物包括 Pioglitazone (Actos®) 與 Rosiglitazone (Avandia®)。

⊃ Pioglitazone (Actos®)

1. **作用與用途：**經由活化過氧化體增殖劑激活受體 (peroxisome proliferator activated receptor gamma; PPARγ)，增加脂肪組織、肝臟及骨骼肌之胰島素敏感性，而達到降血糖作用。**用於對胰島素有阻抗作用的第二型糖尿病。**優點為不會造成血糖過低。

2. **副作用：**頭痛、**體重上升**、水腫、貧血、肝功能指數上升、肺水腫及心臟衰竭。

3. **禁忌症：**嚴重肝功能異常及充血性心臟衰竭。

4. **類似藥物：**
   - Rosiglitazone (Avandia®)：心肌梗塞病人應小心使用。
   - Lobeglitazone (Duvie®)

五、α- 雙醣酶抑制劑

⊃ Acarbose (Precose®)

1. **作用與用途：**可抑制腸內之 α- 雙醣酶 (α-glucosidase)，使多醣類無法分解成單醣，因而**延緩醣類在小腸之消化及吸收**（圖 13-11），**用於降低飯後血糖**。優點為不會造成血糖過低、體重增加及全身性作用，適合用於飯後血糖過高者。

2. **副作用：**腹部不適、腹瀉及脹氣。

3. **禁忌症：**腸道激躁症、結腸性潰瘍或部分腸道阻塞者。

4. **類似藥物：Miglitol** (Glyset®)。

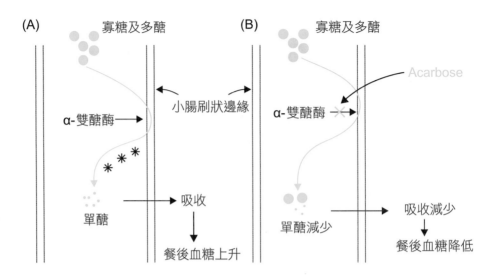

圖 13-11　α- 雙醣酶抑制劑的作用機轉。(A) 未使用 α- 雙醣酶抑制劑：醣類進行消化分解產生大量的單糖，進而增加葡萄糖的吸收，導致血糖上升；(B) 使用 α- 雙醣酶抑制：Acarbose 抑制 α- 雙醣酶，減緩醣類的消化分解，進而延緩葡萄糖之吸收，餐後血糖降低。

六、腸泌素調節劑

　　腸泌素 (incretin) 為胃腸分泌的胰島素釋放激素 (insulinotropic hormones)，可增加胰臟 β 細胞釋放胰島素，來調節體內葡萄糖的平衡。葡萄糖依賴胰島素釋放多胜肽 (glucose-dependent insulinotropic polypeptide; GIP) 和升糖素類似胜肽 (glucagon-like peptide-1; GLP-1) 皆屬於腸泌素的一種，當血糖濃度正常或升高時，GIP 或 GLP-1 會與胰臟 β 細胞結合，促進胰島素分泌、增加胰島素合成，並且透過對體抑素的刺激，**抑制 α 細胞分泌升糖素** (glucagon)，減少肝臟葡萄糖的新生及釋出，進而維持血糖的平衡。這兩種蛋白質一分泌很快就會被二肽基胜肽酶 (dipeptidyl peptidase 4; DPP-4）分解。因此治療時可使用 GLP-1 類似物及 DPP-4 抑制劑來增加胰島素的作用（圖 13-12）。

（一）　GLP-I 類似物－ Exenatide (Byetta®)

1. **作用與用途**：作用於胰臟 β 細胞而促進胰島素分泌，另外也會抑制升糖素分泌（圖 13-12）。常與其他降血糖藥併用，作為第二型糖尿病血糖控制之輔助療法。

2. **副作用**：噁心、腹瀉、嘔吐及低血糖。

3. **類似藥物**：
   - Albiglutide (Tanzeum®)。
   - Dulaglutide (Trulicity®)。
   - Liraglutide (Victoza®)。
   - Lixisenatide (Adlyxin®)。

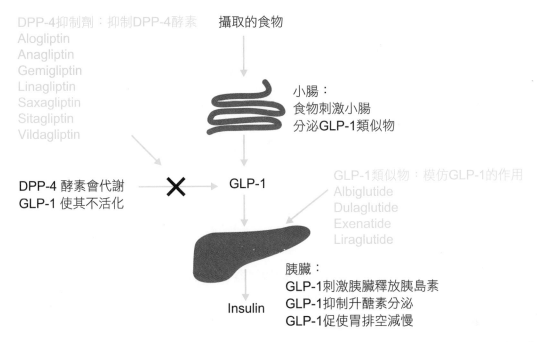

DPP-4抑制劑：抑制DPP-4酵素
Alogliptin
Anagliptin
Gemigliptin
Linagliptin
Saxagliptin
Sitagliptin
Vildagliptin

攝取的食物

小腸：
食物刺激小腸
分泌GLP-1類似物

DPP-4 酵素會代謝
GLP-1 使其不活化

GLP-1

GLP-1類似物：模仿GLP-1的作用
Albiglutide
Dulaglutide
Exenatide
Liraglutide

胰臟：
GLP-1刺激胰臟釋放胰島素
GLP-1抑制升醣素分泌
GLP-1促使胃排空減慢

Insulin

圖 13-12　GLP-1 類似物及 DPP-4 抑制劑的作用機轉。DPP-4 抑制劑可抑制 DPP-4 酵素，降低 GLP-1 被代謝，促進胰島素分泌；GLP-1 類似物則是模仿 GLP-1 的作用來刺激胰島素分泌。

(二)　DPP-4 抑制劑－ Sitagliptin (Januvia®)

1. **作用與用途：可抑制 DPP-4(dipeptidyl peptidase IV)** 來提高 GIP 和 GLP-1 的血中濃度，增加胰島素分泌（圖 13-12），強化第 2 型糖尿病人對血糖的調控能力。

2. **藥物動力學：** 與高脂食物併用不受影響，因此飯前或飯後服用均可。主要由腎臟排泄，因此腎功能不佳的病人應降低劑量。

3. **副作用：** 腸胃不適及過敏反應。

4. **類似藥物：**
   - Alogliptin (Nesina®)
   - Anagliptin (Suiny®)
   - Gemigliptin (Zemiglo®)
   - Saxagliptin (Onglyza®)
   - Vildagliptin (Galvus®)
   - Linagliptin (Trajenta®)

七、Amylin 類似物

　　Amylin 是由胰臟 β 細胞隨同胰島素一起分泌的激素，可減緩胃排空，抑制消化酶的分泌，抑制升糖素的分泌，與胰島素一起協同作用於葡萄糖的控制。

➲ Pramlintide (Symlin®)

1. **作用與用途：**為合成之 amylin 類似物，於飯前注射，可降低胃排空速率、抑制升糖素製造、降低飯後血糖及 HbA1c 值，用於治療第一型糖尿病或使用胰島素注射仍無法獲得良好控制的第二型糖尿病人。

2. **副作用：**噁心、嘔吐、無食慾及低血糖等。

3. **交互作用：**由於會延遲胃排空，因此避免與蕈毒鹼拮抗劑或鴉片類致效劑等減慢胃腸蠕動的藥物併用。

八、鈉－葡萄糖共同輸送器抑制劑

➲ Canagliflozin (Invokana®)

1. **作用與用途：**選擇性抑制鈉－葡萄糖共同輸送器 ($SGLT_2$)，干擾已過濾葡萄糖從近端腎小管再回收，進而降低血漿中葡萄糖的量（圖 13-13）。

2. **副作用：**生殖器黴菌感染、LDL 增加、低血壓、眩暈及滲透性利尿。

3. **類似藥物：**
   - Dapagliflozin (Farxiga®)
   - Empagliflozin (Jardiance®)
   - Ipragliflozin (Suglat®)

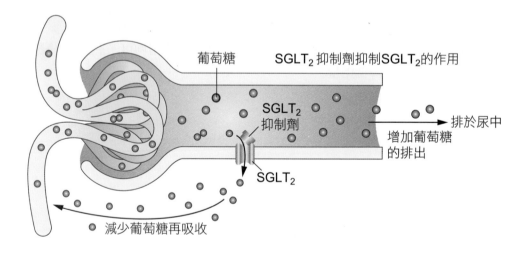

圖 13-13　$SGLT_2$ 抑制劑的作用機轉。$SGLT_2$ 抑制劑作用於近曲小管，抑制 $SGLT_2$，減少葡萄糖再吸收，進而降低血漿中葡萄糖的量。

九、輔助性製劑

兩個輔助性製劑－ Colesevelam 及 Bromocriptine 用來提升糖尿病的治療效果。

◯ Colesevelam (Welchol®)

- **作用與用途**：為第二代的膽酸結合樹脂，對於降低血脂及血糖皆有效果。其他請參考降血脂藥物。

◯ Bromocriptine (Cycloset®)

- **作用與用途**：為一口服多巴胺受體致效劑，可以不經由不增加胰島素的情形下使得血糖下降，用於治療第二型糖尿病患。然真正機轉並不是很清楚。

重點回顧

藥物	作用機轉與用途	副作用
雙胍類		
Metformin (Glucophage®)	抑制肝臟製造葡萄糖、減緩胃腸道之葡萄糖吸收及增加目標細胞對胰島素的敏感性，進而達到降血糖作用	厭食、噁心、嘔吐、腹瀉、干擾維生素 B_{12} 吸收及乳酸中毒
磺醯脲素類		
Tolbutamide (Orinase®) Chlorpropamide (Diabinese®) Tolazamide (Tolinase®) Glyburide (Micronase®) Glipizide (Glucotrol®) Glimepiride (Amaryl®) Gliclazide (Diamicron®)	促進胰島素釋放，及增加胰島素與標的組織及受體的結合而達到降血糖作用	血糖過低、胃腸不適、肝毒性、過敏反應及體重增加
Meglitinides 類衍生物		
Repaglinide (Prandin®) Nateglinide (Starlix®)	促進胰島素釋放，而達到降血糖作用	血糖過低、上呼吸道感染、肝毒性及體重增加
Thiazolidinediones 類衍生物－胰島素激敏劑		
Pioglitazone (Actos®) Rosiglitazone (Avandia®) Lobeglitazone (Duvie®)	經由活化 PPARγ 受體，增加脂肪組織、肝臟及骨骼肌之胰島素敏感性，而達到降血糖作用	頭痛、體重上升、水腫、貧血、肝功能指數上升、肺水腫及心臟衰竭
α- 雙醣酶抑制劑		
Acarbose (Precose®) Miglitol (Glyset®)	可抑制腸內之 α- 雙糖酶，使多醣類無法分解成單醣，因而延緩醣類在小腸之消化及吸收，用於降低飯後血糖	腹部不適、腹瀉及脹氣

藥物	作用機轉與用途	副作用
腸泌素調節劑		
GLP-1 類似物 　Exenatide (Byetta®) 　Albiglutide (Tanzeum®) 　Dulaglutide (Trulicity®) 　Liraglutide (Victoza®) 　Lixisenatide (Adlyxin®)	促進胰島素分泌及抑制升糖素分泌，而達到降血糖作用	噁心、腹瀉、嘔吐及低血糖
DPP-4 抑制劑 　Sitagliptin (Januvia®) 　Alogliptin (Nesina®) 　Anagliptin (Suiny®) 　Gemigliptin (Zemiglo®) 　Saxagliptin (Onglyza®) 　Vildagliptin (Galvus®) 　Linagliptin (Trajenta®)	可抑制 DPP-4 來提高 GIP 和 GLP-1 的血中濃度，增加胰島素分泌，來達到降血糖作用	腸胃不適及過敏反應
Amylin 類似物		
Pramlintide (Symlin®)	可降低胃排空速率、抑制升糖素製造及降低飯後血糖與 HbA1c 值，用於治療第一型及第二型糖尿病	噁心、嘔吐、無食慾及低血糖
鈉－葡萄糖共同輸送器抑制劑		
Canagliflozin (Invokana®) Dapagliflozin (Farxiga®) Empagliflozin (Jardiance®) Ipragliflozin (Suglat®)	選擇性抑制 $SGLT_2$，干擾已過濾葡萄糖從近端腎小管再回收，進而降低血漿中葡萄糖的量	生殖器黴菌感染、LDL 增加、低血壓、眩暈及滲透性利尿

 第五節　雌激素與影響生殖系統藥物

　　雌激素 (estrogen) 與黃體素 (progestins) 為兩個主要的女性荷爾蒙，其分泌受到腦下垂體前葉的性促素 (gonadotropin)－濾泡刺激素 (follicle-stimulating hormone; FSH) 與黃體生成素 (luteinizing hormone; LH) 所調控，而 FSH 及 LH 的釋放又受到下視丘所釋放的性釋素 (gonadotropin-releasing hormone; GnRH) 所刺激。它們共同在女性第二性徵的發展、懷孕與排卵、月經週期的控制、骨頭恆定及代謝過程的調節扮演重要的角色（圖 13-14）。

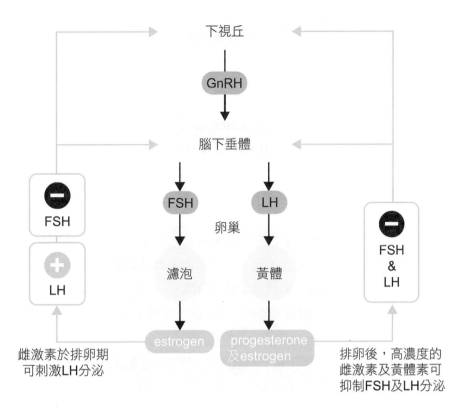

圖 13-14　女性荷爾蒙的調控。雌激素與黃體素為兩個主要的女性荷爾蒙，其分泌受到腦下垂體前葉所分泌的 FSH 及 LH 所調控，而 FSH 及 LH 的釋放又受到下視丘所釋放的 GnRH 所刺激。於排卵期間，雌激素會刺激 LH 的分泌，而抑制 FSH 的分泌。於排卵後，高濃度的雌激素及黃體素則會抑制 FSH 及 LH 的分泌。

一、雌激素

雌激素又稱動情素，其中雌二醇 (estradiol) 是卵巢合成與分泌中最強效的雌激素。其他包括雌酮 (estrone) 與雌三醇 (estriol)，是在肝臟由雌二醇生成，或在週邊組織由雄烯二酮 (androstenedione) 與其他雄性激素轉變而成。這兩種激素的效價是雌二醇的十分之一。

由於天然的雌激素口服吸收差且易被肝臟分解，因此有多種經改變天然雌激素結構的化合物被合成，包括結合型雌激素 (Conjugated estrogen)、Ethinyl esrtadiol 及 Diethylstilbestrol 等。

1. **作用機轉：** 可活化細胞內雌激素受體，刺激 DNA 及 RNA 合成蛋白質。

2. **生理作用：**

(1) 女性成熟

　a. 刺激陰道、子宮與輸卵管的第二性徵發育及乳房的發展。

　b. 促成腋毛、恥骨毛生長及更多脂肪存積在乳房、臀部和大腿而呈現女性體態特徵。

c. 加速青春期生長及刺激長骨骨骺的閉合。

d. 刺激乳頭區、乳暈及生殖區等皮膚色素之發展。

(2) 子宮內膜：加速子宮內膜與基質細胞的增殖及促使陰道黏膜變厚、子宮頸黏液變稀薄等。

(3) 骨頭：促進破骨細胞死亡及拮抗副甲狀腺素，減少骨質吸收耗損速率。

(4) 膽固醇代謝：可增加血中三酸甘油酯及 HDL 濃度，降低 LDL 及血漿膽固醇濃度。

(5) 血液凝固：可增加凝血因子 II、VII、IX 與 X 合成與減少抗凝血酶 III 的濃度，而增加凝血作用。

(6) 其他：可誘發黃體素受體合成，影響行為及性慾；促進血管內液體流入細胞外腔，產生水腫。

3. **臨床用途**：避孕、預防停經後骨質疏鬆、治療停經症候群（骨質疏鬆、盜汗、潮紅、及陰道黏膜乾燥與萎縮）、性腺機能不足、子宮出血、與黃體素併用治療多毛症與無月經 (dysmenorrhea) 及作為停經後婦女之荷爾蒙替代療法。

4. **副作用**：噁心、嘔吐、腹瀉、頭痛、停經、多毛症、乳房不適、陰道出血、栓塞、水腫及血壓上升等。

5. **禁忌症**：子宮內膜癌、乳癌、卵巢癌、陰道出血、懷孕、中風及血栓性靜脈炎。

二、雌激素拮抗劑

雌激素拮抗劑一般可分為選擇性雌激素受體調節劑 (selective estrogen-receptor modulators; SERMs)、純雌激素受體拮抗劑 (pure estrogen receptor antagonists) 及芳香酶抑制劑 (aromatase inhibitors) 等三大類。

(一) 選擇性雌激素受體調節劑

選擇性雌激素受體調節劑是一種新型的雌激素相關藥物，一般可與雌激素受體結合，依在不同組織而有興奮或抑制作用。

⊃ Tamoxifen (Nolvadex®)

1. **作用與用途**：為一前驅物，口服後經由肝臟代謝產生具有活性的 4-hydroxytamoxifen 以及 N- 去甲基 -4- 羥基代謝物，與體內雌激素競爭乳房組織的雌激素受體，用於停經後婦女轉移性乳癌。

2. **副作用**：陰道出血、噁心、嘔吐、熱潮紅、高膽固醇、體重增加、血栓栓塞、肝毒性及增加罹患子宮內膜癌的機率（圖 13-15）。

3. **注意事項**：建議乳癌病人使用不超過 5 年。

⊃ Raloxifene (Evista®)

1. **作用與用途：**為雌激素受體部分致效劑，可作用於骨骼內的雌激素受體，減少骨質流失，增加骨質密度，並可降低骨折發生率及治療乳癌。但不會刺激子宮內膜及乳房，用於治療骨質疏鬆症及乳癌。

2. **副作用：**陰道出血、噁心、嘔吐、熱潮紅、體重增加及血栓栓塞。

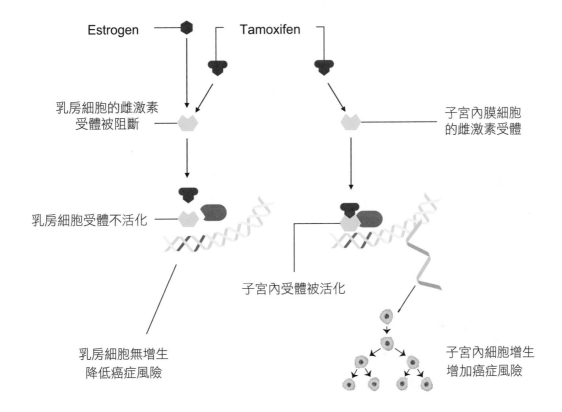

圖 13-15　Tamoxifen 導致子宮內膜癌的作用機制。

⊃ Clomiphene (Clomid®)

1. **作用與用途：**可干擾**雌激素**對下視丘與腦下垂體的負回饋機制，增加性釋素 (GnRH) 與性促素 (FSH、LH) 的分泌，造成濾泡成熟及刺激排卵，**用於治療不孕症**（圖 13-16）。

2. **副作用：**熱潮紅、腹部不適、視覺模糊及卵巢囊腫。

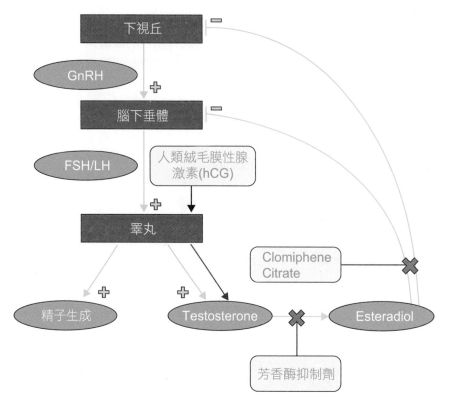

圖 13-16　Clomiphene 及芳香酶抑制劑的作用機轉。

(二) 純雌激素受體拮抗劑

⊃ Fulvestrant (Faslodex®)

1. **作用與用途：**可拮抗雌激素受體，用於治療停經後婦女的轉移性乳癌。

2. **副作用：**熱潮紅、噁心、胃腸不適及靜脈栓塞等。

(三) 芳香酶抑制劑

⊃ Anastrozole (Arimidex®)

1. **作用與用途：**為一非固醇類的芳香酶 (aromatase) 抑制劑，可干擾雌激素合成，用於治療停經後婦女乳癌（圖 13-15）。

2. **副作用：**高血壓、虛弱、噁心、頭痛、厭食、嘔吐、腹瀉、水腫、關節炎、熱潮紅、陰道乾澀、骨質疏鬆及毛髮稀疏。

3. **類似藥物：**
   - Letrozole (Femara®)
   - Fadrozole (Afema®)

三、黃體素 (Progestins)

黃體素是一群作用類似黃體酮 (progesterone) 的化合物，是由黃體生成素 (LH) 刺激所生成的天然黃體素。女性主要是在經期後半由黃體或胎盤分泌，男性則由睪丸分泌。在女性黃體酮會促進子宮內膜發展以造就新生胚胎著床的適當環境。高濃度的黃體酮也會在黃體期釋放以抑制黃體生成素，防止排卵再次發生。如果卵子受精，黃體酮會持續釋放，維持子宮內膜適合懷孕的最佳狀態，並降低子宮收縮。如果沒有受精，黃體就會停止釋放黃體酮，使黃體酮濃度下降，如此便刺激月經來潮。

除了天然的黃體酮外，一些口服不易被分解且作用時間長的黃體酮被合成出來，包括 Medroxyprogesterone acetate、Norethindrone、Norethindrone acetate、Megestrol acetate、Levo-norgestrel、Norgestimate 及 Drospirenone 等。

1. **作用機轉**：進入細胞內，結合至細胞質的黃體素受體而活化基因轉錄作用。

2. **生理作用**：
   (1) 於肝中促進肝糖合成。
   (2) 於腎小管與醛固酮競爭，引起鈉再吸收減少。
   (3) 影響下視丘溫度調節中樞，促使體溫上升。
   (4) 減少血漿中胺基酸濃度，導致尿氮增加排泄。
   (5) 負責乳房發育及引起排卵後子宮內膜的成熟與分泌改變。

3. **臨床用途**：不孕症、預防習慣性流產、治療經痛、無月經症、子宮內膜異位、多毛症、轉移性子宮內膜癌、攝護腺癌及作為停經後婦女之荷爾蒙替代療法。

4. **副作用**：噁心、嘔吐、水腫、乳房不適、月經出血量改變、情緒改變、陰道異常出血、體重改變、發燒、失眠、肝臟損傷、高血壓、**骨質流失**及血栓性栓塞。

5. **禁忌症**：與雌激素同。

四、黃體素拮抗劑

● Mifepristone (RU486; Mifegyne®)

1. **作用與用途**：為一合成的類固醇，可阻斷黃體素受體，分解黃體及促進子宮收縮，導致流產。通常與前列腺素（如 Misoprostol 或 Dinoprostone）併用，用於懷孕前期子宮內之人工流產。

2. **副作用**：子宮出血、噁心、嘔吐、皮疹及延長月經週期等。

3. **交互作用**：於肝臟代謝，因此不能與 Cimetidine、Erythromycin 及葡萄柚汁等酵素抑制劑併用，以免導致血中濃度過高。

⮞ Ulipristal acetate (Ella®)

1. **作用與用途**：為一種選擇性黃體素受體調節劑，可與黃體素受體結合後，阻礙或延遲排卵而達到避孕效果，且可延遲子宮內膜成熟，干擾受精卵植入。另外也可減少平滑肌瘤細胞的增生和誘導細胞凋亡，用於治療子宮肌瘤。

2. **副作用**：頭痛、噁心、嘔吐、腹痛、月經疼痛、頭暈、不規則出血、乳房壓痛及疲倦。

藥理小常識

　　Methotrexate 和 Misoprostol 併用是另一個有效及安全的人工流產方式。其中 Methotrexate 可破壞胚胎滋養層，Misoprostol 可促使子宮收縮。通常也是小於七週的效果最好。副作用包括噁心、嘔吐、腹瀉、頭痛、暈眩及熱潮紅等。

⮞ Danazol (Danocrine®)

1. **作用與用途**：可活化黃體素、雄性素及醣皮質素受體，干擾性激素合成，及抑制 FSH 與 LH 由腦下垂體釋放，抑制卵巢功能，造成排卵停止及相關的停經，用於治療子宮內膜異位、乳房纖維囊腫、乳漏症及月經過多。

2. **副作用**：體重增加、水腫、乳房變小、青春痘、油性皮膚、毛髮增加、聲音低沉、頭痛、熱潮紅及性慾改變等。

五、女性性興趣或喚醒障礙

　　女性性興趣或喚醒障礙 (Female sexual interest/ arousal disorder; FSIAD) 又稱為性慾過低症 (Hypoactive sexual desire disorder; HSDD)，是指性幻想和對性活動的欲望持續或反覆的不足或完全缺失，然而並非其他重大精神疾病、內科疾病及藥物濫用所造成。

　　目前 FDA 核准兩個藥物治療性慾過低症包括 Flibanserin 及 Bremelanotide。

⮞ Flibanserin (Addyi®)

1. **作用與用途**：為 5-HT_{1A} 致效劑及 5-HT_{2A} 拮抗劑，然而真正改善性慾困擾的機轉未知。

2. **副作用**：暈眩、嗜睡、噁心、疲勞、失眠及口乾。

3. **注意事項**：由於 Flibanserin 具有低血壓及暈眩的風險，因此與酒精或酵素抑制劑併用時應要特別注意。

⊃ Bremelanotide (Vyleesi®)

1. **作用與用途：**可活化黑素皮質素受體 (Melanocortin receptor) 治療性慾過低症，然真正的機轉未知。

2. **副作用：**噁心、嘔吐、潮紅及頭痛。

六、避孕藥

1. **作用與用途：**避孕藥中主要含有雌激素及黃體素，可透過抑制卵巢排卵；改變陰道與子宮頸的黏液量及濃度，使之量少而濃稠，不利精子穿透進入；干擾子宮內膜的生成使精子胚胎難以著床，進而達到避孕效果。其中干擾排卵是最常用的避孕方式。依種類分成：(1) 組合型避孕丸；(2) 黃體素藥丸；(3) 黃體素植入等三種類型。

(1) 組合型避孕丸：同時含有雌激素與黃體素二種成分，是目前最常用的口服避孕藥。可選擇性抑制 LH 及 FSH 的釋放，抑制排卵而達到避孕效果。另外也可使子宮黏液、內膜及輸卵管的運動與分泌改變，抑制精蟲進入，降低受孕與著床的可能性。其中最常用的雌激素製劑為 Ethinylestradrol、Mestranol 及 Estradiol valerate，而黃體素則如表 13-16。

(2) 黃體素藥丸：僅含黃體素，俗稱迷你丸 (mini-pills)。一般為每日連續服用低劑量且固定的 Norethindrone 或 Norgestrel。缺點為效果略低於組合型，而且常會造成經期不規律，目前較少使用。

(3) 黃體素植入：主要是將含有 Levonorgestrel (Norplant®) 的膠囊植入上臂皮下，膠囊會緩慢釋出黃體素抑制排卵。一般可維持五年的避孕效果。主要用於治療青春痘、多毛症、月經困難、多囊性卵巢、經痛、卵巢功能性水瘤及子宮內膜異位。

✚ 表 13-16　使用在口服避孕藥的黃體素製劑

黃體素	備註
第一代 Ethynediol diacetate Norethindrone	・較其他黃體數有較小的血栓風險 ・輕微的抗雄性素作用
第二代 Levonorgestrel Norgestrel	・比起第一代有較高的血栓風險 ・抗雄性素作用較第一代高 ・半衰期長
第三代 Desogestrel Norgestimate	・比起第一代有較高的血栓風險（特別是 Desogestrel） ・抗雄性素作用較第一代弱
第四代 Dienogest Drospirenone	・較其他黃體素製劑有較高的血栓風險 (特別是 Drospirenone) ・抗雄性素作用較第一代弱 ・較不易產生粉刺及多毛症的副作用 ・高血鉀（只有 Drospirenone 會有）

2. **副作用：高血壓**、水腫、**血栓性栓塞**、肺栓塞、心肌梗塞、暈眩、頭痛、憂鬱、中風、噁心、嘔吐、腹瀉、厭食、體重增加、**血糖過高**、痙攣、膽汁鬱滯性黃疸、無月經、出血、**肝損傷**及痛經等。

3. **禁忌症**：腦血管、糖尿病、肝臟疾病、懷孕、乳癌、心血管疾病及具栓塞病史者等。

殺精劑 (Spermicides)

　　主成分為可破壞精子細胞膜，藉以殺死精子或降低活動的 Nonoxynol-9，需與保險套共同搭配使用，效果才會最好。形式包括泡沫狀、膏狀、膠狀、栓劑或片劑等。

六、更年期的荷爾蒙替代療法

　　更年期的荷爾蒙替代療法 (menopausal hormone replacement therapy; HRT) 即是以荷爾蒙補充身體所缺乏的雌激素，一般可分成只使用雌激素或再加入黃體素，其中雌激素主要是用來緩解更年期的一些症狀，而黃體素的加入，則可以產生抑制作用，抑制雌激素所導致的子宮內膜增生及癌症。

　　荷爾蒙替代療法所含的荷爾蒙，有模仿身體荷爾蒙的效果，因此 (1) **可舒緩臉潮紅**、**失眠**、皮膚老化、焦慮、**陰道乾澀**、性慾降低等更年期症狀；(2) **預防骨質疏鬆症**；(3) 改善尿失禁；(4) 降低大腸癌的罹患機率等，然長期使用下來仍會產生肝病、急性靜脈栓塞、乳癌、子宮內膜癌、卵巢癌及陰道出血等副作用。

　　荷爾蒙補充療法的副作用與雌激素的劑量有關。對高危險群病人應採低劑量補充，使用期限不超過 4 年以上，4 年的使用時間內，宜逐年調降劑量，且每使用 1 年後宜停用 1 個月。

重點回顧

藥物	作用機轉及用途	副作用
雌激素		
天然雌激素 結合雌激素 雌激素酯化物	可活化細胞內雌激素受體，刺激 DNA 及 RNA 合成蛋白質。用於避孕、預防停經後骨質疏鬆、治療停經症候群、性腺機能不足、子宮出血、無月經及作為停經後婦女之荷爾蒙替代療法	噁心、嘔吐、腹瀉、頭痛、停經、多毛症、乳房不適、陰道出血、栓塞、水腫及血壓上升
雌激素拮抗劑		
Tamoxifen (Nolvadex®)	可與雌激素競爭乳房組織的雌激素受體，用於停經後婦女轉移性乳癌	陰道出血、噁心、嘔吐、熱潮紅、高膽固醇、體重增加、血栓栓塞、肝毒性及增加罹患子宮內膜癌的機率

藥物	作用機轉及用途	副作用
Raloxifene (Evista®)	可作用於骨骼內的雌激素受體，減少骨質流失、增加骨質密度，並可降低骨折發生率及治療乳癌	陰道出血、噁心、嘔吐、熱潮紅、體重增加及血栓栓塞
Clomiphene (Clomid®)	可干擾雌激素對下視丘與腦下垂體的負回饋機制，增加 GnRH、FSH 及 LH 的分泌，造成濾泡成熟及刺激排卵，用於治療不孕症	熱潮紅、腹部不適、視覺模糊及卵巢囊腫
純雌激素受體拮抗劑		
Fulvestrant (Faslodex®)	可拮抗雌激素受體，用於治療停經後婦女的轉移性乳癌	熱潮紅、噁心、胃腸不適及靜脈血栓栓塞
合成酶抑制劑		
Anastrozole (Arimidex®) Letrozole (Femara®) Fadrozole (Afema®)	可抑制芳香酶，干擾雌激素合成，用於停經後婦女乳癌	高血壓、虛弱、噁心、頭痛、厭食、嘔吐、腹瀉、水腫、關節炎、熱潮紅、陰道乾澀、骨質疏鬆及毛髮稀疏
黃體素		
Medroxyprogesterone Megestrol Levonorgestrel Norethindrone Norgestrel	可與黃體素受體結合，活化基因轉錄作用，而達到避孕、預防習慣性流產、治療經痛、無月經症、子宮內膜異位、多毛症、轉移性子宮內膜癌、攝護腺癌及作為停經後婦女之荷爾蒙替代療法	噁心、嘔吐、水腫、乳房不適、月經出血量改變、情緒改變、陰道異常出血、體重改變、發燒、失眠、肝臟損傷、骨質流失及血栓性栓塞
黃體素拮抗劑		
Mifepristone (RU486; Mifegyne®)	可拮抗黃體素受體，分解黃體及促進子宮收縮，導致流產，用於懷孕前期子宮內之人工流產	子宮出血、噁心、嘔吐、皮疹及延長月經週期
Ulipristal acetate (Ella®)	可與黃體素受體結合，阻礙排卵而達到避孕效果，且可延遲子宮內膜成熟，干擾受精卵植入。另外也可以治療子宮肌瘤	頭痛、噁心、嘔吐、腹痛、頭暈及不規則出血
Danazol (Danocrine®)	可活化黃體素、雄性素及醣皮質素受體，干擾性激素合成，及抑制 FSH 與 LH 由腦下垂體釋放，抑制卵巢功能，造成排卵停止及相關的停經，用於治療子宮內膜異位、乳房纖維囊腫、乳漏症及月經過多	體重增加、水腫、乳房變小、青春痘、油性皮膚、毛髮增加、聲音低沉、頭痛、熱潮紅及性慾改變
性慾過低藥物		
Flibanserin (Addyi®)	為 5-HT$_{1A}$ 致效劑及 5-HT$_{2A}$ 拮抗劑，然而真正改善性慾困擾的機轉未知。	暈眩、嗜睡、噁心、疲勞、失眠及口乾
Bremelanotide (Vyleesi®)	可活化黑素皮質素受體 (Melanocortin receptor) 治療性慾過低症，然真正的機轉未知	噁心、嘔吐、潮紅及頭痛
避孕藥		
雌激素 黃體素	預防排卵、干擾卵子發育或使卵子不成熟等來降低受孕機會，用於避孕	高血壓、水腫、血栓性栓塞、肺栓塞、心肌梗塞、暈眩、頭痛、憂鬱、中風、噁心、嘔吐、腹瀉、厭食、體重增加、血糖過高、痙攣、膽汁鬱滯性黃疸、無月經、出血及痛經

第六節 雄性素與抗雄性素藥物

　　雄性素為一群固醇類物質，在睪丸、卵巢及腎上腺皮質產生。其中睪固酮 (testosterone) 為男性最重要的雄性素，主要由萊狄氏細胞所分泌，其分泌受到下視丘的 GnRH 及腦下垂體前葉分泌的 FSH 與 LH 所控制（圖 13-17）（LH 會刺激間質細胞製造睪固酮；FSH 會促使精子製造和成熟）。睪固酮或其二氫睪固酮活性代謝物則會抑制腦下垂體前葉特定激素生成，而調節睪固酮的量。

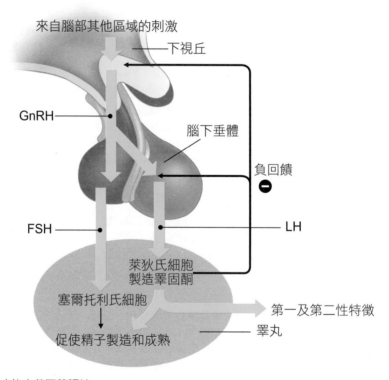

圖 13-17　睪丸功能之荷爾蒙調控。

一、睪固酮

　　臨床上將雄性素分成二大類：(1) 睪固酮及其酯類，藥物包括：Testosterone、Testosterone cypionate 及 Testosterone enanthate；(2) 17α 衍生物，藥物包括：Fluoxymesterone、Methyltestosterone 及 Oxandrolone。

1. **作用機轉：**睪固酮會與標的細胞的特定受體結合成複合物而與 DNA 結合並刺激特定 RNA 與蛋白質合成。

2. **生理及藥理作用：**

    (1) 促進陰囊變暗有褶皺，鬍鬚與體毛生長，皮脂腺生長，聲音低沉，喉頭變大及陰莖、攝護腺、精囊等男性構造或功能正常成熟。

    (2) 刺激精蟲製造。

    (3) 增加肌肉質量及骨骼發育。

    (4) 促進紅血球生成素合成及增加紅血球生成。

    (5) 降低骨質再吸收。

3. **用途：** 治療性腺功能低下、乳癌、作為荷爾蒙補充、蛋白質同化劑及當作生長刺激劑等。

4. **副作用：** 痤瘡、男性女乳症、水腫、抑制精蟲生成、性慾增加、前列腺癌、及肝機能異常。

二、蛋白質同化類固醇

    雄性素的結構可被修飾以加強同化作用並降低其他作用。這些蛋白質同化類固醇(anabolic steroids) 包括 Nandrolone、Stanozolol、Methenolone。

1. **作用與用途：** 可使身體合成較多蛋白質，刺激骨骼形成，使肌肉的力量有較大爆發力及使紅血球增多，有利於運動時血氧含量增加，用於治療骨質疏鬆症、男性腺機能不足及手術、燒傷、外傷引起的虛弱。

2. **副作用：** 水腫、睪丸萎縮、不孕、禿頭、男性女乳症、青春痘、血壓上升、動脈硬化及肝毒性。

※ 雖然使用同化類固醇對運動表現有幫助，但是對身體而言，會造成很大的傷害，且對比賽也造成不公平，所以國際奧委會已明定禁止使用。

三、雄性素拮抗劑

    雄性素拮抗劑被用於治療女性多毛症、禿頭、痤瘡、男性之性早熟、良性攝護腺瘤及其他疾病所導致的睪固酮生成過多。藥物包括受體抑制劑及 5α 還原酶抑制劑。

(一) 受體抑制劑

⊃ Cyproterone (Androcur®)

1. **作用與用途：** 為雄性素受體拮抗劑，用於治療前列腺癌、女性痤瘡及男性性早熟等（圖 13-2）。

2. **副作用：** 過敏、發疹、體重增加、噁心、嘔吐、腹痛及乳房痛等。

➲ Flutamide (Eulexin®)

1. **作用與用途**：為非固醇類之雄性素拮抗劑，可阻止睪固酮及二氫睪固酮與受體結合，用於治療前列腺癌（圖 13-2）。

2. **副作用**：性慾喪失、陽萎及急性肝衰竭。

3. **類似藥物**：
   - Bicalutamide (Casodex®)
   - Nilutamide (Anandron®)

➲ Abiraterone acetate（Zytiga®；澤珂錠）

1. **作用與用途**：抑制細胞色素 p-450 17A1 (CYP17A1) 的活性，干擾脫氫異雄固酮 (dehydroepiandrosterone; DHEA)、睪固酮及二氫睪固酮的產生，因而抑制腎上腺、睪丸和腫瘤內雄性素的生合成。常與 Prednisone 合併治療轉移性前列腺癌。

2. **副作用**：疲倦、關節腫脹不適、水腫、潮熱、腹瀉、尿路感染、咳嗽、高血壓、低血鉀、心律異常和肝功能異常等。

3. **注意事項**：
   (1) 需與類固醇合併使用以降低副作用，因此不可隨意停藥。
   (2) 建議空腹使用，避免與食物併服，以免增加藥物進入體內的量而產生嚴重的副作用。

（二） 5α 還原酶抑制劑

5α 還原酶抑制劑 Finasteride，請參考泌尿生殖系統藥物。

重點回顧

藥物	作用機轉與用途	副作用
雄性素		
睪固酮	與細胞內受體結合，干擾 DNA、RNA 及蛋白質合成。治療性腺功能低下、乳癌、作為荷爾蒙補充、蛋白質同化劑及生長刺激劑	痤瘡、男性女乳症、水腫、抑制精蟲生成、性慾增加、及肝機能異常
蛋白質同化類固醇		
Nandrolone Stanozolol Methenolone	可使身體合成較多蛋白質，刺激骨骼形成，使肌肉的力量有較大爆發力及促使紅血球增多，用於治療骨質疏鬆症、男性腺機能不足以及手術、燒傷、外傷引起的虛弱	水腫、睪丸萎縮、不孕、禿頭、男性女乳症、青春痘、血壓上升、動脈硬化及肝毒性

藥物	作用機轉與用途	副作用
雄性素拮抗劑		
Cyproterone (Androcur®)	可拮抗雄性素受體，用於治療前列腺癌、女性痤瘡及男性性早熟	過敏、發疹、體重增加、噁心、嘔吐、腹痛及乳房痛
Flutamide (Eulexin®) Bicalutamide (Casodex®) Nilutamide (Anandron®)	可阻止睪固酮及二氫睪固酮與受體結合，用於治療前列腺癌	性慾喪失、陽萎及急性肝衰竭
Abiraterone acetate （Zytiga®; 澤珂錠）	抑制細胞色素 p-450 17A1 (CYP17A1) 的活性，干擾脫氫異雄固酮、睪固酮及二氫睪固酮的產生，因而抑制腎上腺、睪丸和腫瘤內雄性素的生合成。常與 Prednisone 合併治療轉移性前列腺癌	疲倦、關節腫脹不適、水腫、潮熱、腹瀉、尿路感染、咳嗽、高血壓、低血鉀、心律異常和肝功能異常
5α 還原酶抑制劑	參考泌尿生殖系統藥物	

 第七節　骨骼礦物質恆定的藥物

　　鈣是人體必需的礦物質，含量最多。除了建構骨骼之外，還有調節細胞生理機能的功用，缺乏時會增加癌症、高血壓、骨質疏鬆、骨折等慢性疾病的風險。體內 99% 的鈣質存在骨骼及牙齒中，其中骨骼是體內最大的鈣質儲存庫，隨時用來維持血鈣的濃度，其他小於 1% 的鈣質則廣泛存在所有組織的細胞內與血液中，負責肌肉收縮、血管的擴張收縮、荷爾蒙及酵素的分泌、神經傳遞物質的傳導，以及正常的凝血作用等。

　　體內負責控制鈣離子恆定主要經由：(1) 小腸的吸收；(2) 腎臟的排泄及 (3) 骨質中的再吸收 (resorption) 或沉積作用 (deposition) 等三個過程。而調控這些過程的荷爾蒙包括副甲狀腺素 (parathyroid hormone; PTH)、維生素 D (vitamine D) 及降鈣素 (calcitonin)。

一、副甲狀腺素

　　副甲狀腺素為一含有 84 個胺基酸的多胜肽，在副甲狀腺細胞內合成，並且儲存在囊泡中，血中游離鈣離子為控制其分泌的主要因素。當血中鈣離子濃度過高時，便會抑制副甲狀腺素分泌；反之當血中鈣離子濃度降低時，副甲狀腺素的分泌便增加。由此可知，血中鈣離子的濃度對副甲狀腺素的分泌具有迴饋調控作用。

造骨細胞

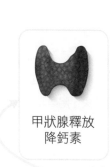

甲狀腺釋放
降鈣素

抑制蝕骨細胞
作用，減少
骨骼釋出鈣

減少小腸
吸收鈣

減少腎小管
對鈣的再吸收

血鈣上升時　　　　　　　　　　　　　　　血鈣下降

體內平衡（正常的血鈣濃度）

血鈣下降時　　　　　　　　　　　　　　　血鈣上升

副甲狀腺
釋放PTH

活化蝕骨細胞
作用，促使
骨骼釋出鈣

增加小腸
吸收鈣

增加腎小管
對鈣的再吸收

造骨細胞

圖 13-18　副甲狀腺素及降鈣素對礦物質恆定的機轉。

　　PTH 釋放出來後，會結合到標的細胞受體，經由許多作用來影響鈣離子的代謝作用。(1) 活化蝕骨細胞 (osteoclasts)，促使骨骼釋出鈣，增加血鈣濃度；(2) 促進腎小管對鈣再吸收，但抑制磷酸鹽的再吸收，導致血鈣上升，血中磷酸鹽濃度下降；(3) 促進維生素 D 合成，增加小腸吸收鈣及磷酸鹽（圖 13-18)。其總合為提高血鈣但降低血磷濃度。一般口服無效，需注射給藥，用於治療骨質疏鬆症及副甲狀腺功能過低。

二、維生素 D

　　維生素 D 為一荷爾蒙先質 (prehormone)，主要由 7- 去氫膽固醇 (7-dehydrocholesterol) 經日照後產生維生素 D_3 (cholecalciferol)，之後再經肝臟及腎臟酵素的作用，分別轉變成 25- 羥基維生素 D(calcidiol) 及活性代謝物 1,25 二羥基維生素 D(calcitriol)（圖 13-19)。

　　calcitriol 的生理作用包括：(1) 促進小腸對鈣、磷的吸收；(2) 增加骨頭礦物質的含量及重塑 (remodeling)；(3) 促進腎小管對鈣及磷酸鹽的再吸收（圖 13-19)。一般可口服及注射給藥，用於治療副甲狀腺功能低下、軟骨症、低血鈣症及佝僂症等。

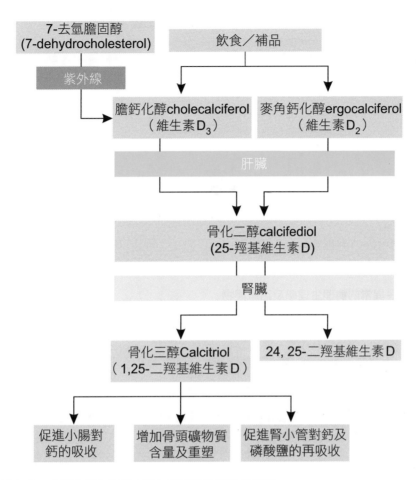

圖 13-19　維生素 D 的活化過程及維生素 D 對礦物質恆定的機轉。

三、降鈣素

　　降鈣素為一含有 32 個胺基酸之單鏈胜肽，主要由甲狀腺濾泡旁細胞分泌，經由許多作用來影響鈣離子的代謝作用：(1) 抑制蝕骨細胞的作用，減少骨骼釋出鈣，降低血鈣濃度；(2) 減少腎小管對鈣及磷酸鹽的再吸收，減少骨質流失；(3) 減少小腸吸收鈣。其總合為降低血鈣濃度。皮下、肌肉注射及鼻腔給藥，治療高血鈣、佩吉氏症及停經後的骨質疏鬆症。

　　綜觀以上三個荷爾蒙調節血鈣及血磷的結果如表 13-17。

　　骨骼礦物質恆定失調通常可由鈣及磷酸鹽濃度的異常來呈現。由於骨頭及腎臟對骨骼礦物質恆定扮演重要的角色，因此影響骨骼礦物質恆定，通常也會影響這兩者或其一的組織，因此了解不正常血鈣及磷酸鹽濃度所導致的疾病，而後使用正確的藥物來治療是非常重要的（表 13-18）。

✚ 表 13-17　副甲狀腺素、維生素 D 及降鈣素對鈣及磷酸鹽的影響

項目	副甲狀腺素	維生素 D	降鈣素
鈣			
血漿鈣離子濃度	↑	↑	↓
腸道鈣離子吸收	↑	↑	－
腎臟鈣離子排出	↓	↓	↑
骨質再吸收鈣	↑	↑	↓
磷酸鹽			
血漿磷酸鹽濃度	↓	↑	

↑：增加；　↓：減少；　－：無影響

✚ 表 13-18　鈣離子異常的病理生理學及治療藥物

疾病	原因	臨床症候	治療藥物
高血鈣	癌症、維生素 D 中毒、類肉瘤病 (sarcoidosis) 及使用 Thiazide 類利尿劑	疲倦、嗜睡、便祕、消化性潰瘍、噁心、嘔吐、多尿或腎結石	亨利氏環利尿劑、磷酸鹽、乙二胺四乙基 (EDTA)、醣皮質素、降鈣素、雙磷酸鹽類及 Gallium nitrate
低血鈣	缺乏副甲狀腺素、維生素 D 或鈣	異常神經感覺、肌肉痙攣、心衰竭、低血壓、心跳過慢甚至心律不整	葡萄糖酸鈣或檸檬酸鈣
軟骨症／佝僂病 (rickets)	缺乏維生素 D 與鈣	骨骼軟化易碎、肌肉缺乏彈性及腕骨、膝蓋、腳踝膨大	維生素 D 及鈣
骨質疏鬆症 (osteoporosis)	與女性荷爾蒙缺乏有關	骨質減少，而易發生骨折	雙磷酸鹽類、降鈣素、選擇性雌性素受體調節劑、雌激素、鈣及維生素 D
佩吉氏症 (Paget's disease)	目前病因並不清楚，可能和病毒及遺傳有關	骨頭疼痛及骨骼變大、變軟或變彎	鎮痛劑、雙磷酸鹽類及降鈣素
副甲狀腺機能低下	手術時不慎將副甲狀腺移走	皮膚感覺異常、手足搐搦及肌肉痙攣	鈣、維生素 D
副甲狀腺機能亢進	副甲狀腺腺瘤	肌肉無力、便祕、食慾不振及精神欠佳	Cinacalcet

四、鈣離子異常的藥物

　　骨質疏鬆症的藥物分兩類：(1) 抗骨質再吸收藥物 (antiresorptive drugs)，如雙磷酸鹽類 (bisphosphonates)、降鈣素、雌激素、選擇性雌激素受體調節劑和細胞核 κ-B 受體活化因子配體抑制劑 (receptor activator of nuclear factor kappa-B ligand inhibitor; RANKLI)；(2) 促進骨質生成藥物 (anabolic drugs)，如副甲狀腺素。抗骨質再吸收藥物的作用機制在於減緩骨質流失，促進骨質生成藥物則是加速骨質的生成。

（一）雙磷酸鹽類

➲ Alendronate（Fosamax®；福善美）

1. **作用與用途：**可嵌入骨骼中，抑制骨骼再吸收及增加蝕骨細胞的凋亡，口服治療佩吉氏症、高血鈣、預防停經後及糖皮質素引起的骨質疏鬆症。

2. **藥物動力學：**口服投與時，吸收不佳 (<10%)，其中一半劑量會蓄積在骨礦化位置（一旦與骨骼結合，須數個月至數年的時間清除），其餘被腎臟以原型態排泄，因此腎功能異常者應降低劑量。

3. **副作用：**噁心、嘔吐、胃腸不適、食道炎、發燒、眼睛發炎、下顎骨壞死及骨骼肌肉關節痠痛等。

4. **注意事項：**
   (1) 口服時需於早晨空腹服用（因易受食物影響），且整顆吞服，不可咬碎或磨碎。
   (2) 服用後 30 分鐘內應保持上半身為直立狀態，以免因藥物滯留於食道而造成傷害。

5. **類似藥物：**

藥物	給藥途徑	治療用途			
		停經後骨質疏鬆症	佩吉氏症	高血鈣	醣皮質素引起之骨質疏鬆
Etidronate (Didronel®)	PO、IV		○		
Ibandronate (Bovina®)	PO	○			
Pamidronate (Aredia®)	IV		○	○	
Risedronate (Actonel®)	PO	○	○		○
Tiludronate (Skelid®)	PO		○		
Zoledronate (Aclasta®)	IV	○	○	○	

（二）選擇性雌激素受體調節劑－ Raloxifene、Bazedoxifene ／結合型 estrogen

　　請參考第五節雌激素與影響生殖系統藥物。

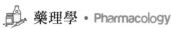

(三) 細胞核 κ-B 受體活化因子配體抑制劑

　　細胞核 κ-B 受體活化因子配體 (receptor activator of nuclear factor kappa-B ligand; RANKL) 在骨骼的新陳代謝方面扮演相當重要的角色。它是造骨細胞膜上的一種膜蛋白，可活化蝕骨細胞，加速蝕骨細胞破壞骨質並被吸收，為骨質更新的重要一環。當造骨細胞膜上的細胞核 κ-B 受體活化因子 (RANK) 活化蝕骨細胞膜上的 RANKL 時，蝕骨作用就會開始。因此使用 RANKL 抑制劑可治療骨質疏鬆症。

⊃ Denosumab (Prolia®)

1. **作用與用途：** 是一種單株抗體，可與 RANKL 結合，進而抑制蝕骨細胞的骨質再吸收，且促進骨質生成作用，用於治療停經後婦女骨質疏鬆症。

2. **副作用：** 腸胃不適、肌肉痠痛、背痛、疲倦、上呼吸道感染、鼻咽炎、低血鈣、嚴重感染、顎骨壞死或延緩骨折癒合等。

3. **類似藥物：** Romosozumab (Evenity®)。

(四) 其他

⊃ 鮭魚降鈣素 (Calcitonin-salmon)

　　主要由鮭魚萃取出來，結構及作用類似人類降鈣素，然半衰期較長。

1. **作用與用途：** 可抑制蝕骨細胞，降低骨骼再吸收，以及抑制腎小管對鈣的再吸收。用於治療骨質疏鬆症、佩吉氏症及高血鈣等。

2. **副作用：** 鼻子乾燥、刺激及噁心。

⊃ Cinacalcet (Sensipar®)

1. **作用與用途：** 可活化副甲狀腺的鈣感受性受體，增加細胞外鈣的敏感性而直接降低副甲狀腺素的濃度，用於治療副甲狀腺機能亢進。

2. **副作用：** 噁心、嘔吐及腹瀉。

⊃ Teriparatide (Forteo®)

1. **作用與用途：** 可刺激造骨細胞活性，防止成熟之造骨細胞凋亡 (apoptosis) 並延長存活期，進而增加造骨細胞之數目及功能，促進骨質生成，增加骨骼質量及骨骼強度，用於治療骨質疏鬆症。

2. **副作用：** 噁心、頭痛、暈眩與腿部痙攣。

3. **類似藥物：** Abaloparatide (Tymlos®)。

藥理小常識　高血鈣症

　　為常見之代謝急症，臨床症狀與血鈣之高低程度有關，是癌症最常見的併發症之一。臨床症狀為疲倦、嗜睡、高血壓、心律不整、便秘、消化性潰瘍、多尿、腎結石、貧血及發燒等。治療藥物包括：

1. 以生理食鹽水補充水分及或與 Lasix 共用產生滲透利尿作用：由於高血鈣使腎小管濃縮尿液能力下降，故病人因水份流失產生脫水現象，腎血流減少，GFR 下降，對於嚴重之高血鈣症治療第一步應給予生理食鹽水以補充流失之水份，並產生滲透利尿作用。

2. 類固醇：減少腸道吸收鈣，因此而降低血鈣。

3. 降鈣素：可以與蝕骨細胞上之受體結合後抑制其活性，同時可以減少腎小管對鈣離子之再吸收，是所有降血鈣藥物中作用最快的。

4. 雙磷酸鹽類：抑制蝕骨細胞的骨質吸收作用。

5. Gallium nitrate：可強力抑制蝕骨細胞的骨溶蝕作用。

6. Plicamycin：可抑制破骨細胞之形成，及抑制腎小管對鈣離子之再吸收，故能降低血鈣。

7. Phosphate：主要是引起 $CaPO_4$ 之沉澱，沉澱血管中引致器官嚴重之破壞，因此除非有致命性之高血鈣症且對所有治療均無效才考慮使用 phosphate 治療。

重點回顧

藥物	作用機轉與用途	副作用
雙磷酸鹽		
Alendronate（Fosamax®；福善美） Etidronate (Didronel®) Ibandronate (Bovina®) Pamidronate (Aredia®) Risedronate (Actonel®) Tiludronate (Skelid®) Zoledronate (Aclasta®)	抑制骨骼再吸收及增加蝕骨細胞的凋亡，口服治療佩吉氏症、高血鈣、預防停經後及糖皮質素引起的骨質疏鬆症	噁心、嘔吐、胃腸不適、食道炎、發燒、眼睛發炎、下顎骨壞死及骨骼肌肉關節痠痛
選擇性雌激素受體調節劑		
Raloxifene (Evista®) Bazedoxifene ／結合型雌激素 (Duavee®)	可與骨骼內的雌激素受體結合，減少骨質流失，增加骨質密度，並可降低骨折發生率，用於治療骨質疏鬆症及預防乳癌	臉部潮紅、靜脈栓塞及腿部抽筋
細胞核 κ-B 受體活化因子配體抑制劑		
Denosumab (Prolia®) Romosozumab (Evenity®)	可與 RANKL 結合，進而抑制蝕骨細胞的作用，及促進骨質合成，用於治療骨折高風險之停經後婦女骨質疏鬆症	腸胃不適、肌肉痠痛、背痛、疲倦、上呼吸道感染、低血鈣、感染及顎骨壞死等

藥物	作用機轉與用途	副作用
其他		
鮭魚降鈣素 (Calcitonin-salmon)	可抑制蝕骨細胞，降低骨骼再吸收，及抑制腎小管對鈣的再吸收，用於治療骨質疏鬆症、佩吉氏症及高血鈣	鼻子乾燥、刺激及噁心
Cinacalcet (Sensipar®)	可活化副甲狀腺的鈣感受性受體，增加細胞外鈣的敏感性而直接降低副甲狀腺素的濃度，用於治療副甲狀腺機能亢進	噁心、嘔吐及腹瀉
Teriparatide (Forteo®) Abaloparatide (Tymlos®)	可刺激造骨細胞活化、防止造骨細胞凋亡並延長存活期，進而增加造骨細胞之數目及功能，促進骨質生成，增加骨骼質量及骨骼強度，用於治療骨質疏鬆症	噁心、頭痛、暈眩與腿部痙攣

自我評量

1. (　)　下列哪一個藥物用於手術前可使甲狀腺體積縮小？ (A) Propylthiouracil　(B) Levothyroxine　(C) Iodine　(D) Liotrix。

2. (　)　有一病人因心悸、肌肉無力、神經質、發燒、嘔吐及過度的流汗而被送至急診室，此時檢測其血中的 T_4 及 TSH 值，發現 T_4 值過高而 TSH 值過低，由於為了迅速降低血中甲狀腺素的合成，因此給予了 Methimazole，請問 Methimazole 的作用機轉為何？ (A) 抑制酪胺酸羥化酶，降低 Norepinephrine 的合成　(B) 抑制甲狀腺素過氧化酶，藉以降低 T_4 及 T_3 的合成　(C) 抑制肌漿網鈣離子的射入　(D) 增加甲狀腺素的分泌。

3. (　)　有關泌乳激素 prolactin 的敘述，下列何者錯誤？ (A) 可刺激女性乳房產生乳汁　(B) 屬於腦下垂體後葉分泌的激素　(C) 可抑制排卵或月經週期，減低生殖功能　(D) 其分泌受到多巴胺 (dopamine) 的調控。

4. (　)　下列藥物中，何者不適用於治療生長激素分泌過多而產生的肢端肥大症？ (A) Octreotide　(B) Bromocriptine　(C) Corticotropin　(D) Pegvisomant。

5. (　)　有一 62 歲婦女於 50 歲時已停經，當時使用結合型雌激素來改善停經時的症狀。目前她並沒有使用其他藥物，假如她想預防骨質疏鬆症，請問下列哪一個藥物最適合？ (A) Estrogen　(B) Progestin　(C) 第二代磺醯脲素類　(D) Bisphosphonate。

6. (　)　關於礦物皮質類固醇 (mineralocorticoid) 的生理及藥理作用，下列何者錯誤？ (A) 促進鈉離子的再吸收　(B) 促進氯離子的再吸收　(C) 促進鉀離子的再吸收　(D) 促進水的再吸收。

7. (　)　下列哪一個為使用高劑量的雌激素療法所導致的副作用？ (A) 粉刺　(B) 淋巴球減少症　(C) 體重減輕　(D) 血栓性栓塞症。

8. (　)　下列哪一個藥物可抑制 5α 還原酶，減少睪固酮轉變成二氫睪固酮，藉以降低前列腺的大小，用於治療良性前列腺肥大？ (A) Prednisone　(B) Finasteride　(C) Mifepristone　(D) Hydrocortisone。

9. (　)　當給予一老年病人 T_4 治療甲狀腺機能低下時，會產生何種嚴重的副作用？ (A) 急性腎衰竭　(B) 血球溶解　(C) 心悸　(D) 癲癇。

10. (　)　醣皮質素可用來治療下列何種疾病？ (A) 化療所導致的噁心及嘔吐　(B) 原發性高血壓　(C) 高促乳素血症　(D) 帕金森氏症。

11. (　)　有一 46 歲病人罹患庫欣氏症候群，請問下列哪一種藥物可以用來減輕這個疾病的症狀？ (A) Betamethasone　(B) Cortisol　(C) Fludrocortisone　(D) Ketoconazole。

12. (　)　關於 corticosteroid 的臨床用途，下列何者錯誤？ (A) 診斷庫欣氏症候群 (Cushing's syndrome)　(B) 治療腎上腺皮質機能不全　(C) 治療白內障　(D) 緩解異位性皮膚炎。

13. (　　) 下列何種藥物可用於治療肢端肥大症 (acromegaly)？(A) Octreotide　(B) Somatropin　(C) Methimazole　(D) Leuprolide。

14. (　　) 下列何者可促進內源性的胰島素釋放？(A) Acarbose　(B) Glipizide　(C) Metformin　(D) Miglitol。

15. (　　) 下列何者是胰島素重要的作用？(A) 增加胺基酸轉變成葡萄糖　(B) 促進醣質新生作用　(C) 增加葡糖糖轉運至細胞內　(D) 抑制脂蛋白水解酶的作用。

16. (　　) 一 54 歲糖尿病人有酗酒的情形。對此病人來說，使用 Metformin 要特別小心是因為？(A) 類似 Disulfiram 反應　(B) 體重增加　(C) 低血糖　(D) 乳酸中毒。

17. (　　) 下列哪一個降血糖藥可干擾碳水化合物的吸收？(A) Acarbose　(B) Exenatide　(C) Glipizide　(D) Pioglitazone。

18. (　　) Thiazolidinediones 可活化 PPARγ 受體，增加組織對胰島素的敏感性，請問下列何者是它的作用機轉？(A) 活化腺嘌呤環化酶，增加 cAMP 濃度　(B) 降低細胞內 GLUT2 葡萄糖轉運者抑制劑的活性　(C) 抑制肝醣分解過程的主要酵素　(D) 增加週邊組織對葡萄萄的使用。

19. (　　) 下列哪一項對 Propylthiouracil 的作用機轉描述最正確？(A) 它可干擾 TRH 的釋放　(B) 它可干擾甲狀腺細胞對碘離子的攝取　(C) 它可抑制甲狀腺素從甲狀腺釋出　(D) 它可抑制酪胺酸的碘化及偶合，進而干擾甲狀腺素合成。

20. (　　) 下列關於醣皮質類固醇的描述，何項錯誤？(A) 會引發消化性潰瘍　(B) 禁用於青光眼病人　(C) 可用於治療艾迪森氏症 (Addison's disease)　(D) 主要是與細胞膜的受體結合來產生藥理作用。

21. (　　) 治療糖尿病的用藥中，下列何者的主要作用是刺激胰臟 β 細胞釋放 insulin？(A) Glyburide　(B) Sitagliptin　(C) Acarbose　(D) Dapagliflozin。

QR Code 解答

CHAPTER

14

抗感染藥
Chemotherapy of Infectious Disease

學習目標
Objectives

1. 了解各類抗菌劑的作用機轉、用途、配伍禁忌、交互作用、懷孕用藥分類及重要的副作用。

2. 了解抗原蟲藥及抗蠕蟲藥的作用機轉、用途、配伍禁忌、交互作用、懷孕用藥分類及重要的副作用。

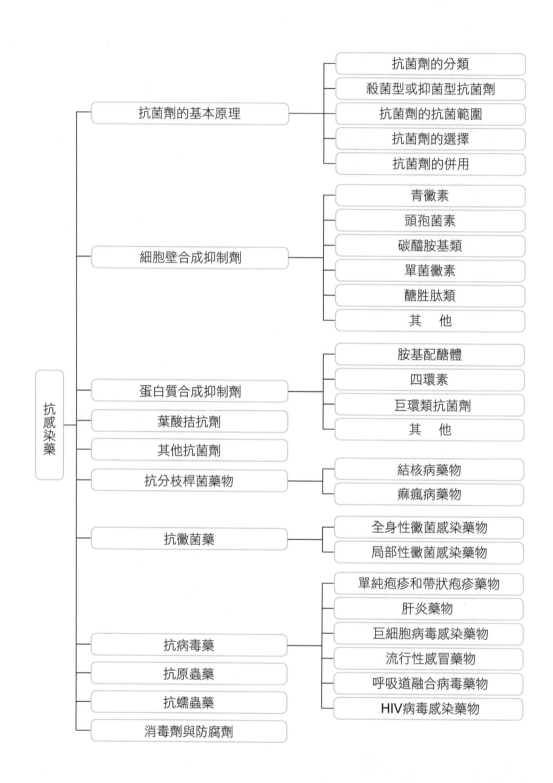

抗感染藥

- 抗菌劑的基本原理
  - 抗菌劑的分類
  - 殺菌型或抑菌型抗菌劑
  - 抗菌劑的抗菌範圍
  - 抗菌劑的選擇
  - 抗菌劑的併用
- 細胞壁合成抑制劑
  - 青黴素
  - 頭孢菌素
  - 碳醯胺基類
  - 單菌黴素
  - 醣胜肽類
  - 其　他
- 蛋白質合成抑制劑
  - 胺基配醣體
  - 四環素
  - 巨環類抗菌劑
  - 其　他
- 葉酸拮抗劑
- 其他抗菌劑
- 抗分枝桿菌藥物
  - 結核病藥物
  - 痲瘋病藥物
- 抗黴菌藥
  - 全身性黴菌感染藥物
  - 局部性黴菌感染藥物
- 抗病毒藥
  - 單純疱疹和帶狀疱疹藥物
  - 肝炎藥物
  - 巨細胞病毒感染藥物
  - 流行性感冒藥物
  - 呼吸道融合病毒藥物
  - HIV病毒感染藥物
- 抗原蟲藥
- 抗蠕蟲藥
- 消毒劑與防腐劑

「化學療法」(chemotherapy) 是利用化學物質，使引起疾病的寄生體在宿主體內死亡或生長、繁殖受抑制，進而達到疾病預防或治療的目的，用來施行化學療法的物質稱為化學治療藥物 (chemotherapeuticagents)。若化學治療藥物是直接來自於微生物所分泌之化學物質，稱為抗生素 (antibiotics)；若是由天然抗生素經化學修飾而得，即稱為抗菌劑 (antimicrobial agents)。

第一節　抗菌劑的基本原理

一、抗菌劑的分類

化學療法的原理是應用寄生體與宿主間具有代謝系統或構造上的不同，使得抗菌劑能專一性地作用在寄生體，使寄生體死亡或活動力降低，並且以不會傷害到宿主細胞為治療原則。抗菌劑依作用機轉分成抑制細胞壁合成、影響細胞膜通透性、抑制蛋白質合成、抑制細菌核酸合成、抗代謝藥物及抑制病毒複製等六大類（表 14-1）。

✚ 表 14-1　抗菌劑的分類

作用機轉	藥物
抑制細胞壁合成	Penicillins、Cephalopsorins、Imipenem、Vancomycin、Aztreonam、Caspofungin
影響細胞膜通透性	Amphotericin B、Ketoconazole、Daptomycin
抑制蛋白質合成	Aminoglycosides、Clindamycin、Erythromycin、Linezolid、Tetracyclines、Chloramphenicol
抑制細菌核酸合成	Fluoroquinolones、Rifampin、Metronidazole
抗代謝藥物	Flucytosine、Sulfonamides、Trimethoprim
抑制病毒複製	1. 病毒 DNA 聚合酶抑制劑：Acyclovir、Ganciclovir 2. HIV 反轉錄酶抑制劑：Zidovudine、Lamivudine 3. HIV 蛋白酶抑制劑：Ritonavir、Saquinavir、Indinavir 4. 病毒融合抑制劑：Enfuvirtide 5. 病毒整合酶抑制劑：Raltegravir 6. HIV CCR5 拮抗劑：Maraviroc 7. 流行性感冒神經胺酶抑制劑：Oseltamivir、Zanamivir

二、殺菌型或抑菌型抗菌劑

　　抗菌劑也可依抑菌型 (bacteriostatic drugs) 或殺菌型 (bactericidal drugs) 來分類。當藥物在有效濃度內能抑制細菌的生長與複製，限制菌體感染擴散，而使宿主免疫系統有效的將病原菌清除，即稱為抑菌型藥物（例如：Chloramphenicol、Macrolides、Sulfonamides 及 Tetracyclines）；當藥物於有效濃度內能抑制細菌的生長繁殖，又能殺死細菌，即稱為殺菌型藥物（例如：Penicillins、β- 內醯胺抗菌劑、Aminoglycosides 及 Vancomycin）（圖 14-1）。

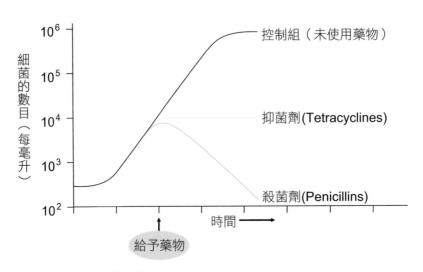

圖 14-1　抑菌型與殺菌型抗菌劑的比較。

三、抗菌劑的抗菌範圍

　　抗菌劑可依影響某範圍之微生物種類而分成廣效型 (broad-spectrum agents) 及狹效型 (narrow-spectrum agents) 兩大類。

1. **廣效型**：能對抗多種範圍的微生物，例如：Tetracyclines。

2. **狹效型**：只能對抗某一種或某一類微生物，例如：Isoniazid。

四、抗菌劑的選擇

　　抗菌劑的選擇需要考慮的因素包括確認病原菌、宿主因素及感染的位置等。

1. 確認病原菌

　　在開始使用抗菌劑之前應嘗試去測定病原菌的種類，當無法取得標本時，通常會立即開始經驗性抗菌劑的治療。一般來說，革蘭氏染色法可快速完成，常作為初步選擇抗菌劑的指引，其他包括進行細菌培養或基因分析等。

2. 感染之微生物對抗菌劑之敏感性

當病原菌被分離培養後，可使用圓盤擴散法來偵測細菌對抗菌劑的敏感性，或使用最低抑菌濃度 (minimum inhibitory concentration; MIC) 或最低殺菌濃度 (minimum bacteridal concentration; MBC) 來決定抗菌劑所使用的劑量。最低抑菌濃度為抗菌劑抑制細菌生長的最低濃度；最低殺菌濃度為抗菌劑能殺死 99.9% 細菌的最低濃度。

3. 細菌的抗藥性

抗藥性是指微生物對反覆使用抗菌劑的敏感性降低或消失的現象稱之。一般細菌產生抗藥性的機轉包括：

(1) 排出系統（圖 14-2A）：當藥品進出細菌細胞內時，細菌也可藉由一種特殊的排出系統將抗菌劑排出細胞外。例如：腸細菌科之菌種可以產生質體相關的蛋白質排出系統而對四環素產生抗藥性。

(2) 合成可抵抗抗菌劑的酵素（圖 14-2 B）：鏈黴菌屬擁有可以改變胺基配糖體構造的酵素，例如卡那霉素鏈黴菌 (*Streptomyces kanamyceticus*) 擁有可以將 Kanamyicn A 及 B、Gentamicin、Neomycin 的 6- 胺基乙醯化的酵素；壯觀鏈黴菌 (*Streptomyces spectabilis*) 產生可將 Gentamicin 的 2- 胺基乙醯化的酵素。

(3) 酶素破壞抗菌劑結構（圖 14-2 C）：細菌易產生 β- 內醯胺酶將青黴素分解失效。目前淋病奈瑟菌 (*Neisseria gonorrhoeae*) 大都對 Penicillins 有抗藥性，主要是因可分泌青黴素酶（β- 內醯胺酶）。

(4) 改變標的位置（圖 14-2 D）：細菌由於染色體突變，可影響青黴素結合蛋白的合成，使抗菌劑無法與之結合而失效。這種抗藥性機轉多發生在革蘭氏陽性菌。例如：金黃色葡萄球菌可以 PBP2a 取代原有的青黴素結合蛋白 (PBP2)，降低與青黴素之結合。

4. 宿主因素

選擇抗菌劑必須注意病人的狀態，例如：免疫系統、年齡、肝腎功能、懷孕及哺乳等。

(1) 免疫系統：宿主皆有防禦系統抵禦入侵的病原體，然進行化療、年紀大、營養不良或使用免疫抑制劑的病人皆會影響免疫力，因此這類病人須使用較高的劑量或較長的治療時間。

(2) 年齡：老年人腎功能減退，新生兒的肝、腎功能尚未健全，因此使用藥物時都應降低劑量。

(3) 腎功能不全：由於很多藥物是經由腎臟過濾或分泌來排出體外，對腎功能異常的病人可能會使藥物蓄積而引起毒性，因此須適當地調整劑量。

(4) 肝功能不全：對廣泛在肝代謝或由肝排泄的藥物，也應調整劑量，有些甚至禁用在肝病的病人。

(5) 懷孕：使用時應考慮到所有抗菌劑都有某些程度會穿透胎盤而可能影響胎兒。大部分製劑對胎兒致畸胎與毒性作用之最大風險是在懷孕的前三個月。

(6) 哺乳：藥物投與哺乳母親可能會藉由乳汁進入嬰兒體內而引發毒性產生。

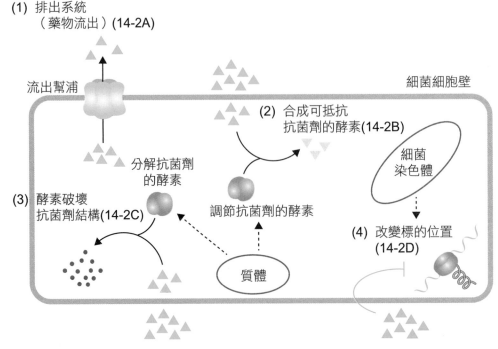

(1) 排出系統
（藥物流出）(14-2A)

流出幫浦

細菌細胞壁

(2) 合成可抵抗
抗菌劑的酵素(14-2B)

細菌
染色體

分解抗菌劑
的酵素

(3) 酵素破壞
抗菌劑結構(14-2C)

調節抗菌劑的酵素

(4) 改變標的位置
(14-2D)

質體

圖 14-2　細菌的抗藥性機轉。

5. 感染的位置

感染的位置不僅會影響使用之藥物，也會影響劑量、給藥途徑和服用持續時間。

(1) 感染的位置

　a. 感染的位置必須達到足夠的抗菌劑濃度，才能將入侵的微生物進行根除。

　b. 當藥物廣泛與血漿蛋白結合，可能無法到達感染位置，因此可能要選擇未與血漿蛋白結合的藥物。

　c. 中樞神經系統的 BBB 是由單層緊緻的內皮細胞組成，會防止所有物質由血液中進入腦部，因此要選擇小分子或脂溶性的藥物。

(2) 給藥方式

　a. 很多藥物口服後可快速的被吸收，因此可口服給藥。就算開始時使用 IV 治療的病人病情穩定後，也盡可能改成口服給藥。

　b. 當有嚴重感染時需使用 IV 或 IM，以確保藥物可快速到達作用位置。

五、抗菌劑的併用

治療時會建議病人以專一性的單一藥物治療來降低重複感染及毒性。然而對某些疾病來說多種藥物併用是必須的。例如：治療肺結核的 Isoniazid、Rifampin 及 Ethambutol；治療心內膜炎的 Penicillin 及 Streptomycin 等。這些組合都是為了降低抗藥性及產生協同效果。

第二節　細胞壁合成抑制劑

　　細菌的細胞壁是由醣胜肽 (glycopeptides) 組成。細胞壁形成有三個步驟：首先是製造醣胜肽單體 (glycopeptides monomer)，然後單體進行聚合作用 (polymerization)，最後進行交錯反應 (crosslinking)，其中交錯反應需要轉胜肽酶 (transpeptidase) 的輔助。青黴素、頭胞菌素、碳醯胺基類 (carbapenems) 及單菌黴素 (monobactams) 等抗菌劑因含有 β 內醯胺環，可抑制轉胜肽酶，而干擾細胞壁形成；醣胜肽類抗菌劑則是干擾細胞壁的聚合作用。這些細胞壁合成抑制劑的特性如表 14-2。

✛ 表 14-2　細胞壁合成抑制劑特性的比較

抗生素		給藥途徑	耐 β- 內醯胺酶	抗菌範圍	
青黴素	Penicillin G	PO	×	+	−
	Oxacillin	IV	○	+	−
	Amoxicillin Ampicillin	PO PO、IV	× ×	+	−
	Piperacillin	IV	×	+	−
頭胞菌素	第一代：Cephalexin	PO	×	+	−
	第三代：Ceftriaxone	IM、IV	×	+	−
碳醯胺基類	Imipenem	IM、IV	○	+	−
單菌黴素	Aztreonam	IM、IV	○		−
醣胜肽類	Vancomycin	IV	略	+	

註：＋：革蘭氏陽性菌；－：革蘭氏陰性菌；○：耐 β- 內醯胺酶；×：不耐 β- 內醯胺酶。

一、青黴素

青黴素 (Penicillins) 是於 1929 年由佛萊明 (Alexander fleming) 從培養之 *Penicillin notatum* 菌株所發現之副產物，這也是其名稱之由來。由於可對抗很多細菌，且副作用少，為廣泛使用之抗菌劑。構造中含有一個 β 內醯胺環 (β-lactam)，因此被稱為 β 內醯胺抗菌劑 (β-lactam antibiotics)。當 β 內醯胺環被細菌所產生的 β- 內醯胺酶（或稱青黴素酶，β-lactamase; penicillinase）或胃酸分解時（圖 14-3），將會失去抗菌活性，而且也會引發過敏反應，因此可併用酵素抑制劑（例如：Clavulanic acid、Sulbactam），減少青黴素被分解，以發揮藥效及減少過敏反應。

青黴素依性質分成天然青黴素 (natural penicillins)、抗青黴素酶青黴素 (penicillinase-resistant penicillins)、胺基青黴素 (amino penicillins) 及抗綠膿桿菌青黴素 (antipseudomonal penicillins) 等四大類（表 14-3）。

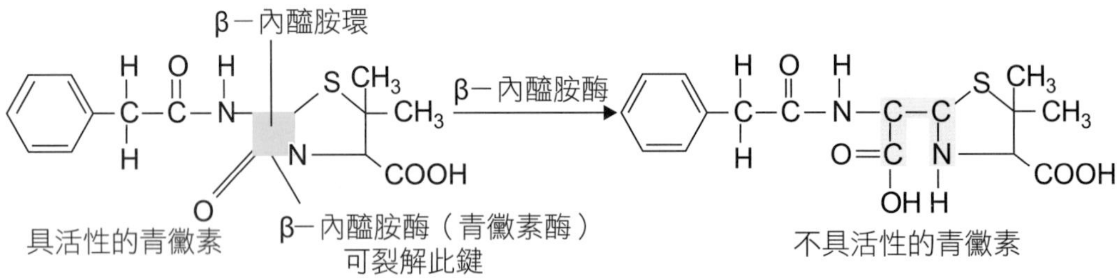

β－內醯胺環

具活性的青黴素　　　β－內醯胺酶（青黴素酶）可裂解此鍵　　　不具活性的青黴素

β－內醯胺酶

圖 14-3　青黴素被青黴素酶（β- 內醯胺酶）分解。

1. **作用與用途**：青黴素為殺菌型抗菌劑，可結合至青黴素結合蛋白 (penicillin binding protein; PBPs)，抑制轉胜肽酶，干擾胜肽聚醣 (peptidoglycan) 合成，**而使細胞壁合成受阻**。用於治療革蘭氏陽性菌、某些陰性菌、梅毒螺旋體、炭疽桿菌及白侯桿菌等感染。

2. **抗藥性機轉**：

   (1) G(+) 有細胞膜及細胞壁二層細胞包膜，不管是厚或薄，一般的青黴素皆容易穿透進入，然而 G(-) 則有細胞膜、細胞壁及外膜 (outer membrane) 等三層細胞包膜（圖 14-4），其中外膜是最不容易穿透的，因此只有少部分的青黴素能穿透而與青黴素結合蛋白結合。

   (2) 某些細菌可產生 β- 內醯胺酶來將青黴素分解。

   (3) 改變青黴素結合蛋白，使青黴素無法結合。

3. **藥物動力學**：

   (1) 口服吸收差異大，但注射給藥吸收迅速且廣泛分布於全身體液 (除腦脊髓液外) 及組織中。當腦膜炎或發燒時，則可快速通過血腦障壁而進入中樞神經系統。

   (2) 給藥後可經由腎小管分泌排至尿液中，使血漿濃度快速下降，通常可併服 Probenecid，抑制青黴素由腎小管分泌來提高並延長青黴素的血漿濃度。

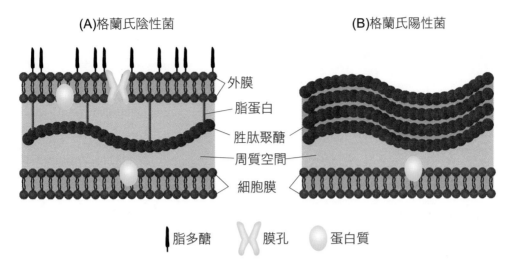

(A)格蘭氏陰性菌　　　　　　　　　　　　　(B)格蘭氏陽性菌

外膜
脂蛋白
胜肽聚醣
周質空間
細胞膜

脂多醣　　　膜孔　　　蛋白質

圖 14-4　(A) 格蘭氏陰性菌與 (B) 格蘭氏陽性菌細胞構造之差異。

＋ 表 14-3　青黴素的特性

分類	藥物	給藥途徑	耐酸性	耐 β- 內醯胺酶	備註
狹效型青黴素	天然青黴素				
	Benzylpenicillin (Penicillin G) (BenPen®)	IV、IM	－	－	不能對抗金黃色葡萄球菌所分泌的 β- 內醯胺酶，因此易被酵素分解
	Penicillin V (V-cillin®)	PO	＋	－	
	Benzathine penicillin G (Bicillin®)	IM	－	－	以肌肉注射，藥效弱但作用時間長
	Procaine penicillin G (Crysticillin®)	IM	－	－	
	抗青黴素酶青黴素				
	Methicillin (Staphcillin®)	IV	－	＋	• 可對抗金黃色葡萄球菌所分泌的 β- 內醯胺酶，為葡萄球菌感染的最佳治療藥物。然已產生抗藥性，目前可使用 Vancomycin 來治療 • Methicillin 除了會產生過敏外，仍會產生間質性腎炎，在美國已不再使用 • Nafcillin 經由膽汁分泌，故適用於腎衰竭之病人
	Oxacillin (Prostaphlin®)	PO、IV	＋	＋	
	Cloxacillin (Tegopen®)	PO	＋	＋	
	Dicloxacillin (Dynapen®)	PO	＋	＋	
	Nafcillin (Unipen®)	IV	＋	＋	

✚ 表 14-3　青黴素的特性（續）

分類	藥物	給藥途徑	耐酸性	耐 β- 內醯胺酶	備註
廣效型青黴素	胺基青黴素				
	Amoxicillin(Amoxil®)	PO	+	−	• **Amoxicillin** 及 Ampicillin 口服吸收效果皆不錯（Amoxicillin 最好），然易被 β- 內醯胺酶分解，**故須併用 β-內醯胺酶抑制劑**（例如：Clavulanic acid），以減少被分解及增加抗菌範圍 • 口服 Amoxicillin 為急性中耳炎的首選藥物
	Amoxicillin /Clavulanic acid (Augmentin®)	PO	+	+	
	Ampicillin (Prentrexyl®)	IV PO	+	−	
	Ampicillin + Sulbactam (Unasyn®)	IV	+	+	
	抗綠膿桿菌青黴素				
	Carbenicillin (Geopen®)	IV	−	−	• 口服吸收差，皆以 IV 給藥。常與胺基配醣體併用來產生協同作用 • Piperacillin 及 Ticarcillin 為常用之廣效型青黴素，然易被 β-內醯胺酶分解，因此需併用 β-內醯胺酶抑制劑（例如：Tazobactam、Clavulanic acid）來避免被細菌所分泌的酵素破壞及使抗菌範圍擴大 • Piperacillin 與 Ticarcillin 皆會干擾血小板功能而引起出血 • Piperacillin 為此類藥物中藥效最強的藥物
	Piperacillin (Pipril®)	IV	−	−	
	Piperacillin/Tazobactam (Zosyn®)	IV	+	+	
	Ticarcillin (Ticarpen®)	IV	−	−	
	Ticarcillin/Clavulanic acid (Timentin®)	IV	+	+	

※　Penicillin 易因個體對藥物產生抗原 抗體反應，而產生過敏 (allergy、hypersensitivity) 現象。

4. **副作用：過敏反應**（代謝物 penicilloic acid 引起）、注射部位疼痛 (IM)、腹瀉（因腸道微生物的平衡受到干擾所致）、神經毒性及**腹瀉**。

5. **交互作用：**

   (1) 青黴素可破壞細胞壁結構，讓胺基配醣體進入細胞內的作用位置，增加殺菌作用。然高濃度的青黴素易使胺基配醣體失去活性，因此兩者避免混在同一注射溶液中。

   (2) 由於青黴素是殺菌型抗菌劑，避免與 Tetracyclines 等抑菌型抗菌劑併用，以免降低作用。

6. **注意事項：**

   (1) Penicillins 過敏反應發生之頻率較其他抗菌劑高，所以用藥前需進行皮膚測試。

   (2) 如病人曾經有嚴重的過敏反應，則避免再使用 Cephalosporins，以免引起交叉反應。

   (3) Penicillins 主要經由腎小管分泌，因此腎功能不全的病人應調整劑量。

二、頭孢菌素

　　頭孢菌素 (Cephalosporins) 是 β 內醯胺類抗菌劑，結構、作用機轉、毒性及抗藥性皆與青黴素類似，然而**對 β 內醯胺酶的作用比青黴素更具耐受性**。依抗菌範圍、到達 CSF 及對抗 β 內醯胺酶的能力可分成五代。一般而言，第一代對 G(+) 的抗菌活性較佳，而較晚期的化合物則對 G(-) 有較佳的抗菌效果（表 14-4、表 14-5）。

1. **作用與用途**：可結合至 PBPs，抑制轉胜肽酶，干擾胜肽聚醣合成，而**使細胞壁合成受阻**。用於治療 G(+) 及 G(-) 的感染。

2. **抗藥性機轉：**
   (1) 細菌產生 β 內醯胺酶將頭孢菌素分解。
   (2) 細菌改變 PBPs，而使頭孢菌素無法結合。

3. **藥物動力學：**
   (1) 口服吸收差，大部分以 IV 或 IM 給藥。
   (2) 可廣泛分布於體液中，經由腎小管分泌排出，作用時間短，因此可併服 Probenecid 來抑制由腎小管分泌，而提高並延長血漿濃度。

4. **副作用：過敏反應**、血栓性靜脈炎 (thrombophlebitis)、注射部位疼痛、出血（干擾 Vit. k，引起血內凝血酶原減少及異常出血）及類似 disulfiram 作用（Cafazolin、Cefotetan 會抑制乙醛脫氫酶造成乙醛累積所致）。

✚ 表 14-4　頭孢菌素各代之間的差異

種類	對抗 G(-) 的活性	對 β- 內醯酶的敏感性	分布至腦脊髓液
第一代	低	低	差
第二代	更高	更高	差
第三代	更高	更高	好
第四代	最高	最高	好
第五代	高	最高	好

✚ 表 14-5　頭孢菌素的特性

藥物	給藥途徑	排泄途徑	特性
第一代			
Cefadroxil (Duricef®) Cephalexin (Keflex®)	PO	腎臟	• 對抗 G(-)（無法對抗綠膿桿菌）及 β 內醯胺酶效果弱，且不易穿透血腦障壁 • 主要對抗 G(+) 菌（如肺炎雙球菌、鏈球菌及葡萄球菌）及少部分的 G(-) 菌
Cefazolin (Ancef®)	IV、IM		• **Cefazolin** 能對抗金黃色葡萄球菌，且能穿透進入骨骼中，**為手術前預防性抗菌劑的首選藥**

✚ 表 14-5　頭孢菌素的特性（續）

藥物	給藥途徑	排泄途徑	特性
第二代			
Cefaclor (Ceclor®) Cefprozil (Cefzil®)	PO	腎臟	• 對抗 G(-)（無法對抗綠膿桿菌）及 β 內醯胺酶效果好，但不易穿透 BBB。然對抗 G(+) 的活性較第一代弱 • Cefuroxime 可治療流行性感冒嗜血桿菌及葡萄球菌所導致的肺炎 • Cefotetan 與含有酒精成分的藥物併用時，易產生戒酒反應及出血作用，因此不能與抗凝血劑及血小板抑制劑併用 • 由於對 G(-) 的 PBPs 親和力高，可穿透 G(-) 的胞膜及可對抗 G(-) 所分泌的 β 內醯胺酶，因此對抗 G(-) 的效果比第一代好
Cefoxitin (Mefoxin®) Cefotetan (Cefotan®)	IM、IV		
Cefuroxime (Zinacef®)	PO、 IM、IV		
第三代			
Cefdinir (Omnicef®) Cefditoren (Spectracef®) Cefixime (Suprax®) Cefpodoxime (Banan®) Ceftibuten (Cedax®)	PO	腎臟、 肝臟	• 對抗 G(-)（**可對抗綠膿桿菌**）及 β 內醯胺酶效果好且也容易穿透 BBB。然對抗 G(+) 的活性沒有優於第一代 • Ceftriaxone 及 Cefotaxime 可治療淋病奈瑟菌、流行性感冒嗜血桿菌 (*H. influenzae*) 及沙門桿菌等感染，也可通過 BBB 治療肺炎鏈球菌所導致的腦膜炎 • Ceftriaxone 具有最長的半衰期（6~8 小時），可每日投與一次。在血中及 CSF 中可達到最高濃度，能有效對抗生殖道、肛門與咽喉內的奈瑟氏球菌 (*Neisseria gonorrhoeae*) • Ceftriaxone 主要由肝中排出，因此腎功能異常者不須降低劑量
Cefotaxime (Claforan®) Ceftazidime (Tazidime®) Ceftizoxime (Cefizox®) Ceftriaxone (Rocephin®)	IV、IM		
第四代			
Cefepime (Maxipime®)	IV、IM	腎臟	對抗 G(-) 及 β 內醯胺酶的效果最好，且也容易穿透 BBB
Cefiderocol Ceftolozane / Tazobactam (Zerbaxa®)	IV	腎臟	
第五代			
Ceftaroline fosamil (Teflaro®) Ceftobiprole (Zevtera®)	IV、IM	腎臟	• 對 G(+) 及 G(-) 都有效 • 可治療 methicillin 產生抗藥性之金黃色葡萄球菌感染 (MRSA)

三、碳醯胺基類

結構類似 β- 內醯胺的抗菌劑，抗菌範圍廣，且對大部分 β- 內醯胺酶穩定。

⊃ Imipenem (Primaxin®)

1. **作用與用途：** 可結合至 PBPs，抑制細胞壁合成，用於治療 G(-)、G(+) 及厭氧菌等感染。由於藥物的免疫性低，與其他 β 內醯胺類抗菌劑的交叉過敏反應性相對較低。因此可作為 Penicillins 或 Cephalosporins 過敏病人的替代藥物。

2. **藥物動力學：**
   (1) 注射 (IV、IM) 投與後，可廣泛分布於身體組織與體液中，由腎絲球過濾排出；能穿透 BBB 聚集於 CSF 中而達到適當的治療濃度。
   (2) 易被腎臟的 β- 內醯胺酶分解失效，因此常與 β- 內醯胺酶抑制劑 Cilastatin 併用，以減少被分解及增強藥效。

3. **副作用：** 過敏及胃腸不適。

4. **類似藥物：**
   - Meropenem (Merrem®)
   - Ertapenem (Invanz®)
   - Doripenem (Doribax®)

四、單菌黴素

　　為一單環之 β- 內醯胺構造，對 β- 內醯胺酶具阻抗性，且與其他 β- 內醯胺類藥物的交叉過敏性低，因此可作為 Penicillins 或 Cephalosporins 過敏病人之替代藥物。

⊃ Aztreonam (Azactam®)

1. **作用與用途：** 可與 G(-) 的 PBPs 結合，抑制細胞壁合成。靜脈注射治療奈瑟氏球菌、流行性感冒嗜血桿菌及綠膿桿菌等 G(-) 感染。

2. **藥物動力學：** 注射給藥後，可迅速達到極高的血中濃度。能穿透 BBB 聚集於 CSF 中而達到適當治療濃度。主要由腎絲球過濾或腎小管分泌排除，所以腎功能不全者應降低劑量。

3. **副作用：** 注射部位疼痛及血栓性靜脈炎。

五、醣胜肽類

⊃ Vancomycin（萬古黴素；Vancocin®）

　　主要由亞洲鏈球菌 (*Streptococcus orientalis*) 產生的一種醣胜肽 (glycopeptides)，為一水溶性殺菌型抗菌劑。由於分子大，無法穿透 G(-) 的外膜，因此**只對 G(+) 有效**。

1. **作用與用途：** 藉由抑制胜肽聚醣的聚合作用而**抑制細胞壁合成**。用於**治療對 Methicillin 具抗藥性之金黃色葡萄球菌** (methicillin resistant *staphylococcus aureus*; MRSA) 感染及口服治療梭狀屬偽膜性結腸炎 (pseudomembranous colitis)。

2. **抗藥性機轉：**

   (1) 質體改變藥物對細菌的通透性。

   (2) 降低 Vancomycin 和受體分子結合。

3. **藥物動力學：口服不易吸收**，須緩慢 IV 給藥，可廣泛分布於全身的體液及組織中，代謝少，90% 以上皆由腎絲球過濾排出，因此腎衰竭病人需調整劑量。

4. **副作用：**發燒、皮疹、血栓性靜脈炎、耳、**腎毒性（避免與胺基配糖體併用）**及**紅頸症候群** (red neck syndrome)。

※ 避免快速靜脈注射，以免造成組織胺釋放，引起頸部及上肢紅斑皮疹。

5. **類似藥物：Teicoplanin** (Targocid®)。

六、脂糖蛋白類 (Lipoglycoproteins)

⊃ Telavancin (Vibativ®)

1. **作用與用途：**可抑制細胞壁合成及干擾細胞膜，改變細胞膜的電位及通透性導致細胞分解，用於治療格蘭氏陽性菌感染，包括抗 Methicillin 的金黃色葡萄球菌 (MRSA)、抗 Vancomycin 的腸球菌 (VRE)、抗 Vancomycin 的金黃色葡萄球菌 (VRSA) 等。欲減緩抗藥性產生，因此保留於對 Vancomycin 產生抗藥性的菌種及病人無法使用 Linezolid、Daptomycin、Tigecycline 等藥物時。

2. **副作用：**味覺異常、噁心、嘔吐、尿中有泡泡、紅人症候群、QT 間期延長及腎毒性。

3. **類似藥物：**
   - Dalbavancin (Dalvance®)
   - Oritavancin (Orbactiv®)

七、其他

⊃ Fosfomycin (Monurol®)

1. **作用與用途：**可抑制丙酮酸轉移酶 (pyruvyl transferase)，干擾胜肽聚醣合成，因而導致細胞壁無法形成。治療非複雜性的泌尿道感染 (uncomplicated urinary tract infections)。

2. **藥物動力學：**口服後生體可用率達 34~58%，於血中不會與血漿蛋白結合，主要以原型態由尿液排出體外，因此腎功能不良者需調整劑量。

3. **副作用：**頭痛、腹瀉、噁心、腹痛、鼻炎、嗜睡及紅疹。

重點回顧

藥物	作用機轉	用途	副作用
青黴素	可結合至 PBPs，抑制轉胜肽酶，干擾細胞壁合成	治療 G(+)、某些陰性菌、梅毒螺旋體、炭疽桿菌及白侯桿菌等感染	過敏反應、注射部位疼痛、腹瀉及神經毒性
頭孢菌素	可結合至 PBPs，抑制轉胜肽酶，干擾細胞壁合成	治療 G(+) 及 G(-) 的感染	過敏反應、血栓性靜脈炎、注射部位疼痛、出血及類似 disulfiram 作用
碳醯胺基類 Imipenem (Primaxin®) Meropenem (Merrem®) Ertapenem (Invanz®) Doripenem (Doribax®)	可結合至 PBPs，抑制細胞壁合成	治療 G(-)、G(+) 及厭氧菌感染	過敏及胃腸不適
單菌黴素 Aztreonam (Azactam®)	可與 G(-) 的 PBPs 結合，抑制細胞壁合成	治療奈瑟氏球菌、流行性感冒嗜血桿菌及綠膿桿菌等 G(-) 感染	注射部位疼痛及血栓性靜脈炎
醣胜肽類 Vancomycin（萬古黴素;Vancocin®） Teicoplanin (Targocid®)	藉由抑制胜肽聚醣的聚合作用而抑制細胞壁合成	治療對 Methicillin 具抗藥性之金黃色葡萄球菌感染及梭狀屬偽膜性結腸炎	發燒、皮疹、血栓性靜脈炎、耳、腎毒性及紅頸症候群
脂糖蛋白類 Telavancin (Vibativ®) Dalbavancin (Dalvance®) Oritavancin (Orbactiv®)	抑制細胞壁合成及促使細胞膜分解	治療 MRSA、VER 及 VRSA 等 G(+) 感染	味覺異常、嘔吐、噁心、紅人症候群、QT 間期延長及腎毒性
其他 Fosfomycin (Monurol®)	可抑制丙酮酸轉移酶，導致細胞壁無法形成	治療非複雜性泌尿道感染	頭痛、腹瀉、噁心、腹痛、鼻炎、嗜睡及紅疹

 ## 第三節　蛋白質合成抑制劑

一、胺基配醣體

　　胺基配醣體 (aminoglycosides) 主要以配醣體連結 2 個以上的胺基醣類，且含多個正電荷，因此不易由胃腸道吸收及穿透血腦障壁，然可快速由腎臟排出。

1. **作用與用途：** 胺基配醣體（表 14-6）為一殺菌型抗菌劑，可與 30S 核糖體結合，誘導 mRNA 誤讀，導致細菌蛋白質無法合成（圖 14-5）。**常與青黴素併用產生協同的殺菌作用**（Penicillins 抑制細胞壁合成，促使胺基配醣體擴散進入細菌內）。用於治療肺炎克雷伯氏菌 (*Klebsiella pneumonia*)、大腸桿菌 (*Escherichia coli*)、奇異變形菌 (*Proteus mirabilis*) 及綠膿桿菌 (*Pseudomonas aeruginosa*) 等 **G(-) 感染**。

2. **抗藥性機轉：**

(1) 細菌細胞膜改變，造成通透性降低。

(2) 多種調節酵素生成，改變胺基配糖體的構造，使它們無法到達細菌核醣體的標的部位。

3. **藥物動力學：口服吸收差**，常以 IM 或 IV 給藥，**以原型態自腎臟排泄**，因此腎功能不良者應調整劑量，以免藥物蓄積產生毒性。

4. **副作用：**

(1) **耳毒性**：會傷害第八對腦神經，引起耳蝸與前庭構造受損，導致聽力失常、暈眩及喪失平衡感等。因此**避免與 Furosemide** 或 Ethacrynic acid 等**具耳毒性的亨利氏環利尿劑併服**。

(2) **腎毒性**：易累積於近曲小管，導致急性腎小管壞死，因此避免與具腎毒性的 Amphotericin B、Cyclosporin、Vancomycin、Cisplatin 及 NSAIDs 等藥物**併服**。

(3) **神經肌肉阻斷作用**：可抑制 Ach 由神經末梢釋出，阻斷神經肌肉傳導，因此避免與 Tubocurarine 等肌肉鬆弛劑併用，以免產生嚴重的呼吸抑制。患有重症肌無力的病人也應特別注意。

(4) 過敏反應：如紅疹、癢或蕁麻疹等。

5. **交互作用：與頭孢菌素（如 Cefazolin）及 Vancomycin 等干擾細胞壁合成的藥物併用，可增強殺菌作用。**

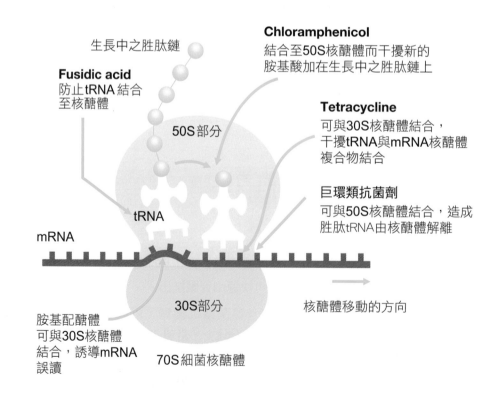

圖 14-5　抑制蛋白質合成抗菌劑的作用機轉。

✚ 表 14-6　胺基配醣體的特性

胺基配醣體	給藥途徑	備註
Streptomycin (Streptomycin®)	IM	治療結核病及常與 Penicillins 併用治療心內膜炎
Neomycin (Mycifradin®)	PO 局部外用	**腎毒性大**，只適合口服用於手術前或肝昏迷病人之腸道殺菌作用或局部外用治療或減緩細菌或刀、燙傷引起之皮膚感染
Kanamycin (Kantrex®)	IM、IV	治療 G(+) 及 G(-) 感染，因具抗藥性，故少用
Gentamicin (Garamycin®)	IM、IV 局部使用	治療嚴重的 G(-) 感染；局部給藥治療燒燙傷或皮膚受傷等感染。也可與 Vancomycin、Cephalosporins 或 Penicillins 併用，治療金黃色葡萄球菌或鏈球菌等 G(+) 感染
Tobramycin (Nebcin®)	IM、IV	治療因綠膿桿菌所導致的囊狀纖維化 (cystic fibrosis)。腎毒性較低
Netilmicin (Netromycin®)	IM、IV	治療對 Gentamicin 產生抗藥性的細菌感染
Paromomycin (Humatin®)	PO	口服用於手術前或肝昏迷病人之腸道殺菌
Amikacin (Amikin®)	IM、IV	半合成，為最不容易被酵素分解的胺基配醣體，主要用於對 Gentamicin 及 Tobramycin 具抗藥性之細菌感染
Plazomicin (Zemdri®)	IV	用於治療合併併發症的尿道感染。腎毒性較之前的藥物低

二、四環素

　　四環素 (Tetracyclines) 為廣效抑菌型抗菌劑，能有效對抗 G(-)、G(+) 及某些細菌以外的微生物。有四環融合成的主核，所以稱為四環素（表 14-7）。

1. **作用與用途**：可與 30S 核糖體結合，干擾 tRNA 與 mRNA 核糖體複合物結合，藉以**抑制蛋白質合成**（圖 14-5）。用於治療斑疹傷寒 (typhus)、砂眼 (trachoma)、布氏桿菌病 (brucellosis)、霍亂 (cholera)、肺炎 (pneumonia)、青春痘、炭疽病 (anthrax) 及消化性潰瘍等。

2. **抗藥性機轉**：
   (1) 增加四環素的排出而減少藥物到達標的物的濃度。
   (2) 核醣體結合部位被質體產生的蛋白質所保護而減少四環素接近。

3. **藥物動力學**：口服吸收差異大，可廣泛分布於全身組織、體液中（除 CSF 外），由腎臟或肝臟排出。

4. **副作用**：重複感染、胃腸不適、肝腎毒性、光毒性及易與骨骼、牙齒中的鈣離子結合，**導致牙齒變黃、骨骼發育受影響**，因此**孕婦及 8 歲以下兒童禁用**。

5. **交互作用：避免與含有 Mg^{2+}、Fe^{2+}、Ca^{2+}、Al^{3+} 等金屬離子的制酸劑、鐵劑或牛奶併用**，以免形成不溶性之複合物而影響藥物吸收。若併服需間隔 2 小時以上。

6. **注意事項**：
   (1) 不可儲存藥品，以免因過期而產生嚴重的 Fanconi 症候群。
   (2) 四環素的累積會干擾蛋白質合成，促進胺基酸分解，惡化即有的氮血症。

✚ 表 14-7　四環素的特性

	四環黴素	脂溶性	給藥途徑	食物對吸收的影響	排泄途徑	備註
短效型	Tetracycline (Achromycin®)	低	PO、IM、局部使用	降低	腎	・吸收佳，臨床應用廣，可治療痤瘡及眼睛感染 ・主要由腎臟排泄，因此腎功能不佳者應降低劑量
中效型	Demeclocycline (Declomycin®)	中	PO	降低	腎	・易致光過敏，不建議暴露於太陽光下 ・治療細菌感染及抗利尿激素分泌不當之症候群 ・主要由腎臟排泄，因此腎功能不佳者應降低劑量
長效型（高脂溶性）	Minocycline (Minocin®)	高	PO、IV	未改變	肝	・脂溶性高，口服吸收佳（約95~100%被吸收），半衰期長，可治療G(+)及G(-)所導致的呼吸道或泌尿道感染 ・會破壞前庭構造導致頭昏眼花及搖晃等情形 ・治療牙周病
	Doxycycline (Vibramycin®)	高	PO、IV	未改變	肝	・口服吸收最佳（約95~100%被吸收），由肝臟代謝，糞便排除，作用期長，適合腎功能不佳者 ・治療牙周病 ・易致光毒性，不建議暴露於太陽光下
	Erevacycline (Xerava®)	高	IV	—	糞便、尿液	可用來治療MRSA
	Omadacycline (Nuzyra®)	高	PO、IV	降低	尿液、糞便	可用來治療MRSA及VRE
	Sarecycline (Seysara®)	中	PO	降低	尿液、糞便	用於治療尋常性痤瘡

三、巨環類抗菌劑

巨環類抗菌劑 (Macrolides) 為一群含有內酯 (lactone) 構造之巨型環狀抗菌劑，主要抑制蛋白質合成，用來治療肺炎球菌、鏈球菌、葡萄球菌及棒狀桿菌等 G(+) 感染，常作為 Penicillins 過敏病人之替代藥品。

● 紅黴素 (Erythromycin)

1. **作用與用途**：為廣效抑菌型抗菌劑，可與 50S 核糖體結合，造成胜肽 tRNA 由核醣體解離，因而抑制蛋白質合成的轉位及轉移（圖 14-5）。用於治療呼吸道、新生兒或生殖器的披衣菌 (Chlamydial) 感染（首選藥）、黴漿菌肺炎 (mycoplasmal pneumonia)、梅毒 (syphilis)、白喉 (diphtheria)、退伍軍人症 (legionnaires disease) 及痤瘡等。由於分子量大，不易通過 BBB，故無法治療腦膜炎。另外可作用於胃動素 (motilin) 受體，刺激胃腸道的運動導致胃排空，用於胃輕癱 (gastroparesis) 的病人。

2. **抗藥性機轉**：
   (1) 將核醣體構造改變，使紅黴素無法結合。
   (2) 因流出幫浦的產生，限制了紅黴素在細菌中的濃度。

3. **藥物動力學**：口服吸收後易被胃酸破壞，多數製成酯類（Erythromycin stearate 或 Erythromycin ethylsuccinate）或腸衣錠，可廣泛分布於除了腦與腦脊髓液的全身組織或體液中，於肝中代謝，由膽汁經糞便排出。

4. **副作用**：噁心、嘔吐、腹瀉、QT 間期延長、重複感染及膽汁鬱滯性黃疸。

5. **交互作用**：
   (1) 為**細胞色素 p-450 抑制劑**，與 Terfenadine、Cisapride、Carbamazepine、Lovastatin 及 Warfarin 等藥物併用易產生心律不整、嗜睡、橫紋肌溶解及出血等副作用。
   (2) 會抑制 Chloramphenicol 及 Clindamycin 結合至核醣體，導致藥效下降，因此避免併用。
   (3) Verapamil、Diltiazem 及 HIV 蛋白酶抑制劑會抑制肝臟代謝酵素，使得 Erythromycin 代謝下降，血中濃度上升，因而產生中毒。
   (4) 會抑制腸道中原本能使 Digoxin 失去活性的細菌叢，而造成更多藥物由腸肝循環再吸收，因此併用時要特別注意。

6. **類似藥物**：其他巨環類抗菌劑包括 Azithromycin、Troleandomycin、Clarithromycin 及 Dirithromycin，其差異性見表 14-8。

✚ 表 14-8 其他巨環類抗菌劑的特性

藥物	作用機轉	藥物動力學	治療用途	副作用	交互作用
Azithromycin (Zithromax®)	可與 50S 核糖體結合，造成胜肽 tRNA 由核醣體解離，而**抑制蛋白質合成**的轉位及轉移	口服給藥後，可廣泛分布於全身，主要由膽汁排出。為半衰期最長且分布體積最廣的藥物	治療因細菌感染所導致的肺炎、支氣管炎、咽喉炎及扁桃腺炎等	腹瀉、噁心及腹痛	・含鋁及鎂的制酸劑會降低吸收 ・不會抑制其他藥物的代謝
Troleandomycin (Triocetin®)		口服吸收良好，可廣泛分布於人體，在肝中代謝，膽汁和尿液中排泄	治療肺炎雙球菌導致的肺炎及 β- 溶血鏈球菌導致的上呼吸道感染	噁心、嘔吐、腹部痙攣、腹瀉、皮膚紅疹、暈眩、疲勞及頭痛	會抑制肝代謝酵素，減少其他藥物的代謝而使血中濃度上升
Clarithromycin (Biaxin®)		口服給藥後，可廣泛分布於全身，肝臟代謝後由腎臟排出	可治療呼吸道感染及與質子幫浦抑制劑或 H₂ 拮抗劑併用治療幽門螺旋桿菌所導致的消化性潰瘍	腹瀉、噁心及 QT 間期延長	會抑制肝臟代謝酵素，使 Warfarin、Carbamazepine 及 Theophylline 的血中濃度上升
Dirithromycin (Dynabac®)		口服吸收後被代謝成活性成分 Erythromycyclamine，可分布於各組織，主要由膽汁排出	治療肺炎及社區型肺炎 (community-acquired pneumonia)	腹瀉、噁心及腹痛	不會抑制其他藥物的代謝
Roxithromycin (Acevor®)		口服給藥後，可快速吸收且可廣泛擴散進入大部分的組織及吞噬細胞。少部分由肝代謝，大部分以原型態由膽汁排出	治療呼吸道、尿道及軟組織之感染	腹痛、腹瀉、噁心、嘔吐、皮疹、頭昏、頭痛及肝功能異常	不會抑制其他藥物的代謝

四、其他

⊃ Clindamycin（Cleocin®；氯林絲菌素）

1. **作用與用途**：與 50S 核糖體結合而**抑制蛋白質合成**，用於治療呼吸道、皮膚及腹腔之鏈球菌、葡萄球菌及肺炎球菌等 G(+) 感染。

2. **抗藥性機轉**：與紅黴素同。

3. **副作用**：**胃腸不適、皮膚紅疹**、神經肌肉阻斷、肝功能損害及偽膜性結腸炎。

4. **類似藥物**：Lincomycin (Lincocin®)。

偽膜性結腸炎

　　偽膜性結腸炎是使用 Clindamycin、廣效型 Penicillins 或 Cephalosporins 等抗菌劑，殺滅了腸道內細菌，令腸道內餘下的細菌沒有足夠的生存空間及養分，結果使**梭狀芽孢桿菌 (Clostridium difficile)** 等易生長的細菌滋生，由於這種細菌會分泌毒素，並引發偽膜性結腸炎。症狀伴隨惡臭的腹瀉、發燒與腹痛。嚴重時甚至有致命的危險。可使用支持療法給與病人足夠的水分以避免脫水。若嚴重腹瀉可口服 Metronidazole 及 Vancomycin 等抗菌劑來治療，但需避免使用 Loperamide 等抑制腸道蠕動的藥物，以防止毒素停滯於腸道無法排除。

⊃ Linezolid (Zyvox®)

1. **作用與用途**：為一人工合成的惡唑烷酮 (oxazolidinones) 化合物，可與細菌 50S 核糖體結合及阻止功能性的 70S 起始複合體的形成，干擾細菌的蛋白質合成。用於治療對 Methicillin 具抗藥性之葡萄球菌 (MRSA) 及對 Vancomycin 具抗藥性之腸球菌 (Vancomycin resistant enterococci; VRE) 等 G(+) 感染。但對 G(-) 菌無效。

2. **抗藥性機轉**：減少與目標位置的結合。

3. **藥物動力學**：口服吸收完全，可廣泛分布於全身組織及體液中，於肝中代謝，腎臟或糞便排出。

4. **副作用**：腹瀉、噁心、頭痛、貧血、嗜中性白血球減少、血小板減少及周邊神經病變。

5. **類似藥物**：Tedizolid (Sivextro®)。

⊃ Telithromycin (Ketek®)

1. **作用與用途**：與核糖體 50S 次單位結合，抑制蛋白質合成，用於治療肺炎鏈球菌、肺炎黴漿菌及流行性感冒嗜血桿菌所導致的社區型肺炎。

2. **抗藥性機轉**：
   (1) 增加 Telithromycin 的排出而減少藥物到達標的物的濃度。
   (2) 核醣體結合部位被改變，而降低 Telithromycin 的結合。

3. **副作用**：胃腸不適、肝損傷、QT 間期延長、肌肉無力及視力受影響。

4. **交互作用**：
   (1) Ketoconazole 等酵素抑制劑會增加 Telithromycin 的血漿濃度；Rifampin、Phenytoin 及 Phenobarbital 等酵素誘導劑會降低 Telithromycin 的血漿濃度。
   (2) Telithromycin 本身也會抑制肝代謝酵素，增加 Cisapride、Pimozide、Statin 類降血脂藥、麥角生物鹼及毛地黃等藥物的血漿濃度，因此併用時要特別小心。

5. **類似藥物**：Solithromycin (Solithera®)。

⊃ Chloramphenicol（氯黴素；Chloromycetin®）

1. **作用與用途：** 為一廣效性抑菌劑，可結合至 50S 核糖體，干擾新的胺基酸加在生長中之胜肽鏈上，因而抑制蛋白質合成（圖 14-5）。對 G(+)、G(-)、黴漿菌及立克次體皆有效，為治療傷寒的最佳藥物，然因具有嚴重的骨髓毒性，現已少用。

2. **抗藥性機轉：** 細菌產生乙醯轉移酶 (acetyltransferase)，將 Chloramphenicol 上的 OH 基乙醯化，使得它無法與 50S 次單位結合。

3. **藥物動力學：** 口服後吸收完全（脂溶性高），廣泛分布於全身組織及體液中，包括腦脊髓液。大部分由肝臟代謝，其餘則以原形態排於尿中。

4. **副作用：** 骨髓抑制、再生不良性貧血 (aplastic anemia)、胃腸不適及**灰嬰症候群** (gray baby syndrome) 等。

※ 灰嬰症候群：新生兒與早產兒肝中缺乏代謝氯黴素的葡萄糖醛苷轉移酶 (glucuronyl transferase)，無法將藥物解毒，而易產生發紺、蒼白、腹部膨脹、嘔吐、循環萎縮及死亡的現象。

5. **交互作用：** Chloramphenicol 會抑制肝臟代謝酵素，使 Phenytoin、Warfarin 及 Tolbutamide 等藥物的血中濃度上升。

傷寒

　　傷寒屬於腸道傳染病，主要由「傷寒桿菌」引起，在自然環境中的生存力極強，但容易被胃酸殺死，因此胃酸缺乏者、長期服用制酸劑或接受胃切除術的病人較容易感染。症狀包括持續性發燒、頭痛、厭食、腹痛、便祕或腹瀉、相對性心律減慢、肝脾腫大、身軀出現紅疹等。治療藥物為 Chloramphenicol（最主要藥物）、第三代 Quinolone 類抗菌劑、Ampicillin 及第三代頭孢菌素。

⊃ Quinupristin/Dalfopristin(Q/D) (Synercid®)

1. **作用與用途：** Q/D 會結合在細菌 50S 核糖體的不同位置，其中 Dalfopristin 可以使得核糖體的結構改變，讓 Quinupristin 的親合力增加，因此兩個合併可以產生協同作用。注射給藥用於**治療 MRSA**、對 Penicillin 具抗藥性的肺炎鏈球菌 (Penicillin-resistant pneumococci; PRP) 及 VRE 等。

2. **抗藥性機轉：** 核醣體被修飾而干擾藥物的結合。

3. **副作用：** 關節痛、肌肉痛、噁心、腹瀉、嘔吐及肝毒性等。

4. **交互作用**：Dalfopristin 及 Quinupristin 會抑制肝臟代謝酵素，使得 Cyclosporin、Tacrolimus 及 Cisapride 等藥物的血中濃度上升。

5. **類似藥物**：Pristinamycin (Pyostacine®)。

⊃ Spectinomycin (Trobicin®)

1. **作用與用途**：與細菌 30S 核糖體結合，抑制蛋白質合成，用於治療淋病。

2. **副作用**：注射部位疼痛、頭昏眼花、噁心、蕁麻疹、搔癢、寒顫、發燒及失眠。

⊃ Tigecycline (Tygacil®)

　　為廣效性的四環素衍生物，可對抗很多抗藥性的菌種。

1. **作用與用途**：與細菌 30S 核糖體結合，阻斷 tRNA 與 mRNA 核糖體複合物結合，藉以抑制蛋白質合成。用於治療對很多抗菌劑產生抗藥性的 G(+) 及 G(－) 菌所導致的腹內及皮膚感染。

2. **副作用**：噁心、嘔吐、光敏感及重複感染等。

3. **禁忌**：會抑制骨頭生長及促使牙齒變色，因此禁用於懷孕婦女及小於 8 歲的孩童。

⊃ Fusidic acid (Fucidin®)

1. **作用與用途**：防止 tRNA 結合至核糖體而干擾蛋白質合成（圖 14-5），用於治療 G(+) 所引起之感染。

2. **副作用**：消化不良、噁心、嘔吐及腹瀉等。

⊃ Retapamulin (Altabax®)

1. **作用與用途**：與細菌 50S 核糖體結合，抑制蛋白質合成，局部用於釀膿鏈球菌或 MRSA。

2. **副作用**：局部刺激。

3. **類似藥物**：Valnemulin (Econor®)。

⊃ Mupirocin (Bactroban®)

1. **作用與用途**：可抑制 t-RNA 合成酶，干擾蛋白質合成，局部用於釀膿鏈球菌或 MRSA 等感染。

2. **副作用**：頭痛、鼻炎、上呼吸道充血及咽頭炎。

重點回顧

藥物	作用機轉	用途	副作用
胺基配醣體	可與 30S 核糖體結合，誘導 mRNA 誤讀，藉以抑制蛋白質合成	治療肺炎桿菌、大腸桿菌、奇異變形菌及綠膿桿菌等 G(-) 感染	耳、腎毒性、神經肌肉阻斷作用及過敏反應
四環素	可與 30S 核糖體結合，阻斷 tRNA 與 mRNA 核糖體複合物結合，藉以抑制蛋白質合成	治療斑疹傷寒、砂眼、布氏桿菌病、霍亂、肺炎、青春痘、炭疽病及消化性潰瘍	重複感染、胃腸不適、肝腎毒性、光毒性、牙齒變黃及骨骼發育受影響
巨環類抗菌劑	可與 50S 核糖體結合，造成胜肽 tRNA 由核醣體解離，而達到抑制蛋白質合成的作用	治療披衣菌感染、黴漿菌肺炎、梅毒、白喉、退伍軍人症及痤瘡	噁心、嘔吐、腹瀉、QT 間期延長、重複感染及膽汁鬱滯性黃疸
Clindamycin (Cleocin®) 氯林絲菌素 Lincomycin (Lincocin®)	可與 50S 核糖體結合而抑制蛋白質合成	治療鏈球菌、葡萄球菌及肺炎球菌等 G(+) 感染	胃腸不適、皮膚紅疹、神經肌肉阻斷、肝功能損害及偽膜性結腸炎
Linezolid (Zyvox®) Tedizolid (Sivextro®)	可與 50S 核糖體結合和阻止 70S 複合體的形成，而干擾細菌的蛋白質合成	治療 MRSA 及 VRE 等 G(+) 感染	腹瀉、噁心、頭痛、貧血、嗜中性白血球減少、血小板減少及周邊神經病變
Telithromycin (Ketek®) Solithromycin (Solithera®)	可與 50S 核糖體結合，而抑制蛋白質合成	治療肺炎鏈球菌、肺炎黴漿菌及流行性感冒嗜血桿菌所導致的社區型肺炎	胃腸不適、肝損傷、QT 間期延長、肌肉無力及視力受影響
Chloramphenicol (Chloromycetin®) 氯黴素	可與 50S 核糖體結合及防止新的胺基酸加在生長中之胜肽鏈上，因而抑制蛋白質合成	對 G(+)、G(-)、黴漿菌及立克次體皆有效，為治療傷寒的最佳藥物	骨髓抑制、再生不良性貧血、胃腸不適及灰嬰症候群
Quinupristin/ Dalfopristin (Synercid®) Pristinamycin (Pyostacine®)	可與細菌 50S 核糖體的不同位置結合，因而抑制蛋白質合成	治療 MRSA、PRP 及 VRE	關節痛、肌肉痛、噁心、腹瀉、嘔吐及肝毒性
Spectinomycin (Trobicin®)	可與 30S 核糖體結合，因而抑制蛋白質合成	治療淋病	注射部位疼痛、頭昏眼花、噁心、蕁麻疹、搔癢、寒顫、發燒及失眠
Tigecycline (Tygacil®)	可與 30S 核糖體結合，阻斷 tRNA 與 mRNA 核糖體複合物結合，因而抑制蛋白質合成	治療對很多抗菌劑產生抗藥性的 G(+) 及 G(-) 菌所導致的腹內及皮膚感染	噁心、嘔吐、光敏感及重複感染
Fusidic acid (Fucidin®)	防止 tRNA 結合至核糖體而干擾蛋白質合成	治療 G(+) 所引起之感染	消化不良、噁心、嘔吐及腹瀉
Retapamulin (Altabax®) Valnemulin (Econor®)	可與 50S 核糖體結合，抑制蛋白質合成	治療釀膿鏈球菌或 MRSA 等感染	局部刺激
Mupirocin (Bactroban®)	可抑制 t-RNA 合成酶，干擾蛋白質合成	治療釀膿鏈球菌或 MRSA 等感染	頭痛、鼻炎、上呼吸道充血及咽頭炎

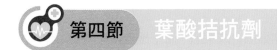

第四節　葉酸拮抗劑

　　磺胺藥 (sulfonamides) 為人類用來控制與治癒細菌感染的第一個化學療劑。它的使用顯著降低人類受微生物的侵襲與傷害，然而隨著抗藥性的產生及青黴素或其他抗菌劑使用後，才漸漸減低其重要性。目前僅少數留存在臨床上使用，僅作為尿道、呼吸道及局部皮膚感染的治療。

1. **作用與用途：** 對胺基苯酸 (p-aminobenzoic acid; PABA) 是細菌合成葉酸所需的原料，葉酸為人類與細菌合成 DNA、RNA 與蛋白質之重要因子。磺胺藥的基本結構對胺基苯磺醯胺 (sulfanilamide) 類似對胺基苯酸，會與其競爭而抑制二氫蝶酸合成酶 (dihydropteroate synthase)（圖 14-6），阻斷細菌體內正常葉酸合成過程，而達到抑菌作用。用於治療尿道、眼睛、燒傷等細菌感染，潰瘍性結腸炎 (ulcerative colitis) 及風濕性關節炎等。

2. **抗藥性機轉：**
   (1) 減少對磺胺藥的通透性。
   (2) 增加 PABA 的合成，干擾磺胺藥抑制葉酸的合成。
   (3) 改變二氫蝶酸合成酶的構造，降低磺胺藥的結合及抑制作用。

3. **磺胺藥製劑：** 由於長效型的磺胺藥易產生史蒂芬強森症候群，因此目前只剩短效或中效兩類常用的藥物（表 14-9）。

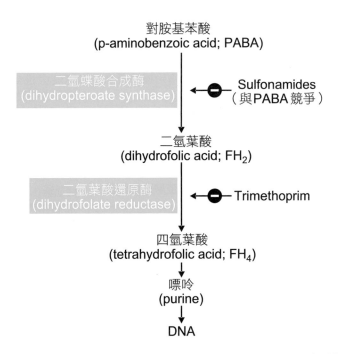

圖 14-6　葉酸的合成及磺胺藥與 Trimethoprim 的作用。Sulfonamides 可抑制二氫蝶酸合成酶，Trimethoprim 可抑制二氫葉酸還原酶，二者併用可阻斷葉酸的合成。

4. 交互作用：

(1) Procaine 於體內會水解形成 PABA，間接增加細菌合成葉酸，而干擾磺胺藥的抗菌作用。

(2) 會與磺醯脲素類降血糖藥及抗凝血劑競爭白蛋白，使藥物在血漿中的游離態濃度上升，而造成血糖下降及出血的現象。

(3) 對磺胺藥過敏的病人，避免使用 Thiazide 類、亨利氏環利尿劑及磺醯脲素類降血糖藥等具有磺胺類構造的藥物。

(4) 避免與 Methenamine 併用，以免因磺胺藥與甲醛結合，而使療效降低。

✚ 表 14-9　常用的磺胺藥製劑

		藥物	作用機轉	治療用途	副作用	備註
全身性感染用藥（口服給藥）	中效型	Sulfamethoxazole/ Trimethoprim (Baktar®)	Sulfamethoxazole 可抑制二氫蝶酸合成酶，Trimethoprim 可抑制二氫葉酸還原酶（圖 14-6），二者併用可阻斷葉酸合成	治療尿道感染、鼻竇炎及肺炎	• 易產生紅疹、蕁麻疹及史蒂芬強森症候群等過敏反應 • 當體內缺乏 G-6-PD 的病人，易產生溶血性貧血、顆粒性白血球減少及血小板低下等 • 易將膽紅素 (bilirubin) 由血中白蛋白取代出，進入 CNS 而引起黃疸性腦病 (kernicterus) • 易於中性或酸性尿中產生沉澱，**造成結晶尿** (crystalluria)、血尿 (hematuria) 或少尿，可適當的飲水或服用碳酸氫鈉 (NaHCO₃) 來加速排泄	Sulfamethoxazole 與 Trimethoprim 以 5:1 混合稱為 Baktar 或 Bactrim，可產生協同作用，治療尿道及上呼吸道感染
	短效型	Sulfisoxazole (Gantrisin®)	可與 PABA 競爭，抑制二氫蝶酸合成酶，阻斷細菌體內正常的葉酸合成過程	治療尿道感染		較不會有尿結石的副作用
		Sulfadiazine (Agazine®)		• 治療或預防燒、燙傷引起的細菌感染及預防腦膜炎 • 與 Pyrimethamine 併用治療弓漿蟲病		可於 CSF 與腦中達到最高的濃度
局部性感染用藥		Mafenide (Sulfamylon®)		治療或預防燒、燙傷引起的細菌感染		會干擾腎臟氫離子排出而導致代謝性酸中毒
		Sulfacetamide (Cetamid®)		治療結膜炎、角膜潰瘍及嚴重的眼睛感染		─
		Silver sulfadiazine (Agazine®)	釋出銀離子來產生藥效	治療或預防燒、燙傷引起的細菌感染		─

註：藥物在少數個體的特殊反應稱為特異體質 (idiosyncrasy)。例如：缺乏葡萄糖 -6- 磷酸去氫酶 (glucose-6-phosphate dehydrogenase; G-6-PD) 的病人，如服用高氧化性的磺胺藥，易導致溶血性貧血。

藥理小常識

史蒂芬－強森症候群

　　史蒂芬－強森症候群 (Stevens-Johnson Syndrome; SJS) 為一種嚴重的多形性紅斑，特徵為皮疹和黏膜（常見於口、鼻、眼、生殖器及肛門等部分）受損，發生原因與感染、抵抗力減退及使用磺胺藥 (Sulfonamides)、非固醇類抗發炎藥 (NSAIDs)、Phenobarbital、Phenytoin 及 Allopurinol 有關。預防的方法是減少不必要的藥物暴露，如需使用時，則應定期追蹤，一有不良反應則應立即停藥。

第五節　其他抗菌劑

⊃ 氟喹林酮類 (Fluoroquinolones)

　　為一合成的廣效性抗菌劑，可抑制多種 G(+) 及 G(-)，用於治療多重抗藥性細菌所引起的泌尿道感染及志賀氏桿菌、沙門桿菌、大腸桿菌等所引起的細菌性下痢。依照抗菌能力可分成四代（表 14-10）。

1. **抗藥性機轉：**
   (1) 細菌的 DNA 迴旋酶構造被改變，而降低與氟喹林酮的親和力。
   (2) 減少藥物的累積。

2. **藥物動力學：** 口服吸收良好，可廣泛分布於體液及組織中（特別是腎臟、前列腺與肺臟），由腎臟排出（除 Moxifloxacin 外），因此腎功能異常者應降低劑量。

3. **交互作用：** 易與制酸劑、礦物質或綜合維他命內所含的二價金屬離子產生螯合作用，減少藥物的吸收，因此避免併用。

4. **注意事項：** 避免使用於哺乳或懷孕婦女及小於 18 歲兒童，以免經由乳汁分泌或造成關節軟骨壞死。

⊃ Methenamine (Urised®)

1. **作用與用途：** 為一前驅物，可於酸性環境下釋出甲醛，破壞細菌的蛋白質構造，而具有防腐殺菌作用，常與 NH_4Cl 併用來增強療效。由於只能集中在尿液中，無法於血液或組織中達到一定的血漿濃度，因此只能作為第二線治療藥物或預防使用。

2. **副作用：** 胃腸不適且易產生抗藥性。

3. **交互作用：**
   (1) 磺胺藥會與 Methenamine 的活性成分甲醛形成不活性沉澱物，而影響吸收及藥效，因此避免併用。

(2) 避免將尿液鹼化，以免 Methenamine 不分解，而導致藥效降低。

(3) Methenamine 分解會產生氨，因此禁用於肝功能不良的病人。

✚ 表 14-10　氟喹林酮類的性質

	製劑	作用機轉	抗菌範圍	治療用途	副作用	備註
第一代	Nalidixic acid (NegGram®)	藉由干擾細菌 DNA 迴旋酶（DNA gyrase），抑制 DNA 形成超螺旋構造，進而影響細胞生長與複製	具中度抗 G(-) 效果	治療尿道感染，然目前已較少使用	中樞神經毒性、光毒性、胃腸不適、肌腱撕裂、QT 間期延長、低血糖及心律不整	· Levofloxacin、Gemifloxacin 及 Moxifloxacin 皆具有 QT 間期延長的作用，因此避免與 IA 及第 IV 類抗心律不整藥併用
	Cinoxacin (Cinobac®)					
第二代	Ciprofloxacin (Cipro®)		具廣泛抗 G(-) 效果，且對非典型病原菌有抑菌效果，但對 G(+) 的效果較差	治療中耳炎及呼吸道、腹部、關節、皮膚和軟組織的感染		· Gemifloxacin 及 Moxifloxacin 半衰期長，因此一天服用一次即可
	Ofloxacin (Floxin®)			治療慢性支氣管炎、肺炎、尿道炎、子宮頸炎及膀胱炎		· 食物會大大減少 Ofloxacin 的生體可用率
	Enoxacin (Penetrex®)			治療尿道感染及淋病		· **Ciprofloxacin 是對抗綠膿桿菌最強效的藥物**，但會引起成長中關節軟骨的損傷
	Lomefloxacin (Maxaquin®)			治療支氣管炎及尿道感染		
	Norfloxacin (Noroxin®)			治療前列腺炎及綠膿桿菌或其他 G(-) 所導致的尿道感染		
第三代	Levofloxacin (Levaquin®)		具廣泛抗 G(-) 效果，且對非典型病原菌與 G(+) 的效果強	治療尿道感染、慢性前列腺炎、炭疽（病）、上呼吸道感染、社區型的肺炎及肺結核		
	Gatifloxacin (Tequin®)			治療呼吸道感染		
第四代	Moxifloxacin (Avelox®)		維持 G(-) 抑菌作用，但對 G(+) 抑菌能力更強些，且對厭氧菌也有抑制作用	治療呼吸道、腹內、皮膚感染及肺結核		
	Gemifloxacin (Factive®)			治療社區型肺炎及急性細菌加重的慢性支氣管炎		
	Besifloxacin (Besivance®)			治療細菌性結膜炎		
	Delafloxacin (Baxdela®)			治療急性細菌性皮膚和皮膚結構感染		
	Finafloxacin (Xtoro®)			治療綠膿桿菌及金黃色葡萄球菌所導致的急性外耳炎		

⊃ Nitrofurantoin (Furadantin®)

1. **作用與用途**：為一廣效抗菌劑，可抑制細菌 DNA 合成，用於治療 G(+) 及 G(-) 所導致的尿道感染，為第二線治療藥物或預防使用。

2. **副作用**：胃腸不適、顆粒性白血球缺乏、周邊神經病變及紅褐色尿液。

⊃ Daptomycin (Cubicin®)

1. **作用與用途**：為環脂胜肽類 (cyclic lipopeptide) 抗菌劑，主要依賴鈣離子結合至細菌之細胞膜，引起鉀離子排出，導致細胞膜快速去極化，而造成細胞內蛋白質、DNA 和 RNA 合成受抑制，而引起細菌死亡。由於不能穿透 G(-) 外膜，所以僅能對抗 G(+) 感染。用於治療 MRSA、VRE 及 PRP 所導致的複雜性皮膚組織感染。

2. **副作用**：便祕、噁心、腹瀉、頭痛、失眠及紅疹。

⊃ Bacitracin (Baciguent®)

1. **作用與用途**：為一多胜肽化合物，可干擾醣胜肽形成，抑制細胞壁合成。因毒性大，目前只作為體表局部敷用，用於治療皮膚表面潰瘍、傷口或黏膜之細菌感染。

2. **副作用**：腎毒性。

⊃ Polymyxins B（黏菌素）

1. **作用與用途**：為一陽離子界面活性劑，可分解細胞膜脂蛋白，使細胞膜喪失屏障功能，用於治療 G(-) 感染。

2. **副作用**：神經毒性及腎毒性。

⊃ Rifaximin (Xifaxan®)

1. **作用與用途**：為 Rifampin 類似物，可抑制分枝桿菌之 DNA－依賴性 RNA 聚合酶 (DNA-dependent RNA polymerase)，干擾 RNA、蛋白質合成，口服治療旅行者腹瀉 (traveler's diarrhea)。

2. **副作用**：噁心、胃腸脹氣及過敏。

重點回顧

藥物	作用機轉與用途	副作用
氟喹林酮類 (Fluoroquinolones)	抑制 DNA 迴旋酶，干擾 DNA 形成超螺旋構造，進而影響細胞生長與複製，治療 G(-) 感染	中樞神經毒性、光毒性、胃腸不適、肌腱撕裂、QT 間期延長、低血糖及心律不整
Methenamine (Urised®)	於酸性環境下釋出甲醛，破壞細菌的蛋白質構造，而具有防腐殺菌作用	胃腸不適且易產生抗藥性

藥物	作用機轉與用途	副作用
Nitrofurantoin (Furadantin®)	抑制 DNA 合成，用於治療 G(+) 及 G(-) 所導致的尿道感染	胃腸不適、顆粒性白血球缺乏、周邊神經病變及紅褐色尿液
Daptomycin (Cubicin®)	與細菌細胞膜結合後引起膜電位快速的去極化及膜電位的消失，進而抑制細菌蛋白質、DNA 和 RNA 的合成，引起細菌死亡	便祕、噁心、腹瀉、頭痛、失眠及紅疹
Bacitracin (Baciguent®)	可干擾醣胜肽形成，抑制細胞壁合成，用於治療皮膚表面潰瘍、傷口或黏膜之細菌感染	腎毒性
Polymyxins B（黏菌素）	可分解細胞膜脂蛋白，使細胞膜喪失屏障，用於治療 G(-) 感染	神經毒性及腎毒性
Rifaximin (Xifaxan®)	可抑制分枝桿菌之 DNA－依賴性 RNA 聚合酶，干擾 RNA、蛋白質合成，口服治療旅行者腹瀉	噁心、胃腸脹氣及過敏

第六節　抗分枝桿菌藥物

　　分枝桿菌 (Mycobacterium) 為一細長且具桿狀的細菌，細胞壁富含脂質，導致許多藥物無法穿透。其中結核分枝桿菌 (Mycobacterium tuberculosis) 會引起結核病 (tuberculosis)，而痲瘋分枝桿菌 (Mycobacterium leprae) 會引起痲瘋病 (leprosy)。

一、結核病藥物

　　結核病是由結核桿菌經空氣或飛沫傳染之慢性病，會造成肺部、泌尿生殖道及骨髓的嚴重感染，其中以侵害肺部最多。由於病菌生長緩慢且極易產生抗藥性，因此治療療程需進行六個月至兩年的時間，且須採用多重藥物合併治療以延緩抗藥性菌種產生。根據臨床使用的效用，結核病藥物可分成兩大類，Isoniazid、Rifampin、Rifapentine、Rifabutin、Ethambutol 及 Pyrazinamide 因療效佳及可接受的毒性，為治療肺結核的第一線藥物；Levofloxacin、Moxifloxacin、Kanamycin、Amikacin、Capreomycin、p-Aminosalicylic acid、Ethionamide 及 Cycloserine 因藥效弱、副作用大且較貴，因此列為第二線用藥。第二線藥物只使用在擴散性結核病 (disseminated tuberculosis) 或結核桿菌已經對第一線藥物產生抗藥性時。治療目標為快速殺死結核桿菌，避免抗藥性產生及清除宿主體內持續生存的細菌以預防復發（表 14-11）。

✚ 表 14-11　結核病藥物的給藥途徑及副作用

藥物	給藥途徑	副作用
第一線藥物		
Isoniazid	PO、IM	肝毒性及周邊神經炎
Rifampin	PO、IV	肝毒性
Rifapentine	PO	肝毒性
Rifabutin	PO	肝毒性
Pyrazinamide	PO	肝毒性及多關節炎
Ethambutol	PO	視神經炎
第二線藥物		
Levofloxacin	PO、IV	胃腸不適
Moxifloxacin	PO、IV	胃腸不適
Capreomycin	IM	耳毒性及腎毒性
Amikacin	IM、IV	耳毒性及腎毒性
Streptomycin	IM	耳毒性及腎毒性
Para-Aminosalicyclic acid	PO	胃腸不適
Ethionamide	PO	胃腸不適及肝毒性
Cycloserine	PO	精神病、癲癇及紅疹

(一) 第一線治療藥物

● Isoniazid (INH) (Rimifon®)

1. **作用與用途**：為一前驅物，是 pyridoxine 的類似物，須經由分枝桿菌的過氧化酶 (KatG) 活化成異菸鹼酸 (isonicotinic acid)，**藉以阻斷壁酸 (mycolic acid) 合成**，以發揮殺死結核桿菌的作用（圖 14-7）。為最強效的結核病藥物，由於易產生抗藥性，因此並不會單獨給予。

2. **抗藥性機轉**：
   (1) KatG 突變或刪除消失。
   (2) 合成壁酸的酵素發生突變。

3. **藥物動力學**：口服後快速由胃腸道吸收，廣泛分布於組織與體液中（包括 CSF），經由肝臟乙醯化與水解後，由腎臟排出。

4. **副作用**：週邊神經炎（可補充維生素 B_6 來減緩）、肝毒性、過敏反應、中樞神經毒性及胃腸不適等。

5. **交互作用**：
   (1) 會干擾 Phenytoin 代謝，導致血中濃度上升而引起運動失調的副作用。
   (2) 服用 INH、RIF 或 PZA 等藥時避免喝酒，以免增加肝毒性的風險。

分枝桿菌細胞

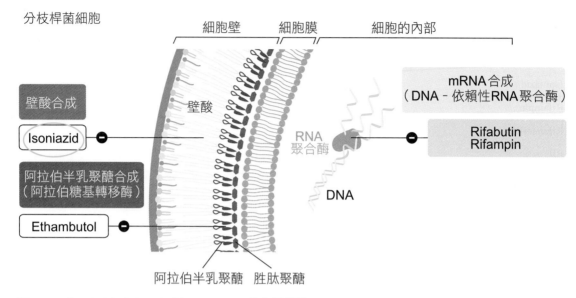

圖 14-7　Isoniazid、Rifampin 及 Ethambutol 的作用機轉。

⊃ Rifampin (RIF) (Rifadin®)

1. **作用與用途：**為殺菌型抗菌劑，可抑制分枝桿菌之 DNA －依賴性 RNA 聚合酶 (DNA-dependent RNA polymerase)，干擾 RNA 合成（圖 14-7），用於治療結核病及痲瘋病。

2. **抗藥性機轉：**細菌的 DNA －依賴性 RNA 聚合酶對藥物的親和力降低或是降低藥物的通透性。

3. **副作用：**肝毒性、胃腸不適、類流行性感冒症候群，及**尿液、唾液、淚水呈橘紅色。**

4. **交互作用：**

   (1) 會誘導肝臟代謝酵素，加速蛋白酶抑制劑、Chloramphenicol、Cyclosporin 及 Digoxin 等藥物的代謝。可考慮使用 Rifabutin 代替 Rifampin。

   (2) INH、PZA 及 RIF 皆具肝毒性，因此併用時需特別小心。

5. **類似藥物：**

   · Rifapentine (Priftin®)

   · Rifabutin (Mycobutin®)

⊃ Ethambutol (EMB) (Myambutol®)

1. **作用與用途：**可抑制阿拉伯糖基轉移酶 (arabinofuranosyl transferase) 而干擾阿拉伯半乳聚醣 (arabinogalactan) 合成，使細胞壁的通透性增加而達到抗結核病的作用（圖 14-7）。

2. **副作用：視神經炎、紅綠色盲、**胃腸不適、過敏反應、高尿酸及混亂。

⊃ Pyrazinamide (PZA) (Aldinamide®)

1. **作用與用途**：藉由分枝桿菌內的水解酵素轉變成活性代謝物 Pyrazinoic acid (POA)，抑制脂肪酸合成及破壞細胞膜構造，而達到殺菌作用。單獨使用效果不佳，常與 INH 和 RIF 併用來增強抗菌力。

2. **藥物動力學**：口服吸收良好，可廣泛分布於全身，包括發炎的腦膜。主要由肝臟代謝，腎臟排除。

3. **副作用**：肝毒性、噁心、嘔吐、高尿酸及紅疹等。

(二) 第二線治療藥物

⊃ 氟喹林酮類 (Fluoroquinolones)

　　氟喹林酮類中以 Moxifloxacin 及 Levofloxacin 治療結核病的效果最佳，尤其是處理第一線藥物具抗藥性之菌種，然而單獨使用時很快就會產生抗藥性，因此須與多種藥物併用。其他請參考 Fluoroquinolones 類抗菌劑。

⊃ Capreomycin (Capastat®)

1. **作用與用途**：為一胜肽抗菌劑，可抑制蛋白質合成，用於多重抗藥性結核病。

2. **副作用**：耳、腎毒性。

⊃ Kanamycin (Kantrex®)

1. **作用與用途**：為胺基配醣體，可抑制結核分枝桿菌的蛋白質合成，用於治療肺結核。

2. **副作用**：耳、腎毒性。

3. **類似藥物**：Amikacin (Amikin®)。

⊃ p-Aminosalicyclic acid (PAS)

1. **作用與用途**：結構類似對胺基苯酸，可抑制葉酸合成而達到根絕結核桿菌的作用。因耐受性差及易產生抗藥性，目前已少用。

2. **副作用**：胃腸不適、肝炎及皮膚紅疹等。

⊃ Ethionamide (Trecator®)

1. **作用與用途**：化學結構類似 Isoniazid，可阻斷壁酸合成，而達到殺死結核桿菌的作用。

2. **副作用**：胃腸不適、肝毒性及週邊神經病變等。

⊃ Cycloserine (Seromycin®)

1. **作用與用途：**可抑制結核桿菌的細胞壁合成，用於治療對第一線藥物產生抗藥性的結核病。
2. **副作用：**中樞神經毒性及惡化癲癇。

二、痲瘋病藥物

　　痲瘋病主要是由痲瘋桿菌所導致的慢性傳染病，會侵犯神經末梢，使手足失去感覺而受傷結疤甚至萎縮變形。由於痲瘋桿菌生長緩慢，極易產生抗藥性，因此感染時需長時間治療。

⊃ Dapsone (Avlosulfon®)

1. **作用與用途：**結構類似磺胺藥，為 PABA 拮抗劑，可抑制葉酸生成，**為痲瘋病最佳治療藥物**。常與 Rifampin 及 Clofazimine 併用，以降低抗藥性產生及提高療效。
2. **副作用：**溶血性貧血、肝炎、胃腸不適、變性血紅素血症（氧化產物所致）、結節性痲瘋及痲瘋結節性紅斑（可用糖皮質素或 Thalidomide 治療）。

⊃ Rifampin

　　詳見結核病藥物。

⊃ Clofazimine (Lamprene®)

1. **作用與用途：**與 DNA 結合，導致痲瘋桿菌的增殖受抑制。
2. **副作用：**紅棕色皮膚及胃腸不適。

重點回顧

藥物	作用機轉與用途	副作用
第一線結核病藥物		
Isoniazid (INH) (Rimifon®)	藉由過氧化酶活化成異菸鹼酸，阻斷壁酸合成，以發揮殺死結核桿菌的作用	週邊神經炎、肝毒性、過敏反應、中樞神經毒性及胃腸不適
Rifampin (RIF) (Rifadin®)	可抑制分枝桿菌之 DNA－依賴性 RNA 聚合酶，干擾 RNA 合成，用於治療結核病及痲瘋病	肝毒性、胃腸不適、類流行性感冒症候群及尿液、唾液、淚水呈橘紅色
Ethambutol (EMB) (Myambutol®)	可抑制阿拉伯糖基轉移酶，使細胞壁的通透性增加而達到抗結核病的作用	視神經炎、紅綠色盲、胃腸不適、過敏反應、高尿酸及混亂
Pyrazinamide (PZA) (Aldinamide®)	藉由水解酵素轉變成活性代謝物，抑制脂肪酸合成及破壞細胞膜構造，而達到殺菌作用	肝毒性、噁心、嘔吐、高尿酸及紅疹

藥物	作用機轉與用途	副作用
第二線結核病藥物		
Capreomycin (Capastat®)	可抑制蛋白質合成，用於多重抗藥性結核病	耳、腎毒性
Kanamycin (Kantrex®)	可抑制蛋白質合成，用於治療肺結核	耳、腎毒性
p-Aminosalicyclic acid (PAS)	可抑制葉酸合成而達到根絕結核桿菌的作用	胃腸不適、肝炎及皮膚紅疹
Ethionamide (Trecator®)	可阻斷壁酸合成，而達到殺死結核桿菌的作用	胃腸不適、肝毒性及週邊神經病變
Cycloserine (Seromycin®)	可抑制結核桿菌的細胞壁合成，用於治療對第一線藥物產生抗藥性的結核病	中樞神經毒性及惡化癲癇
痲瘋病藥物		
Dapsone (Avlosulfon®)	為 PABA 拮抗劑，可抑制葉酸生成，為痲瘋病的最佳治療藥物	溶血性貧血、肝炎、胃腸不適、變性血紅素血症、結節性痲瘋及痲瘋結節性紅斑
Clofazimine (Lamprene®)	與 DNA 結合，導致痲瘋桿菌的增殖受抑制	紅棕色皮膚及胃腸不適

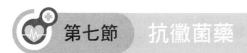

第七節　抗黴菌藥

　　黴菌不同於細菌，屬於真核生物並具有幾丁質及多醣體之堅固細胞壁，因此感染時對抗菌劑會產生抗藥性。一般常見之黴菌感染多侷限於皮膚表層之感染，當長期使用抗癌藥、糖皮質素或感染愛滋病及器官移植導致的免疫功能下降時，則易造成全身性感染。黴菌細胞膜含有麥角固醇 (ergosterol)，人體細胞膜則含有膽固醇 (cholesterol)，抗黴菌藥主要是利用黴菌和人類細胞膜成分不同來設計，主要分成全身性黴菌感染藥物及局部性黴菌感染藥物，其中全身性黴菌感染藥物又分成多烯類、吡咯圓衍生物、Echinocandins 類及嘧啶類似物等四大類。詳細作用位置如圖 14-8。

一、全身性黴菌感染藥物

(一) 多烯類

⊃ Amphotericin B (Fungizone®)

1. **作用與用途**：為一聚烯類 (Polyene) 結構，**可與黴菌細胞膜上之麥角固醇結合，改變細胞膜通透性，促使電解質及小分子大量流失而造成細胞死亡**，為治療全身性黴菌感染的首選藥（圖 14-8）。由於毒性大，可使用微脂粒 (liposomal) 劑型，然較為昂貴，因此只用於對傳統 Amphotericin B 沒有藥理反應或無法忍受其毒性的病人。

2. **藥物動力學**：口服吸收極差，靜脈注射後會與血中蛋白廣泛結合 (>90%) 並分布於全身（除了腦脊髓液外）。主要由膽汁排出，肝、腎功能不良者無須調整劑量。

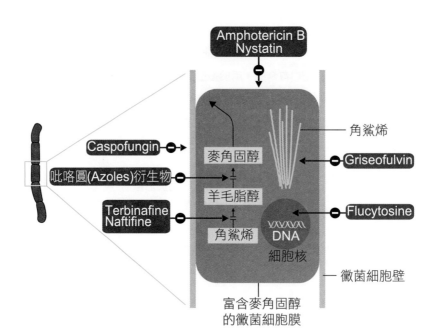

圖 14-8　抗黴菌藥之作用機轉。

3. **副作用**：發燒、寒顫、肌肉痙攣、嘔吐、頭痛、骨髓抑制、低血鉀（促使鉀離子流出）、低血壓及腎毒性。

4. **交互作用**：
　(1) 與 Aminoglycosides、Vancomycin、Furosemide 及 Cisplatin 併用會加重腎毒性，因此不建議同時使用。
　(2) **Amphotericin B 可破壞黴菌細胞膜構造，促使 Flucytosine 進入細胞內干擾 DNA、RNA 合成，兩者併用可降低 Amphotericin B 的劑量及毒性。**

5. **注意事項**：腎毒性所導致的低血鉀，易造成心律不整，增加毛地黃中毒，因此需特別留意。

(二) 吡咯圓 (Azoles) 衍生物

1. 為廣效型抗黴菌藥，由於毒性低且可口服給藥，可作為 Amphotericin B 的替代藥物。目前有 Fluconazole、Itraconazole、Ketoconazole、Posaconazole 及 Voriconazole 等五種藥物被用於全身性黴菌感染（表 14-12）。

2. **交互作用**：Azole 類抗黴菌藥會抑制肝臟代謝酵素，導致許多與之併用藥物的血中濃度上升，詳如表 14-13。

(三) Echinocandins 類

　　抑制細胞壁合成，用於麴菌及念珠菌感染。目前使用的藥物包括 Caspofungin、Micafungin 及 Anidulafungin（表 14-14）。

✚ 表 14-12　吡咯圓抗黴菌藥的特性

特性 ＼ 藥物	Itraconazole (Sporanox®)	Fluconazole (Diflucan®)	Voriconazole (Vfend®)	Ketoconazole (Nizoral®)	Posaconazole (Noxafil®)
作用機轉	抑制 14α- 去甲基酶 (14α-demethylase)，**阻抑羊毛脂醇 (lanosterol) 轉變成麥角固醇，干擾黴菌細胞膜生成**（圖 14-8）				
給藥途徑	PO	PO	IV、PO	PO	PO
食物的作用	可增加吸收	不影響	降低吸收	降低吸收	可增加吸收
生體可用率	55%	>90%	96%	75%	很高
蛋白質結合比率	99.8%	11~12%	58%	84~99%	98~99%
半衰期	21 小時	30 小時	6~24 小時	排除半衰期為雙相：前 10 小時為 2 小時，然後為 8 小時	16~31 小時
代謝／排除	肝／糞便	肝（少）／腎（多）	肝	肝／膽汁、糞便	肝／糞便
治療用途	治療麴菌、念珠菌及黴菌感染	治療囊球菌引起的腦膜炎及嚴重的念珠菌感染	治療念珠菌、麴菌、足分支菌及梭黴屬所導致的嚴重黴菌感染	治療全身性黴菌感染及因黴菌所導致的頭皮屑及脂漏性皮膚炎（仁山利舒）	治療口與咽的念珠菌感染及對 Itraconazole 或 Fluconazole 產生抗藥性之感染
副作用	胃腸不適、腹痛、疲勞、紅疹、頭痛、水腫、減弱心肌收縮力、肝毒性及食慾不振	紅疹、頭痛、眩暈、噁心、嘔吐及腹瀉	視力模糊、發燒、紅疹、噁心、嘔吐、腹瀉、頭痛、水腫、腹痛、肝毒性、過敏及呼吸道疾病	肝毒性、噁心、頭痛、眩暈、月經失調及男性女乳症（抑制腎上腺和性荷爾蒙的生成）	噁心、嘔吐、頭痛及肝毒性
注意事項	• Itraconazole 及 Ketoconazole 於酸性 pH 值下吸收較好，因此避免與制酸劑、H_2 拮抗劑及質子幫浦抑制劑併用，以免影響吸收 • Ketoconazole 與 Amphotericin B 不能併服，以免因減少黴菌細胞膜上的麥角固醇合成而降低 Amphotericin B 的抗菌作用				

✚ 表 14-13　吡咯圓抗黴菌藥的交互作用

藥物	併用藥物	交互作用機轉	交互作用結果
吡咯圓抗黴菌藥	Cisapride	吡咯圓抗黴菌藥可抑制肝臟代謝酵素，導致藥物血中濃度上升	心律不整
	Cyclosporin、Tacrolimus		增加腎毒性
	Dofetilide、Quinidine		心律不整
	Pimozide		心律不整
	Phenytoin		中樞神經毒性
	Warfarin		增加出血
	磺醯脲素類降血糖藥		增強降血糖作用
	Lovastatin、Simvastatin		增強橫紋肌溶解作用

✚ 表 14-14　Echinocandins 類抗黴菌藥的特性

藥物 特性	Caspofungin (Cancidas®)	Micafungin (Mycamine®)	Anidulafungin (Eraxis®)
作用機轉	**抑制細胞壁中的 β-(1,3)－聚葡萄糖合成**，使得細胞壁結構支撐變弱，無法維持滲透壓而導致菌體破裂、死亡（圖 14-8）		
給藥途徑	IV	IV	IV
蛋白質結合比率	97%	>99%	84%
半衰期	9~11 小時	11~17 小時	40~50 小時
代謝／排除	肝、血漿／糞便、尿液	－／糞便	－／糞便
治療用途	治療對 Amphotericin B 或 Voriconazole 無明顯效果的麴菌及念珠菌感染	治療念珠菌血症及預防接受造血幹細胞移植病人的念珠菌感染	治療非白血球低下之成人念珠菌血症、念珠菌腹膜炎及腹腔內膿瘍
副作用	發燒、頭痛、紅疹、噁心、嘔吐	頭痛、噁心、嘔吐、腹瀉、發燒及肝毒性	紅人症候群、血栓靜脈炎、頭痛、噁心及白血球缺乏
交互作用	與 Cyclosporin 併用時會增加肝損傷，因此避免併用	與 Sirolimus 或 Nifedipine 併用時應減少劑量，以免產生中毒	無重要的交互作用

（四）嘧啶類似物

➲ Flucytosine (Ancobon®)

1. **作用與用途：**於黴菌體內代謝成 5-Florouracil (5-FU)，進一步再代謝成 5-fluorodeoxyuridine monophosphate (5-FdUMP)，抑制胸腺嘧啶合成酶 (thymidylate synthase)，使得 DNA 合成及細胞分裂受抑制，進而達到治療念珠菌及隱球菌的感染（圖 14-8）。

2. **藥物動力學：**口服吸收良好，可廣泛分布於全身體液中，不經代謝，大部分以原型態排於尿中。

3. **副作用：**骨髓抑制、肝毒性及中樞神經毒性。

4. **交互作用：**

   (1) 與 Amphotericin B 併用可產生協同作用，除了可減少 Amphotericin B 的劑量也可降低 Flucytosine 之抗藥性。

   (2) Flucytosine 會抑制肝臟代謝酵素，促使 Cisapride、Dofetilide、Pimozide 及 Quinidine 等藥物的血中濃度上升，導致致命性的心律不整，因此避免併用。

二、局部性黴菌感染藥物

　　局部性黴菌感染主要由念珠菌及皮癬菌所引起，其中念珠菌感染主要發生在黏膜及皮膚；皮癬菌則主要在皮膚、頭髮及指甲等地方，治療藥物如表 14-15。

✚ 表 14-15　局部性黴菌感染藥物的特性

藥物	給藥途徑	作用機轉	皮癬菌	甲黴菌病	念珠菌皮膚	念珠菌嘴巴	念珠菌陰道	副作用	備註
Butoconazole (Femstat®)	局部	抑制羊毛脂醇轉變成麥角固醇，而干擾細胞膜合成（圖14-8）					✓	癢及刺激	易影響胎兒，因此懷孕前三個月避免使用
Clotrimazole (Mycelex®)	局部		✓		✓	✓	✓	紅斑、水腫、蕁麻疹及搔癢	—
Econazole (Spectazole®)	局部		✓		✓			癢、紅斑及搔癢	—
Fluconazole (Diflucan®)	PO		✓	✓		✓	✓	紅疹、頭痛、眩暈、噁心、嘔吐及腹瀉	仍可使用在全身黴菌感染的治療
Itraconazole (Sporanox®)	PO		✓	✓				噁心、嘔吐、腹痛、紅疹、頭痛、水腫、減弱心肌收縮力及肝毒性	
Ketoconazole (Nizoral®)	PO、局部		✓	✓		✓		肝毒性、頭痛、眩暈、月經失調及男性女乳症	
Miconazole (Monistat®)	局部		✓		✓		✓	癢及刺激	—
Oxiconazole (Oxistat®)	局部		✓					搔癢、灼燒、皮膚炎及紅疹	—
Sertaconazole (Ertaczo®)	局部		✓					接觸性皮膚炎	—
Sulconazole (Exelderm®)	局部		✓					癢、刺激及紅斑	—
Terconazole (Terazol®)	局部						✓	癢及刺激	易影響胎兒，因此懷孕前三個月避免使用
Tioconazole (Vagistat-1®)	局部						✓	癢及刺激	—
Butenafine (Mentax®)	局部	抑制角鯊烯轉變成羊毛脂醇，干擾麥角固醇合成，進而影響黴菌細胞膜合成（圖14-8）	✓					刺痛、紅斑、刺激及搔癢	—
Naftifine (Naftin®)	局部		✓					刺激及刺痛	—
Terbinafine (Lamisil®)	局部		✓					頭痛、腹瀉、消化不良、腹痛及肝衰竭	可於皮膚、指甲或脂質中儲存，為治療皮癬菌的首選藥
	PO			✓					

✚ 表 14-15　局部性黴菌感染藥物的特性（續）

藥物	給藥途徑	作用機轉	皮癬菌	甲癬菌病	念珠菌 皮膚	念珠菌 嘴巴	念珠菌 陰道	副作用	備註
Ciclopirox (Loprox®)	局部	螯合金屬離子及抑制酵素，破壞細胞活動	✓	✓	✓			無明顯副作用	—
Griseofulvin (Grifulvin®)	PO	結合至小管素(tubulin)，干擾微小管(microtubule)功能，中止細胞分裂過程（圖14-8）	✓	✓				紅疹、嗜睡、胃腸不適、肝毒性及光敏感	會誘導肝臟代謝酵素，導致與之併用的藥物血中濃度下降
Nystatin (Mycostatin®)	局部	與麥角固醇結合，破壞細胞膜構造（圖14-8）			✓	✓	✓	便秘、腹瀉、頭暈、昏昏欲睡、頭痛、噁心及嘔吐	—
Tolnaftate (Tinactin®)	局部	抑制麥角固醇合成	✓					局部皮膚刺激及灼熱感	—
Undecylenic acid (Desenex®)	局部	機轉不明	✓					無明顯副作用	—

重點回顧

藥物	作用機轉	用途	副作用
全身性黴菌感染藥物			
Amphotericin B (Fungizone®)	可與細胞膜上之麥角固醇結合，改變細胞膜通透性，促使電解質及小分子大量流失而造成細胞死亡	治療全身性黴菌感染的首選藥	發燒、寒顫、肌肉痙攣、嘔吐、頭痛、骨髓抑制、低血鉀、低血壓及腎毒性
Itraconazole (Sporanox®) Fluconazole (Diflucan®) Voriconazole (Vfend®) Ketoconazole (Nizoral®) Posaconazole (Noxafil®)	抑制 14α- 去甲基酶，阻抑羊毛脂醇轉變成麥角固醇，干擾黴菌細胞膜生成	治療局部及全身黴菌感染	視力模糊、發燒、紅疹、噁心、嘔吐、腹瀉、頭痛、水腫、腹痛、肝毒性、過敏及呼吸道疾病
Caspofungin (Cancidas®) Micafungin (Mycamine®) Anidulafungin (Eraxis®)	抑制細胞壁合成	治療麴菌及念珠菌感染	頭痛、噁心、嘔吐、腹瀉、發燒及肝毒性
Flucytosine (Ancobon®)	於黴菌體內代謝成 5-Florouracil (5-FU)，進一步代謝成 5-FdUMP，抑制胸腺嘧啶合成酶，使得 DNA 合成及細胞分裂受抑制	治療念珠菌及隱球菌感染	骨髓抑制、肝毒性及中樞神經毒性
局部性黴菌感染藥物－請參考表 14-13			

第八節　抗病毒藥

病毒構造簡單，僅含外殼及核酸（DNA 或 RNA），必須寄生在活細胞內，利用宿主提供能量及養分來進行自我複製。依所含的核酸分為 DNA 病毒及 RNA 病毒。

1. **DNA 病毒：**可將病毒 DNA 穿入宿主細胞內，利用宿主的 RNA 聚合酶轉錄出病毒的 mRNA，再轉譯成病毒的蛋白質。含此類病毒為水痘、生殖器疱疹、腦炎疱疹、眼睛疱疹及 B 型肝炎等。

2. **RNA 病毒：**可將病毒 RNA 穿入宿主細胞內，以病毒 RNA 作為 mRNA 合成所需的蛋白質。部份病毒具有反轉錄酶，可將病毒的 RNA 反轉錄成 DNA，嵌入宿主的 DNA 中，重新製造 DNA 或 mRNA。含此類病毒為流行性感冒、AIDS、SARS、A 型肝炎、C 型肝炎及小兒麻痺等。

病毒使用宿主細胞來進行複製並且寄居其內，很難用不破壞細胞的方法來殺滅病毒。因此，最積極對付病毒的方式為疫苗接種，誘使人體產生抗體來預防病毒感染、施打干擾素來預防病毒侵襲和增強免疫力以及使用抗病毒藥來降低病毒的活性以達到治療目的。本節著

重於病毒藥物的使用，因此將對病毒藥物做詳細的探討。抗病毒藥可分為非 HIV 病毒藥物及 HIV 病毒藥物兩大類。非 HIV 病毒藥物又可分為治療單純疱疹病毒 (Herpes Simplex Virus; HSV) 和帶狀疱疹病毒 (Varicella Zoster Virus; VZV)、肝炎 (Hepatitis B virus; HBV、Hepatitis C Virus; HCV)、巨細胞病毒 (Cytomegalovirus; CMV)、流行性感冒及呼吸道融合病毒 (Respiratory syncytial Virus; RSV) 的藥物等五大類，如表 14-16。

+ 表 14-16　非 HIV 病毒藥物的作用機轉

藥物	抗病毒種類	藥物	抗病毒種類
治療單純疱疹及帶狀疱疹的藥物		治療肝炎的藥物	
全身性藥物		α 干擾素	
Acyclovir	HSV, VZV	Interferom alfa-2b	HCV, HBV
Famciclovir	HSV, VZV	Peginterferon alfa-2a	HCV, HBV
Foscarnet	HSV, VZV	蛋白酶抑制劑	
Valacyclovir	HSV, VZV	Glecaprevir	HCV
局部性藥物		Grazoprevir	HCV
Penciclovir	HSV	Paritaprevir	HCV
Trifluridine	HSV 角膜炎	Simeprevir	HCV
Docosanol	HSV 角膜炎	Voxilaprevir	HCV
Ganciclovir	HSV 角膜炎	NS5A 抑制劑	
治療巨細胞病毒感染的藥物		Declatasvir	HCV
Ganciclovir	CMV	Elbasvir	HCV
Valganciclovir	CMV	Ledipasvir	HCV
Cidofovir	CMV	Ombitasvir	HCV
Foscarner	CMV	Pibrentasvir	HCV
治療流行性感冒的藥物		Velpatasvir	HCV
Oseltamivir	A 型及 B 型流感	NS5B 核苷酸聚合酶抑制劑 (NPIs)	
Zanamivir	A 型及 B 型流感	Sofosbuvir	HCV
治療呼吸道融合病毒感染的藥物		NS5B 非核苷酸聚合酶抑制劑 (NNPIs)	
Palivizumab	RSV	Dasabuvir	HCV
		核苷酸類似物	
		Ribavirin	HCV
		Adefovir	HBV
		Entecavir	HBV
		Lamivudine	HBV
		Telbivudine	HBV
		Tenofovir	HBV

🖤 非 HIV 病毒藥物

一、單純疱疹和帶狀疱疹病毒藥物

⇒ Acyclovir (ACV) (Zovirax®)

1. **作用與用途**：為嘌呤核苷類似物，**在病毒體內經由胸腺嘧啶核苷激酶 (thymidine kinase) 轉變成單磷酸鹽型式**，之後再經由宿主細胞激酶轉變成具活性的三磷酸鹽型式，干擾病毒 DNA 聚合酶 (DNA polymerase) 及嵌入 DNA 鏈中，阻斷 DNA 的複製與合成（圖 14-9），**為單純疱疹或帶狀疱疹病毒之首選藥**。

2. **抗藥性機轉**：
   (1) 減少胸腺嘧啶核苷激酶產生。
   (2) 改變病毒 DNA 聚合酶，讓藥物無法抑制。

3. **副作用**：靜脈炎、腎毒性、神經毒性、噁心、嘔吐、腹瀉、頭痛及眩暈。

4. **類似藥物**：
   • Valacyclovir (VCV) (Valtrex®)：口服給藥後可快速吸收及完全轉變成 Acyclovir。生體可用率大約可達到 55%。

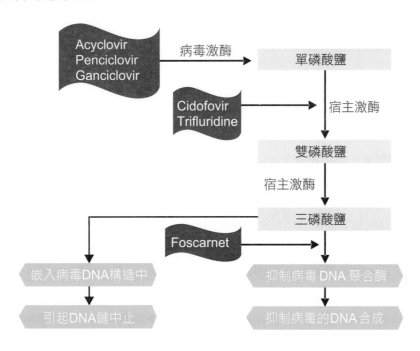

圖 14-9　單純疱疹與巨細胞病毒藥物的作用機轉。

⊃ Famciclovir (FCV) (Famvir®)

1. **作用與用途**：為 penciclovir 的前驅物，可在病毒細胞內代謝成具活性的三磷酸鹽形式，競爭性抑制病毒的 DNA 聚合酶，使 DNA 鏈延長終止而無法繼續複製，用於帶狀疱疹及生殖器官疱疹病毒之感染。

2. **副作用**：噁心、嘔吐、頭痛及腹瀉。

3. **類似藥物**：Penciclovir (Denavir®)（圖 14-9）。

⊃ Vidarabine (Vira-A®)

1. **作用與用途**：為腺嘌呤 (adenine) 類似物，經由宿主細胞激酶轉變成具活性的三磷酸鹽型式，干擾病毒 DNA 聚合酶及促使 DNA 鏈中止。用於治療免疫不全病人的疱疹及單純疱疹引起的角膜炎 (keratitis)。

2. **副作用**：眼部灼熱感、光敏感及流眼淚。

⊃ Trifluridine (Viroptic®)

1. **作用與用途**：為嘧啶類似物，經由宿主細胞激酶轉變成具活性的三磷酸鹽型式，嵌入病毒 DNA 構造中，阻斷 DNA 合成與複製（圖 14-9）。局部治療急性單純疱疹之角膜結膜炎 (keratoconjunctivitis) 及上皮角膜炎。

2. **副作用**：眼部灼熱感及刺激感。

⊃ Idoxuridine (Stoxil®)

1. **作用與用途**：經由細胞內酵素轉變成有效成分，抑制病毒之 DNA 聚合酶及被引入病毒新合成之 DNA 構造中，使病毒無法完成複製，局部治療單純疱疹角膜炎。

2. **副作用**：結膜刺激、搔癢及畏光。

⊃ Sorivudine (Usevir®)

1. **作用與用途**：為胸腺嘧啶核苷類似物，可經由細胞內的胸腺嘧啶核苷激酶轉變成活性成分，抑制病毒 DNA 聚合酶，干擾病毒的複製及生長，用於單純疱疹及帶狀疱疹。

2. **副作用**：噁心、嘔吐、食慾不振、上腹部痛及發疹。

3. **類似藥物**：Brivudine (Zoster®)。

二、肝炎藥物

　　肝炎是肝臟因病毒、藥物、酒精或是代謝異常引起的發炎症狀。一般可分成 A、B、C、D、E 及 G 六種，最常見為 A 型、B 型和 C 型三種（表 14-17）。依表現症狀又分成慢性及急性肝炎兩種。當肝炎病毒進入人體後馬上會引起程度不同的肝細胞損傷叫做急性肝炎，急性

肝炎在病發後一到兩個月內會自然痊癒，如果沒有痊癒的話，則會導致肝臟發炎、黃疸及胺基丙酸轉胺基酶指數 (ALT) 升高。慢性肝炎主要由 B、C 型肝炎病毒引起，會導致肝硬化及肝衰竭，因此需長期治療，由於罹患 B、C 型肝炎最多，因此我們將重點集中在此兩類肝炎。

➕ 表 14-17　A、B、C 型肝炎之比較

特徵	A 型	B 型	C 型
病毒種類	A 型肝炎病毒 (HAV)	B 型肝炎病毒 (HBV)	C 型肝炎病毒 (HCV)
感染後變成慢性肝炎的機率	—	3~5%	>70%
預防方式	A 型肝炎疫苗	B 型肝炎疫苗	—
最佳治療藥物	—	Interferon alfa 或 Lamivudine	Peginterferon alfa 加 Ribavirin

（一）　B 型肝炎藥物

　　B 型肝炎主要是皮膚、黏膜傷口，接觸到帶有 B 型肝炎病毒的血液、體內分泌物，或輸入帶有 B 型肝炎病毒的血液，或經由帶有 B 型肝炎病毒的針頭、注射筒、手術、針灸、紋眉等器械感染，或帶原之母親經由胎盤或分娩時傳染給新生兒等。治療藥物包括 2 個皮下注射的 α 干擾素及 5 個口服給藥的抗病毒藥。其中口服藥價格便宜、便利性、副作用少，且能有效控制病毒，為廣泛使用的治療方式。然缺點則需長期治療及有抗藥性的疑慮。皮下注射的干擾素則療程固定、無抗藥性、效果較持久且有機會根治，然價格高且副作用多，但是仍為治療 B 型肝炎的第一線藥物，詳細特性如表 14-18。

➕ 表 14-18　慢性 B 型肝炎藥物的特性

藥物	給藥途徑	復發機率	副作用	對抗 HIV
α 干擾素製劑				
Interferon alfa-2b	SC	中等	類似感冒症狀、疲勞、嗜中性白血球缺乏及憂鬱	
Peginterferon alfa-2a	SC	中等	類似感冒症狀、疲勞、嗜中性白血球缺乏及憂鬱	
核苷類似物				
Lamivudine	PO	高	乳酸中毒及肝腫大	✓
Adefovir	PO	高	腎毒性（高劑量）、乳酸中毒及肝腫大	✓
Entecavir	PO	高	乳酸中毒及肝腫大	✓
Tenofovir	PO	高	虛弱、頭痛、胃腸不適、乳酸中毒及肝腫大	✓
Telbivudine	PO	中等	肌肉病變、乳酸中毒及肝腫大	

➲ Adefovir dipivoxil（Hepsera®; 干適能）

1. **作用與用途：**為腺苷酸 (adenosine) 類似物，可以直接和 B 型肝炎病毒的 DNA 聚合酶結合，進而抑制 B 型肝炎病毒的複製。

2. **副作用：**腎毒性、乳酸中毒、肝腫大、頭痛、腹痛、全身無力及過敏等。

3. **交互作用：**由於 Adefovir 具有腎毒性，因此避免與 Cyclosporin、Aminoglycosides、Vancomycin、Aspirin 及 NSAIDs 等具腎毒性的藥物一起併用。

※ Adefovir dipivoxil 為 Adefovir 的前驅物，經過肝臟代謝後會變成 Adefovir，可延長 Adefovir 在體內的作用時間及增加 Adefovir 的生體可用率，大大提升口服吸收效果。

➲ Lamivudine（Epivir®；干安能）

1. **作用與用途：**為胞嘧啶 (cytosine) 衍生物，可以制 HIV 及 B 型肝炎病毒的反轉錄酶（RNA-依賴性 DNA 聚合酶），進而抑制病毒的複製，用於治療 B 型肝炎及愛滋病。

2. **藥物動力學：**口服給藥後，於腸胃道吸收良好，不受食物影響，主要經由腎臟排除，因此腎功能異常者須調整劑量。

3. **副作用：**肌肉酸痛、冷顫、頭痛、掉髮、週邊神經炎、疲倦、胃腸不適、腹瀉、貧血、肝腫大、解脂酶和澱粉酶上升、胰臟炎及乳酸中毒等。

＊ 使用越久，抗藥性愈大，主要是因 B 型肝炎病毒產生突變，因此須和其他藥物併用以降低抗藥性產生。

➲ Entecavir (Baraclude®)

1. **作用與用途：**為鳥糞嘌呤 (guanine) 衍生物，主要藉由抑制 B 型肝炎病毒聚合酶的活性，來達到治療 B 肝的目的。

2. **藥物動力學：**口服吸收後，可廣泛分布於組織內，代謝少，主要由腎臟排除。對於腎功能不良或同時服用影響腎功能的藥物，應小心監測評估腎功能。

3. **副作用：**頭痛、疲倦、腹瀉、頭暈、嗜睡及消化不良等。

➲ Telbivudine (Tyzeka®)

1. **作用與用途：**為胸腺嘧啶核苷類似物，在細胞內經由磷酸化產生三磷酸鹽活性型式後，抑制病毒反轉錄酶（DNA 聚合酶）及嵌入 DNA 鏈中，干擾病毒 DNA 複製及引起鏈的終止。口服治療慢性 B 型肝炎（為孕婦 B 型肝炎治療藥物）。

2. **藥物動力學：**口服吸收良好，不受食物影響，飯後或空腹服用皆可。主要由腎臟排除，因此腎功能不良者須調整劑量。

3. **副作用：**發燒、疲勞、咳嗽、頭痛、關節痛、肌痛及胃腸不適。

⊃ Tenofovir (Viread®)

1. **作用與用途**：於肝細胞中經磷酸化為雙磷酸鹽，而後被病毒的聚合酶利用以形成去氧核糖核苷 (nucleotide deoxyadenosine 5'-triphosphate) 並被利用來製造病毒的 DNA，以便嵌入病毒 DNA 序列中，並影響病毒 DNA 製造而抑制病毒的量。口服治療 B 型肝炎（抑制 B 肝病毒活性最強）及愛滋病。

2. **藥物動力學**：口服吸收良好，不受食物影響。主要由腎臟排除，因此腎功能不良者須調整劑量。

3. **副作用**：頭痛、鼻咽炎、噁心、疲倦、上腹部疼痛、背痛、腹瀉及頭暈。

⊃ 干擾素 (Interferon α) − Interferon alfa-2b (Intron A®)

1. **作用與用途**：可刺激肝臟產生特殊蛋白質，抑制肝炎病毒進入肝臟細胞內複製，且可活化巨噬細胞、自然殺手細胞及強化 T 細胞毒殺作用，激發宿主之免疫反應，來幫助病人清除體內之病毒。皮下注射治療 B、C 型肝炎。

2. **副作用**：發燒、頭痛、肌肉酸痛、胃腸不適、白血球低下、血小板低下、誘發憂鬱症及自體免疫疾病等。

3. **禁忌症**：嚴重心臟病、肝、腎或骨髓功能不良者。

4. **類似藥物**：Peginterferon alfa-2a (PEG-Intron®)。

（二）　C 型肝炎藥物

　　C 型肝炎病毒透過血液和血液的直接接觸而傳染。傳染途徑包括共用注射用及非注射用之針筒、炊具、止血帶、吸管和其他管子等器具，其他包括紋身、刺青和針灸所用的針也可能會傳播病毒。如不及早治療，肝細胞會因發炎而走向肝硬化，同時也可能增加肝癌發作的機率。因此治療目標為改善肝臟發炎情況，使肝功能恢復正常，且希望將病人體內的 C 型肝炎病毒根除，使 C 型肝炎完全治癒。傳統治療 C 肝為使用 Peginterferon alfa 2a (Pegasys®) 或 Peginterferon alfa 2b (PEG-Intron®) 等長效干擾素合併口服抗病毒藥 Ribavirin 的組合療法，自 2016 年後則以免干擾素的直接抗病毒藥物 (Direct Acting Antivirals; DAAs) 為主。

(A) 干擾素合併口服 Ribavirin

⊃ Ribavirin (Virazole®)

1. **作用與用途**：可抑制病毒依賴的 RNA 聚合酶或病毒 RNA 的轉譯，抑制病毒核酸合成，用於治療呼吸道融合病毒感染及與干擾素併用治療 C 型肝炎。

2. **副作用**：類似感冒症狀、丘疹、搔癢、消化不良、畸胎及溶血性貧血等。

3. **禁忌症**：嚴重心血管疾病、異常血色素疾病、嚴重腎衰竭及懷孕者。

(B) 直接抗病毒藥物

　　主要是在不同位置抑制 C 型肝炎病毒在肝細胞內之複製，使肝內之 C 肝病毒消失，因而痊癒（圖 14-10）優點為治療率高、副作用小且用藥更簡便。

(1) NS3/4A 絲胺酸蛋白酶抑制劑 (NS3/4A serine protease inhibitors)：NS3/4A 蛋白酶在 C 型肝炎病毒生活週期中負責執行切割多蛋白質前驅物以利後續病毒複製之進行。而 NS3/4A 蛋白酶抑制劑即可抑制 NS3/4A 蛋白酶之作用，進而有效抑制病毒的複製。

➲ Glecaprevir (Mavyret®)

1. **作用與用途**：抑制 C 型肝炎病毒 NS3/4A 蛋白酶，進而抑制病毒的複製（圖 14-10）。

2. **副作用**：貧血、味覺障礙、疲勞及頭痛。

3. **類似藥物**：

   - Grazoprevir (Zepatier®)
   - Narlaprevir (Arlansa®)
   - Paritaprevir (Viekira Pak®)
   - Vaniprevir (Vanihep®)
   - Voxilaprevir (Vosevl®)
   - Simeprevir (Olysio®)

(2) NS5A 聚合酶抑制劑 (NS5A polymerase inhibitors)：NS5A 聚合酶的作用主要與病毒複製及組合有關。

➲ Daclatasvir (Daklinza®)

1. **作用與用途**：抑制 C 型肝炎病毒 NS5A 聚合酶的作用，進而破壞 NS5A 調控病毒的複製及組裝的能力（圖 14-10）。

2. **副作用**：頭痛、疲倦、腹瀉、鼻咽炎及噁心。

3. **類似藥物**：

   - Ledipasvir (Harvoni®)
   - Ombitasvir (Viekira Pak®)
   - Elbasvir (Zepatier®)
   - Pibrentasvir (Mavyret®)
   - Velpatasvir (Epclusa®)

(3) NS5B 聚合酶抑制劑 (NS5B polymerase inhibitors)：NS5B 聚合酶負責病毒 RNA 的合成及複製。

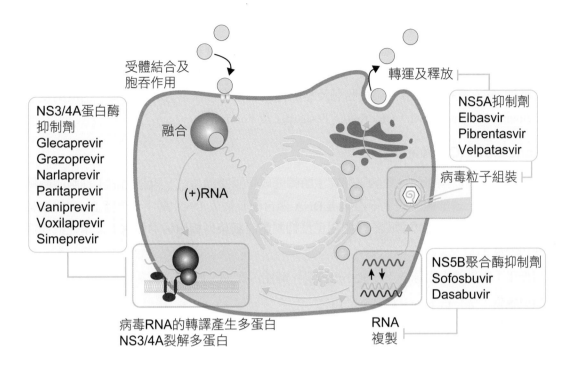

圖 14-10   C 型肝炎藥物的作用機轉。

⊃ Sofosbuvir (Sovaldi®)

1. **作用與用途**：利用肝細胞活性將 Sofosbuvir 轉化為活性的三磷酸尿苷，抑制 C 型肝炎病毒 NS5B 聚合酶，阻斷 C 型肝炎病毒 RNA 的合成，進而影響 C 型肝炎病毒的複製過程（圖 14-11）。

2. **副作用**：常與 Ledipasvir 併用，副作用為疲倦與頭痛。

3. **類似藥物**：
   - Dasabuvir (Exviera®)：副作用為疲倦與噁心。

(C) 複方 DAAs (durect antiviral agents; DAAs)
   - Ledipasvir+Sofosbuvir (Harvoni®)
   - Paritaprevir+Ombitasvir+Dasabuvir (Viekira Park®)
   - Sofosbuvir-Velpalasvir-Voxilaprevir (Vosevi®)
   - Sofosbuvir-Velpatasvir (Epclusa®)
   - Elbasvir-Grazoprevir (Zepatier®)
   - Glecaprevir-Pibrentasvir (Mavyret®)
   - Ombitasvir-Paritaprevir-Vitonavir (Technivie®)
   - Ombitasvir-Paritaprevir-Ritonavir-Dasabuvir (Viekira Pak®)

三、巨細胞病毒感染藥物

巨細胞病毒屬於疱疹病毒群，具有典型的疱疹病毒樣結構，是一種大 DNA 病毒。分佈廣泛，可引起生殖泌尿系統、中樞神經系統和肝臟等組織系統的感染。主要由人對人接觸、懷孕的婦女直接將病毒傳染給胎兒及經由輸血和器官移植等方式來傳染。治療藥物包括 Ganciclovir、Valganciclovir、Cidofovir、Foscarnet 及 Fomivirsen。

⊃ Ganciclovir (Cytovene®)

1. **作用與用途**：於病毒體內經胸腺嘧啶激酶轉變成單磷酸鹽型式，再經由宿主細胞激酶轉變成具活性的三磷酸鹽型式，干擾病毒 DNA 聚合酶及嵌入 DNA 鏈中，阻斷 DNA 的複製與合成（圖 14-9）。治療愛滋病、服用免疫抑制劑而**感染巨細胞病毒的病人**及單純疱疹病毒性角膜炎。

2. **副作用**：顆粒性白血球缺乏、血小板減少、畸胎、頭痛、癲癇、發燒、肝損傷及紅疹。

3. **類似藥物**：Valganciclovir (Valcyte®)。

⊃ Cidofovir (Vistide®)

1. **作用與用途**：於細胞內形成有活性的雙磷酸鹽，抑制 DNA 聚合酶，干擾 DNA 合成與複製。用於對 Ganciclovir 或 Foscarnet 無效的愛滋病及服用免疫抑制劑病人的巨細胞病毒感染（圖 14-9）。

2. **副作用**：葡萄膜炎、眼內壓下降、嗜中性白血球缺乏及腎毒性等。

⊃ Foscarnet (Foscavir®)

1. **作用與用途**：為無機焦磷酸鹽化合物，可直接抑制病毒 DNA 聚合酶及反轉錄酶，干擾 DNA 合成與複製。靜脈注射治療已產生抗藥性的巨細胞病毒及單純疱疹病毒感染的病人。

2. **副作用**：電解質不平衡、生殖器潰瘍、發燒、噁心、貧血、腹瀉、嘔吐、頭痛及腎毒性等。

⊃ Fomivirsen (Vitravene®)

1. **作用與用途**：抑制病毒 mRNA 轉譯成蛋白質，用於治療愛滋病人的巨細胞病毒視網膜炎（圖 14-9）。

2. **副作用**：虹膜炎、玻璃體炎及眼壓上升等。

四、流行性感冒藥物

流行性感冒簡稱流感，是由流行性感冒病毒引起的急性呼吸道感染。一般透過空氣中的飛沫、人與人之間的接觸或與被汙染物品的接觸傳播，是一種傳染病。主要由 A 型及 B 型流行性感冒病毒所引起，症狀包括喉嚨痛、咳嗽、鼻涕、發高燒、畏寒、全身肌肉酸痛及疲憊

等。通常以施打疫苗預防或藥物治療。治療藥物包括三環癸胺 (adamantanes) 及神經胺酶抑制劑 (neuraminidase inhibitors) 兩大類。其中三環癸胺只能對抗 A 型流感，而神經胺酶抑制劑則能對抗 A 型及 B 型流感。

(一) 三環癸胺

○ Amantadine (Symmetrel®)

1. **作用與用途：**可干擾 A 型流感病毒的脫殼 (uncoating)，進而抑制病毒複製。**口服預防及治療 A 型流感**。另外也可促進 DA 由神經元釋出，治療帕金森氏症。

2. **藥物動力學：**口服吸收良好，可分布於全身並進入中樞神經系統，不會被肝臟代謝，主要以原型態排於尿中，對腎衰竭者易造成蓄積，故使用時應小心謹慎。

3. **副作用：**中樞神經毒性、心臟衰竭及胃腸不適。

4. **交互作用：**會加強週邊及中樞的抗膽鹼作用，因此避免與抗組織胺及抗膽鹼性藥物併用，以免造成中樞神經毒性。

5. **類似藥物：**
   - Rimantadine (Flumadine®)：不易穿透 BBB，因此較不會造成中樞神經的副作用。

(二) 神經胺酶抑制劑

神經胺酶 (neuraminidase) 又稱唾液酸酶，是分布於流感病毒被膜上的一種醣蛋白可以催化唾液酸水解、協助成熟流感病毒脫離宿主細胞而感染新的細胞，在流感病毒的生活週期中扮演重要的角色。神經胺酶抑制劑 (neuraminidase inhibitors) Oseltamivir 或 Zanamivir 主要是抑制神經胺酶活性，阻止成熟的子代病毒離開宿主細胞並進行擴散（圖 14-9）。主要對抗 A 型及 B 型流感，藥效佳、耐受性好、抗藥性低，然費用較高。

○ Oseltamivir（Tamiflu®；克流感）

1. **作用與用途：**抑制神經胺酶，干擾成熟的病毒自被感染的細胞中釋放及抑制病毒感染其他細胞，用於治療 A、B 型流感。

※ 在接觸病毒前投與神經胺酶抑制劑會預防感染，當在感染開始後 24~48 小時內服藥的話，對症狀強度及持續時間具有最佳的抑制效果。

2. **藥物動力學：**口服後經由肝臟活化，廣泛分布於體內（除神經系統外），以原型態由腎臟排出。

3. **副作用：**胃腸不適及噁心。

4. **類似藥物：**
   - Zanamivir (Relenza®)。
   - Peramivir (Rapivab®)。

(三) 病毒內切酶抑制劑 (Endonuclease inbibitor)

⊃ Baloxavir Marboxil (Xofluza®)

1. **作用與用途**：為一前驅物，服用後需在體內水解為有效活性成分 Baloxavir，抑制病毒聚合酶酸性核酸內切酶 (polymerase acidic endonuclease) 的活性，達到抑制病毒 RNA 轉錄作用，進一步抑制流感病毒的複製，用於治療 A 型與 B 型流感。

2. **副作用**：腹瀉、支氣管炎、鼻咽炎、噁心及頭痛。

3. **交互作用**：避免與乳製品、含多價陽離子緩瀉劑、制酸劑併用，以免降低藥效。

五、呼吸道融合病毒藥物

　　呼吸道融合病毒是一種有外套包含單鏈的 RNA 病毒。病毒利用抗原蛋白與宿主細胞之細胞膜融合，形成一個大的融合細胞而稱之。治療藥物為 Ribavirin 及 Palivizumab。Ribavirin 已在 C 型肝炎中敘述，因此不再贅述。

⊃ Palivizumab (Synagis®)

1. **作用與用途**：為一單株抗體，可結合至呼吸道融合病毒的表面蛋白，抑制複製，用於治療呼吸道融合病毒感染。

2. **副作用**：過敏。

❤️ HIV 病毒藥物

　　愛滋病又稱「後天免疫缺乏症候群」(acquired immunodeficiency syndrome; AIDS)，是由人類免疫缺乏病毒 (HIV-1、HIV-2) 所引發的疾病。這種疾病會破壞人類的免疫系統，使人體失去抵抗疾病的能力，導致病毒、原蟲、細菌、黴菌等侵入人體，而後引發各種疾病及惡性腫瘤。

　　人類免疫缺乏病毒 (human immunodeficiency virus; HIV) 屬於一種反轉錄病毒 (retrovirus)，本身無法進行複製，必須寄生在活細胞內，利用宿主提供能量及養分來進行自我複製。由於 HIV 的核酸為 RNA，為進行複製，需將 RNA 轉變成 DNA，而負責這個過程的酵素稱為反轉錄酶 (reverse transcriptase)。

　　HIV 主要針對人類免疫系統來進行感染並改變其運作模式，其中以直接破壞細胞膜上具有 CD4 辨識蛋白特徵的 T 細胞（簡寫作 CD4$^+$T 細胞）最為嚴重。由於 CD4$^+$T 細胞是人體免疫系統辨識外來物質，不可或缺的元素之一，一旦 CD4$^+$T 細胞受到感染，細胞免疫就幾乎完全失去功能，進而導致微生物大肆入侵，最後導致嚴重的感染。因此 CD4$^+$T 細胞數目是決定何時該使用藥物或該改變藥物的重要因子。

在探討藥物之前，我們應先對 HIV 病毒的構造及生命週期進行了解（圖 14-11、圖 14-12）。HIV 構造非常簡單，包括由核酸 RNA 組成的核心蛋白 (core protein)，外圍著一層殼衣 (capsid)，最外層又包覆著一層脂質雙層包膜 (lipid bilayer envelope)。兩條 RNA 鏈各自有各自的反轉錄酶，而最外層的包膜則具有可附著在宿主細胞的醣蛋白 (glycoprotein) 構造（圖 14-11）。

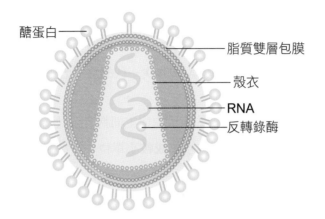

圖 14-11　HIV 構造。

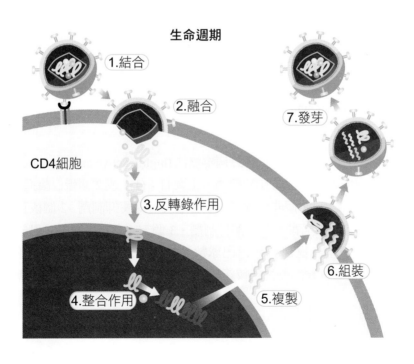

圖 14-12　HIV 的生命週期。

　　HIV 的生命週期包括七個步驟，如圖 14-12 所述。

1. HIV 附著至宿主細胞，與宿主細胞膜的 CD4 蛋白質結合，其他的協同受體 (co-receptor) CCR5（趨化因子受體第 5 號；chemokine receptor type 5; CCR5）及 CXCR4（趨化因子受體第 4 號；C-X-C chemokine recepter type 4）也會與 CD4 共同協助，緊緊與 HIV 結合。

2. HIV 的包膜與宿主細胞膜的脂質雙層融合，釋出 RNA 進入宿主細胞。

3. RNA 經由反轉錄酶反轉錄成雙股 DNA。

4. HIV 的雙股 DNA 經由整合酶 (integrase) 併入宿主的 DNA 中。

5. HIV 的 DNA 進行轉錄變成 RNA，部分 RNA 做為次一代的遺傳因子，其他的 mRNA 則經由轉譯過程製造出各種病毒蛋白。

6. HIV 移至細胞表面並組裝成新的病毒；新的病毒由宿主細胞表面以發芽狀突出 (budding)。

7. HIV 專一性蛋白酶 (protease) 將病毒多蛋白水解成較小單位，然後組合形成成熟有感染性之病毒粒子。

　　了解病毒的生命週期後，我們可使用藥物來干擾病毒的複製，以達到治療愛滋病的最佳效果。用於抑制 HIV 病毒複製的藥物有六大類，作用位置如圖 14-13。

1. 核苷／核苷酸反轉錄酶抑制劑 (nucleoside/nucleotide reverse transcriptase inhibitor; NRTIs)。

2. 非核苷反轉錄酶抑制劑 (non-nucleoside reverse transcriptase inhibitors; NNRTIs)。

3. 蛋白酶抑制劑 (protease inhibitors)。

4. 整合酶抑制劑 (integrase inhibitors) 或稱整合酶鏈轉移抑制劑 (integrase strand transfer inhibitor; INSTI）。

5. 融合抑制劑 (HIV fusion inhibitors)。

6. CCR5 拮抗劑 (CCR5 antagonists)。

　　現今廣為臨床採用之高活性抗反轉錄病毒療法 (highly active antiretroviral therapy; HAART) 乃合併 1.2.3. 類不同作用機制的抗 HIV 藥物，主要有：(1)1 或 2 個蛋白酶抑制劑 +2 個核苷／核苷酸反轉錄酶抑制劑；(2)1 個非核苷／非核苷酸反轉錄酶抑制劑 +2 個核苷／核苷酸反轉錄酶抑制劑；(3)3 個核苷／核苷酸反轉錄酶抑制劑。3 個方式各有優缺點，但最終目標是要降低病毒數目、改善免疫功能（提升 CD4 淋巴球數）、降低 AIDS 伺機性感染併發症、死亡率及改善生活品質。其他 4.5.6 類的藥物為較新機轉或新一代的藥物，主要用於傳統治療藥物失敗的病人。

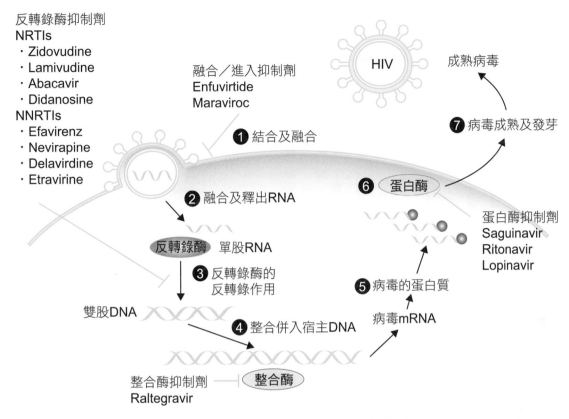

反轉錄酶抑制劑
NRTIs
・Zidovudine
・Lamivudine
・Abacavir
・Didanosine
NNRTIs
・Efavirenz
・Nevirapine
・Delavirdine
・Etravirine

融合／進入抑制劑
Enfuvirtide
Maraviroc

HIV

成熟病毒

❼ 病毒成熟及發芽

❶ 結合及融合

❻ 蛋白酶

蛋白酶抑制劑
Saguinavir
Ritonavir
Lopinavir

❷ 融合及釋出RNA

反轉錄酶   單股RNA

❺ 病毒的蛋白質

❸ 反轉錄酶的
   反轉錄作用

病毒mRNA

雙股DNA

❹ 整合併入宿主DNA

整合酶抑制劑 ── 整合酶
Raltegravir

圖 14-13　HIV 病毒的生命週期及藥物的作用機轉。❶病毒結合至宿主細胞的 CD4 分子及 CCR5 或 CXCR4 共同受體中的其中一個，之後穿透及進入細胞之內；❷病毒釋放單股 DNA；❸病毒單股 DNA 經由反轉錄酶作用變成雙股 DNA；❹病毒的 DNA 經由整合酶嵌入宿主細胞的 DNA 中；❺細胞因此產生新的病毒 RNA，經由此模板來合成蛋白質；❻蛋白酶負責將新病毒的蛋白質加工處理；❼蛋白酶將多蛋白水解成小單位，然後組合成具感染之病毒。

一、核苷／核苷酸反轉錄酶抑制劑

　　最先用於治療愛滋病的藥物，主要是抑制反轉錄酶，干擾 DNA 合成（圖 14-13）。每個藥物皆需轉變成三磷酸鹽活性型式，才能有效治療愛滋病（表 14-19）。

➲ Zidovudine (Retrovir®) (Azidothymidine; AZT)

1. **作用與用途：**為第一個核准治療 HIV 的藥物，是一胸腺嘧啶核苷 (thymidine) 衍生物，必須經由細胞激酶轉換成三磷酸鹽才具有活性，主要**抑制 HIV 反轉錄酶 (reverse transcriptase)，使病毒無法合成 DNA 及併入 DNA 鏈中**，終止鏈的延長，而達到抗 HIV 的作用。單獨使用易產生抗藥性，因此常與其他藥物併用。

2. **藥物動力學：**口服吸收良好，如與食物併用，總吸收量不受影響。穿透 BBB 效果相當好。大部分的藥物會經由肝臟進行葡萄醣醛酸作用而由尿液排出。

✚ 表 14-19　核苷反轉錄酶抑制劑的性質

特性＼藥物	Zidovudine (Retrovir®) AZT	Didanosine (Videx®) ddI	Lamivudine (Epivir®) 3TC	Stavudine (Zerit®) d4T	Abacavir (Ziagen®) ABC	Tenofovir (Viread®) TDF	Emtricitabine (Emtriva®) FTC	Zalcitabine (Hivid®) ddC
作用機轉	須轉變成三磷酸鹽活性型式，抑制 HIV 反轉錄酶，干擾病毒合成 DNA，而達到抗 HIV 的作用（圖 14-14）							
給藥途徑	PO、栓劑	PO	PO	PO	PO	PO	PO	PO
食物的作用	—	↓	—	—	—	—	—	↓
生體可用率	60%	30~54%	86%	86%	83%	25%	93%	>80%
半衰期（小時）	0.5~3	1.5	5~7	0.8~1.5	1.54	17	10	2
代謝／排除	肝／腎	肝（部分）／腎	—／腎	肝（部分）／腎	肝／腎	—／腎	肝／腎	肝／腎
副作用	貧血、嗜中性白血球缺乏、乳酸中毒、肝脂肪變性、頭痛、肌痛、失眠及胃腸不適	乳酸中毒、過邊神經病變、胰臟炎、肝炎、腹瀉及高尿酸血症	肌肉酸痛、冷顫、頭痛、掉髮、週邊神經炎、疲倦、胃腸不適、腹瀉、貧血、肝腫大、胰臟炎及乳酸中毒	過邊神經病變、胰臟炎、胃腸不適、肝功能異常及關節痛	乳酸中毒、肝腫大、過敏反應、頭痛及眩暈　米可事先篩選人類白血球對偶基因 HLA-B*5701 來減少過敏反應	乳酸中毒、肝腫大、心、嘔吐、腹瀉及衰弱無力	乳酸中毒、色素沉著、噁心、腹瀉、頭痛及紅疹	噁心、頭痛、過邊神經病變、經病變、口腔潰瘍及食道潰瘍
備註	—	—	也可治療 B 型肝炎	—	• 經由肝臟乙醇脫氫酶及葡萄醣醛酸轉移酶的代謝、酒精會與 Abacavir 競爭乙醇脫氫酶，減少 Abacavir 代謝，而增加血中濃度，因此避免併用 • 可進入 CSF，降低 HIV 的量	也可治療 B 型肝炎	也可治療 B 型肝炎	—

註：食物的作用：—（不受食物影響）；↑（食物可增加吸收）；↓（食物會降低吸收）。

➕ 表 14-20　非核苷／核苷酸反轉錄酶抑制劑的特性

藥物 特性	Nevirapine (Viramune®)	Delavirdine (Rescriptor®)	Efavirenz (Sustiva®)	Etravirine (Intelence®)	Rilpivirine (Edurant®)
縮寫	NVP	DLV	EFV	ETR	RPV
作用機轉	與反轉錄酶結合，使其不活化以干擾 HIV 之 RNA 轉變成 DNA（圖 14-14）				
給藥途徑	PO	PO	PO	PO	PO
食物的作用	—	—	↑	↑	↑
生體可用率	＞90%	85%	45%	—	—
半衰期（小時）	25~30	5.8	40~55	41	50
代謝／排除	肝／尿液（多）、糞便	肝／尿液（多）、糞便	肝／尿液、糞便	肝／糞便	肝／糞便、尿液（多）
副作用	紅疹、史蒂芬一強森症候群、毒性表皮溶解症、發燒、頭痛、肌痛、關節疼痛及肝毒性	紅疹、多型性紅斑、肝功能異常、頭痛、疲勞及胃腸不適	眩暈、失眠、意識受損、惡夢、妄想、幻覺、憂鬱肝毒性、紅疹及致畸胎	紅疹、多型性紅斑、噁心、嘔吐、腹瀉、腹痛、疲勞、頭痛、週邊神經病變及高血壓	憂鬱、失眠、頭痛及肝毒性
交互作用	• 可誘導肝臟代謝酵素，減少蛋白酶抑制劑、口服避孕藥及 Methadone 的代謝，而增加其血中濃度 • Rifampin 及聖約翰草會誘導肝臟代謝酵素，增加 Nevirapine 的代謝，而降低其血中濃度	• 可抑制肝臟代謝酵素，增加 Astemizole、Terfenadine、Alprazolam、Midazolam、Lovastatin、Quinidine、Warfarin 及 Sildenafil 的代謝，而增加其血中濃度 • 制酸劑、H₂ 拮抗劑及質子幫浦抑制劑會減少 Delavirdine 的吸收，因此避免併用 • Rifampin 及聖約翰草 (St. John's wort) 會誘導肝臟代謝酵素，增加 Delavirdine 的代謝，而降低其血中濃度	• Efavirenz 會與 Astemizole、Terfenadine、Cisapride 及麥角固醇等藥物競爭肝臟代謝酵素，而導致這些藥物的血中濃度上升，因此避免併用 • Efavirenz 會誘導肝臟代謝酵素，增加 Saquinavir 及 Indinavir 的代謝，而降低其血中濃度 • 聖約翰草會誘導肝臟代謝酵素，增加 Efavirenz 的代謝，降低其血中濃度	• 抗痙攣藥、Ritonavir、聖約翰草及 Dexamethasone 會誘導肝臟代謝酵素，增加 Etravirine 的代謝，而降低其血中濃度 • Ketoconazole 等 Azole 類抗黴菌藥會抑制肝臟代謝酵素，降低 Etravirine 的代謝，而增加其血中濃度	• 如與酵素抑制劑 Cimetidine 併用，可能會使血中濃度上升，如與酵素誘導劑 Rifampin 併用，則會導致血中濃度下降

+ 表 14-20　非核苷／核苷酸反轉錄酶抑制劑的特性（續）

特性 ＼ 藥物	Nevirapine (Viramune®)	Delavirdine (Rescriptor®)	Efavirenz (Sustiva®)	Etravirine (Intelence®)	Rilpivirine (Edurant®)
備註	脂溶性高，可通過血腦障壁及胎盤	—	• 脂溶性高，可通過血腦障壁及胎盤 • 半衰期長，一天服用一次即可。由於藥效佳、作用時間長，常與 Zidovudine 及 Lamivudine 等 NRTIs 併用，為 NNRTIs 第一線用於治療愛滋病的藥物	—	—

註：1. 食物的作用：—（不受食物影響）；↑（食物可增加吸收）；↓（食物會降低吸收）。
2. 紅疹為非核苷反轉錄酶抑制劑常見的副作用，如發生後應立即停藥並盡快就醫。治療藥物為抗組織胺及醣皮質素。
3. 史蒂芬－強森症候群 (Stevens-Johnson Syndrome)；毒性表皮溶解症 (toxic epidermal necrolysis syndrome; TENS)。

3. **副作用**：貧血、嗜中性白血球缺乏、乳酸中毒、肝脂肪變性、噁心、頭痛、肌病、失眠及胃腸不適等。

4. **注意事項**：與其他核苷反轉錄酶抑制劑 (NRTIs) 併用時會造成乳酸中毒或脂肪性肝腫大，因此，當出現肝功能指數上升、肝腫大或不明原因的乳酸中毒應立即停用。

二、非核苷反轉錄酶抑制劑

此類藥物不需經由酵素活化，主要是直接和反轉錄酶的催化點結合，使其不活化而干擾 HIV 之 RNA 轉變成 DNA。藥物包括 Nevirapine、Delavirdine、Efavirenz 及 Etravirine（圖 14-13、表 14-20）。由於會快速出現抗藥性而限制在 HIV 感染的單一療法，因此需和其他藥物併用以減少抗藥性及增加療效。

三、蛋白酶抑制劑

HIV 在生長周期的最後階段，會轉譯製造出多重蛋白質且形成不成熟的芽粒 (budding particles)，蛋白酶負責將這些芽粒切斷以形成成熟病毒核心的結構性蛋白質，使之產生具有感染力的病毒。蛋白酶抑制劑主要是抑制蛋白酶，干擾病毒顆粒成熟且可防止其他病毒感染（圖 14-13）。由於易產生抗藥性，因此建議與 NRTIs 併用，以減少抗藥性產生，藥物如表 14-21。

四、整合酶抑制劑

整合酶是 HIV 複製過程中的一個酵素，此類藥物主要是抑制整合酶，干擾 HIV 的 DNA 併入人類的 DNA 中（圖 14-14）。目前使用的藥物為 Raltegravir，常與其他藥物併用來治療產生多重抗藥性的愛滋病人。

● Raltegravir (Isentress®)

1. **作用與用途**：抑制 HIV 整合酶，干擾 HIV 的 DNA 併入人類的 DNA 中，用於治療對多重藥物產生抗藥性的愛滋病人。

2. **藥物動力學**：口服給藥後，83% 與血漿蛋白結合，經由尿核苷雙磷酸葡萄醣醛酸轉移酶 (uridine diphosphate glucuronosyl transferase) 代謝，由糞便及尿液排出。

3. **副作用**：腹瀉、噁心、疲勞、頭痛、癢、肌痛及橫紋肌溶解症。

4. **類似藥物**：
   - Elvitegravir (Stribild®)
   - Dolutegravir (Tivicay®)
   - Bictegravir-Emtricitabine-Tenofovir (Biktarvy®)

✚ 表 14-21　蛋白酶抑制劑的特性

特性 ＼ 藥物	Saquinavir (Invirase®) SQV	Ritonavir (Norvir®) RTV	Indinavir (Crixivan®) IDV	Nelfinavir (Viracept®) NFV	Amprenavir (Agenerase®) APV	Lopinavir/ Ritonavir (Kalerta®) LPV/r	Fosamprenavir (Lexiva®) FPV	Atazanavir (Reyataz®) ATV	Darunavir (Prezista®) DRV	Tipranavir (Aptivus®) TPV
作用機轉	抑制蛋白酶，干擾病毒顆粒成熟且可防止其他病毒感染（圖 14-14）									
給藥途徑	PO	PO	PO	PO	PO	PO	PO	PO	PO	PO
食物的作用	－	↑	↓	↑	↓	↑	－	↑	↑	↑
生體可用率	4%（不穩定）	60%	65%	20~80%	83%	80%	－	60~68%	82%	－
半衰期（小時）	7~12	3~5	2	3.5~5	7~11	5~6	7~8	6.5	15	5~6
代謝／排除	肝／糞便	肝／糞便	肝／糞便	肝／糞便	肝／糞便	肝／糞便	肝／糞便	肝／糞便	肝／糞便	肝／糞便
共通副作用	脂肪分布改變、高血脂、高血糖、出血、肝功能異常及骨質流失									
副作用	腹瀉、噁心及消化不良	胃腸不適、肌肉無力、味覺改變及嘴巴周圍感覺異常	腎結石、胃腸不適、頭痛及紅疹	腹瀉（可用 Loperamide 控制）、脹氣	胃腸不適、味覺改變、嘴巴周圍感覺異常	腹瀉、噁心、腹痛、嘔吐及肌肉無力	噁心、嘔吐、紅疹、味覺改變、嘴巴周圍感覺異常	腹瀉、腹痛、噁心、PR 間期延長及高膽紅素血症	噁心、腹瀉、紅疹、頭痛及史帝芬－強森症候群	
共通交互作用	・所有蛋白酶抑制劑皆會抑制肝臟代謝酵素，導致與之併用的 Cisapride、Triazolam、Midazolam、Alprazolam、Ergotamine、Dihydroergotamine、Lovastatin、Simvastatin、Sildenafil、Tadalafil 及 Vardenafil 等藥物的血中濃度上升，因此避免併用，以免引起致命性的危險 ・金絲桃、Phenobarbital、Phenytoin、Rifampin、Rifabutin 及 Carbamazepine 皆會誘導肝臟代謝酵素，導致蛋白酶抑制劑的血中濃度下降 ・所有的蛋白酶抑制劑皆會抑制肝臟代謝酵素，因此併用時應調降劑量									

表 14-21　蛋白酶抑制劑的特性（續）

藥物／特性	Saquinavir (Invirase®)	Ritonavir (Norvir®)	Indinavir (Crixivan®)	Nelfinavir (Viracept®)	Amprenavir (Agenerase®)	Lopinavir/Ritonavir (Kalerta®)	Fosamprenavir (Lexiva®)	Atazanavir (Reyataz®)	Darunavir (Prezista®)	Tipranavir (Aptivus®)
備註	—	抑制肝臟代謝酵素最強，常與其他蛋白酶抑制劑併用來增加生體可用率	穿透血腦障壁最強	—	• 避免與 Metronidazole 及酒精併用，以免產生戒酒反應 • Amprenavir 製劑中會加入維生素 E 來增加穩定性	• Lopinavir 的生體可用率低，可與 Ritonavir 併用來增加生體可用率 • 口服溶液含有酒精，因此避免與 Disulfiram 或 Metronidazole 併用，以免產生戒酒反應	為一前驅物，可經由酵素代謝成 Amprenavir 來產生藥效	• 為第二代蛋白酶抑制劑，用於其他蛋白酶抑制劑產生抗藥性時 • 避免與酸劑、H₂ 拮抗劑及質子幫浦抑制劑等會提高胃內 pH 質的藥物併用，以免降低溶解度及減少吸收	• 為第二代蛋白酶抑制劑，用於其他蛋白酶抑制劑產生抗藥性時 • 與 Ritonavir 併用可增加血中濃度	• 為第二代蛋白酶抑制劑，用於其他蛋白酶抑制劑產生抗藥性時 • 會誘導蛋白 P-醣減少 Amprenavir、Fosamprenavir、Lopinavir 及 Saquinavir 的血中濃度，因此避免併用

註：食物的作用：—（不受食物影響）；↑（食物可增加吸收）；↓（食物會降低吸收）。

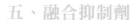

五、融合抑制劑

● Enfuvirtide (Fuzeon®)

1. **作用與用途**：可結合至病毒細胞外特定蛋白質，阻斷病毒包膜與 CD4 細胞膜融合，藉以干擾病毒進入及複製，而具有抗病毒作用（圖 14-13）。效果佳，但費用高。

2. **藥物動力學**：皮下注射給藥，身體可用率約 84%，主要由肝臟代謝。

3. **副作用**：週邊神經炎、失眠、咳嗽、厭食、肺炎感染及注射部位有紅斑、小節、囊腫。

● Ibalizumab (Trogarzo®)

1. **作用與用途**：可與 CD4 的 D_2 反結合，阻止 HIV 進入宿主細胞，用於治療對多重藥物產生抗藥性的愛滋病人。

2. **副作用**：肌酸酐增加、膽紅素增加、白血球減少、噁心、眩暈、腹瀉及紅疹。

六、CCR5 拮抗劑

● Maraviroc (Selzentry®)

1. **作用與用途**：可與 CCR5 協同受體結合，阻斷病毒進入 CD4 細胞（圖 14-13）。常與其他藥物併用，治療對多重藥物產生抗藥性的愛滋病人。

2. **副作用**：咳嗽、暈眩、發燒、紅疹、腹痛、上呼吸道感染及肝損傷。

重點回顧

藥物	作用機轉	用途	副作用
非 HIV 感染藥物 - 單純疱疹病毒和帶狀疱疹病毒			
Acyclovir (ACV) (Zovirax®) Valacyclovir (VCV) (Valtrex®)	在病毒及宿主體內轉變成具活性的三磷酸鹽，干擾病毒 DNA 聚合酶及嵌入 DNA 鏈中，阻斷 DNA 的複製與合成	治療單純疱疹或帶狀疱疹	靜脈炎、腎毒性、神經毒性、噁心、嘔吐、腹瀉、頭痛及眩暈
Famciclovir (FCV) (Famvir®) Penciclovir (Denavir®)		治療帶狀疱疹及生殖器官疱疹	噁心、嘔吐、頭痛及腹瀉
Vidarabine (Vira-A®)	經由宿主細胞激酶轉變成具活性的三磷酸鹽，干擾病毒 DNA 聚合酶及促使 DNA 鏈中止	治療免疫不全病人的疱疹及單純疱疹引起的角膜炎	眼部灼熱感、光敏感及流眼淚
Trifluridine (Viroptic®)	經由宿主細胞激酶轉變成具活性的三磷酸鹽，可嵌入病毒 DNA 構造中，阻斷 DNA 合成與複製	治療急性單純疱疹之角膜結膜炎及上皮角膜炎	眼部灼熱感及刺激感

藥物	作用機轉	用途	副作用
Idoxuridine (Stoxil®)	經由細胞內酵素轉變成有效成分，抑制病毒之DNA聚合酶，干擾病毒的複製及生長	治療單純疱疹角膜炎	結膜刺激、搔癢及畏光
Sorivudine (Usevir®) Brivudine (Zoster®)		治療單純疱疹及帶狀疱疹	噁心、嘔吐、食慾不振、及上腹部痛
非 HIV 感染藥物 - B 型肝炎			
Adefovir dipivoxil（Hepsera®；干適能）	可直接和 HBV 的 DNA 聚合酶結合，進而抑制 HBV 的複製	治療慢性 B 型肝炎	腎毒性、乳酸中毒及肝腫大
Lamivudine（Epivir®; 干安能）	可以抑制 HZV 及 HBV 的反轉錄酶，進而抑制病毒的複製	治療慢性 B 型肝炎及愛滋病	肌肉酸痛、冷顫、頭痛、掉髮、週邊神經炎、疲倦、胃腸不適、腹瀉、貧血、肝腫大、解脂酶和澱粉酶上升、胰臟炎及血液乳酸中毒
Entecavir (Baraclude®)	主要抑制 HBV 聚合酶的活性，而干擾 DNA 複製	治療 B 型肝炎	頭痛、疲倦、腹瀉、頭暈、嗜睡及消化不良
Telbivudine (Tyzeka®)	在細胞內經由磷酸化產生三磷酸酸鹽後，抑制病毒反轉錄酶及嵌入 DNA 鏈中，干擾病毒 DNA 複製及鏈的終止	治療慢性 B 型肝炎	發燒、疲勞、咳嗽、頭痛、關節痛、肌痛及胃腸不適
Tenofovir (Viread®)	於肝細胞中經磷酸化，而後被病毒的聚合酶利用形成去氧核糖核苷，並製造出 DNA，以便嵌入病毒 DNA 序列中，而影響病毒 DNA 製造及其數量	治療慢性 B 型肝炎及愛滋病	頭痛、鼻咽炎、噁心、疲倦、背痛、腹瀉及頭暈
Interferon alfa-2b (Intron A®) Peginterferon alfa-2a (PEG-Intron®)	可刺激肝臟產生特殊蛋白質，抑制肝炎病毒進入肝臟細胞內複製，且活化巨噬細胞、自然殺手細胞及強化 T 細胞毒殺作用，激發宿主之免疫反應，來幫助病人清除體內之病毒	治療 B、C 型肝炎	發燒、頭痛、肌肉酸痛、胃腸不適、白血球低下、血小板低下、誘發憂鬱傾症及自體免疫疾病
非 HIV 感染藥物 -C 型肝炎			
Ribavirin (Virazole®)	可干擾 RNA 聚合酶或 RNA 的轉譯，抑制病毒核酸合成	治療呼吸道融合病毒及 C 型肝炎	類似感冒症狀、丘疹、搔癢、消化不良、畸胎及溶血性貧血

藥物	作用機轉	用途	副作用
NS3/4A 絲胺酸蛋白酶抑制劑 　Grazoprevir (Zepatier®) 　Narlaprevir (Arlansa®) 　Paritaprevir (Viekira Pak®) 　Vaniprevir (Vanihep®) 　Voxilaprevir (Vosevl®) 　Simeprevir (Olysio®)	抑制 NS3/4A 蛋白酶，進而抑制病毒的複製	治療 C 型肝炎	皮膚癢、貧血、味覺障礙、疲勞及頭痛
NS5A 聚合酶抑制劑 　Daclatasvir (Daklinza®) 　Ledipasvir (Harvoni®) 　Ombitasvir (Viekira Pak®) 　Elbasvir (Zepatier®) 　Pibrentasvir (Mavyret®) 　Velpatasvir (Epclusa®)	抑制 NS5A 聚合酶，進而破壞 NS5A 調控病毒複製及組裝的能力		頭痛、疲勞、腹瀉、鼻咽炎及噁心
NS5B 聚合酶抑制劑 　Sofosbuvir (Sovaldi®) 　Dasabuvir (Exviera®)	抑制 NS5B 聚合酶，阻斷病毒 RNA 合成，進而影響病毒的複製過程		疲勞、頭痛
非 HIV 感染藥物 - 巨細胞病毒			
Ganciclovir (Cytovene®) Valganciclovir (Valcyte®)	於病毒及宿主體內轉變成具活性的三磷酸鹽，干擾病毒 DNA 聚合酶及嵌入 DNA 鏈中，阻斷 DNA 的複製與合成	治療愛滋病及服用免疫抑制劑而感染巨細胞病毒的病人	顆粒性白血球缺乏、血小板減少、畸胎、頭痛、癲癇、發燒、肝損傷及紅疹
Cidofovir (Vistide®)	於細胞內形成有活性的二磷酸鹽，抑制 DNA 聚合酶，干擾 DNA 合成與複製	治療對 Ganciclovir 或 Foscarnet 無效的愛滋病及服用免疫抑制劑而感染巨細胞病毒的病人	葡萄膜炎、降低眼內壓、嗜中性白血球缺乏及腎毒性
Foscarnet (Foscavir®)	可直接抑制病毒 DNA 聚合酶及反轉錄酶，干擾 DNA 合成與複製	治療感染巨細胞病毒的愛滋病及服用免疫抑制劑的病人	電解質不平衡、生殖器潰瘍、發燒、噁心、貧血、腹瀉、嘔吐、頭痛及腎毒性
Fomivirsen (Vitravene®)	抑制病毒 mRNA 轉譯成蛋白質	治療愛滋病人的巨細胞病毒視網膜炎	虹膜炎、玻璃體炎及眼壓上升
非 HIV 感染藥物 - 流行性感冒			
Amantadine (Symmetrel®) Rimantadine (Flumadine®)	可干擾 A 型流感病毒的脫殼，進而抑制病毒複製	預防及治療 A 型流感	中樞神經毒性、心臟衰竭及胃腸不適
Oseltamivir（Tamiflu®; 克流感） Zanamivir (Relenza®) Peramivir (Rapivab®)	可抑制神經胺酶，干擾成熟的病毒自被感染的細胞中釋放及抑制病毒感染其他細胞	治療 A、B 型流感	胃腸不適及噁心

藥物	作用機轉	用途	副作用
Baloxavir Marboxil (Xofluza®)	水解成活性成分 Baloxavir，抑制病毒聚合酶酸性核酸內切酶而達到抑制病毒 RNA 轉錄作用，進一步抑制病毒的複製	治療 A、B 型流感	腹瀉、支氣管炎、鼻咽炎噁心及頭痛
非 HIV 感染藥物 - 呼吸道融合病毒			
Palivizumab (Synagis®)	可結合至呼吸道融合病毒的表面蛋白，抑制複製	治療呼吸道融合病毒感染	過敏
HIV 感染藥物 - 核苷／核苷酸反轉錄酶抑制劑			
Zidovudine (Retrovir®) (Azidothymidine; AZT)	須轉變成三磷酸鹽活性型式，抑制 HIV 反轉錄酶，干擾 DNA 合成及鏈的終止，而達到抗 HIV 的作用	治療愛滋病，其中 Lamivudine 及 Emtricitabine 也可以治療 B 型肝炎	貧血、嗜中性白血球缺乏、乳酸中毒、肝脂肪變性、噁心、頭痛、肌病、失眠及胃腸不適
Didanosine(Videx®) (Dideoxyinosine; DDI)			乳酸中毒、周邊神經病變、胰臟炎、肝炎、腹瀉及高尿酸血症
Lamivudine(Epivir®)			肌肉酸痛、冷顫、頭痛、掉髮、週邊神經炎、疲倦、胃腸不適、腹瀉、貧血、肝腫大、胰臟炎及乳酸中毒
Stavudine(Zerit®) (Didehydrodeoxythymidine; d4T)			週邊神經病變、胰臟炎、腸胃不適、肝功能異常及關節痛
Abacavir (Ziagen®) (ABC)			乳酸中毒、肝腫大、過敏反應、胃腸不適、頭痛及眩暈
Emtricitabine (Emtriva®)			乳酸中毒、色素沉著、噁心、腹瀉、頭痛及紅疹
Zalcitabine(Hivid®) (Dideoxycytidine; ddC)			噁心、頭痛、週邊神經病變、口腔潰瘍及食道潰瘍
Tenofovir disoproxil fumarate (Viread®; TDF)			乳酸中毒、肝腫大、噁心、嘔吐、腹瀉及衰弱無力

藥物	作用機轉	用途	副作用
HIV 感染藥物 - 非核苷／核苷酸反轉錄酶抑制劑			
Nevirapine (Viramune®)	抑制反轉錄酶，干擾 HIV 之 RNA 轉變成 DNA	治療愛滋病	紅疹、史蒂芬－強森症候群、毒性表皮溶解症、發燒、頭痛、肌痛、關節疼痛及肝毒性
Delavirdine (Rescriptor®)			紅疹、多型性紅斑、肝功能異常、頭痛、疲勞及胃腸不適
Efavirenz (Sustiva®)			眩暈、失眠、意識受損、惡夢、妄想、幻覺、肝毒性、紅疹及致畸胎
Etravirine (Intelence®)			紅疹、多型性紅斑、噁心、嘔吐、腹瀉、腹痛、疲勞、頭痛、週邊神經病變及高血壓
Rilpivirine (Edurant®)			憂鬱、失眠、頭痛、紅疹及肝毒性
HIV 感染藥物 - 蛋白酶抑制劑			
Saquinavir (Invirase®)	抑制蛋白酶，干擾病毒顆粒成熟且可防止其他病毒感染	治療愛滋病	腹瀉、噁心及消化不良
Ritonavir (Norvir®)			胃腸不適、肌肉無力、味覺改變及嘴巴周圍感覺異常
Indinavir (Crixivan®)			腎結石、胃腸不適、頭痛及紅疹
Nelfinavir (Viracept®)			腹瀉、脹氣
Amprenavir (Agenerase®)			胃腸不適、紅疹、味覺改變、嘴巴周圍感覺異常
Lopinavir/Ritonavir (Kalerta®)			腹瀉、噁心、腹痛、嘔吐及肌肉無力
Fosamprenavir (Lexiva®)			噁心、嘔吐、紅疹、味覺改變、嘴巴周圍感覺異常
Atazanavir (Reyataz®)			腹瀉、腹痛、噁心、PR 間期延長及高膽紅素血症
Darunavir (Prezista®)			噁心、腹瀉、紅疹、頭痛及史蒂芬－強森症候群
Tipranavir (Aptivus®)			紅疹

藥物	作用機轉	用途	副作用
HIV 感染的藥物 - 整合酶抑制劑			
Raltegravir (Isentress®)	抑制 HIV 整合酶，干擾 HIV 的 DNA 嵌入人類的 DNA 中	治療對多重藥物產生抗藥性的愛滋病人	腹瀉、噁心、疲勞、頭痛、癢、肌痛及橫紋肌溶解症
Elvitegravir (Stribild®)			腹瀉、噁心、頭痛、紅疹及嘔吐
Dolutegravir (Tivicay®)			失眠、頭痛、過敏及肝功能不正常
Bictegravir-Emtricitabine-Tenofovir (Biktarvy®)			腹瀉、噁心及頭痛
HIV 感染藥物 - 融合抑制劑			
Enfuvirtide (Fuzeon®)	可結合至病毒細胞外特定蛋白質，阻斷病毒包膜與 CD4 細胞膜融合，藉以干擾病毒進入及複製	治療愛滋病	週邊神經炎、失眠、咳嗽、厭食、肺炎感染及注射部位有紅斑、小節、囊腫
Ibalizumab (Trogarzo®)	可與 CD4 的 D_2 區結合，阻止 HIV 進入宿主細胞	治療對多重藥物產生抗藥性的愛滋病人	肌酸酐增加、膽紅素增加、白血球減少、噁心、眩暈及紅疹
HIV 感染藥物 -CCR5 拮抗劑			
Maraviroc (Selzentry®)	可與 CCR5 協同受體結合，阻斷病毒進入 CD4 細胞	治療對多重藥物產生抗藥性的愛滋病人	咳嗽、暈眩、發燒、紅疹、腹痛、上呼吸道感染及肝損傷

第九節　抗原蟲藥

　　原蟲疾病包括瘧疾 (malaria)、阿米巴痢疾 (amebiasis)、隱胞子蟲病 (cryptosporidiosis)、利什曼病 (leishmaniasis)、錐蟲病 (trypanosomiasis)、滴蟲病 (trichomoniasis)、梨形蟲病 (giardiasis) 及弓漿蟲病 (toxoplasmosis) 等，其感染常發生於衛生條件、觀念及傳染防治措施都不足的熱帶或亞熱帶之未開發國家。由於原蟲屬於真核生物，代謝過程與人類相近，使得抗原蟲藥易導致宿主的神經及腎小管等細胞的毒性，因此抗原蟲藥的使用不得不小心謹慎，且不能使用於懷孕婦女。抗原蟲藥依原蟲種類分成抗虐藥、阿米巴原蟲藥、隱胞子蟲藥、利什曼原蟲藥、錐蟲藥、滴蟲藥、梨形蟲藥及弓漿蟲藥等八大類（表 14-22）。

瘧疾

　　瘧疾主要由瘧原蟲造成，傳播的病媒則是瘧蚊，當雌蚊藉由叮咬人體，使瘧原蟲進入人體繁殖，則會使感染瘧疾的人出現發燒、貧血、寒顫、黃疸及脾臟、肝臟腫大等併發症，有些瘧疾病人更會因為嚴重腦部感染，導致意識不清，甚至引起休克而死亡。以人類為宿主的瘧原蟲主要分為間日瘧原蟲 (*Plasmodium vivax*)、三日瘧原蟲 (*Plasmodium malariae*)，惡性瘧原蟲 (*Plasmodium falciparum*) 及卵形瘧原蟲 (*Plasmodium ovale*) 等四種。其中以惡性瘧原蟲會造成併發症與死亡最為嚴重。在探討藥物之前，我們應先對瘧原蟲的生命週期有所了解。

✚ 表 14-22　原蟲感染的藥物

疾病	引起的原蟲種類	治療藥物
瘧疾	瘧原蟲	Chloroquine、Primaquine、Quinine、Quinidine、Mefloquine
阿米巴痢疾	阿米巴原蟲	Iodoquinol、Paromomycin、Metronidazole、Tinidazole
隱胞子蟲病	隱胞子蟲	Nitazoxamide
利什曼病	利什曼原蟲	Sodium stibogluconate、Amphotericin B、Miltefosine
錐蟲病	克魯士錐蟲、布魯士錐蟲	Nifurtimox、Benznidazole、Pentamidine、Melarsoprol、Eflornithine、Suramin
滴蟲病	陰道滴蟲	Metronidazole、Tinidazole
梨形蟲病	腸梨形蟲	Metronidazole、Tinidazole、Nitazoxanide
弓漿蟲病	弓漿蟲	Pyrimethamine+Sulfadiazine

一、瘧原蟲之生命週期

　　當帶有瘧原蟲的瘧蚊叮咬人時，會將唾液中之瘧原蟲生殖芽胞 (sporozoites) 傳入人體內。生殖芽胞進入人體後，先於肝細胞內發育成裂殖子 (merozoites)，再進入紅血球繼續發育。裂殖子在紅血球內形成滋養體 (trophozoite)，接著又分裂成裂殖體 (schizont)，每一成熟裂殖體含有裂殖子，於裂殖體破裂後，該裂殖子再進入其他紅血球內，反覆進行以上之過程。有些裂殖子會變成配子體 (gametocyte)，當瘧蚊吮吸瘧疾病人的血液時，配子體即進入蚊胃中，繼續發育並受精為成熟的受精卵 (zygote)。受精卵內含許多生殖芽胞，破裂後生殖芽胞再進入蚊子的唾液腺。瘧蚊咬人時，便將生殖芽胞注入人體，如此週而復始，瘧原蟲完成其生活史並進行疾病傳播（圖 14-14）。

二、抗瘧藥

　　抗瘧藥藉著它們在寄生蟲生活史中不同時期之選擇性而做分類，主要分成紅血球外期及紅血球內期二大類藥物。

(一) 紅血球外期藥物

⊃ Primaquine (Leoprime®)

1. **作用與用途**：為 8- 胺基喹啉 (8-aminoquinoline) 化合物，主要抑制瘧原蟲的 DNA 複製，殺死紅血球外（即肝細胞）瘧原蟲之裂殖子（圖 14-14）。口服給藥，預防或治療間日瘧及卵形瘧。由於可作用於肝臟的裂殖子，因此離開疫區後只需使用 7 天即可。

2. **副作用**：胃腸不適、顆粒性白血球缺乏及心律不整等。

3. **注意事項**：

   (1) 缺乏 G-6-PD 之病人禁用，以免導致嚴重的溶血性貧血。
   (2) 具有顆粒性白血球缺乏、變性血紅素血症及併有骨髓抑制的病人不應服用。

(二) 紅血球內期藥物

　　此類藥物是作用在血液期，因此離開疫區後需使用 4 週，直到瘧原蟲進入血液期並被殺滅。

⊃ Chloroquine (Aralen®)

1. **作用與用途**：為 4- 胺基喹啉 (4-aminoquinoline) 化合物，可與原血紅素（heme，對寄生蟲有毒性）結合，防止聚合成瘧原蟲色素（hemozoin，對寄生蟲無毒性），而可殺死紅血球內的裂殖體（圖 14-14）。口服治療間日瘧、三日瘧及卵形瘧。

2. **副作用**：噁心、嘔吐、頭痛、視線模糊、聽力損害、心電圖改變及低血壓。

3. **類似藥物**：Hydroxychloroquine (Plaquenil®)。

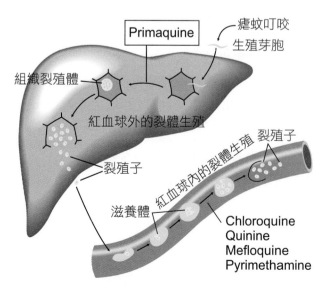

圖 14-14　瘧原蟲之生命週期與抗瘧藥的作用部位。

⊃ Mefloquine (Lariam®)

1. **作用與用途**：作用機轉仍不清楚，可能與原血紅素結合，防止聚合成瘧原蟲色素，而可殺死紅血球內的裂殖體，用於治療惡性瘧及間日瘧（圖 14-14）。

2. **副作用**：胃腸不適、頭昏、頭痛、癲癇發作、心律不整、白血球增多及血小板減少。

⊃ Quinine（Qualaquin®; 奎寧）、Quinidine (Panquin®)

1. **作用與用途**：由金雞納樹皮提煉而來，可與原血紅素結合，防止聚合成瘧原蟲色素，而可殺死紅血球內的裂殖體。為治療惡性瘧的首選藥（圖 14-14）。

2. **副作用**：金雞納中毒（症狀包括耳鳴、聽力喪失、噁心與視力模糊）、皮膚紅疹、白血球減少、血小板減少、低血糖及刺激子宮收縮等。

3. **注意事項**：快速靜脈輸注易導致嚴重低血壓及心電圖異常，故應監測血壓及心臟功能。

⊃ Artemisinin

1. **作用與用途**：為中國草藥青蒿的主要成分，可於瘧原蟲體的食物小泡內經鐵催化裂解產生自由基而發揮抗瘧作用。口服治療多重抗藥性之惡性瘧。

2. **副作用**：噁心、嘔吐、腹瀉、神經毒性及 QT 間隔延長。

⊃ Pyrimethamine/Sulfadoxine (Fansidar®)

1. **作用與用途**：Sulfadoxine 可抑制瘧蚊的二氫蝶酸合成酶，Pyrimethamine 可抑制二氫葉酸還原酶，二者合併可抑制葉酸及 DNA 合成，殺死血中的裂殖體與生殖芽胞，用於治療三日瘧及惡性瘧（圖 14-14）。

2. **副作用**：巨母紅血球性貧血（可以 Leucovorin 預防）、噁心及厭食。

⊃ Atovaquone/Proguanil (Malarone®)

1. **作用與用途**：Atovaquone 可干擾蟲體粒線體的電傳遞，Proguanil 可抑制二氫葉酸還原酶，干擾葉酸產生，導致 DNA、RNA 無法合成。用於治療對 Chloroquine、Mefloquine 及 Pyrimethamine/Sulfadoxine 產生抗藥性的瘧疾。

2. **副作用**：紅疹、噁心、嘔吐、腹瀉、頭痛、發燒及失眠。

對於如何選用藥物來預防及治療瘧疾，請詳見表 14-23。

✛ 表 14-23　預防及治療瘧疾的藥物

預防	治療	預防復發
對 Chloroquine 敏感：Chloroquine	對 Chloroquine 敏感：Chloroquine	間日瘧原蟲及卵形瘧原蟲：Primaquine
對 Chloroquine 產生抗藥性：Mefloquine	對 Chloroquine 產生抗藥性：Quinidine +Pyrimethamine-sulfadoxine 或 Doxycycline 或 Clindamycin	
懷孕：Chloroquine、Mefloquine		

阿米巴痢疾

　　阿米巴痢疾主要是食用被痢疾阿米巴原蟲 (*Entamoeba histolytica*) 囊體汙染的飲用水或食物而造成的腸道感染。大部分感染者症狀不明顯，然因入侵腸壁組織，故會引發腸道症狀，輕者腹部不適、下痢，重者則伴隨發燒、寒顫、血便或黏液軟便等。在探討藥物之前，我們應對阿米巴原蟲的生命週期有所了解。

一、阿米巴原蟲的生命週期

　　阿米巴原蟲生活史主要分成主司代謝的滋養體 (trophozoite) 及能耐惡劣環境的囊胞 (cysts) 二個階段。其中囊胞會隨著宿主的排泄物進入環境中，經食入後，在下一寄主腸道中脫囊成為滋養體，滋養體可大量繁殖並入侵大腸黏膜，使之產生潰瘍，而後緩慢進入直腸，回到囊胞狀態並由糞便排出（圖 14-15）。然而，大量的滋養體也會隨著血流，侵犯肝、腦及肺等器官，導致肝膿瘍、肺膿瘍及腦膿瘍。治療藥物分成腸道內及全身性的阿米巴藥物，腸道內阿米巴藥物為 Iodoquinol 及 Paromomycin；全身性阿米巴藥物則為 Metronidazole 及 Tinidazole。

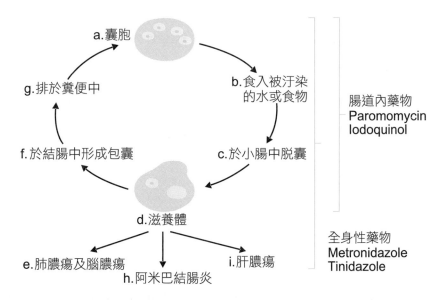

圖 14-15　阿米巴原蟲的生命週期及藥物作用的位置。

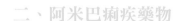

二、阿米巴痢疾藥物

(一) 全身性阿米巴藥物

● Metronidazole (Flagyl®)

1. **作用與用途**：可與阿米巴原蟲的蛋白質及 DNA 結合而造成細胞死亡，用於消滅腸內及腸外組織的阿米巴原蟲，為全身性阿米巴感染的首選藥（圖 14-15）。另外也為滴蟲病、梨形蟲病及偽膜性結腸炎之首選藥。

2. **副作用**：噁心、頭痛、口乾、金屬味覺、胰臟炎、腹瀉、失眠、嘔吐、虛弱及中樞神經毒性。

3. **交互作用**：

    (1) 與酒精併服會出現 Disulfiram 效應，產生噁心及嘔吐等作用。

    (2) Cholestyramine 會在腸道與 Metronidazole 結合，減少 Metronidazole 的吸收，因此避免併服。

    (3) Rifampin 為酵素誘導劑，會加速 Metronidazole 代謝，減少血中濃度；Ketoconazole 為酵素抑制劑，會抑制 Metronidazole 代謝，增加血中濃度。

4. **類似藥物**：

    ・ Tinidazole (Tindamax®)：作用機轉與 Metronidazole 類似，半衰期長，然費用較高。

(二) 腸道內阿米巴藥物

● Iodoquinol (Yodoxin®)

1. **作用與用途**：目前作用機轉仍不清楚，但可有效對抗腸道內原蟲的滋養體與囊胞，常與 Metronidazole 併用治療阿米巴感染（圖 14-15）。

2. **副作用**：腹瀉、厭食、噁心、嘔吐、腹痛、頭痛及搔癢等。

3. **類似藥物**：Clioquinol (Cortin®)。

● Paromomycin (Humatin®)

1. **作用與用途**：為胺基配醣體，可抑制蟲體的蛋白質合成，用於治療腸道內阿米巴蟲感染（圖 14-15）。

2. **副作用**：胃腸不適與腹瀉。

隱孢子蟲病

一、隱孢子蟲感染

　　隱孢子蟲病 (cryptosporidiosis) 為一種水源性疾病（飲用不潔淨的水造成），是由隱孢子蟲 (*Cryptosporidium*) 造成的腸道疾病，腹瀉為主要的癥狀。經由糞口途徑傳播，其中病原體

通常寄生在小腸的上皮細胞，如免疫缺陷病人，寄生蟲還可能會進入肝、肺、胰和膽囊等器官，造成更嚴重的病理反應。治療藥物為 Nitazoxanide。

二、隱孢子蟲藥物

⊃ Nitazoxanide (Alinia®)

1. **作用與用途**：可抑制病原蟲體內許多參與能量代謝的酵素，而達到殺死隱孢子蟲的目的。

2. **副作用**：腹痛、腹瀉、嘔吐及頭痛等。

3. **交互作用**：Nitazoxanide 為高蛋白結合藥物，因此避免與其他蛋白質結合藥物併用，以免將其他藥物從蛋白質中取代出來，而增加血中濃度。

🍬 利什曼病

一、利什曼原蟲感染

利什曼病 (leishmaniasis) 是由利什曼原蟲 (*Leishmania*) 所引起的疾病，其傳播媒介為有鞭毛之沙蠅，主要分為皮膚型、黏膜皮膚型及內臟型三種。

當帶原之沙蠅叮咬宿主，進入宿主皮下組織內，會與巨噬細胞結合並存活於其中，且快速變成無鞭毛蟲體，大量繁殖，以直接破壞或不破壞細胞的方式釋放無鞭毛蟲體，繼而再感染其他細胞，並造成潰瘍及各種傷害。而新生釋放的無鞭毛蟲體會再度被吞噬而繼續其生命週期。治療藥物為 Sodium stibogluconate 及 Miltefosine，其中 Miltefosine 為口服給藥，使用上較 Sodium stibogluconate 方便多了。

二、利什曼原蟲藥物

⊃ Sodium stibogluconate (Pentostam®)

1. **作用與用途**：可抑制原蟲體內磷酸果糖激酶反應的糖解作用及脂肪酸 β- 氧化作用，影響原蟲能量的利用，而達到殺死利什曼蟲的作用。

2. **副作用**：注射部位疼痛、胃腸不適與心律不整。

⊃ Miltefosine (Impavido®)

1. **作用與用途**：作用機轉未明，可口服給藥，作為 Sodium stibogluconate 的替代藥物。

2. **副作用**：嘔吐、腹瀉及肝毒性。

錐蟲病

一、錐蟲感染

錐蟲病是由錐蟲 (*Trypanosoma*) 造成，主要分為非洲錐蟲病及美國錐蟲病二種，其差異如表 14-24。

✚ 表 14-24　非洲錐蟲病與美國錐蟲病的差異

美國錐蟲病（又稱 Chagas 病）	非洲錐蟲病（又稱昏睡病）
由 Trypanosoma cruzi 造成，主要藉由昆蟲糞汙染眼睛或皮膚傷口而傳染，會造成心肌病變及胃腸道傷害，可給予 Nifurtimox 治療	由 Trypanosoma brucei gambiense、Trypanosoma brucei rhodesiense 造成，主要透過采采蠅的叮咬而傳播，一開始是在血液中生長，然後經由血液入侵中樞神經系統，造成腦炎與脊髓炎，可以 Eflornithine、Melarsoprol、Pentamidine 及 Suramin 治療

二、錐蟲藥物

(一) 美國錐蟲感染藥物

⊃ **Nifurtimox (Lampit®)**

1. **作用與用途**：經過代謝反應將硝基 (nitro group) 還原成硝基陰離子自由基（有毒化合物），而對錐蟲產生毒害。

2. **副作用**：噁心、嘔吐、胃痛、食慾不振、眩暈及肌痛等。

(二) 非洲錐蟲藥物

⊃ **Eflornithine (Ornidyl®)**

1. **作用與用途**：可抑制二胺戊酸去羧酶 (ornithine decarboxylase)，干擾病原蟲體的細胞分化或分裂。

2. **副作用**：貧血、腹瀉及白血球缺乏。

⊃ **Melarsoprol (Arsobal®)**

1. **作用與用途**：為一種三價砷化合物，可與病原蟲體內的 -SH 基團反應，抑制蛋白質合成。由於可進入 CNS，因此為治療非洲錐蟲病的首選藥。

2. **副作用**：腦昏迷、心肌破壞、腎衰竭、肝毒性及溶血性貧血。

⊃ **Pentamidine (Pentacarinat®)**

1. **作用與用途：**與病原蟲 DNA 結合而干擾 DNA、RNA 及蛋白質的合成。由於不會進入 CNS，因此只用於早期的治療。

2. **副作用：**腎功能異常、低血壓、暈眩及紅疹等。

● Suramin (Germanin®)

1. **作用與用途：**可抑制病原蟲體內許多參與能量代謝的酵素，而達到殺死病原蟲的目的，由於不會進入 CNS，因此只用於早期的治療。

2. **副作用：**噁心、嘔吐、休克、意識喪失、感覺異常、畏光及眼瞼水腫等。

滴蟲病

滴蟲是一種極微小有鞭毛的原蟲生物，一般是經由性行為而感染，好發於 35 歲至 50 歲的年齡層。

女性感染滴蟲，陰道會產生很臭的黃綠色泡沫狀分泌物、搔癢及排尿時有灼熱的疼痛感等；而男性則會出現異常分泌物或陰莖疼痛。治療藥物為 Metronidazole 及 Tinidazole。請參考阿米巴痢疾藥物。

梨形蟲病

梨形蟲病主要由有鞭毛的腸梨形蟲 (*Giardia lamblia*) 引起，通常是由受到囊胞汙染的水或食物傳染，有時囊胞會由糞便排出，因此感染時會沒有症狀，然嚴重時可能會有食慾不振、噁心、腹部肌肉痙攣、腹脹及腹瀉等症狀。治療的首選藥為 Metronidazole，其他藥物為 Tinidazole、Nitazoxanide。請參考阿米巴痢疾及隱胞子蟲病的藥物。

弓漿蟲病

弓漿蟲是一種人畜共生的寄生蟲，是由未煮熟的感染肉類（如豬、牛、羊等）所造成。弓漿蟲的繁殖過程複雜，只會於貓體內發生，因此貓為其最終的宿主。寄生於貓身上的弓漿蟲，會經由糞便傳染危害人體健康，亦可能造成孕婦流產或早產。治療藥物為 Pyrimethamine。請參考抗瘧藥。

第十節　抗蠕蟲藥

抗蠕蟲藥 (antihelmintic drugs) 主要是以藥物驅除或麻痺寄生於人體或動物內的寄生蟲，常與瀉劑併用，加速寄生蟲的排除。常見的蠕蟲包括線蟲 (roundworms)、吸蟲 (flukes) 及條蟲 (tapeworms)。其中線蟲又包括蛔蟲、鉤蟲、蟯蟲、鞭蟲、血絲蟲。治療藥物如表 14-25。

+ 表 14-25　抗蠕蟲藥的選擇

藥物	蠕蟲種類
Mebendazole (Vermox®) Albendazole (Albenza®)	蛔蟲、鞭蟲、鉤蟲、蟯蟲
Pyrantel pamoate (Antiminth®)	蛔蟲、蟯蟲、鉤蟲
Diethylcarbamazine (Hetrazan®)	血絲蟲
Ivermectin (Stromectol®)	血絲蟲
Praziquantel (Biltricide®)	血吸蟲
Niclosamide (Niclocide®)	條蟲

➲ Mebendazole (Vermox®)

1. **作用與用途：**與寄生蟲微小管結合並干擾其組成，且抑制葡萄糖的運輸，而達到殺蟲體的作用，為治療線蟲感染的首選藥。

2. **副作用：**噁心、嘔吐、厭食、嗜睡及精神異常。

3. **類似藥物：**
   - Albendazole (Albenza®)
   - Thiabendazole (Mintezol®)

➲ Pyrantel pamoate (Antiminth®)

1. **作用與用途：**為去極化神經肌肉阻斷劑及膽鹼酯酶抑制劑，可造成蟲體肌肉痙攣及麻痺而由宿主腸道排出。用於治療蛔蟲、蟯蟲及鉤蟲感染。

2. **副作用：**胃腸不適、嘔吐、腹瀉及頭痛。

➲ Diethylcarbamazine (Hetrazan®)

1. **作用與用途：**可抑制血絲蟲的脂氧酶，導致血絲蟲易遭受免疫系統的攻擊。用於治療血絲蟲感染。

2. **副作用：**過敏、頭痛、噁心及倦怠。

➲ Ivermectin (Mectizan®)

1. **作用與用途：**作用於蟲體的 GABA 受體，促使 Cl⁻ 進入細胞，造成蟲體肌肉麻痺而排出。用於治療血絲蟲感染。

2. **副作用：**眼部刺激、短暫非特異性心電圖變化及嗜睡等。

➲ Praziquantel (Biltricide®)

1. **作用與用途：**可造成細胞膜對鈣離子的通透性增加，使蟲體肌肉收縮、麻痺而排出，用於治療血吸蟲感染。

2. 副作用：肝功能受影響、血液病變、頭痛及腹瀉。

➲ Niclosamide (Niclocide®)

1. 作用與用途：可抑制條蟲的氧氣及葡萄醣回收，而達到抗蠕蟲作用。

2. 副作用：腹痛、厭食、腹瀉及噁心。

重點回顧

藥物	作用機轉	用途	副作用
抗瘧藥			
Primaquine (Leoprime®)	抑制瘧原蟲的 DNA 複製，殺死紅血球外瘧原蟲之裂殖子	預防或治療間日瘧及卵形瘧	胃腸不適、顆粒性白血球缺乏及心律不整
Chloroquine (Aralen®) Hydroxychloroquine (Plaquenil®)	可與原血紅素結合，防止聚合成瘧原蟲色素，而可殺死紅血球內的裂殖體	治療間日瘧、三日瘧及卵形瘧	噁心、嘔吐、頭痛、視線模糊、聽力損害、心電圖改變及低血壓
Mefloquine (Lariam®)	同上	治療惡性瘧及間日瘧	胃腸不適、頭昏、頭痛、癲癇、心律不整、白血球增多及血小板減少
Quinine（Qualaquin®; 奎寧） Quinidine (Panquin®)		治療惡性瘧的首選藥	金雞納中毒、皮膚紅疹、白血球減少、血小板減少、低血糖及子宮收縮
Artemisinin	於瘧原蟲體內經鐵催化裂解產生自由基而發揮抗瘧作用	治療多重抗藥性之惡性瘧	噁心、嘔吐、腹瀉、神經毒性及 QT 間隔延長
Pyrimethamine/ Sulfadoxine (Fansidar®)	可抑制瘧蚊的二氫蝶酸合成酶及二氫葉酸還原酶，干擾葉酸及 DNA 合成，殺死血中的裂殖體與生殖芽胞	治療三日瘧及惡性瘧	巨母紅血球貧血、噁心及厭食
Atovaquone/Proguanil (Malarone®)	可干擾蟲體粒線體的電傳遞及抑制二氫葉酸還原酶，干擾葉酸產生，導致 DNA、RNA 無法合成	治療對 Chloroquine、Mefloquine 及 Pyrimethamine/ Sulfadoxine 產生抗藥性的瘧疾	紅疹、噁心、嘔吐、腹瀉、頭痛、發燒及失眠
阿米巴原蟲藥			
Metronidazole (Flagyl®) Tinidazole (Tindamax®)	可與阿米巴原蟲的蛋白質及 DNA 結合而造成細胞死亡	治療全身性阿米巴感染、滴蟲病、梨形蟲病及偽膜性結腸炎	噁心、頭痛、口乾、金屬味覺、胰臟炎、腹瀉、失眠、嘔吐、虛弱及中樞神經毒性
Iodoquinol (Yodoxin®) Clioquinol (Cortin®)	可對抗腸道內原蟲的滋養體與囊胞	治療阿米巴感染	腹瀉、厭食、噁心、嘔吐、腹痛、頭痛及搔癢
Paromomycin (Humatin®)	可抑制蟲體的蛋白質合成	治療腸內阿米巴蟲感染	胃腸不適與腹瀉

藥物	作用機轉	用途	副作用
隱胞子蟲藥			
Nitazoxanide (Alinia®)	可抑制病原蟲體內參與能量代謝的酵素，而達到殺死隱胞子蟲的目的	治療隱胞子蟲感染	腹痛、腹瀉、嘔吐及頭痛
利什曼原蟲藥			
Sodium stibogluconate (Pentostam®)	可抑制原蟲體內的糖解作用及脂肪酸 β- 氧化作用，影響原蟲能量的利用，而達到殺死利什曼蟲的作用	治療利什曼原蟲感染	注射部位疼痛、胃腸不適與心律不整
Miltefosine (Impavido®)	機轉未明		嘔吐、腹瀉及肝毒性
錐蟲藥			
Nifurtimox (Lampit®)	可代謝產生硝基陰離子自由基，而對錐蟲產生毒性	治療錐蟲感染	噁心、嘔吐、胃痛、食慾不振、眩暈及肌痛
Eflornithine (Ornidyl®)	可抑制二胺戊酸去羧酶，干擾病原蟲體的細胞分化或分裂		貧血、腹瀉及白血球缺乏
Melarsoprol (Arsobal®)	可與病原蟲體內的 -SH 反應，抑制蛋白質合成		腦昏迷、心肌破壞、腎衰竭、肝毒性及溶血性貧血
Pentamidine (Pentacarinat®)	與病原蟲 DNA 結合而干擾 DNA、RNA 及蛋白質的合成		腎功能異常、低血壓、暈眩及紅疹
Suramin (Germanin®)	可抑制病原蟲體內參與能量代謝的酵素，而達到殺死病原蟲的目的		噁心、嘔吐、休克、意識喪失、感覺異常、畏光及眼瞼水腫
抗蠕蟲藥			
Mebendazole (Vermox®) Albendazole (Albenza®) Thiabendazole (Mintezol®)	可干擾寄生蟲微小管結合、組成且可抑制葡萄糖運輸，而達到殺蟲體的作用	治療線蟲感染	噁心、嘔吐、厭食、嗜睡及精神異常
Pyrantel pamoate (Antiminth®)	可造成蟲體肌肉痙攣及麻痺而由宿主腸道排出	治療蛔蟲、蟯蟲及鉤蟲感染	胃腸不適、嘔吐、腹瀉及頭痛
Diethylcarbamazine (Hetrazan®)	可抑制血絲蟲脂氧酶，導致血絲蟲易遭受免疫系統的攻擊	治療血絲蟲感染	過敏、頭痛、噁心及倦怠
Ivermectin (Mectizan®)	作用於蟲體的 GABA 受體，促使 Cl⁻ 進入細胞，造成蟲體肌肉麻痺而排出	治療血絲蟲感染	眼部刺激、短暫非特異性心電圖變化及嗜睡
Praziquantel (Biltricide®)	可造成細胞膜對鈣離子的通透性增加，使蟲體肌肉收縮、麻痺而排出	治療血吸蟲感染	肝功能受影響、血液病變、頭痛及腹瀉
Niclosamide (Niclocide®)	可抑制條蟲的氧氣及葡萄醣回收，而達到抗蠕蟲作用	治療條蟲感染	腹痛、厭食、腹瀉及噁心

第十一節　消毒劑與防腐劑

消毒劑 (disinfectants) 是應用化學性或物理性來摧毀大部分生長的細菌或病毒，但對於孢子無作用，主要用於人體外之醫療器材、器具及環境衛生之消毒；防腐劑 (antiseptics) 為無刺激及過敏性，可預防感染而將藥劑施予人體皮膚、傷口及黏膜。依化學成分可區分為醇類、醛類、碘化物、碘載體、氯化物、酚化物及其他等七類（表 14-26）。

✚ 表 14-26　消毒劑與防腐劑的種類

分類	藥物	種類		備註
		消毒劑	防腐劑	
醇類 (Alcohols)	Ethanol（酒精；Alcohol）		✓	・藉由改變蛋白質的特性及破壞細胞膜構造而達到殺菌作用 ・對抗細菌、分枝桿菌、黴菌及病毒效果皆不錯 ・70% 濃度的酒精殺菌效果佳，可用於皮膚、傷口或器械之消毒 ・Isopropylalcohol 使用的濃度為 70~100%
	Isopropylalcohol（異丙醇）		✓	
醛類 (Aldehydes)	Formaldehyde solution 甲醛溶液（Formalin; 福馬林）	✓		・藉由與病原菌的蛋白質及核酸烷基化而產生作用 ・可對抗細菌、孢子、病毒及黴菌 ・含 37% 甲醛之溶液，可作為動物標本或屍體之保存 ・2% 戊二醛溶液於鹼性下可殺死孢子及病毒，用於病房或器械之消毒
	Glutaraldehyde 戊二醛 (Cidex®)	✓		
碘化物 (Iodine compounds)	Iodine tincture（碘酊）		✓	・主要是游離碘而產生殺菌作用 ・可對抗細菌、分枝桿菌、黴菌及病毒效果皆不錯 ・碘溶液包含 2% 碘化物及 2.4% 氯化碘；碘酊則包含 2% 碘化物、2.4% 氯化碘及 47% 酒精（可增加抗菌活性） ・碘酊主要作為 IV 注射前的皮膚消毒；碘溶液則做為傷口之處理
	Iodine solution（碘溶液）		✓	
碘載體 (Iodophors)	Povidone-iodine 優碘		✓	・與菌體或傷口組織接觸時，會形成薄膜，然後慢慢釋出碘來達到殺菌效果 ・對抗細菌、黴菌及病毒效果皆不錯；於高濃度下則具有殺孢子的作用 ・易清洗且溫和不刺激，是目前使用最廣泛的消毒藥水，用於手術或傷口的處理

分類	藥物	種類		備註
		消毒劑	防腐劑	
氯化物 (Chlorine compounds)	Sodium hypochlorite 次氯酸鈉	✓	✓	• 次氯酸鈉可釋出氯氣殺死細菌、孢子、真菌、原生動物及病毒等，用途廣泛 • Oxychlorosene 可釋出次氯酸 (Hypochlorous acid)，殺死細菌、酵母菌、黴菌、病毒、真菌及孢子等，用於手術時之預防及清洗瘻管及傷口等
	Oxychlorosene		✓	
酚化物 (Phenolic conpound)	Hexachlorphene 六氯酚 (G-11; Phiso Hex®)		✓	• 可破壞細菌細胞壁和細胞膜結構，促使蛋白質變性及使酵素失去活性而達到殺菌作用 • 3% 作為外科手術前的刷手液
其他	Chlorhexidine (Betasept®)		✓	為水溶性陽離子殺菌劑，可強烈吸附於細菌細胞膜上，促使細胞內小分子流失和細胞質的蛋白質沉澱析出，而達到殺菌作用。具有非常低的皮膚敏感度及皮膚刺激作用，可作為皮膚殺菌劑及作成漱口水改善口腔潰爛。沙威隆即含此成分
	Thimerosal		✓	0.001~0.004% 作為疫苗、抗毒素及免疫血清的保存劑
	H_2O_2 雙氧水 (Hydrogen peroxide)	✓		可釋出氫氧游離基，影響細胞膜脂質、DNA 及其他細胞成分。3% 常用於傷口的消毒及殺菌作用。優點為無毒性且不會破壞環境
	Benzalkonium chloride	✓	✓	• 為陽離子界面活性劑，可使細菌產生能量的酵素去活化、使蛋白質變性及使細胞膜瓦解，具有抑菌或殺菌效果 • 可對抗細菌、真菌、原生動物及病毒等

自我評量

1. (　　) 下列抗病毒藥物中，何者可抑制流行性感冒 A 型病毒感染，亦可用來治療帕金森氏症？ (A) Amantadine　(B) Acyclovir　(C) Vidarabine　(D) Zidovudine。

2. (　　) 下列何種青黴素類 (Penicillins) 抗生素，可用於治療綠膿桿菌造成的感染？ (A) Penicillin G　(B) Amoxicillin　(C) Cloxacillin　(D) Carbenicillin。

3. (　　) 有關青黴素類 (Penicillins) 抗生素的敘述，下列何者錯誤？ (A) 可抑制細菌細胞壁合成過程中之酵素 transpeptidase　(B) 屬於抑菌型抗生素　(C) 細菌產生 β-lactamases，可以將其結構破壞而致產生抗藥性　(D) 與 aminoglycosides 合用，可以增加抗菌作用。

4. (　　) 有關抗黴菌類的用藥 Ketoconazole 之敘述，下列何者正確？ (A) 主要抑制 cholesterol 的合成　(B) 主要抑制 Ergosterol 的合成　(C) 與制酸劑服用可以增加吸收　(D) Ketoconazole 具有心臟毒性。

5. (　　) 成年人長期咳嗽，經確診為黴漿菌感染，其處方藥物為口服 clarithromycin，有關此抗生素之敘述，下列何者正確？ (A) 屬於 penicillin 類抗生素　(B) 干擾細菌葉酸生合成　(C) 干擾細菌細胞壁生合成　(D) 干擾細菌蛋白質生合成。

6. (　　) Tetracycline 不建議使用於八歲以下兒童的主要原因為何？ (A) 會讓兒童皮膚過敏　(B) 影響兒童未來的生殖能力　(C) 造成兒童心智不正常　(D) 影響兒童的骨骼牙齒發育。

7. (　　) 下列何者常用於治療全身性黴菌感染？ (A) Clotrimazole　(B) Amphotericin B　(C) Terbinafine　(D) Nystatin。

8. (　　) 下列何種抗生素因可抑制四氫葉酸 (tetrahydrofolate) 生成，故可和 Sulfamethoxazole 協同產生抗菌作用？ (A) Amoxicillin　(B) Streptomycin　(C) Trimethoprim　(D) Erythromycin。

9. (　　) 下列何種青黴素衍生物，可用於治療綠膿桿菌 (Pseudomonas aeruginosa) 之感染？ (A) amoxicillin　(B) oxacillin　(C) ampicillin　(D) piperacillin。

10. (　　) 下列抗生素中，何者不會作用在細菌的核糖體上？ (A) Vancomycin　(B) Gentamicin　(C) Erythromycin　(D) Clindamycin。

11. (　　) 下列何者不是 Aminoglycosides 藥物的副作用？ (A) 耳毒性　(B) 腎毒性　(C) 神經肌肉麻痺　(D) 骨髓抑制。

12. (　　) 有關抗生素 Vancomycin 之敘述，下列何者錯誤？ (A) 主要治療 G(+) 菌造成之感染　(B) 抗菌機轉為抑制細胞壁的生成　(C) 口服無法吸收　(D) 用於對 Methicillin 產生抗藥性之金黃色葡萄球菌感染時效果差。

13. (　) 有關 Cephalosporins 類抗生素之敘述，下列何者錯誤？ (A) 可抑制細菌細胞壁之生成　(B) 和 Penicillins 類抗生素相較，其結構較不易被細菌 β-lactamases 破壞　(C) 第一代 Cephalosporins 可以有效治療綠膿桿菌造成的感染　(D) 病人可能有過敏的副作用。

14. (　) 下列何種藥物不是用於治療愛滋病？ (A) Amantadine　(B) Saquinavir　(C) Nevirapine　(D) Lamivudine。

15. (　) 有關抗生素 Clindamycin 的敘述，下列何者錯誤？ (A) 主要用於厭氧菌的感染治療　(B) 最常見的副作用是皮膚疹與腹瀉　(C) 會造成 clostridium 重複感染，引起嚴重結腸炎　(D) 抗菌原理為抑制細胞壁合成。

16. (　) 有關 Tetracyclines 類的用藥之敘述，下列何者正確？ (A) 可與牛奶併用幫助吸收　(B) 抗菌範圍狹小　(C) 孕婦禁止使用　(D) 大多口服使用，其中以 Doxycycline 與 Minocycline 吸收最差。

17. (　) 下列何種藥物可用於治療巨細胞病毒感染？ (A) Abacavir　(B) Ganciclovir　(C) Ribavirin　(D) Zidovudine。

18. (　) 下列哪一項抗愛滋病藥物不會抑制 reverse transcriptase ？ (A) Saquinavir　(B) Zidovudine　(C) Didanosine　(D) Nevirapine。

19. (　) 有關抗生素的副作用，下列何者錯誤？ (A) Chloramphenicol 用於新生兒容易造成灰嬰症 (gray baby syndrome)　(B) Erythromycin 用於小孩可能會影響其骨骼與牙齒發育　(C) Penicillins 可能會造成病人過敏性休克　(D) Vancomycin 快速靜脈注射可能造成紅人症 (red man syndrome)。

20. (　) 有關 Acyclovir 之敘述，下列何者正確？ (A) 為抗愛滋病毒之第一線藥物　(B) 臨床上使用於 B 型肝炎之急性發作　(C) 被宿主細胞代謝成 acyclovir triphosphate 的形式才能抑制病毒　(D) 常見的副作用為骨髓抑制、影響肝功能。

21. (　) 有關抗黴菌藥物的作用機轉，下列敘述何者錯誤？ (A) Amphotericin B 可於黴菌細胞膜上打洞，造成離子與小分子物質流失而造成細胞死亡　(B) Ketoconazole 可干擾 ergosterol 合成，因而影響黴菌細胞膜功能　(C) Flucytosine 經黴菌代謝成三磷酸鹽形式後，作用反而下降　(D) Amphotericin B 與 Flucytosine 併用，會產生協同性的作用。

22. (　) 下列何者因會先被病毒的 thymidine kinase 磷酸化，所以對被病毒感染的細胞才具藥效，因此可用於治療疱疹病毒的感染？ (A) Amantadine　(B) Acyclovir　(C) Flucytosine　(D) Zidovudine。

23. (　) 下列何者可用於治療結核分枝桿菌感染，而且病人會產生橘紅尿的現象？ (A) Erythromycin　(B) Rifampin　(C) Isoniazid　(D) Vancomycin。

24. (　　) 腎臟功能不良的高齡病人，若以 vancomycin 治療其嚴重感染症，要特別注意下列何種副作用？(A) 耳毒性　(B) 癲癇　(C) 腹瀉　(D) 白內障。

25. (　　) 下列何種藥物可以治療免疫不全病人，因感染巨細胞病毒 (CMV) 導致視網膜炎，以及對 acyclovir 無效之單純疱疹病毒感染？(A) Cidofovir　(B) Fomivirsen　(C) Foscarnet　(D) Ganciclovir。

QR Code 解答

CHAPTER

15

抗腫瘤藥
Cancer Chemotherapy

學習目標
Objectives

1. 了解各類抗腫瘤藥的作用機轉、用途、配伍禁忌、交
   互作用、懷孕用藥分類及重要副作用。

2. 了解各類抗腫瘤藥的副作用及如何預防或減少這些副
   作用。

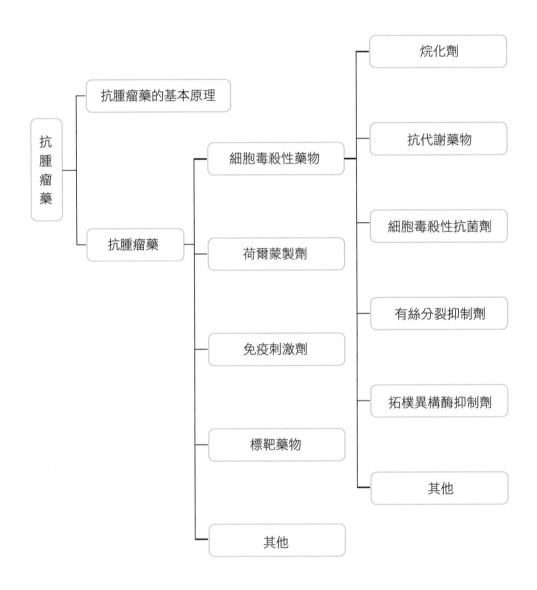

　　腫瘤 (tumor) 為細胞異常病變，使身體部分細胞有不受控制的增生，而影響及侵犯到正常組織器官，導致出血、疼痛或器官功能喪失等症狀。最主要是前致癌基因 (proto-oncogene) 活化成致癌基因 (oncogene) 及腫瘤壓抑基因 (tumor suppressor genes) 的去活化等兩種導致癌症的基因改變所致。一般可分為良性腫瘤與惡性腫瘤，其中惡性腫瘤又稱為癌症 (cancer)，與正常細胞之間有：(1) 失去控制的增殖；(2) 缺乏分化能力；(3) 具入侵性；(4) 轉移能力等四種不同的特徵（良性腫瘤則只是細胞生長失控，但並不會轉移）。

　　臨床上治療癌症的方式為外科手術 (surgery)、放射治療 (radiation)、免疫療法 (immunotherapy) 及化學療法 (chemotherapy)。本章探討的是化學療法，主要是將抗腫瘤藥單獨或合併使用，直接殺死腫瘤細胞或抑制其增生。

第一節　抗腫瘤藥的基本原理

一、抗腫瘤藥的療效

　　一般而言，當一個組織是否大量增生或正處於成長狀態對抗腫瘤藥的選擇是很重要的，例如細胞週期專一性 (cell cycle-specific; CCS) 的藥物對於血液性癌症或其他正處於成長狀態的腫瘤最有效，而細胞週期非專一性 (cell cycle nonspecific; CCNS) 的藥物則對於成長較緩慢的固態腫瘤及成長快速的腫瘤有幫助。因此在探討藥物之前，了解細胞週期是非常重要的。細胞週期主要由 G_1、S、G_2 及 M 等四個階段所組成。每個階段所發生的事件詳見圖 15-1。

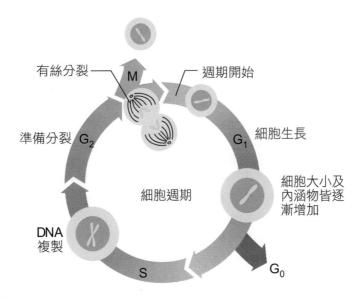

圖 15-1　細胞週期。

二、抗腫瘤藥的困境及治療策略

　　抗腫瘤藥對正常細胞所產生的毒性是導致化療無法成功的原因之一，其他因素則包括藥物產生抗藥性、腫瘤細胞突變、藥物無法到達作用位置、實體腫瘤對藥物反應效果差及無法初期檢測出來等。然而化療的最終目的是將腫瘤細胞徹底消滅，因此我們可使用以下的化學治療原則來達到最佳治療效果。

1. 合併用藥可增加療效、降低毒性與副作用及延緩抗藥性產生，例如：治療何杰金氏症的 Mechlorethamine-**Oncovin (Vincristine)**-Prednisone-Procarbazine (MOPP) 與治療非何杰金氏症的 Cyclophosphamide- Hydroxydaunorubicin-**Oncovin (Vincristine)**-Prednisone (CHOP)。

2. 選擇具有專一性的藥物，且以高劑量、間歇性治療，可使病人的骨髓及免疫機能得到適當恢復。

3. 合適的給藥途徑，例如：腦脊髓膜內、動脈內及其他特別的給藥途徑以確保藥物可以到達作用部位及減少毒性產生。

三、抗腫瘤藥的副作用

　　抗腫瘤藥給藥時的劑量盡可能可以殺死每一個癌細胞，以達到最佳的治療效果，然這樣的劑量很容易產生副作用，尤其以快速分裂的細胞感受最明顯。以下為常見的副作用及如何使用藥物來降低所造成的傷害及不舒服的症狀（表 15-1）。

✚ 表 15-1　抗腫瘤藥的副作用

副作用	緩解的藥物
嗜中性白血球減少	・缺乏時易導致感染，此時可給予 Ceftazidime、Imipenem 或 Moxalactam 來緩解，如有敗血症時，則需再加入胺基配醣體 ・白血球生長因子 Filgrastim 及 Sargramostim 可作用於骨髓，促進顆粒性白血球產生
貧血	可使用紅血球生成素來刺激紅血球生成，改善貧血
血小板減少	・血小板減少易產生出血，因此避免與 Aspirin 或抗凝血劑併用 ・血小板生長因子 Oprelvekin 可用來改善嚴重血小板減少
口腔炎	・輕微：使用含有局部麻醉劑（例如 Lidocaine）及抗組織胺（例如 Diphenhydramine）的漱口水來緩解 ・嚴重：給予麻醉性鎮痛劑 ・如念珠菌或單純疱疹感染，則給予 Clotrimazole、Ketoconazole 或 Amphotericin B 緩解
噁心、嘔吐	為常見的副作用，可使用 Aprepitant、Dexamethasone、Ondansetron、Tropisetron、Granisetron 及 Metoclopramide 緩解
腹瀉	可給予 Loperamide 來減緩胃腸道蠕動
畸胎	烷基化藥物最容易產生，因此避免於懷孕前三個月使用

第二節　　抗腫瘤藥

　　抗腫瘤藥種類繁多，本節主要分成細胞毒殺性藥物 (cytotoxic agents)、荷爾蒙製劑 (hormonal agents)、免疫刺激劑 (immunostimulants)、標靶藥物 (targetes drugs) 及其他等五大類。其中細胞毒殺性藥物又分為烴化劑 (alkylating agents)、抗代謝藥物 (antimetabolites)、細胞毒殺性抗菌劑 (cytotoxic antibiotics)、有絲分裂抑制劑 (mitotic inhibitors)、拓樸異構酶抑制劑 (topoisomerase inhibitors) 及其他等六類（表 15-2）。

細胞毒殺性藥物

一、烴化劑

　　烴化劑的細胞毒殺作用是藉由與腫瘤細胞的單股或雙股 DNA 結構中的鳥糞嘌呤 (guanine; G) 之第 7 個位置的氮原子進行烴基化反應，造成鏈內或鏈之間的交叉連結（圖 15-2），干擾轉錄及複製作用，進而造成腫瘤細胞死亡。此類藥物不會分辨在生長週期或是休止期的細胞，但是對於快速分裂的細胞毒性最強。一般來說，可將烴化劑分成氮芥子氣、亞硝基尿素及其他等三大類。

(一) 氮芥子氣

⊃ Chlorambucil (Leukeran®)

1. **作用與用途**：為口服的烴化劑，用於治療慢性淋巴白血病 (chronic lymphocytic leukemia)、多發性骨髓瘤 (multiple myeloma)、何杰金氏症 (Hodgkin's lymphoma) 及非何杰金氏症淋巴瘤 (Non-Hodgkin's lymphoma)。

2. **抗藥性機轉**：
   (1) 增加 DNA 修復能力。
   (2) 降低烴化劑對細胞的通透性。

3. **副作用**：骨髓抑制、肝毒性、不孕、噁心、嘔吐及肺纖維化（較少）。

4. **類似藥物**：
   • Melphalan (Alkeran®)：口服或靜脈注射治療多發性骨髓瘤、卵巢癌及惡性黑色素瘤 (malignant melanoma)。

✚ 表 15-2 細胞毒殺性藥物

種類		藥物	作用機轉	細胞週期特異性	治療用途	主要毒性
烷化劑	氮芥子氣 (nitrogen mustard gas)	Bendamustine (Treanda®)	可將 DNA 烷基化，造成鏈內或鏈之間的交叉連結及損壞、干擾 DNA 及 RNA 合成	非細胞週期特異性	慢性淋巴球白血病及非何杰氏淋巴瘤	骨髓抑制及輸注反應
		Chlorambucil (Leukeran®)			慢性淋巴白血病、多發性骨髓瘤、何杰氏症及非何杰氏症淋巴瘤	骨髓抑制
		Cyclophosphamide (Cytoxan®)			何杰氏症、非何杰氏症淋巴瘤及頭、頸、卵巢等固態腫瘤	骨髓抑制
		Ifosfamide (Ifex®)			何杰氏症、非何杰氏症淋巴瘤、肺癌、睪丸癌、乳癌、骨性肉瘤及頭、頸、卵巢等固態腫瘤	骨髓抑制、出血性膀胱炎
		Mechlorethamine (Mustargen®)			支氣管源癌、何杰氏症、白血病及蕈狀肉芽腫	骨髓抑制
		Melphalan (Alkeran®)			多發性骨髓瘤、卵巢癌及惡性黑色瘤	骨髓抑制
	亞硝基尿素 (nitrosourea)	Carmustine (BCNU®)			腦瘤、多發性骨髓瘤、非何杰氏症淋巴瘤、何杰氏症、惡性黑色素瘤及肝癌	骨髓抑制
		Lomustine (CeeNU®)			腦瘤及何杰氏症	骨髓抑制
		Streptozocin (Zanosar®)			胰島細胞瘤及惡性胰臟腺瘤	腎毒性
	其他	Busulfan (Myleran®)			慢性骨髓白血病	骨髓抑制、肺纖維變性
		Carboplatin (Paraplatin®)			卵巢癌、小細胞肺癌、非小細胞肺癌、胃癌、子宮頸癌、膀胱癌及頭、頸癌	骨髓抑制
		Cisplatin (Platinol-AQ®)			轉移性睪丸癌、卵巢癌及膀胱癌	腎毒性
		Oxaliplatin (Eloxatin®)			轉移性結腸直腸癌	週邊神經病變
		Temozolomide (Temodar®)			多形性神經膠母細胞瘤及未分化星狀細胞瘤	骨髓抑制
		Trabectedin (Yondelis®)			惡性軟組織肉瘤	骨髓抑制、肝毒性、心臟毒性及橫紋肌溶症候群

✚ 表 15-2　細胞毒殺性藥物（續）

種類	藥物	作用機轉	細胞週期特異性	治療用途	主要毒性
葉酸類似物 (folic acid analogs)	Methotrexate (Rheumatrex®)	抑制二氫葉酸還原酶，干擾DNA合成		急性淋巴白血病、絨毛膜癌、乳癌、頭頸癌及風濕性關節炎	骨髓抑制（輕微）、口腔炎
	Pemetrexed (Alimta®)			非小細胞肺癌及胸膜間皮瘤	骨髓抑制
	Pralatrexate (Folotyn®)	DNA合成		T細胞淋巴瘤	骨髓抑制、胃黏膜炎
	Capecitabine (Xeloda®)			轉移性乳癌及結腸直腸癌	骨髓抑制、腹瀉及手足症候群
嘧啶類似物 (pyrimidine analogs)	Cytarabine (Cytosar-U®)	抑制胸腺嘧啶合成酶，干擾DNA合成		急性骨髓白血病	骨髓抑制
	Floxuridine (FUDR®)			原發性肝癌及結腸直腸癌肝轉移	骨髓抑制、胃潰瘍
	Fluorouracil (Adrucil®)			結腸直腸癌、乳癌、卵巢癌及胰臟癌	骨髓抑制、胃潰瘍
	Gemcitabine (Gemzar®)		S期	肺癌、胰臟癌、膀胱癌及乳癌	骨髓抑制
	Cladribine (Leustatin®)			慢性淋巴白血病、非何杰金氏症淋巴瘤及毛樣細胞白血病	骨髓抑制
	Clofarabine (Clolar®)			兒童急性淋巴白血病及急性骨髓白血病	骨髓抑制
	Fludarabine (Fludara®)			慢性淋巴白血病、急性骨髓白血病及非何杰金氏症淋巴瘤	骨髓抑制
嘌呤類似物 (purine analogs)	Mercaptopurine (Purinethol®)	抑制嘌呤合成，進而干擾DNA合成		急性淋巴白血病	骨髓抑制
	Nelarabine (Arranon®)			急性T細胞淋巴胚細胞白血病	神經毒性
	Pentostatin (Nipent®)			毛樣細胞白血病	骨髓抑制
	Thioguanine (Tabloid®)			急性淋巴白血病	骨髓抑制
去甲基化藥物 (hypomethylating agents)	Azacitidine (Vidaza®)	嵌入DNA中，抑制甲基轉移酶，引起細胞凋零		脊髓發育不良	骨髓抑制
	Decitabine (Dacogen®)			脊髓發育不良	骨髓抑制

抗代謝藥物

✚ 表 15-2　細胞毒殺性藥物（續）

種類		藥物	作用機轉	細胞週期特異性	治療用途	主要毒性
細胞毒殺性抗生素	蒽環類抗生素 (anthracycline)	Daunorubicin (Daunomycin®)			急性骨髓白血病及急性淋巴白血病	骨髓抑制及心臟毒性
		Doxorubicin (Adriamycin®)	嵌入 DNA 構造中，抑制 DNA、RNA 合成、以及抑制拓樸樣異構酶 II 造成 DNA 鏈斷裂		何杰氏症、非何杰氏症淋巴瘤、白血病、乳癌、肺癌、卵巢癌及多發性骨髓瘤	
		Epirubicin (Ellence®)		細胞週期非特異性	治療肺癌、胃癌、卵巢癌、淋巴瘤、白血病、膀胱癌及軟組織肉瘤。另外也可作為乳癌的輔助治療藥物	
		Idarubicin (Idamycin®)			急性骨髓白血病	
		Valrubicin (Valstar®)			膀胱癌	
		Mitoxantrone (Novantrone®)			急性骨髓白血病、急性淋巴白血病、轉移性乳癌及前列腺癌	
	非蒽環類抗生素 (non-anthracyclines)	Bleomycin (Bleocin®)	使單股或雙股 DNA 斷裂並干擾其修復防止 DNA 合成	G₂ 期	頭頸部癌、皮膚癌、睪丸癌、食道癌及何金氏症淋巴瘤	肺炎、肺纖維化、骨髓抑制輕微
		Dactinomycin (Cosmegen®)		細胞週期非特異性	尤恩氏瘤、橫紋肌肉瘤、睪丸癌、絨毛膜癌及威爾斯氏腫瘤	骨髓抑制及黏膜炎
		Mitomycin (Mutamycin®)			胃癌、膀胱癌、乳癌及肺癌	骨髓抑制
有絲分裂抑制劑	長春花生物鹼 (vinca alkaloids)	Vinblastine (Velban®)	干擾微小管聚合，抑制有絲分裂	M 期	何杰氏症、非何杰氏症淋巴瘤、卡波西氏肉瘤、乳癌及睪丸癌等	骨髓抑制
		Vincristine (Oncovin®)			何杰氏症、非何杰氏症淋巴瘤、急性淋巴白血病、腎胚細胞瘤、橫紋肌肉瘤、乳癌及膀胱癌等	周邊神經病變、骨髓抑制輕微
		Vinorelbine (Navelbine®)			非小細胞肺癌	骨髓抑制
	紫杉醇類 (taxanes)	Docetaxel (Taxotere®)		G₂/M 期	乳癌、肺癌及轉移性前列腺癌	骨髓抑制
		Paclitaxel (Taxol®)			卵巢癌、非小細胞肺癌及與 AIDS 有關的卡波西氏肉瘤	骨髓抑制
	其他	Cabazitaxel (Jevtana®)			轉移性前列腺癌	骨髓抑制、腹瀉
		Ixabepilone (Ixempra®)		G₂/M 期	用於治療對紫杉類藥物產生抗藥性的轉移性乳癌病人	骨髓抑制及神經毒性
		Eribulin (Halaven®)			乳癌	

✚ 表 15-2　細胞毒殺性藥物（續）

種類	藥物	作用機轉	細胞週期特異性	治療用途	主要毒性
拓樸異構酶抑制劑	**Etoposide (Eposin®)**	抑制拓樸異構酶，干擾DNA複製	S/G$_2$期	肺癌、睪丸癌、淋巴瘤、多形性神經膠母細胞瘤、卡波西氏肉瘤及尤恩氏瘤	骨髓抑制
	Teniposide (Vumon®)			急性淋巴白血病	骨髓抑制
	Irinotecan (Camptosar®)		S期	轉移性結腸直腸癌	骨髓抑制
	Topotecan (Hycamtin®)			轉移性卵巢癌與小細胞肺癌	骨髓抑制
其他	Altretamine (Hexalen®)		細胞週期非特異性	卵巢癌	骨髓抑制
	Hydroxyurea (Hydrea®)		S期	慢性骨髓白血病、鱗狀上皮細胞及鐮刀型貧血	骨髓抑制
	Mitotane (Lysodren®)		細胞週期非特異性	腎上腺皮質腫瘤	中樞抑制
	Dacarbazine (DTIC-Dome®)	請參閱內文	細胞週期非特異性	黑色素瘤、何杰金氏症和軟組織肉瘤	骨髓抑制
	Procarbazine (Matulane®)		細胞週期非特異性	何杰金氏症	骨髓抑制
	Pegaspargase (Oncaspar®)		G$_1$期	急性淋巴白血病	過敏反應
	Asparaginase (Elspar®)		G$_1$期	急性淋巴白血病	過敏反應

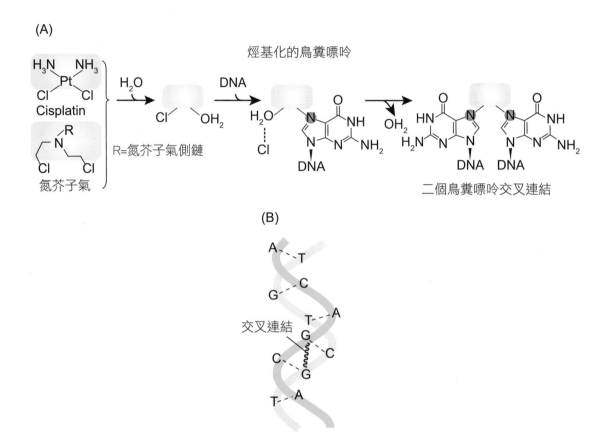

圖 15-2 烴化劑將 DNA 鏈交叉連結。(A) 氮芥子氣與 DNA 的鳥糞嘌呤交叉連結；(B) DNA 雙股螺旋間的交叉連結。

● Cyclophosphamide (Endoxan®)

1. **作用與用途：**為常用的烴化劑，**須在肝臟被細胞色素 p-450 氧化酶轉化為 4-OH** Cyclophosphamide（與 Aldophosphamide 為互變異構物）**活性代謝物**，經由血液帶到腫瘤與正常組織，然後被轉化形成磷醯胺氮芥 (phosphoramide mustard) 和丙烯醛 (acrolein)（圖 15-3）。其中磷酰胺氮芥與DNA結構中的鳥糞嘌呤產生烴基化反應，而具有細胞毒殺作用，用於治療何杰金氏症、非何杰金氏症淋巴瘤、多發性骨髓瘤及頭、頸、卵巢等固態腫瘤。另外也可抑制 B、T 細胞，而達到免疫抑制作用，用於治療風濕性關節炎、紅斑性狼瘡及多發性硬化症。

2. **抗藥性機轉：**
   (1) 增加 DNA 修復。
   (2) 降低藥物通透性。
   (3) 藥物與 -SH 基作用而增加排除的機率。

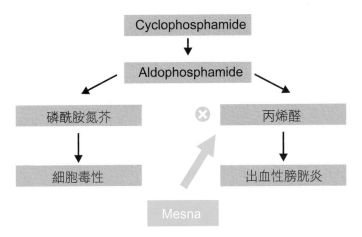

圖 15-3　Cyclophosphamide 的代謝過程。Cyclophosphamide 在肝臟受到細胞色素 p-450 酵素代謝為 4-hydroxycyclophophamide，這個代謝物可逆地形成 aldophosphamide 之後被送到其他組織，在那裏轉換為磷醯胺氮芥及丙烯醛等具細胞毒性的成分，其中 Mesna 可與丙烯醛產生交互作用，形成不具毒性的化合物來解毒。而磷醯胺氮芥則與 DNA 結構中的鳥糞嘌呤產生烴基化反應，而具有細胞毒殺作用。

3. **副作用：**骨髓抑制、噁心、嘔吐、禿頭及**出血性膀胱炎**（因丙烯醛毒性代謝物所致，可適量飲水及靜脈注射 Mesna 來解毒）。

※ Mesna (Mesnex®)：Sodium 2-mercaptoethane sulfonate。

4. **類似藥物：**

   - Ifosfamide (Ifex®)：經由細胞色素 p-450 活化後產生活性的芥子代謝物 (mustard metabolite)，造成鏈內或鏈之間的交叉連結而干擾 DNA 複製及轉錄作用。靜脈注射治療何杰金氏症、非何杰金氏症淋巴瘤、肺癌 (lung cancer)、睪丸癌 (testicular cancer)、乳癌 (breast cancer)、骨性肉瘤 (osteogenic sarcoma) 及頭、頸、卵巢等固態腫瘤。

➲ Mechlorethamine (Mustargen®)

1. **作用與用途：**可與腫瘤細胞的單股或雙股 DNA 構造中的鳥糞嘌呤之第 7 個位置的氮原子進行烴基化反應，造成鏈內或鏈之間的交叉連結，干擾轉錄及複製作用，進而造成 DNA 損傷引發細胞凋亡（圖 15-2）。用於治療支氣管源癌 (bronchogenic carcinoma)、白血病 (leukemias)、蕈狀肉芽腫 (mycosisfungoides) 及與 Vincristine (Oncovin)、Procabazine 和 Prednisone 併用，稱為 MOPP，用於治療何杰金氏症。

2. **抗藥性機轉：**

   (1) 增加 DNA 修復。

   (2) 降低藥物通透性。

   (3) 藥物與 -SH 基作用而增加排除的機率。

3. **副作用：**骨髓抑制、噁心、嘔吐、禿髮、腹瀉、口腔炎及月經失調。

⊃ Bendamustine (Treanda®)

1. **作用與用途：** 為 mechlorethamine 衍生物，可與腫瘤細胞的 DNA 進行烴基化反應，導致 DNA 鏈之間的交叉連結，干擾轉錄及複製作用，用於治療慢性淋巴球白血病，或非何杰金氏淋巴瘤。

2. **副作用：** 噁心、疲勞、嘔吐、腹瀉、發燒、骨髓抑制、輸注反應及皮疹。

(二) 亞硝基尿素

此類藥物脂溶性高，易穿透 BBB，治療腦瘤。

⊃ Carmustine (BCNU; Gliadel®)

1. **作用與用途：** 須經生物轉化後形成正碳離子衍生物，與 DNA 結構中的鳥糞嘌呤結合，造成鏈內或鏈之間的交叉連結，進而干擾轉錄及複製作用。由於脂溶性高，可通過血腦障壁。靜脈注射治療腦瘤 (brain tumor)、何杰金氏症、非何杰金氏症淋巴瘤、多發性骨髓瘤、惡性黑色素瘤 (malignant melanoma) 及肝癌 (liver cancer) 等。

2. **抗藥性機轉：**
   (1) 增加 DNA 修復。
   (2) 藥物與 SH 基作用而增加排除的機率。

3. **副作用：** 骨髓抑制、噁心、嘔吐、肝毒性及肺纖維化（高劑量）。

4. **類似藥物：**
   - Lomustine (CCNU)：口服治療腦瘤及何杰金氏症。

⊃ Streptozocin (Zanosar®)

1. **作用與用途：** 具葡萄糖構造，易被胰臟胰島細胞選擇性攝入。靜脈注射治療胰島細胞瘤 (islet-cell tumor) 及胰臟腺瘤 (adenoma of pancreas) 等。

2. **副作用：** 腎毒性、噁心、嘔吐、腹瀉、寒顫、發燒及骨髓抑制（較弱）。

(三) 其他

⊃ Busulfan (Myleran®)

1. **作用與用途：** 易釋出甲烷磺酸鹽 (methanesulfonate)，促使烷基鏈的兩端形成具高度活性的正碳離子，與 DNA 結構進行共價鍵結合，造成 DNA 損傷引發細胞凋亡。口服或靜脈注射，治療慢性骨髓白血病 (chronic myelogenous leukemia; CML)。

2. **副作用：** 骨髓抑制、肺纖維變性、皮膚色素沉澱、噁心及嘔吐。

● Cisplatin (Platinol®)

1. **作用與用途**：為鉑複合物。在細胞內形成帶正電荷的高反應複合物，與 DNA 結合，造成股內交叉鏈結，影響 DNA、RNA 及蛋白質合成，而達到抑制癌細胞的繁殖（圖 15-2）。用於治療轉移性睪丸癌、卵巢癌 (ovarian cancer) 及膀胱癌 (bladder cancer) 等。

2. **副作用**：噁心、嘔吐、週邊神經病變、腎毒性及聽神經障礙。

※ 若腎肌酐酸廓清率 <60 mL/min，不應給予 Cisplatin。

3. **類似藥物**：
   - Carboplatin (Paraplatin®)：較 Cisplatin 少腎毒性及神經毒性，但有較嚴重的骨髓抑制作用。主要用於治療卵巢癌、小細胞肺癌 (small cell lung carcinoma)、非小細胞肺癌 (non small cell lung carcinoma)、胃癌 (gastric carcinoma)、子宮頸癌 (cervical cancer)、膀胱癌 (bladder cancer) 及頭、頸癌 (head and neck cancer)。
   - Oxaliplatin (Eloxatin®)：與 5-fluorouracil 及 Leucovorin 併用，為轉移性結腸直腸癌 (colorectal cancer) 的第一線治療藥物。副作用為週邊神經毒性與肝毒性。
   - Dicycloplatin (Dicycloplatin®)：治療非小細胞肺癌及前列腺癌 (prostate cancer)。

● Temozolomide (Temodar®)

1. **作用與用途**：在生理 pH 值下，可快速轉化成活性代謝物 5-(3- 甲基三氮烯 -1- 基) 咪唑 -4- 醯胺 (monomethyl triazeno imidazole carboxamide; MTIC)，與鳥糞嘌呤的第 6 位氧原子及第 7 位氮原子產生烴基化作用，干擾 DNA 複製，進而導致細胞凋零死亡。由於可快速通過血腦障壁，口服治療多形性神經膠母細胞瘤 (glioblastoma multiforme) 及未分化星狀瘤 (anaplastic astrocytoma)。

2. **副作用**：骨髓抑制、噁心、嘔吐、頭痛、疲勞及便秘。

● Trabectedin (Yondelis®)

1. **作用與用途**：可干擾轉錄過程，使細胞週期停止在 G2/M 期，並誘發細胞凋亡，用於治療惡性軟組織肉瘤。

2. **副作用**：噁心嘔吐、便秘、腹瀉、疲倦、周邊水腫、食慾下降、呼吸困難、頭痛、失眠、骨髓抑制、肝毒性、心臟毒性及毛細血管滲漏症候群。

二、抗代謝藥物

抗代謝藥物是模擬葉酸 (folic acid)、嘧啶 (pyrimidine) 和嘌呤 (purine) 等正常代謝成分之構造的化合物。一般可抑制癌細胞合成葉酸、DNA 或 RNA 所需之酵素，為 S 期專一性藥物（圖 15-4）。臨床上將藥物分成葉酸類似物 (folic acidanalogs)、嘧啶類似物 (pyrimidine analogs) 及嘌呤類似物 (purine analogs) 等三大類。

（一）葉酸類似物

葉酸類似物可干擾葉酸轉變成活性成分而達到抗癌作用。藥物包括 Methotrexate 及 Pemetrexed。

⊃ Methotrexate (Trexall®)

1. **作用與用途：為葉酸類似物**，可抑制二氫葉酸還原酶 (dihydrofolate reductase)，干擾二氫葉酸 (dihydrofolic acid; FH_2) 轉變成四氫葉酸 (tetrahydrofolic acid; FH_4)，導致 DNA、RNA 及蛋白質合成受抑制，最終造成細胞死亡。用於治療急性淋巴白血病 (acute lymphoblastic leukemia; ALL)、乳癌、頭頸癌及**子宮絨毛膜癌** (choriocarcinoma)。另外也可抑制 B、T 細胞而達到免疫抑制的作用，用於治療風濕性關節炎及其他自體免疫疾病。

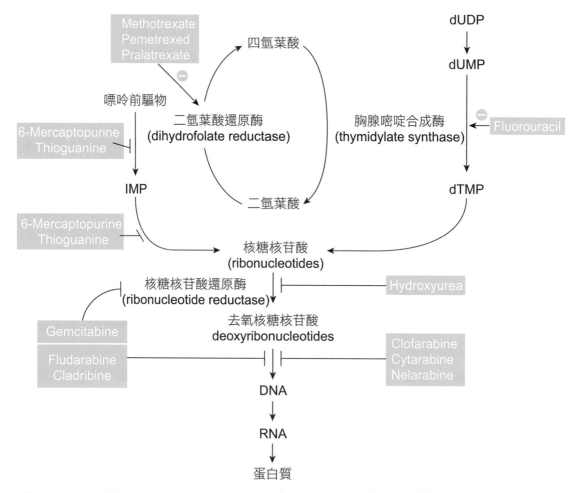

圖 15-4 抗代謝藥的作用機轉。dUDP：deoxyuridine diphosphate 去氧尿苷雙磷酸；dUMP：deoxyuridine monophosphate 去氧尿苷單磷酸；dTMP：deoxythymidine monophosphate 去氧胸腺苷單磷酸；IMP：inosine monophosphate 肌苷單磷酸。

2. **抗藥性機轉：**
   (1) 降低藥物輸送。
   (2) 降低二氫葉酸還原酶對 Methotrexate 的親和力。
   (3) 增加二氫葉酸還原酶的合成。

3. **副作用**：骨髓抑制、肺纖維化、口腔炎、腹瀉、噁心、嘔吐、肺炎、腎毒性（高劑量）及畸胎。

4. **解毒劑：可投與還原態葉酸 Leucovorin**，來增加葉酸的數量，以拮抗 Methotrexate 的作用。

5. **類似藥物：**
   - Pemetrexed (Alimta®)：靜脈注射治療非小細胞肺癌及與 Cisplatin 併用治療胸膜間皮瘤 (pleural mesothelioma)。副作用為骨髓抑制、噁心、嘔吐、口腔炎、食慾降低及紅疹。
   - Pralatrexate (Fololyn®)：治療 T 細胞淋巴瘤 (T cell lymphoma)。副作用為黑便、血尿、血便、牙齦出血、身體疼痛、寒顫、抽搐、咳嗽及腹瀉等。

(二) 嘧啶類似物

胞嘧啶 (cytosine)、胸腺嘧啶 (thymine) 及尿嘧啶 (uracil) 皆為合成 DNA 及 RNA 的氮鹼基。嘧啶類似物由於構造類似天然的嘧啶，因此可：(1) 抑制嘧啶合成；(2) 抑制 DNA、RNA 合成；(3) 嵌入 DNA 及 RNA 中，干擾核酸的功能。所有的嘧啶類似物皆需於細胞內轉換成活性代謝物才具有抗癌作用。

➲ Fluorouracil (Adrucil®)

1. **作用與用途**：為嘧啶類似物，本身無抗腫瘤活性，須於體內轉變成 5- 氟 -2- 去氧尿核苷 -5'- 單磷酸 (5-fluoro-2'-deoxyuridine-5'-monophosphate; 5-FdUMP) 活性成分後，抑制胸腺嘧啶合成酶（圖 15-4），**干擾 S 期的 DNA 合成**。靜脈注射治療結腸直腸癌、乳癌、卵巢癌及胰臟癌等。

2. **抗藥性機轉：**
   (1) 降低 Fluorouracil 的活化。
   (2) 改變胸腺嘧啶合成酶而使 5-FdUMP 的親和力降低。

3. **副作用**：骨髓抑制、噁心、口腔炎、腹瀉、胃炎及神經毒性。

4. **類似藥物：**
   - Capecitabine (Xeloda®)：為 Fluorouracil 的前驅物，可於體內轉變成 5-FU 及 5-FdUMP 活性成分，抑制胸腺嘧啶合成酶，干擾 DNA 合成。口服治療轉移性乳癌及結腸直腸癌。
   - Floxuridine (FUDR®)：於體內轉變成 5-FdUMP 活性成分後，干擾 DNA 合成，主要以肝動脈灌注法治療原發性肝癌及結腸直腸癌肝轉移。

◌ Cytarabine (Ara-C; Cyclocide®)

1. **作用與用途：**可被去氧胞苷激酶 (deoxycytidine kinase) 代謝成三磷酸鹽活性形式 (Ara-CTP)，競爭性抑制 DNA 聚合酶 (DNA polymerase) 或嵌入 DNA 鏈中（圖 15-4），**干擾 S 期**的 DNA 合成。靜脈或皮下注射治療急性骨髓白血病 (acute myeloid leukemia)。

2. **抗藥性機轉：**
   (1) 降低 Cytarabine 轉變成三磷酸鹽活性型式。
   (2) 降低藥物的輸送。
   (3) 增加 Cytarabine 轉變成不活性的產物。

3. **副作用：**骨髓抑制、噁心、嘔吐、口腔炎、肺水腫及小腦失調症。

◌ Gemcitabine (Gemzar®)

1. **作用與用途：**可被去氧胞苷激酶轉變成三磷酸活性成分，插入 DNA 序列中且也會抑制核糖核苷酸還原酶 (ribonucleotide reductase)（圖 15-4），干擾 DNA 合成。靜脈輸注治療肺癌、胰臟癌、膀胱癌及乳癌。

2. **副作用：**骨髓抑制、噁心、嘔吐、腹瀉、蛋白尿、疼痛、發燒及血尿。

(三) 嘌呤類似物

◌ 6-Mercaptopurine (6-MP; Purinethol®)

1. **作用與用途：**為一前驅物，需在體內轉變成硫纖維醣酸 (6-thioinosinic acid) 的活性成分，干擾核苷酸間的互換及核酸的合成（圖 15-4）。口服治療急性淋巴白血病。

2. **抗藥性機轉：**降低硫纖維醣酸的產生而使藥效降低。

3. **副作用：**骨髓抑制、噁心、嘔吐、胃潰瘍、免疫抑制及肝毒性。

4. **注意事項：**Allopurinol 為黃嘌呤氧化酶 (Xanthine oxidase) 抑制劑，可抑制 Mercaptopurine (6-MP) 代謝，增加血中濃度，故二者併用時應減少 6-MP 的劑量。

◌ Thioguanine (Tabloid®)

1. **作用與用途：**於體內轉變成活性成分後，抑制合成嘌呤的酵素（圖 15-4），另外也會嵌入 DNA 結構中，干擾 DNA 合成。口服治療急性淋巴白血病。

2. **副作用：**骨髓抑制、噁心、嘔吐、免疫抑制及肝毒性。

◌ Cladribine (Leustatin®)

1. **作用與用途：**為腺苷酸類似物，可抑制腺苷去胺酶 (adenosine deaminase)，干擾 DNA 合成及修復（圖 15-4），用於治療慢性淋巴白血病、非何杰金氏症淋巴瘤及毛樣細胞白血病 (hairy cell leukemia; HCL)。

2. **副作用：**骨髓抑制、發燒、腎毒性及週邊神經病變。

⊃ Pentostatin (Nipent®)

1. **作用與用途：**為腺苷酸類似物，可抑制腺苷去胺酶，造成腺苷酸 (deoxyadenosine nucleotide) 等物質蓄積，因而干擾 DNA 合成。靜脈注射治療毛樣細胞白血病。

2. **副作用：**骨髓抑制、噁心、嘔吐、紅疹、發燒及中樞抑制。

⊃ Fludarabine (Fludara®)

1. **作用與用途：**為腺苷酸類似物，於體內代謝成三磷酸鹽活性型式，抑制 DNA 聚合酶-α (DNA polymerase α) 與核糖核苷酸還原酶（圖 15-4），干擾 DNA 合成。用於治療慢性淋巴白血病、急性骨髓白血病及非何杰金氏症淋巴瘤。

2. **副作用：**骨髓抑制、噁心、嘔吐、寒顫、發燒及關節痛。

⊃ Nelarabine (Arranon®)

1. **作用與用途：**為鳥苷酸 (guanosine) 類似物，於體內代謝成三磷酸鹽活性成分，嵌入 DNA 鏈中（圖 15-4），導致細胞凋零。用於治療急性淋巴性白血病。

2. **副作用：**貧血、白血球減少、嗜中性白血球減少、血小板減少及神經毒性。

⊃ Clofarabine (Clolar®)

1. **作用與用途：**為腺苷酸類似物，藉由抑制 DNA 聚合酶及核糖核苷酸還原酶而達到抗癌作用（圖 15-4）。用於治療兒童急性淋巴白血病及急性骨髓白血病。

2. **副作用：**腫瘤溶解症候群、全身性炎性反應症候群、骨髓抑制、低血壓、脫水、噁心、嘔吐及腹瀉。

藥理小常識

腫瘤溶解症候群 (tumor lysis syndrome; TLS)

　　腫瘤溶解症候群是一種具生命威脅的腫瘤急症，徵狀包括噁心、嘔吐、昏睡、體液過多、充血性心衰竭、心律不整、痙攣、肌肉抽筋、手足抽搐、暈厥及發生猝死。常發生於接受化療後的 12~72 小時。主要是腫瘤細胞快速被破壞，使原本細胞內各種離子、核酸、蛋白質和代謝物，突然大量且快速釋放到細胞外所致。當腫瘤的體積越大，投與抗癌藥後所釋出的細胞內物質越多。像是急性淋巴白血病這種具高增生速率，以及對化學治療具高度敏感性的腫瘤而言，都是發生 TLS 的高危險群。

(四) 去甲基化藥物

➲ Azacitidine (Vidaza®)

1. **作用與用途：**為胞苷 (cytidine) 類似物，可嵌入 DNA 構造中，抑制 DNA 甲基轉移酶 (DNA methyltransferase)，使 DNA 去甲基化，導致細胞凋零，無法分化或增生。皮下治療脊髓發育不良。

2. **副作用：**骨髓抑制、噁心、嘔吐及中樞抑制。

3. **類似藥物：**Decitabine (Dacogen®)。

三、細胞毒殺性抗生素

主要是插入特殊的氮鹼基對中與 DNA 結合，阻止新的 DNA 或 RNA 合成，並造成 DNA 股斷裂及干擾細胞複製，而具有細胞毒殺作用。由於吸收差，通常以靜脈注射給藥。一般可分成蒽環類抗菌劑 (anthracyclines) 及非蒽環類抗菌劑 (nonanthracyclines) 兩大類。

(一) 蒽環類

此類藥物有 Doxorubicin、Daunorubicin、Epirubicin、Idarubicin 及 Mitoxantrone，副作用皆為嚴重的骨髓抑制及心臟毒性，一般可使用 Dexrazoxane 來保護心臟。

※ 蒽環類藥物在代謝過程中，**會產生過氧化基** (superoxide radicals)，並與細胞內鐵結合成複合物，此複合物為一強氧化劑，可起動脂質過氧化作用 (lipid peroxidation)，對肌漿膜的心脂質 (cardiolipids) 及磷脂質 (phospholipids) 具有強烈親和力，**因而導致肌細胞功能損害而呈現出血性心臟衰竭作用。**由於鐵是心臟毒害的禍源，因此可使用 Dexrazoxane (Zinecard®) 來螯合鐵，減少鐵與蒽環類抗菌劑結合，降低過氧化基對心臟的毒害。

➲ Doxorubicin (Adriamycin®)

1. **作用與用途：**可嵌入 DNA 構造中及形成半醌 (semiquinone) 自由基，干擾及破壞 DNA，而達成治療何杰金氏症、非何杰金氏症淋巴瘤、白血病、乳癌、肺癌、卵巢癌及多發性骨髓瘤。

2. **副作用：**骨髓抑制、噁心、紅色尿液、**心臟毒性**、禿髮及口腔炎。

3. **類似藥物：**
   - Daunorubicin (Daunomycin®)：治療急性骨髓白血病及急性淋巴白血病。副作用為骨髓抑制、心臟衰竭、噁心、嘔吐、口腔炎及禿頭。
   - Idarubicin (Idamycin®)：與 Cytarabine 併用，治療急性骨髓白血病。副作用為心臟毒性、噁心、嘔吐、口腔炎及禿頭。
   - Epirubicin (Ellence®)：可與 CMF(Cyclophosphamide、Methotrexate、Fluorouracil) 併用，做為早期乳癌的輔助治療。另外也可治療肺癌、胃癌、卵巢癌、淋巴瘤、白血病、膀胱癌及軟組織肉瘤。副作用為骨髓抑制、噁心、紅色尿液、心臟毒性、禿髮及口腔炎。
   - Valrabicin (Valstar®)：治療膀胱癌，副作用為血尿、尿失禁及排尿困難。

● Mitoxantrone (Novantrone®)

1. **作用與用途：** 可嵌入 DNA 構造中，抑制 DNA、RNA 合成及抑制拓樸異構酶 II 造成 DNA 鏈斷裂。靜脈注射治療急性骨髓白血病、急性淋巴白血病、轉移性乳癌及與 Prednisone 併用作為前列腺癌的第二線治療藥物。

2. **副作用：** 骨髓抑制、心臟毒性、噁心、嘔吐、掉髮、口腔炎及免疫抑制。

(二) 非蒽環類

此類藥物較無心臟毒性的副作用，藥物包括 Dactinomycin、Bleomycin 及 Mitomycin。

● Dactinomycin (Actinomycin D) (Cosmegen®)

1. **作用與用途：** 可嵌入 DNA 構造中，使 DNA 變形，RNA 聚合酶無法以 DNA 作為模板，而導致 RNA 合成受抑制。靜脈輸注治療尤恩氏瘤 (Ewing's sarcoma)、橫紋肌肉瘤、睪丸癌、絨毛膜癌及威爾斯氏腫瘤 (Wilm's tumor)。

2. **副作用：** 噁心、嘔吐、口腔炎、腹瀉、禿髮及骨髓抑制。

● Mitomycin (Mutamycin®)

1. **作用與用途：** 被酵素活化後，可結合至 DNA 的鳥糞嘌呤和胞嘧啶，導致 DNA 交叉鏈結合與功能受抑制。靜脈輸注用於胃癌、膀胱癌、乳癌及肺癌等。

2. **副作用：** 骨髓抑制、噁心、嘔吐、口腔炎、及腎衰竭。

● Bleomycin (Bleocin®)

1. **作用與用途：** 可和亞鐵結合，產生自由基，將 DNA 切斷，造成單股和雙股 DNA 斷裂，而抑制 DNA、RNA 及蛋白質合成（圖 15-5）。用於治療頭頸部癌、皮膚癌、睪丸癌、食道癌 (esophageal cancer) 及何杰金氏症淋巴瘤。

2. **副作用：** 過敏反應、發燒、低血壓、**肺纖維化**、禿髮、口腔炎及輕微骨髓抑制。

四、有絲分裂抑制劑

在有絲分裂過程中，由微小管組成的紡錘絲會將複製的染色體分配到兩個新細胞中。因此如果沒有正常的紡錘絲或紡錘體，細胞將不能分裂，最終就會死去。長春花生物鹼 (Vinca alkaloids) 及紫杉醇類 (Taxanes) 皆會影響微小管，而達到細胞毒殺作用。

(一) 長春花生物鹼

長春花生物鹼是由長春花植物 (Vinca rosea) 所產生的生物鹼，其中 Vincristine 及 Vinblastine 為最重要的成分，而 Vinorelbine 則為半合成的長春花生物鹼。它們具有相同的構造及作用機轉，但適應症及毒性卻不太一樣，通常需與其他藥物併用來治療多種癌症（表 15-3）。

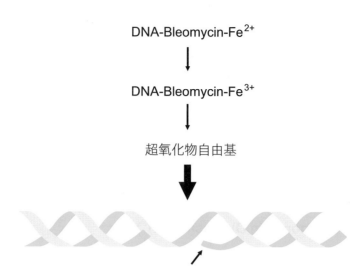

$$DNA\text{-}Bleomycin\text{-}Fe^{2+}$$
$$\downarrow$$
$$DNA\text{-}Bleomycin\text{-}Fe^{3+}$$
$$\downarrow$$
超氧化物自由基
$$\Downarrow$$

DNA斷裂及染色體畸變

圖 15-5　Bleomycin 的作用機轉。Bleomycin 可和亞鐵結合形成 DNA-Bleomycin-Fe^{2+} 複合物，接著再氧化形成 Bleomycin-Fe^{3+}，釋放一個電子和氧形成超氧化物自由基，反過來攻擊 DNA 的磷酸二酯鍵，導致鏈斷裂及染色體畸變。

✚ 表 15-3　長春花生物鹼的比較

	Vincristine (Oncovin®)	Vinblastine (Velban®)	Vinorelbine (Navelbine®)
作用機轉	與微小管 (microtubule) 結合，干擾聚合作用，使癌細胞紡錘體無法形成，而影響有絲分裂過程（圖 15-6）（**M 期專一性藥物**）		
給藥途徑	IV	IV	IV
治療用途	治療何杰金氏症、非何杰金氏症淋巴瘤、急性淋巴白血病、腎胚細胞瘤、橫紋肌肉瘤 (rhabdomyosarcoma)、乳癌及膀胱癌	治療何杰金氏症、非何杰金氏症淋巴瘤、卡波西氏肉瘤、乳癌及睪丸癌	治療非小細胞肺癌
抗藥性	細胞內的醣蛋白 (glycoprotein) 將其送出細胞外		
副作用	周邊神經炎（明顯）、**骨髓抑制**（**較弱**）、反射消失、肌肉無力及禿髮	骨髓抑制、神經毒性（較 Vincristine 不明顯）、噁心、嘔吐、禿髮及口腔炎	骨髓抑制、神經毒性（較 Vincristine 不明顯）、噁心、嘔吐、禿髮、間質性肺炎及便秘

(二) 紫杉醇類

⊃ Paclitaxel (Taxol®) 紫杉醇

1. **作用與用途：**可抑制微小管的分解過程，**使細胞停留在細胞分裂的狀態**，無法繼續生長成熟成完整的細胞而使細胞凋亡（圖 15-6）。與 Cisplatin 併用，治療**卵巢癌**、非小細胞肺癌及與 AIDS 有關的卡波西氏肉瘤 (AIDS-related Kaposi's sarcoma)。

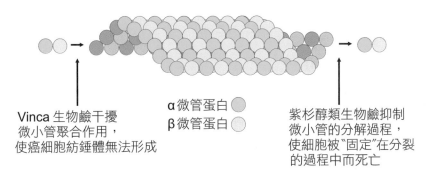

圖 15-6　長春花生物鹼及紫杉醇類的作用機轉。長春花生物鹼干擾微小管聚合作用，使癌細胞紡錘體無法形成，紫杉醇類抑制微小管的分解過程，使細胞被 " 固定 " 在分裂的過程中而死亡。

2. **副作用**：噁心、嘔吐、低血壓、心律不整、周邊神經病變、**嚴重過敏反應**及骨髓抑制。

3. **類似藥物**：

  - Docetaxel (Taxotere®)：治療乳癌、肺癌及轉移性前列腺癌。副作用為低血壓、支氣管收縮、紅疹、水腫、呼吸困難、貧血、噁心、腹瀉、口腔炎及感覺神經毒性。
  - Cabazitaxel (Jevtana®)：此類固醇併用治療對荷爾蒙無效的轉移性前列腺癌。副作用為骨髓抑制、腹瀉、疲倦、噁心及嘔吐。

(三) 其他

● Ixabepilone (Ixempra®)

1. **作用與用途**：可與細胞內微小管結合，干擾聚合作用，使癌細胞有絲分裂過程被固定在中期，而無法順利進行有絲分裂，進而產生凋亡。用於治療對紫杉醇類產生抗藥性的轉移性乳癌。

2. **副作用**：骨髓抑制、肌肉關節痠痛、感覺神經毒性、口腔炎、疲倦、禿髮、體液滯留及過敏反應等。

● Eribulin (Halaven®)

1. **作用與用途**：抑制微小管的聚合作用，使得細胞分裂 G2~M 期的紡錘絲無法合成，而使得細胞因此而凋亡死去，用於治療乳癌。

2. **副作用**：骨髓抑制、疲勞、禿髮、周邊神經病變、噁心及便秘。

五、拓樸異構酶抑制劑

　　拓樸異構酶能使 DNA 長鏈斷裂、接合，以進行轉錄與複製的酵素。因此抑制拓樸異構酶可干擾 DNA 複製而達到抗癌作用。依作用方式可分為第一型拓樸異構酶 (type I topoisomerase) 及第二型拓樸異構酶 (type II topoisomerase) 兩種類型。

目前抑制拓樸異構酶的藥物為喜樹類的 Topotecan 和 Irinotecan 及足葉草類的 Etoposide 和 Teniposide。

(一) 喜樹類 (Campotheca)

➲ Topotecan (Hycamtin®)

1. **作用與用途**：為半合成衍生物，可抑制第一型拓樸異構酶，**干擾 DNA 複製過程**中於複製叉 (replication fork) 部位發生斷裂的 DNA 單股之再連接，因而導致細胞死亡（圖 15-7）。**用於治療轉移性卵巢癌**與小細胞肺癌。

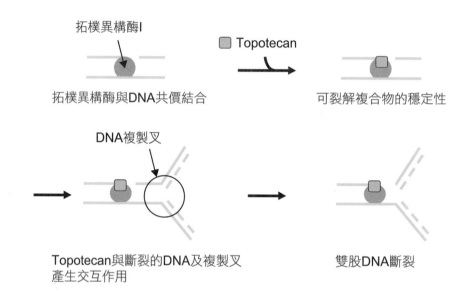

圖 15-7　Topetecan 的作用機轉。拓樸異構酶 I 負責催化 DNA 單股可逆性的斷裂與再連接，將纏繞的 DNA 雙股鬆開，有助於其複製。Topetecan 會與拓樸異構酶 I-DNA 複合體結合，干擾複製叉部位發生斷裂的 DNA 單股之再連接，因而導致細胞死亡。

2. **副作用**：骨髓抑制、禿髮、**腹瀉**、口腔炎、**腹痛、噁心、嘔吐**及關節炎。

3. **類似藥物**：

   - Irinotecan (Camptosar®)：治療轉移性結腸直腸癌。副作用為腹瀉、骨髓抑制、噁心、嘔吐、禿髮、腹部不適、發燒及體重減輕。

(二) 足葉草類 (Podophyllum)

➲ Etoposide (VP-16) (Eposin®)

1. **作用與用途：可抑制第二型拓樸異構酶**，造成 DNA 鏈斷裂、無法複製，**防止細胞進入有絲分裂期**（圖15-8）。口服或靜脈注射治療肺癌、睪丸癌、淋巴瘤、多形性神經膠母細胞瘤、卡波西氏肉瘤及尤恩氏瘤。

2. **副作用**：噁心、嘔吐、低血壓、腹瀉、口腔黏膜炎、禿髮及骨髓抑制。

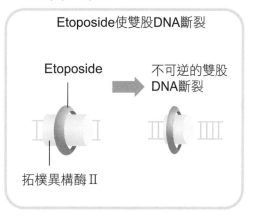

(A) 拓樸異構酶 II 的功能 (B) Etoposide 的作用機轉

圖 15-8　Etoposide 的作用機轉。(A) 拓樸異構酶 II 的作用：可將一條 DNA 雙股螺旋上的二股 DNA 皆切斷，產生缺口，使另一條雙股螺旋能夠穿過此缺口，之後再將通道重新黏合。(B) Etoposide 的作用：Etoposide 可抑制第二型拓樸異構酶，造成 DNA 鏈斷裂，防止細胞進入有絲分裂。

3. 類似藥物：

- Teniposide (VM-26) (Vumon®)：治療急性淋巴白血病。副作用為骨髓抑制、胃腸不適、過敏反應及禿髮。

六、其他

⊃ Asparaginase (Elspar®)

1. 作用與用途：可使天門冬素 (asparagine) 水解成天門冬酸 (aspartic acid) 及氨，使癌細胞無法取得合成蛋白質所需的天門冬素，而影響細胞生長（圖 15-9）。靜脈或肌肉注射治療急性淋巴白血病。

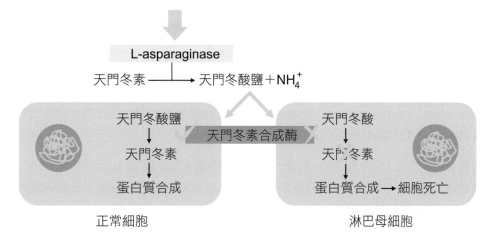

圖 15-9　Asparaginase 的作用機轉。正常細胞使用 Asparaginase 時會使天門冬素轉變成天門冬酸鹽，體內的天門冬素合成酶會再將天門冬酸鹽轉變成天門冬素來促進蛋白質合成。然而於腫瘤細胞內並無天門冬素合成酶可將天門冬酸鹽轉變成天門冬素來促進蛋白質合成，因此癌細胞會缺乏蛋白質來促進細胞生長。

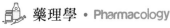

2. **副作用**：過敏反應、噁心、發燒、及肝毒性。

3. **類似藥物**：

- Pegaspargase (Oncaspar®)：肌肉或靜脈注射治療對 Asparaginase 產生過敏的急性淋巴白血病。副作用為過敏反應及肝、腎功能異常。

➲ Hydroxyurea (Hydrea®)

1. **作用與用途**：抑制核糖核苷酸還原酶，阻斷核糖核苷酸轉變成去氧核糖核苷酸而干擾癌細胞 DNA 合成，用於治療慢性骨髓白血病、鱗狀上皮細胞癌 (squamous cell carcinoma) 及鐮刀型貧血（圖 15-10）。

2. **副作用**：噁心、嘔吐、禿髮、腹瀉、口腔黏膜炎及骨髓抑制。

➲ Mitotane (Lysodren®)

1. **作用與用途**：可與腎上腺蛋白質共價結合，直接破壞腎上腺皮質組織和皮質醇的代謝。口服治療腎上腺皮質腫瘤。

2. **副作用**：噁心、嘔吐、腹瀉、紅疹、男性女乳症、關節痛及腎上腺機能不足。

➲ Altretamine (Hexalen®)

1. **作用與用途**：可經由肝臟微粒體酶代謝成甲醛，於腫瘤細胞再被代謝成具活性的甲醇胺 (carbinolamine)，再與 DNA 結構中的鳥糞嘌呤結合，造成鏈內或鏈之間交叉連結，進而干擾轉錄及複製作用。用於治療卵巢癌。

2. **副作用**：骨髓抑制、噁心、嘔吐、腹瀉、腎毒性、嚴重姿態性低血壓及神經毒性。

➲ Procarbazine (Matulane®)

1. **作用與用途**：經由肝微粒體酶代謝形成偶氮 (azo) 化合物和雙氧水 (H_2O_2)，與 DNA 結合，造成 DNA 股斷裂，干擾 DNA、RNA 及蛋白質合成。常與 Mechlorethamine、Vincristine (Oncovin®) 及 Prednisone 併用稱為 MOPP，治療何杰金氏症。

2. **副作用**：骨髓抑制、噁心、嘔吐、嗜睡、情緒改變、神智不清及感覺異常。

➲ Dacarbazine (DTIC-Dome®)

1. **作用與用途**：為一前驅藥，經肝臟微粒體酶代謝後釋出活性烷基化產物－methyldiazonium，作用於 DNA 的鳥糞嘌呤，造成鏈內或鏈之間的交叉連結，進而干擾轉錄及複製，用於治療黑色素瘤、何杰金氏症和軟組織肉瘤。

2. **副作用**：骨髓抑制、噁心及嘔吐。

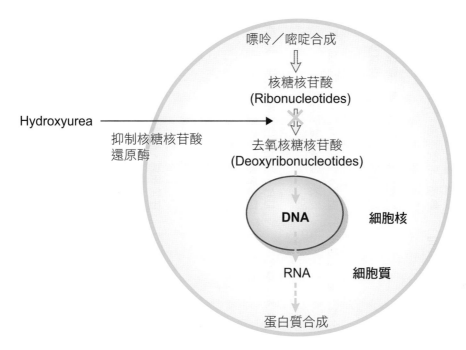

圖 15-10　Hydroxyurea 的作用機轉。

荷爾蒙製劑

　　腎上腺皮質激素、雌激素、雄性素及許多荷爾蒙的拮抗劑被用於治療癌症，主要為干擾腫瘤生長所需的物質，減緩荷爾蒙依賴型腫瘤的生長速度（表 15-4）。荷爾蒙製劑可穿過細胞膜並和細胞質內的受體結合，然後進入細胞核內與染色體結合而誘導特殊 mRNA 的合成，經由這些特殊的 mRNA 轉譯合成出新的蛋白質，而影響細胞的生長及增生。

一、雌激素

⊃ Diethylstilbestrol (Stilphostrol®)

1. **作用與用途：** 為合成的雌激素，可藉由干擾 LH 而抑制前列腺組織的生長，進而降低雄性素生成，用於治療前列腺癌。
2. **副作用：** 噁心、嘔吐、腹瀉、體液滯留、頭痛、停經、乳房不適、陰道出血、栓塞、水腫及血壓上升。
3. **類似藥物：** Ethinyl estradiol (Estinyl®)。

✚ 表 15-4　荷爾蒙及荷爾蒙拮抗劑

	藥物	給藥途徑	作用機轉	用途	副作用
雌激素	Diethylstilbestrol (Stilphostrol®)	PO、IV	藉由干擾 LH 而抑制前列腺的生長，進而降低雄性素的生成	**治療前列腺癌（具有拮抗雄性素的作用）**	噁心、嘔吐、腹瀉、體液滯留、頭痛、停經、乳房不適、陰道出血、栓塞、水腫及血壓上升
	Ethinyl estradiol (Estinyl®)	PO			
	Estramustine (Emcyt®)	PO	可干擾有絲分裂、及水解釋放雌激素，抑制腦下垂體釋放 LH 進而導致睪固酮濃度降低		男性女乳症、呼吸困難、厭食、血栓、體液滯留、噁心、嘔吐、腹瀉及高血鈣
黃體素	Medroxyprogesterone acetate (Depo-Provera®)	PO、IM	可抑制腦下垂體產生抗黃體化作用，降低癌細胞活性	治療乳癌及子宮內膜癌	腹瀉、性無能、紅疹、胃腸脹氣、無力、疼痛、頭痛及體液滯留
	Megestrol acetate (Megace®)	PO			
性釋素致效劑	Buserelin (Suprefact®)	SC、鼻噴液	可促進 FSH 與 LH 釋放，導致雄性素與雌激素釋放，然長期使用會因 GnRH 受體去敏感化而減少 FSH 及 LH 釋放，導致雄性素與雌激素減少	治療前列腺癌	紅疹、注射部位疼痛、禿頭、熱潮紅、陽萎及男性女乳症
	Histrelin (Vantas®)	皮下植入			
	Leuprolide (Eligard®)	IM、SC			
	Triptorelin (Trelstar Depot®)	IM			
	Goserelin (Zoladex®)	SC			
雌激素拮抗劑	**Tamoxifen (Nolvadex®)**	PO	**可拮抗雌激素受體**	治療乳癌	子宮頸癌、陰道出血、嘔吐、噁心、熱潮紅、體重增加及血栓栓塞
	Toremifene (Fareston®)	PO			
	Fulvestrant (Faslodex®)	IM			
芳香酶抑制劑	Anastrozloe (Arimidex®)	PO	可抑制芳香酶、干擾雌激素合成	治療乳癌	高血壓、虛弱、噁心、頭痛、厭食、嘔吐、腹瀉、水腫、關節炎、熱潮紅、陰道乾澀及骨質疏鬆
	Letrozole (Femara®)	PO			
	Exemestane (Aromasin®)	PO			

✚ 表 15-4　荷爾蒙及荷爾蒙拮抗劑（續）

	藥物	給藥途徑	作用機轉	用途	副作用
雄性素拮抗劑	Flutamide (Eulexin®) Darolutamide (Nubeqa®) Bicalutamide (Casodex®) Enzalutamide (Xtandi®) Nilutamide (Nilandron®) Apalutamide (Erleada®)	PO	可阻止睪固酮及二氫睪固酮與受體結合	治療前列腺癌	性慾喪失、陽萎及急性肝衰竭
	Abiraterone acetate (Zytiga®)		抑制細胞色素 p-450 17A1 (CYP17A1) 的活性，干擾脫氫異雄固酮、睪固酮及二氫睪固酮的產生，因而抑制腎上腺、睪丸和腫瘤內雄性素的合成	治療前列腺癌	疲倦、關節腫脹不適、水腫、潮熱、腹瀉、尿路感染、咳嗽、高血壓、低血鉀、心律異常和肝功能異常
性釋素拮抗劑	Abarelix (Plenaxis®)	IM	可拮抗腦下垂體的 GnRH 受體，減少 LH 及 FSH 釋放，進而減少睪固酮生成	治療前列腺癌	暈眩、心悸、呼吸急促、手腳腫大、高血壓、熱潮紅、睡眠障礙、乳房疼痛、便秘及週邊水腫
	Degarelix (Firmagon®)	SC			

⊃ **Estramustine (Emcyt®)**

1. **作用與用途：** 可結合至癌細胞之微小管，干擾有絲分裂，及水解釋放 estradiol 和 estrone，抑制腦下垂體釋放 LH，進而導致睪固酮濃度降低，用於治療前列腺癌。

2. **副作用：** 男性女乳症、呼吸困難、厭食、血栓、體液滯留、噁心、嘔吐、腹瀉及高血鈣等。

二、黃體素

⊃ **Megestrol acetate (Megace®)**

1. **作用與用途：** 可抑制腦下垂體產生抗黃體化作用，降低癌細胞活性，用於治療乳癌及子宮內膜癌。

2. **副作用：** 腹瀉、性無能、紅疹、胃腸脹氣、無力、疼痛、頭痛及體液滯留。

3. **類似藥物：**
   - Medroxyprogesterone acetate (Depo-Provera®)：治療腎及子宮內膜癌。副作用同 Megestrol acetate。

三、性釋素致效劑

性釋素可抑制睪丸產生雄性素，用來治療前列腺癌。藥物包括 Leuprolide、Triptorelin 及 Goserelin。

⊃ **Leuprolide (Lupron®)**

1. **作用與用途：** 為性釋素 (GnRH) 類似物，初期使用可促進 FSH 與 LH 釋放，導致雄性素與雌激素釋放，然長期使用會因 GnRH 受體去敏感化而減少 FSH 及 LH 釋放，導致雄性素與雌激素減少。用於治療前列腺癌。

2. **副作用：** 紅疹、注射部位疼痛、禿頭、熱潮紅、陽萎及男性女乳症。

3. **類似藥物：**
   - Goserelin (Zoladex®)
   - Triptorelin (Trelstar®)
   - Buserelin (Suprefact®)
   - Histrelin (Vantas®)

四、雌激素拮抗劑

雌激素拮抗劑主要是拮抗雌激素受體，阻斷癌細胞生長時所需的營養物質，干擾癌細胞生長。目前只有 Fulvestrant 為純的雌激素拮抗劑，其他除具有拮抗劑的特性外，仍具有致效劑的作用。請參閱內分泌系統的雌激素與影響生殖系統的藥物。

五、芳香酶抑制劑

芳香酶抑制劑可抑制芳香酶，阻斷雄烯二酮 (androstenedione) 變成雌酮 (estrone) 及雌二醇 (estradiol)，造成雌激素濃度下降，用於治療癌症。目前的藥物包括 Anastrozole (Arimidex®)、Letrozole (Femara®) 及 Exemestanc (Aromasin®)。

⊃ Exemestane (Aromasin®)

1. **作用與用途**：選擇性抑制芳香酶，減少雄性素轉變成雌激素，明顯降低血中雌激素濃度，達到抑制乳癌細胞擴散的目的（圖 13-15）。
2. **副作用**：熱潮紅、噁心、疲勞、流汗增加、血壓上升、類感冒症狀、水腫及眩暈。
3. **類似藥物**：
    · Letrozole (Femara®)
    · Anastrozole (Arimidex®)

六、雄性素拮抗劑

請參閱內分泌系統的雄性素與抗雄性素的藥物。

七、性釋素拮抗劑

⊃ Abarelix (Plenaxis®)

1. **作用與用途**：可拮抗腦下垂體的 GnRH 受體，減少 LH 及 FSH 釋放，進而減少睪固酮生成。肌肉注射治療前列腺癌。
2. **副作用**：暈眩、心悸、呼吸急促、手腳腫大、高血壓、熱潮紅、睡眠障礙、乳房疼痛、便秘及週邊水腫。
3. **類似藥物**：Degarelix (Firmagon®)。

♥ 免疫刺激劑

免疫刺激劑可誘發人體製造細胞激素 (cytokine)，加強人體的免疫系統，並消除有害細胞及腫瘤細胞，常用藥物如表 15-5。

✚ 表 15-5　免疫刺激劑

	藥物	給藥途徑	作用機轉	治療用途	副作用
內生性	Interferon alfa-2a (Roferon-A®) Interferon alfa-2b (Intron A®)	IM、IV、SC	激發宿主之免疫反應及直接抑制癌細胞的增生而達到抗癌作用	毛細胞白血病、慢性骨髓白血病、惡性黑色素瘤、及與 AIDS 相關的卡波西氏肉瘤	類似感冒症狀、骨髓抑制、厭食、體重減輕、腹瀉、腹痛、暈眩、誘發憂鬱傾向、禿髮、心臟毒性、神經毒性及自體免疫疾病
內生性	Aldesleukin (Interleukin-2) (Proleukin®)	IV	誘導細胞毒性 T- 細胞和淋巴因子激活殺傷細胞 (lymphokine activated killer) 的增殖，直接毒殺腫瘤細胞，另外也可增進抗體和干擾素的分泌	轉移性腎癌及黑色素瘤	發熱、畏寒、噁心、嘔吐、低血壓、貧血、腹瀉、心跳加速、肝腎功能損壞、肺充血、呼吸困難及搔癢
外生性	BCG vaccine (TheraCys®)	膀胱內	可直接與腫瘤細胞產生特定的免疫反應。然真正機轉不明	膀胱癌	排尿困難、尿急及血尿
外生性	Mifamurtide (Mepact®)	IV	可結合至 NOD2 受體，刺激白血球間質素 1.6.8.12 及腫瘤壞死因子 α 的釋放，直接毒殺腫瘤細胞	骨肉瘤	發燒、嘔吐、疲勞、心悸、感染、貧血、厭食、頭痛及便秘

🫀 標靶藥物

　　癌細胞具有腫瘤血管新生因子、特殊抗原、特殊生長因子受體、特殊訊息傳遞路徑以及細胞週期和細胞凋亡控制分子，利用分子生物尋找新的藥物作用於這些標靶，進而達到抗癌的目的，是近幾年來抗癌的主流。由於是針對癌細胞特殊因子為標靶作治療，對正常細胞的傷害大大減小，副作用也相對減少許多。目前臨床上使用的標靶治療藥物大致可分成：(1) 阻斷癌細胞訊息傳遞路徑；(2) 抑制血管新生 (anti-angiogenesis)；(3) 針對細胞表面抗原等 3 大類。常用的標靶藥物列於表 15-6。

一、阻斷癌細胞訊息傳遞路徑

　　酪胺酸、絲胺酸及酥胺酸等激酶可激活蛋白質磷酸化過程，為訊息傳遞的重要步驟。正常細胞的激酶活性會受到嚴密調控，但癌細胞因基因突變往往有酪胺酸激酶受體過度表現或酪胺酸激酶過度活化的現象，因此若能抑制這些不受調控的激酶活性，就能抑制癌細胞增生而達到抗腫瘤的效果。目前臨床上將阻斷癌細胞訊息傳遞路徑的標靶治療藥物依作用位置的不同分成酪胺酸激酶抑制劑 (tyrosine kinase inhibitors)、蛋白酶體抑制劑 (proteasome inhibitors)、mTOR 激酶抑制劑 (mammalian target of rapamycin kinase inhibitors) 及組織蛋白去乙醯酶抑制劑 (histone deacetylase inhibitors) 等四類。

(一) 酪胺酸激酶抑制劑

表皮生長因子受體 (epidermal growth factor receptor; EGFR) 是位在細胞膜上的一個蛋白質，其結構可分為細胞膜外受體、穿過細胞膜及細胞膜內尾部的部分，在尾部這個地方具有 ATP 附著的位置及酪胺酸激酶的活性。當 EGFR 過度表現且受刺激時，酪胺酸激酶會被活化，腫瘤細胞則會進一步加快生長繁殖並減少凋亡，同時可見到血管新生及侵犯轉移的現象。因此可使用酪胺酸激酶抑制劑來抑制酪胺酸激酶活性而達到抗癌作用。

● Gefitinib（Iressa®；艾瑞莎）

1. **作用與用途：可抑制表皮生長因子受體 (EGFR) 的酪胺酸激酶**，使得傳遞細胞增殖訊息受阻，進而抑制癌細胞過度生長及促進凋零（圖 15-11）。口服治療非小細胞肺癌。

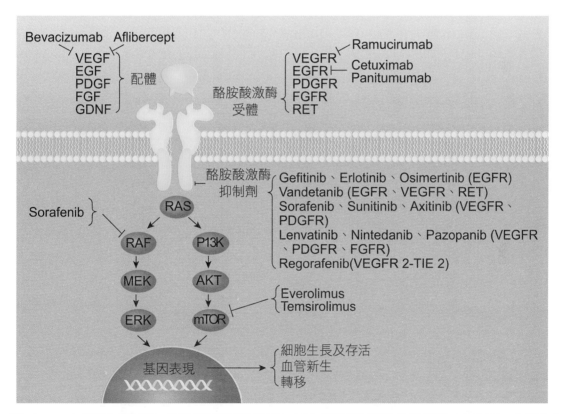

圖 15-11　血管新生抑制劑、酪胺酸激酶抑制劑及 mTOR 激酶抑制劑的作用機轉。VEGF(R)：血管內皮生長因子（受體）；EGF(R)：表皮生長因子（受體）；PDGF(R)：血小板生長因子（受體）；FGF(R)：纖維母細胞生長因子（受體）；GDNF：神經膠質細胞衍生營養因子；RAS-PI3K-AKT 及 RAS-RAF-MEK-ERK 為調控細胞有絲分裂和多種生理功能的路徑，當 RAS 過度活化路徑會導致癌化。因此可使用藥物與配體結合、抑制受體及抑制與受體連結的酪胺酸激酶來減少 RAS 過度活化及細胞的癌化。

表 15-6 標靶藥物及其用途

藥物			分子標的	治療用途	副作用
阻斷癌細胞傳訊息傳遞路徑	酪胺酸激酶抑制劑	Gefitinib (Iressa®)	表皮生長因子受體 (epidermal growth factor receptor; EGFR) 的酪胺酸激酶 (tyrosine kinase; TK)	非小細胞肺癌	紅疹、腹瀉、痤瘡、皮膚變乾、噁心、嘔吐、及間質性肺疾病
		Erlotinib (Tarceva®)		非小細胞肺癌及胰臟癌	紅疹、腹瀉、噁心、嘔吐及間質性肺疾病
		Osimertinib (Tagrisso®)		轉移性非小細胞肺癌	皮疹、皮膚乾燥、腹瀉、淋巴細胞減少、血小板減少及貧血
		Vandetanib (Caprelsa®)		甲狀腺髓樣癌	支氣管炎、上呼吸道感染、尿道感染、食慾降低、失眠、心情抑鬱、頭痛、暈眩、視覺模糊、高血壓及胃痛等
		Imatinib (Gleevec®)	BCR-ABL 的酪胺酸激酶	慢性骨髓白血病及胃腸道基質腫瘤	噁心、腹瀉、肌痛、紅疹、頭痛、水腫、疲勞、發燒、肌肉疼痛、關節炎及肝損傷
		Dasatinib (Sprycel®)		慢性骨髓白血病	腹瀉、皮疹、搔癢、噁心、疲勞、頭痛、肋膜和心包膜積水及骨髓抑制
		Nilotinib (Tasigna®)		慢性骨髓白血病	骨髓抑制、暫時性膽紅素值、肝功能指數、脂肪酶和血糖增加、紅疹、搔癢、噁心、疲勞、頭痛及便秘
		Ponatinib (Iclusig®)		慢性骨髓白血病	高血壓、皮疹、腹痛、疲乏、噁心、血小板減少、貧血及淋巴細胞減少
		Bosutinib (Bosulif®)		慢性骨髓白血病	腹瀉、紅疹及血小板減少
		Ibrutinib (Imbruviva®)	Burton's 的酪胺酸激酶	慢性淋巴球性白血病	嗜中性白血球減少、腹瀉、肌肉骨骼痛、缺乏、水腫及呼吸道感染

+ 表 15-6　標靶藥物及其用途（續）

藥物		分子標的	治療用途	副作用
阻斷癌細胞訊息傳遞路徑	酪胺酸激酶抑制劑			
	Sorafenib (Nexavar®)		腎細胞癌、肝癌	皮膚紅疹、手足症候群、疲勞、腹瀉及高血壓
	Sunitinib (Sutent®)		腎細胞癌及胃腸基質瘤	疲勞、腹瀉、嘔吐、高血壓、手足症候群、心臟衰竭及骨髓抑制
	Axitinib (Inlyta®)		晚期腎細胞癌	腹瀉、血壓、疲乏、食慾降低、噁心及手足綜合症
	Lenvatinib (Lenvima®)	VEGFR、PDGFR 之酪胺酸激酶	甲狀腺癌及腎細胞癌	嘔吐、腹瀉、腹痛、關節肌肉痛、水腫、蛋白尿、高血壓及手足綜合症
	Nintedanib (Ofev®)		原發性肺纖維化	腹瀉、噁心、腹痛、食慾降低、體重減輕、頭痛及高血壓
	Pazopanib (Votrient®)		晚期腎細胞癌	過敏反應、不正常出血、胸痛、心跳加速、發燒、寒顫、咳嗽、眩暈、步態不穩、噁心、嘔吐及下肢疼痛
	Regorafenib (Stivarga®)		轉移性大腸直腸癌	過敏反應、腸胃出血、尿液顏色變深、意識混淆、胃痛不適、解血便及手掌發紅
	Lapatinib (Tykerb®)	第二型人類表皮生長因子受體 (human epidermal growth factor receptor type 2; HER2; ErbB2) 及表皮生長因子受體 (epidermal growth factor receptor; EGFR; ErbB1) 之酪胺酸激酶	乳癌	腹瀉、疲勞、噁心、紅疹及手足症候群
	Afatinib (Gilotrif®)		非小細胞肺癌	過敏反應、低血鉀、腎功能異常、視力改變、眼睛疼痛、排尿疼痛及手掌與腳底發紅
	Neratinib (Nerlynx®)		輔助治療早期 HER2 過度表達的乳腺癌	腹瀉、肝損傷、疲勞、噁心、嘔吐、發燒及紅疹

✚ 表 15-6　標靶藥物及其用途（續）

藥物		分子標的	治療用途	副作用
阻斷癌細胞傳息遞路徑	蛋白酶體抑制劑	Bortezomib (Velcade®)	蛋白酶體 (proteasome)	多發性骨髓瘤	虛弱、噁心、腹瀉、血小板減少、嗜中性白血球減少、便秘、厭食、週邊神經病變、發燒及姿態性低血壓
		Carfilzomib (Kyprolis®)			倦怠、噁心、血小板減少及心臟猝死
		Ixazomib (Ninlaro®)			腹瀉、便秘及血小板減少
	mTOR 激酶抑制劑	Temsirolimus (Torisel®)	哺乳類 rapamycin kinase 標靶 (mammalian target of rapamycin; mTOR)	腎細胞癌	噁心、水腫、厭食、疼痛、發燒、骨髓抑制、紅疹、疲勞、貧血及肝損傷
	組織蛋白去乙醯酶抑制劑	Vorinostat (Zolinza®)	組織蛋白去乙醯酶 (histone deacetylase; HDAC)	表皮性 T 細胞淋巴瘤	疲勞、腹瀉、噁心、改變味覺、厭食、體重減輕及貧血
		Belinostat (Beleodaq®)		表皮性 T 細胞淋巴瘤	嘔吐、腹瀉、發燒、寒顫、似感冒症狀及呼吸困難、排尿困難及不正常出血
		Panobinostat (Farydak®)		多發性骨髓瘤	腹瀉、心臟問題、心律失常及心電圖變化
		Romidepsin (Istodax®)		表皮性 T 細胞淋巴瘤及週邊 T 細胞淋巴瘤	噁心、嘔吐、疲勞、感染、食慾降低、貧血、血小板減少及白血球減少
抑制血管新生		Bevacizumab (Avastin®)	血管內皮生長因子 (vascular endothelial growth factor; VEGF)	轉移性大腸直腸癌、乳癌及非小細胞肺癌	胃穿孔、傷口不易癒合、肺出血、血栓性栓塞症、腎病、高血壓危象、腹瀉、鼻子出血、暈眩、無力、頭痛及食慾降低
		Aflibercept (Zaltrap®)		轉移性大腸直腸癌、乳癌	血小板減少、腹瀉、嗜中性白血球減少、蛋白尿、口腔炎、疲勞、血小板減少、高血壓、體重減少、高血壓、鼻血
		Ramucirumab (Cyramza®)	血管內皮生長因子受體第二型 (VEGFR-2)	胃癌及非小細胞肺癌	高血壓、腹瀉、頭痛、貧血疲倦及腸阻塞及出血

◆ 表 15-6　標靶藥物及其用途（續）

	藥物	分子標的	治療用途	副作用
針對細胞表面抗原	Cetuximab (Erbitux®)	表皮生長因子受體 epidermal growth factor receptor (EGFR; ErbB-1; HER1)	已有抗藥性的轉移性大腸癌及頭頸癌	氣道阻塞、低血壓、蕁麻疹、皮膚毒性、光敏感性及間質性肺炎
	Panitumumab (Vectibix®)		轉移性大腸癌	疲勞、噁心、腹瀉、低血鎂及類似痤瘡的紅疹
	Rituximab (Rituxan®)	CD20 抗原	非何杰金氏症淋巴瘤	發燒、寒顫、噁心、蕁麻疹、疲乏、頭痛、皮膚發癢、支氣管痙攣、舌或喉腫脹感、嘔吐、心氣不整及腫瘤疼痛、潮紅、心律不整及腫瘤疼痛
	Ibritumomab Tiuxetan/yttrium-90 (Zevalin®)	CD20 抗原	非何杰金氏症淋巴瘤	骨髓抑制、疲倦、畏寒、發燒、頭痛、腹痛、噁心、嘔吐以及皮疹
	Tositumomab/131I-tositumomab (Bexxar®)	CD20 抗原	非何杰金氏症淋巴瘤	骨髓抑制、過敏、甲狀腺機能低下、噁心、嘔吐、腹痛及腹瀉
	Ofatumumab (Aezerra®)	CD20 抗原	慢性淋巴球性白血病	上、下呼吸道感染、貧血、嗜中性白血球減少及紅疹
	Obinutuzumab (Gazyva®)	CD20 抗原	慢性淋巴球性白血病	嗜中性白血球減少、血小板減少、貧血、發燒、咳嗽、噁心與腹瀉
	Alemtuzumab (Campath®)	CD52 抗原	B 細胞慢性淋巴白血病	貧血、血球減少、噁心、嘔吐、腹瀉、失眠、皮疹、疲勞、咳嗽、頭痛、食慾不振、腹痛及免疫力下降
	Gemtuzumab (Mylotarg®)	CD33 抗原	急性骨髓白血病	感染、骨髓抑制、肝毒性、寒顫、發燒、噁心嘔吐及低血壓
	Trastuzumab (Herceptin®)	HER2/neu 受 體 (human epidermal growth factor receptor 2; HER2; ErbB-2)	乳癌	噁心、嘔吐、骨頭疼痛、心臟功能受損、骨髓抑制、腹瀉、發燒、頭痛、暈眩及倦怠
	Trastuzumab emtansine (Kadcyla®) (T-DM1)		轉移性乳癌	疲勞、噁心、肌肉骨骼疼痛、血小板減少、頭痛及便秘
	Pertuzumab (Perjeta®)		轉移性乳癌	腹瀉、禿頭、嗜中性白球減少、噁心、疲勞、紅疹及週邊神經病變

2. **副作用**：紅疹、腹瀉、痤瘡、皮膚變乾、噁心、嘔吐、及間質性肺疾病。

3. **交互作用**：

(1) Phenytoin、Carbamazepine 及 Rifampin 等誘導肝臟代謝酵素的藥物，會降低 Gefitinib 的血中濃度而影響療效；Ketoconazole、Erythromycin、Clarithromycin 及葡萄柚汁等抑制肝臟代謝酵素的藥物，會增加 Gefitinib 的血中濃度而導致中毒。

(2) Omeprazole 及 Ranitidine、Cimetidine 等 H_2 拮抗劑均會減少胃酸分泌及升高胃內酸鹼值，而降低 Gefitinib 的吸收，因此不建議合併使用。

4. **類似藥物**：

- Erlotinib（Tarceva®；得舒緩）：治療非小細胞肺癌及與 Gemcitabine 併用治療胰臟癌。副作用為紅疹、腹瀉、噁心、嘔吐及間質性肺疾病（圖 15-11）。

- Osimertinib（Tagrisso®；泰格莎）：治療轉移性非小細胞肺癌，副作用為皮疹、皮膚乾燥、腹瀉、淋巴細胞減少、血小板減少及貧血（圖 15-11）。

- Vandetanib（Caprelsa®；阿斯特捷利康）：治療甲狀腺髓樣癌 (medullary thyroid cancer)，副作用為支氣管炎、上呼吸道感染、尿道感染、食慾降低、失眠、心情抑鬱、頭痛、暈眩、視覺模糊、高血壓及胃痛等（圖 15-11）。

⊃ Imatinib (Gleevec®) 基立克

1. **作用與用途**：可占據 Bcr-Abl 酪胺酸激酶上 ATP 的結合位置，**使 Bcr-Abl 無法催化磷酸化反應**，導致 Bcr-Abl 的功能喪失，因此抑制癌細胞的增生及凋亡（圖 15-12）。**口服治療慢性骨髓白血病及胃腸道基質腫瘤** (gastrointestinal stromal tumor)。

2. **副作用**：噁心、腹瀉、肌痛、紅疹、頭痛、水腫、疲勞、發燒、肌肉疼痛、關節炎及肝損傷。

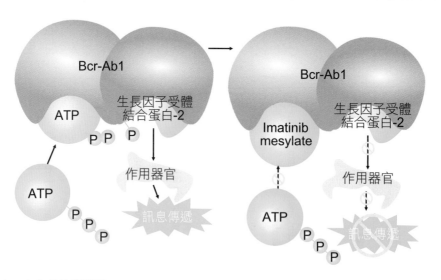

圖 15-12　Imatinib 的作用機轉。

3. **類似藥物：**
   - Dasatinib (Sprycel®) 達沙替尼：治療慢性骨髓白血病。副作用為腹瀉、皮疹、搔癢、噁心、疲勞、頭痛、肋膜和心包膜積水及骨髓抑制。
   - Nilotinib (Tasigna®) 泰息安：治療慢性骨髓白血病。副作用為骨髓抑制，暫時性膽紅素值、肝功能指數、脂肪酶和血糖增加，及紅疹、搔癢、噁心、疲勞、頭痛及便秘。
   - Ponatinib (Iclusig®) 普納替尼：治療慢性骨髓白血病。副作用為高血壓、皮疹、腹痛、疲乏、噁心、血小板減少、貧血及淋巴細胞減少。
   - Bosutinib (Bosulif®)：治療慢性骨髓白血病。副作用為腹瀉、紅疹及血小板減少。

⊃ Ibrutinib (Imbruvica®)

1. **作用與用途：**為 Bruton's 酪胺酸激酶 (Bruton's tyrosin kinase; BTK) 抑制劑（BTK 與 B 細胞的增生、存活和訊息傳遞都有密切關係）。可與 BTK 產生不可逆共價結合，抑制 B 細胞的發展，而達到治療慢性淋巴球性白血病的目的。

2. **副作用：**嗜中性白血球減少、腹瀉、肌肉骨骼痛、疲乏、水腫及呼吸道感染。

藥理小常識

慢性骨髓白血病

　　慢性骨髓白血病為骨髓細胞有一不正常的費城染色體（即第 9 與第 22 對染色體，Bcr-Abl 基因轉位染色體），會在細胞內形成與訊息傳遞相關之異常酪胺酸激酶，造成細胞無止境的分裂。因此阻斷 bcr-abl 基因轉位染色體所形成的酪胺酸激酶，可造成 bcr-abl 與其介質無法被磷酸化，因而抑制癌細胞增生訊息的傳遞。

⊃ Sorafenib (Nexavar®) 雷莎瓦

1. **作用與用途：**可抑制細胞內 Raf 阻斷 RAF/MEK/ERK 信號傳導路徑及 VEGFR 與 PDGFR 等酪胺酸激酶，因而產生細胞死亡及抑制血管新生作用。用於治療晚期腎細胞癌及肝癌（圖 15-11）。

2. **副作用：**皮膚紅疹、手足症候群、疲勞、腹瀉及高血壓。

3. **類似藥物：**
   - Sunitinib（Sutent®；舒癌特）：治療腎細胞癌及胃腸道基質瘤。副作用為疲勞、腹瀉、嘔吐、高血壓、手足症候群、心臟衰竭及骨髓抑制（圖 15-11）。
   - Axitinib（Inlyta®；阿西替尼）：治療晚期腎細胞癌，副作用為腹瀉、高血壓、疲乏、食慾降低、噁心及手足綜合症（圖 15-11）。

- Lenvatinib（Lenvima®；樂衛瑪）：治療甲狀腺癌及腎細胞癌，副作用為嘔吐、腹瀉、腹痛、關節肌肉痛、水腫、蛋白尿、高血壓及手足綜合症（圖 15-11）。
- Nintedanib（Ofev®；抑肺纖）：治療原發性肺纖維化，副作用為腹瀉、噁心、腹痛、食慾降低、體重減輕、頭痛及高血壓（圖 15-11）。
- Pazopanib（Votrient®；福退癌）：治療晚期腎細胞癌，副作用為過敏反應、不正常的出血、胸痛、心跳加速、發燒、寒顫、咳嗽、眩暈、步態不穩、噁心、嘔吐及下肢疼痛（圖 15-11）。
- Regorafenib（Stivarga®；癌瑞格）：治療轉移性大腸直腸癌，副作用為過敏反應、腸胃出血、尿液顏色變深、意識混淆、胃痛不適、解血便及手掌發紅（圖 15-11）。

⊃ Lapatinib (Tykerb®) 拉帕替尼

1. **作用與用途：**抑制位於 HER1/HER2 於細胞膜內的酪胺酸激酶，導致癌細胞的細胞內訊息傳遞受阻，進而抑制癌細胞生長（圖 15-13）。口服治療 HER2 過度表現且曾使用紫杉醇類及 Herceptin 治療後病況惡化之後期或轉移性乳癌。

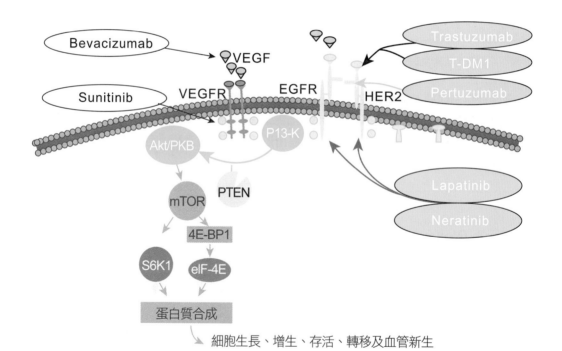

圖 15-13　乳癌標靶藥物的作用機轉。PI3K：磷酸肌醇 3 激酶；Akt/PKB：蛋白激酶 B；mTOR：rapamycin 在哺乳類動物細胞的標靶；PTEN：第 10 號染色體缺失的磷酸酶及張力蛋白同源的基因。當配體（例如：VEGF、EGF）與受體結合後，活化訊息會藉由 PI3K-AKt-mTOR 路徑傳遞進而影響細胞功能，因此可使用這些配體的拮抗劑來干擾此路徑的訊息傳遞，進而抑制細胞癌化作用。

2. **副作用**：腹瀉、疲勞、噁心、紅疹及手足症候群。

3. **類似藥物**：

- Afatinib（Gilotrif®；妥復克）：治療轉移性之非小細胞肺癌，副作用為過敏反應、低血鉀、腎功能異常、視力改變、眼睛疼痛、排尿疼痛、及手掌與腳底發紅。
- Neratinib （Nerlynx®；來那替尼）：輔助治療早期 HER2 過度表達的乳腺癌病人，副作用為腹瀉、肝損傷、疲勞、噁心、嘔吐、發燒及紅疹（圖 15-13）。

(二) 蛋白酶體抑制劑

蛋白酶體可將 IκB 分解，協助 NF-κB 移動到細胞核中，促進腫瘤轉移及血管新生有關的蛋白質活化，而導致腫瘤細胞不正常的增生及分化。

⇒ Bortezomib (Velcade®)

1. **作用與用途**：可抑制蛋白酶體，使得 NF-κB 一直處於和 IκB 結合的狀態，而無法進入細胞核中發揮其功能，因而抑制癌細胞生長，並促進其死亡（圖 15-14）。主要用於治療多發性骨髓瘤。

2. **副作用**：虛弱、噁心、腹瀉、血小板減少、嗜中性白血球減少、便秘、厭食、周邊神經病變、發燒及姿態性低血壓等。

3. **類似藥物**：

- Carfilzomib (Kyprolis®)：治療多發性骨髓瘤。副作用為倦怠、噁心、血小板減少及心臟猝死。
- Ixazomib (Ninlaro®)：治療多發性骨髓瘤。副作用為腹瀉、便秘及血小板減少。

(三) mTOR 激酶抑制劑

mTOR 是一種激酶，可接收來自細胞膜表面生長因子及受體的訊息。當活化後，可帶動一系列的細胞訊息傳遞，進一步促使細胞產生分化或分裂。而在腫瘤細胞，這樣的調節機制出現失衡，就會導致腫瘤細胞不正常的增生及分化。

⇒ Temisirolimus (Torisel®)

1. **作用與用途**：藉由抑制 mTOR 達到抑制癌細胞生長及促使凋亡，用於治療腎細胞癌（圖 15-11）。

2. **副作用**：噁心、水腫、厭食、呼吸困難、疼痛、發燒、骨髓抑制、紅疹、疲勞、貧血及肝損傷。

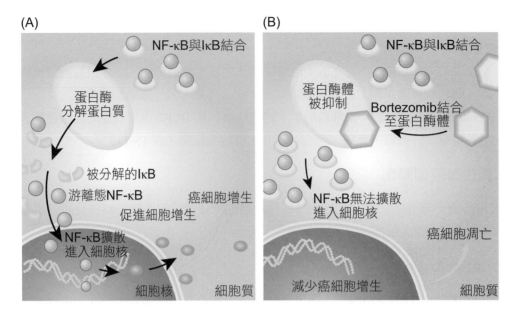

圖 15-14　Bortezomib 的作用機轉。(A) 未使用 Bortezomib 時，NF-κB 可與 IκB 分開，進入細胞核中來調控癌細胞的增生；(B) 使用 Bortezomib 後，NF-κB 與 IκB 無法分開，導致 NF-κB 無法進入細胞核中調控癌細胞的分泌及增生，因而使癌細胞凋亡。

(四) 組織蛋白去乙醯酶 (HDAC) 抑制劑

⊃ Vorinostat (Zolinza®)

1. **作用與用途：**可抑制組織蛋白去乙醯酶 (histone deacetylase; HDAC)，促使組織蛋白乙醯化增加，造成癌細胞的轉錄、轉譯過程異常，而使得癌細胞的複製、生長停止，甚至死亡（圖 15-15）。用於治療表皮性 T 細胞淋巴瘤。

2. **副作用：**疲勞、腹瀉、噁心、改變味覺、厭食、體重減輕及貧血。

3. **類似藥物：**

   - Belinostat (Beleodaq®)：治療表皮性 T 細胞淋巴瘤 (cutaneous T-cell lymphoma; CTCL)。副作用為嘔吐、腹瀉、發燒、寒顫、似感冒症狀、胸痛、呼吸困難、排尿困難及不正常出血。

   - Panobinostat (Farydak®)：治療多發性骨髓瘤。副作用為腹瀉、心臟問題、心律失常及心電圖變化。

   - Romidepsin (Istodax®)：治療表皮性 T 細胞淋巴瘤及週邊 T 細胞淋巴瘤。副作用為噁心、嘔吐、疲勞、感染、食慾降低、貧血、血小板減少及白血球減少。

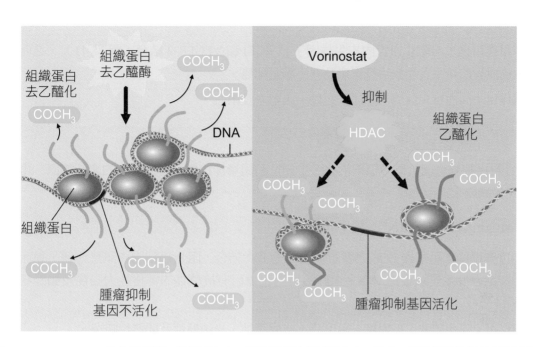

圖 15-15　Vorinostat 的作用機轉。組織蛋白去乙醯酶可促使組織蛋白去乙醯化，導致腫瘤抑制基因不活化；
　　　　　當使用 Vorinostat 時，會抑制組織蛋白去乙醯酶，使組織蛋白乙醯化，進而促使腫瘤抑制基因活
　　　　　化而產生抗癌作用。

二、抑制血管新生的藥物

　　腫瘤細胞生長須依靠周邊新生微血管維持，若沒有血管新生，腫瘤會進入休眠狀態。因
此抑制血管新生可用來治療腫瘤。

◯ Bevacizumab (Avastin®) 癌思停

1. **作用與用途：** 與 VEGF 結合，干擾 VEGF 與 VEGFR-2 結合，因而減少血管新生，抑制腫
   瘤細胞生長（圖 15-11、15-13）。用於治療轉移性大腸直腸癌、乳癌及非小細胞肺癌。
2. **副作用：** 胃穿孔、傷口不易癒合、肺出血、血栓性栓塞症、腎病、高血壓危象、腹瀉、流
   鼻血、暈眩、無力、頭痛及食慾降低。

◯ Aflibercept (Zaltrap®)

1. **作用與用途：** 是一種重組的融合蛋白質，可與 VEGF-A 及 VEGF-B 等內生性配體結合（圖
   15-11），抑制同源受體的鏈結及活化，減少新血管的形成並降低血管的通透性，用於治療
   轉移性大腸直腸癌、乳癌。
2. **副作用：** 血小板減少、腹瀉、嗜中性白血球減少、蛋白尿、口腔炎、疲倦、血小板減少、
   高血壓、體重減輕及流鼻血。

➲ Ramucirumab (Cyramza®)

1. **作用與用途**：可阻止血管內皮生長因子 (VEGF) 和 VEGFR-2 結合（圖 15-11），進而阻斷腫瘤血管的新生，用於治療胃癌及非小細胞肺癌。

2. **副作用**：高血壓、腹瀉、頭痛、疲倦、腸阻塞及出血。

三、針對細胞表面抗原的藥物

　　針對癌細胞表面抗原的標靶治療，主要是利用單株抗體找尋癌細胞的表面抗原，再利用體內免疫系統來進行毒殺。

➲ Cetuximab（Erbitux®；爾必得舒）

1. **作用與用途**：可干擾 EGF 與腫瘤細胞的 EGFR 結合，阻止癌細胞內訊息傳遞，進而抑制癌細胞過度生長及促進凋零。用於治療對化療已有抗藥性的轉移性大腸癌及頭頸癌（圖 15-11）。

2. **副作用**：氣道阻塞、低血壓、蕁麻疹、皮膚毒性、光敏感性及間質性肺炎。

3. **類似藥物**：
   - Panitumumab (Vectibix®)：治療轉移性大腸癌。副作用為疲勞、噁心、腹瀉、低血鎂及類似痤瘡的紅疹（圖 15-11）。

➲ Rituximab (MabThera®)

1. **作用與用途**：是一種抗 CD20 單株抗體，藉由拮抗腫瘤細胞及細胞表面的 CD20，而促使腫瘤 B 細胞死亡。靜脈滴注用於治療非何杰金氏症淋巴瘤。

2. **副作用**：發燒、寒顫、噁心、蕁麻疹、疲乏、頭痛、皮膚發癢、支氣管痙攣、舌或喉腫脹感、嘔吐、瞬時血壓過低、潮紅、心律不整及腫瘤疼痛。

3. **注意事項**：為蛋白質構造，靜脈注射易引起過敏，為避免產生過敏，可於治療前 30~60 分鐘給予抗組織胺藥物（例如 Diphenhydramine）、腎上腺素或類固醇。

➲ Ofatumumab (Aezerra®)

1. **作用與用途**：為一抗 CD20 單株抗體，可拮抗腫瘤細胞的 CD20，而促使腫瘤 B 細胞死亡，用於對 Fludarabine 有抗性之慢性淋巴球性白血病。

2. **副作用**：上、下呼吸道感染、貧血、嗜中性白血球減少及紅疹。

➲ Obinutuzumab (Gazyva®)

1. **作用與用途**：為一抗 CD20 單株抗體，與 Chlorambucil 併用，治療慢性淋巴球性白血病病人。

2. **副作用**：嗜中性白血球減少、血小板減少、貧血、發燒、咳嗽、噁心與腹瀉。

⊃ Ibritumomab tiuxetan/Yttrium-90 (IT-Y90) (Zevalin®)

1. **作用與用途：**可結合至 CD20 抗原，由所含的釔 (yttrium) 放射元素引起輻射傷害，用於治療非何杰金氏症淋巴瘤。

2. **副作用：**骨髓抑制、疲倦、畏寒、發燒、頭痛、腹痛、噁心、嘔吐以及皮疹。

⊃ Tositumomab/¹³¹I-tositumomab (Bexxar®)

1. **作用與用途：**可結合至 CD20 抗原，引起免疫攻擊及輻射傷害，用於治療非何杰金氏症淋巴瘤。

2. **副作用：**骨髓抑制、過敏、甲狀腺機能低下、噁心、嘔吐、腹痛及腹瀉。

⊃ Alemtuzumab (Campath®)

1. **作用與用途：**可與 CD52 表面抗原結合，誘發抗體依賴的細胞溶解作用，使細胞破壞，進而除去存在體內的惡性淋巴細胞。靜脈輸注治療 B 細胞慢性淋巴白血病 (B cell chronic lymphocytic leukemia; B-CLL)。

2. **副作用：**貧血、血球減少、噁心、嘔吐、腹瀉、失眠、皮疹、疲勞、咳嗽、頭痛、食慾不振、腹痛及免疫力下降。

⊃ Gemtuzumab (Mylotarg®)

1. **作用與用途：**可直接與造血細胞上的 CD33 抗原結合成複合物，經由溶酶體作用釋出對抗腫瘤的 Calicheamicin 抗生素，進入細胞核內與 DNA 結合，造成雙股 DNA 分裂及凋亡。用於治療急性骨髓白血病。

2. **副作用：**感染、骨髓抑制、肝毒性、寒顫、發燒、噁心嘔吐及低血壓。

⊃ Trastuzumab (Herceptin®)

1. **作用與用途：為基因重組之單株抗體，**可選擇性與 HER-2 的細胞外區域結合，影響訊息傳遞及抑制癌細胞的增生。用於治療轉移性乳癌（圖 15-13）。

2. **副作用：**噁心、嘔吐、骨頭疼痛、心臟功能受損、骨髓抑制、腹瀉、發冷、發燒、頭痛、暈眩及疲倦。

3. **交互作用：**由於具心臟毒性，因此避免與 Doxorubicin 併用。

⊃ Pertuzumab (Perjeta®)

1. **作用與用途：**為一重組的 HER2 單株抗體，藉由與 HER2 受體結合，阻斷 HER2 與其他 HER 受體（包括 HER1/EGFR、HER3、HER4）的二聚化，抑制癌細胞的重要訊息傳導途徑，進而終止癌細胞成長，造成細胞凋亡。用於治療轉移性乳癌。

2. **副作用：**腹瀉、禿頭、嗜中性白球減少、噁心、疲勞、紅疹及週邊神經病變。

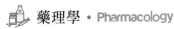

⊃ **Trastuzumab emtansine (Kadcyla®)(T-DM1)**

1. **作用與用途：** 結合至 HER2 蛋白後，於癌細胞中將 DM-1 釋放出來進行毒殺作用，進而直接殺死癌細胞，用於治療轉移性乳癌。

2. **副作用：** 疲勞、噁心、肌肉骨骼疼痛、血小板減少、頭痛及便秘。

🍬💊 其他抗癌藥物

⊃ **Alitretinoin (Panretin®)**

1. **作用與用途：** 是一種合成的維生素 A 衍生物，可結合在類視色素 (retinoid) 受體，抑制癌細胞增生及分化。治療與 AIDS 相關的卡波西氏肉瘤。

2. **副作用：** 紅斑、剝落、刺激、紅疹及皮膚炎。

⊃ **Bexarotene (Targretin®)**

1. **作用與用途：** 是一種合成的維生素 A 衍生物，可結合在類視色素 (retinoid) 受體，抑制癌細胞增生及分化。用於治療表皮性 T 細胞淋巴瘤。

2. **副作用：** 脂質不正常、頭痛、無力、貧血、白血球減少、感染、紅疹及光敏感。

⊃ **Tretinoin (Vesanoid®)**

1. **作用與用途：** 可誘發未成熟血球細胞分化及凋亡，用於治療急性骨髓白血病。

2. **副作用：** 頭痛、發燒、衰弱及疲勞。

⊃ **Arsenic trioxide (Trisenox®)**

1. **作用與用途：** 可經由抑制 Bcl-2 基因表現而誘導血癌細胞凋亡，用於治療急性前骨髓白血病。

2. **副作用：** 噁心、嘔吐、腹瀉、疲勞、水腫、高血糖、咳嗽、紅疹、頭痛及眩暈。

⊃ **Denileukin diftitox (Ontak®)**

1. **作用與用途：** 為白血球間質素 -2 與白喉毒素 (diphtheria toxin) 結合分子，其中白血球間質素 -2 可與表皮性 T 細胞淋巴瘤的細胞結合，而白喉毒素則可抑制蛋白質合成，引起細胞死亡。主要用於治療表皮性 T 細胞淋巴瘤。

2. **副作用：** 低血壓、背痛、呼吸困難、血管擴張、紅疹、胸痛及心悸。

⊃ **Idelalisib (Zydelig®)**

1. **作用與用途：** 可抑制磷酸肌醇 (phosphonositide 3-kinase; PI3K)，干擾 B 細胞的活化、增殖及生長而達到治療慢性淋巴球性白血球的目的。

2. **副作用：** 肝毒性、肺炎、腹瀉、腸穿孔及皮膚疹。

1. (　) 有關抗癌藥 Topotecan 的敘述，下列何者錯誤？ (A) 主要作用為抑制葉酸的合成 (B) 用於治療轉移性卵巢癌　(C) 可與 Cisplatin、Paclitaxel 合併使用　(D) 副作用包括腹瀉、噁心、嘔吐等。

2. (　) 有關抗癌藥與其副作用之配對，下列何者錯誤？ (A) 5-fluorouracil 的副作用主要為噁心、嘔吐和骨髓抑制　(B) Cyclophosphamide 可能產生出血性膀胱炎　(C) Bleomycin 會引起病人肺部纖維化　(D) Methotrexate 會將病人體液染紅。

3. (　) 下列何種抗癌藥物屬抗代謝藥物，對細胞週期 S 期具專一性？ (A) Cyclophosphamide　(B) Bleomycin　(C) Vincristine　(D) 5-fluorouracil。

4. (　) 何種抗癌藥物烴化劑須經肝臟活化後，才可產生烴化作用，且可能造成出血性膀胱炎？ (A) Mechlorethamine　(B) Chlorambucil　(C) Busulfan　(D) Cyclophosphamide。

5. (　) 抗癌藥物的合併療法 MOPP，其中「O」是指下列哪種藥物？ (A) Vinblastine　(B) Vincristine　(C) Doxorubicin　(D) Ondansetron。

6. (　) 下列何種抗癌藥物屬於單株抗體？ (A) Topotecan　(B) Tamoxifen　(C) Trastuzumab (D) Ifosfamide。

7. (　) Imatinib 是慢性骨髓性白血病 (chronic myeloid leukemia) 的標靶療法用藥，下列何者為其作用機轉？ (A) 抑制 BCR-ABL　(B) 抑制 EGF receptor　(C) 抑制 HER2　(D) 抑制 c-KIT。

8. (　) 有關抗癌藥物之敘述，下列可者錯誤？ (A) 烴化劑 (alkylating agents) 會直接破壞 DNA，使細胞無法複製　(B) 護理人員處理 Doxorubicin 若不慎滲漏時，可能傷及正常皮膚　(C) Cisplatin 可與二氫葉酸還原酶 (DHFR) 結合，以抑制 DNA 之合成 (D) Doxorubicin 會產生自由基，因而有傷害心臟的副作用。

9. (　) 使用 Methotrexate 作為抗癌藥物時，應與下列何種藥物併用以降低其副作用？ (A) Leucovorin　(B) Glucose　(C) Vitamin B　(D) Vitamin C。

10. (　) 下列何種藥物之結構為葉酸類似物 (folic acid analog)，並可有效治療子宮絨毛膜癌？ (A) Fluorouracil (5-FU)　(B) Cyclophosphamide　(C) Vincristine　(D) Methotrexate。

11. (　) 下列何者為 estrogen antagonist，可用於治療乳癌？ (A) Tamoxifen　(B) Vincristine (C) Palcitaxel　(D) Doxorubicin。

12. (　) 下列何者的藥理作用機轉是抑制細胞內微小管 (microtubule) 的聚合，並具有較低的骨髓抑制作用？ (A) Colchicine　(B) Docetaxel　(C) Vinblastine　(D) Vincristine。

13. (　) 動情素在臨床上用來治療攝護腺癌，是因為下列何種藥理作用？ (A) 可以增加腎素 (renin) 的分泌　(B) 可以和攝護腺癌細胞的動情素受體結合，而調控基因表現　(C) 具有拮抗雄性素的作用 (D) 可以經由腎臟代謝產生代謝物，而抑制攝護腺癌生長。

14. (　　) 下列何者為太平洋紫杉醇 (Taxol) 之衍生物，可用於治療卵巢癌及轉移性乳癌？ (A) Vincristine　(B) Paclitaxel　(C) Doxorubicin　(D) Dactinomycin。

15. (　　) 可以減輕 Cyclophosphamide 引起嘔吐副作用之不適感者為何？ (A) Bromocriptine　(B) Cimetidine　(C) Cyproheptadine　(D) Ondansetron。

16. (　　) 下列何種抗癌藥比較不會有骨髓抑制的副作用？ (A) Vinblastine　(B) Doxorubicin　(C) Cyclophosphamide　(D) Bleomycin。

17. (　　) 下列哪一種抗癌藥物不是經由干擾 DNA 之轉錄作用來引發細胞毒殺現象？ (A) Tamoxifen　(B) Doxorubicin　(C) Cisplatin　(D) Mechlorethamine。

18. (　　) 抗癌藥物中，下列何者有明顯的周邊神經毒性與肝毒性？ (A) Busulfan　(B) Cisplatin　(C) Doxorubicin　(D) Oxaliplatin。

19. (　　) 下列藥物中，何者易使尿液呈紅色，且易導致永久性心臟毒性？ (A) Doxorubicin (B) Bleomycin　(C) Actinomycin D　(D) Vincristine。

20. (　　) 下列抗癌藥物中，何者對細胞週期之 M 期有專一性抑制作用？ (A) Cyclophosphamide (B) Bleomycin　(C) Vincristine　(D) 5-fluorouracil。

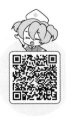

QR Code 解答

CHAPTER
16

毒物學
Toxicology

學習目標
Objectives

1. 認識藥物對人體各種毒性與成因。
2. 了解藥物中毒的原因與治療處理原則。

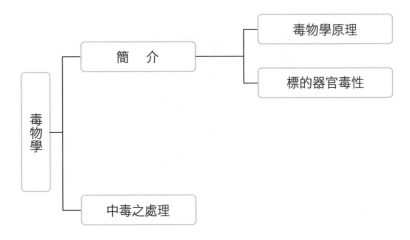

前言

　　藥物能治療疾病，但使用不當時亦能產生副作用或毒性。如果不慎中毒或在嚴重的暴露下，只要受害者即刻接受治療，極少中毒是致命的。

　　本章節討論毒理學原理、標的器官毒性、服藥過量之處置、毒性症狀之診斷、降低毒物的吸收及加速毒物的排除等。

第一節　簡介

一、毒理學原理

　　任何含有毒素的固體、液體或氣體的物質，可能經由食入、吸入、注射或皮膚接觸而進入人體，破壞人體組織，損害健康甚至造成死亡，稱為中毒。依毒性反應的快慢可分為急性中毒和慢性中毒。

1. **急性中毒：**指大量毒物短時間內經皮膚、黏膜、呼吸道、消化道等途徑進入人體，使器官受損並發生功能障礙，例如：氰化物、Acetaminophen。

2. **慢性中毒：**指少量毒藥逐漸進入人體，經過較長時間蓄積而引起的中毒，例如：毛地黃。

二、標的器官毒性

　　許多毒性物質會影響特定的標的器官，最常侵犯的器官為肝臟、腎臟、肺臟及神經系統。

1. **肝臟：**大多數藥物經胃腸道進入體內，待吸收後，藉肝門靜脈輸送至肝臟，因此肝臟為腸道吸收藥物後最先輸注之器官。由於肝臟亦含高濃度之代謝酵素，因此極易受到傷害，常見有脂肪肝、壞死、膽汁鬱滯、肝炎、肝硬化及癌症等。例子包括 Acetaminophen、Isoniazid、四氯化碳 (Tetrachlorocarbon) 及溴苯 (Bromobenzene)。

2. **腎臟：**腎臟為藥物排泄的器官，因此極易受影響，常見有蛋白尿、血尿、腎功能減退，嚴重者可致腎炎、腎衰竭而死。例子包括重金屬、Aminoglycosides、Amphotericin B、 氯丁二烯 (Hexachlorobutadiene) 及四氟乙烯 (Tetrafluoroethylene) 等。

3. **肺臟：**肺臟具有廣大之表面積，為氣體交換的場所，因此也極易受影響而導致肺細胞壞死、纖維化、氣胸、過敏反應及癌症等。例子包括砷、石棉、氯、鉻、鎳、臭氧、光氣及滑石等。

4. **神經系統：**神經細胞一旦喪失，一般不能再生，因此神經系統之傷害常呈永久性。中毒症狀包括失眠、頭痛、眩暈、幻覺、步態不穩、眼球震顫、視力聽力減退，嚴重者有驚厥、癲癇發作、永久性耳聾、精神錯亂等。常見物質包括鉛、汞等。

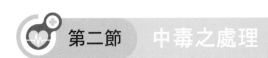

第二節　中毒之處理

中毒的治療主要是依賴全力的看護。了解中毒致死的機轉可協助病人有效的治療。麻醉劑、巴比妥類、酒精及其他鎮靜安眠藥過量時的致死原因為呼吸道阻塞，甚而引起呼吸停止。另外中毒也經常牽涉到心血管毒性，低血壓可能是心收縮力被抑制；血液容積過低可能是由於嘔吐、腹瀉或體液鬱積造成的；週邊血管潰崩可能是阻斷交感神經 α 阻斷劑所引發的血管張力或心律不整所致。低血壓常見於三環式抗憂鬱劑、β 阻斷劑、鈣通道阻斷劑及其他鎮靜安眠藥過量時；致死性的心律不整常發生於 Amphetamine、Cocaine、三環式抗憂鬱劑、毛地黃及 Theophylline 的過量使用；癲癇發作可能引起肺內吸入異物、組織缺氧及腦部損傷，持續性的肌肉緊張也會導致肌肉衰竭、腎衰竭與高血鉀症，常見於三環式抗憂鬱劑、Theophylline、Isoniazid、Phenothiazines、Cocaine 及 Amphetamine。然而有些中毒引起的器官損傷會延後發生，例如：服用 Acetaminophen，會引起大量肝組織壞死，甚至會導致肝腦病變或死亡。

對於沒有特殊治療的中毒，一般維持生命徵象及支持療法為最重要的治療原則。其他則包括降低毒物的吸收、加速毒物的排除及使用特殊的解毒劑等。

1. **穩定病人生命徵象**：維持病人生命徵象是依照 ABCD 的原則。

 (1) 呼吸道（airway，縮寫為 A）：評估呼吸道是通暢性，如果不通暢就打開，必要時以口式呼吸或做氣管插管。

 (2) 呼吸（breathing，縮寫為 B）：評估呼吸的有無，若無則使用插管與人工呼吸器。一般可藉由觀察與測量動脈血中氣體來評估。

 (3) 循環（circulation，縮寫為 C）：評估循環徵象及脈搏之有無，若無，則做人工心外按壓。

 (4) 葡萄糖（dextrose，縮寫為 D）：評估有無低血糖，若有，則靜脈輸注 50% 的葡萄糖，以免因低血糖導致昏迷，甚而引起腦細胞不可逆的傷害。

　　除了上述必要的處置外，接下來要做的即是詳細的評估，例如：病史及身體檢查，其中身體檢查要做的是特別能提供毒理診斷線索的部分，包括生命徵兆、眼睛、口、皮膚、腹腔及神經系統等。

 a. 生命徵兆：仔細評估血壓、脈搏、呼吸與體溫是所有中毒必要的程序。

 ・ Amphetamine、Cocaine 及抗蕈毒鹼藥物：高血壓及心搏過速。

 ・ 鈣通道阻斷劑、β 阻斷劑、Clonidine 與鎮靜安眠藥過量：低血壓及心跳徐緩。

 ・ 三環式抗憂鬱劑及 Theophylline 過量：心搏過速及低血壓。

 ・ 水楊酸鹽類與引起代謝性酸中毒的毒物：呼吸快速。

 ・ 腎上腺素性致效劑、抗膽鹼藥、水楊酸鹽類及引起肌肉僵硬的藥物：發燒。

b. 眼睛

- 麻醉性鎮痛劑、Clonidine、有機磷殺蟲劑、膽鹼酯酶抑制劑及鎮靜劑：縮瞳。
- Amphetamine、Cocaine、LSD 及抗膽鹼藥物：散瞳。
- Phenytoin、酒精、巴比妥鹽類或其他鎮靜安眠藥：眼球震顫。

c. 口腔

口腔可顯現特殊氣味來辨識何種物質中毒。例如：酒精或氨水之特殊氣味可被注意到；氰化物中毒會出現苦杏仁之氣味。

d. 腹腔

- 抗蕈毒鹼藥物、麻醉性鎮痛劑及鎮靜安眠藥：腸阻塞。
- 有機磷酸鹽或 Theophylline：腸蠕動過快。

e. 神經系統

- Phenytoin、酒精、巴比妥鹽類及其他鎮靜安眠藥：眼睛震顫、發音困難與運動不能。
- Atropine、Cocaine、抗膽鹼藥及腎上腺素性致效劑：肌肉顫抖及肌肉緊張。
- Haloperidol 及其他抗思覺失調症藥物：肌肉僵硬。
- 三環式抗憂鬱劑、Cocaine、Amphetamine、Theophylline、Isoniazid：陣攣性發作。

2. 降低毒物的吸收：

(1) 催吐

可使用 Apomorphine 及吐根糖漿。吐根糖漿可作用於化學受體激發區及刺激胃部而引發嘔吐並移除中毒物質。通常於服用後的 20~30 分鐘引發嘔吐，但效果並不是很好，副作用為鎮靜及腹瀉。

對意識不清、小於六個月的嬰兒及胃腸道出血之病人應避免使用，另外會導致癲癇或意識變化，如三環式抗憂鬱劑或強酸、強鹼的藥物也不能使用。

(2) 洗胃

通常於藥物中毒 1 小時內實施效果較好。但對於意識不清、強酸強鹼腐蝕性物質、碳氫化合物及小兒應避免。

(3) 給予吸附劑減少腸胃道之吸收

a. 活性碳：活性碳 (activated charcoal) 吸收毒物的能力與表面積有關，一般口服劑量應為中毒藥物劑量的十倍。表面積大，可吸收很多藥物及毒性物質，但不能與鐵、鋰、鉀等離子結合，對於腐蝕性的酸和鹼中毒，療效也不好。禁用於腐蝕性物質及腸阻塞病人。

b. Cholestyramine。

(4) 使用瀉劑：

a. 可選擇硫酸鈉 (Na_2SO_4)、硫酸鎂 ($MgSO_4$) 及檸檬酸鎂之生理食鹽水。

b. 70% 木梨醇 Sobitol。

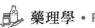

3. **加速毒物的排除：**

   (1) 血液透析：適用於血液透析的特性為：分子量小、水溶性、低蛋白結合性、腎衰竭的存在、酸鹼電解質、體液的因素及血小板過少。常見以血液透析治療之中毒藥物為甲醇 (Methanol)、乙二醇 (Ethylene glycol)、水楊酸 (Salicylic acid)、鋰鹽 (Lithium)。

   (2) 酸化或鹼化尿液。

   ※ Warfarin 與 Digoxin 二者與血漿蛋白結合高，因此無法以血液透析排除。

   (3) 使用利尿劑。

4. **使用特殊的解毒劑：**

   (1) 重金屬中毒的解毒劑：治療、減輕或預防重金屬中毒的方法之一為進行螯合治療 (chelation therapy)。螯合劑是指與金屬形成配位共價鍵的多牙配位基 (polydentate ligands)，臨床上利用它們與金屬離子結合，以減低身體囤積的重金屬量及加速其排出。表 16-1 為金屬與螯合劑的種類及特性。

   (2) 其他藥物中毒的解毒劑：由於有些解毒劑的作用時間短暫，因此需要重複給予。表 16-2 為常見藥物中毒與其專一性解毒劑。

✚ 表 16-1　螯合劑的種類及特性

解毒劑	螯合之重金屬	作用機轉	副作用	備註
Dimercaprol (Dimaval®) (British antiLewisite; BAL)	砷、金、鉛及汞	分子中的硫氫基 (-SH) 易與金屬結合，阻止其解離後而發揮毒性	心悸、高血壓、頭痛、噁心、嘔吐及發燒	與金屬形成的複合物在酸性下不穩定，因此避免使用於酸性尿液下，以免金屬溶出而造成腎毒性
Succimer (Dimercaptosuccinic acid; DMSA)	鉛、砷及汞	與鉛、砷及汞等金屬螯合成水溶性且穩定之錯合物，再經由腎臟或膽汁排泄，而達到解毒之效果	胃腸不適、鼻充血、肌肉疼痛及紅疹	禁用於癲癇及腦病變病人
Ethylene-diamine-tetra-acetate; EDTA	鉛、鎘、汞及錳	以重金屬來取代 EDTA 中的鈣，形成穩定的水溶性金屬複合物，再由腎臟排出	腎小管壞死	1. 使用 IV 或 IM 給藥 2. 由腎臟排出，因此腎功能不全者應小心使用
Penicillamine	銅、鐵、鉛、砷、金及汞	藉由分子中的硫氫基 (-SH) 易與金屬結合，來增加金屬由腎臟排出	搔癢、班狀丘疹、骨髓抑制及腎毒性	1. 可治療 Wilson's 疾病及風濕性關節炎 2. 禁用於顆粒性白血球減少及再生不良性貧血
Deferoxamine	鐵	在體內與鐵螯合成複合物，再經由尿液迅速排出體外，以降低鐵劑在器官與組織中的蓄積	發燒、頭痛、咳嗽、支氣管炎及食道咽喉炎	由腎臟排出，因此腎功能不全者應小心使用

╋ 表 16-2　常見藥物中毒與其專一性解毒劑

毒藥（物）	解毒劑
Acetaminophen	Acetylcysteine（乙醯半胱胺酸）
抗膽鹼酯酶藥物及有機磷農藥	Atropine
Digoxin、Digitoxin	Digoxin 抗體
Methanol	Ethanol(Alcohol)（乙醇）
Benzodiazepines	Flumazenil
麻醉性鎮痛劑及其他鴉片類衍生物	Naloxone
一氧化碳	氧氣
抗蕈毒鹼性藥物	Physostigmine
有機磷膽鹼酯酶抑制劑	Pralidoxime
Isoniazid	Pyridoxine (Vit. B_6)
Heparin	Protamine sulfate（魚精蛋白）
Warfarin	Vitamiine K
Methotrexate 與 Trimethoprim 等抗葉酸拮抗劑	Leucovorin
非去極化骨骼肌鬆弛劑（例如 Tubocurarine）	Neostigmine
Na-nitrite、Na-thiosulfate	Cyanide（氰化物）

自我評量

1. (　)　下列關於活性碳 (Activated charcoal) 的敘述，何者為非？(A) 吸收毒物的能力與其表面積有關　(B) 對於腐蝕性的酸中毒，療效很好　(C) 不能與鐵、鋰結合　(D) 口服劑量應是中毒藥物劑量的十倍。

2. (　)　下列為重金屬及其螯合劑 (chelator) 的配對，何者錯誤？(A) 銅－deferoxamine　(B) 鉛－EDTA　(C) 砷－DMSA　(D) 汞－BAL。

3. (　)　銅中毒的最佳解毒劑是：(A) Deferoxamine　(B) EDTA　(C) PAM　(D) Penicillamine。

4. (　)　鉛中毒的最佳解毒劑是：(A) Deferoxamine　(B) EDTA　(C) Pralidoxime (PAM)　(D) Penicillamine。

🔹 QR Code 解答

參考文獻

王健珍 (2010)・*新編藥理學* ・高立。

呂安云 (2015)・*全方位護理應考 e 寶典：藥理學*（五版）・新文京。

李安榮 (2012)・*新編藥理學*（六版）・永大。

林威佑 (2011)・*最新彩色圖解藥理學*（四版）・合記。

林威佑 (2015)・*彩色圖解藥理學手冊* ・合記。

陳玉芳 (2016)・*新圖解藥理學* ・合記。

陳怡婷 (2007)・*藥理學抓重點* ・合記。

陳長安 (2010)・*精神疾病治療與用藥手冊* ・全國藥品年鑑。

陳長安 (2010)・*癌症治療與用藥手冊* ・全國藥品年鑑。

陳長安 (2014)・*常用藥物治療手冊（第 47 期）*・全國藥品年鑑。

黃筱甯 (2014)・*臨床案例－藥理學* ・合記。

廖志飛 (2008)・*最新人體藥理學*（四版）・合記。

鍾芝敏 (2005)・*彩色圖解藥理學* ・合記。

Golan, David E.,(2012). *Priciples of pharmacology the pathophysiologic basis of drug therapy.* Lippincott Williams.

Katzung Bertram G.,(2012). *Basic & clinical pharmacology.* McGraw-Hill.

Lilley. Linda Lane,Collins Shelly Rainforth, Snyder, Julie S.,(2015). *Pharmacology and the nursing process.* Elsevier/Mosby.

Pazdernik Thomas L.,(2010). *Rapid review pharmacology.* Mosby.

Rang H.P.,(2012). *Rang and Dale's pharmacology.* Elsevier.

Richard A. Lehne.,(2010). *Pharmacology for nursing care.* Saunders/Elsevier.

Rosenfeld Gary C.,(2010). *Pharmacology.* Wolters Kluwer.

Simmons, Mark A.,(2011). *Pharmacology: An Illustrated Review.* Thieme, Georg.

Wiley-Blackwell.,(2012). *Medical pharmacology at a glance.* Wiley-Blackwell.

索引

14α-demethylase 14α- 去甲基酶，459

3-O-methyldopa; 3-OMD 3- 氧 - 甲基多巴，96

4-aminoquinoline 4- 胺基喹啉，491

5-aminosalicylates 5- 胺基水楊酸，238

5-aminosalicylic acid 5-ASA 胺基水楊酸，210

5α-reductase inhibitors 5α 還原酶抑制劑，282

6-MP; Purinethol® 6-Mercaptopurine，522

6-thioinosinic acid 硫纖維醣酸，522

7-dehydrocholesterol 7- 去氫膽固醇，414

8-aminoquinoline 8- 胺基喹啉，491

α-adrenergic antagonists α 拮抗劑，81

α-adrenergic blockers α 拮抗劑，282

α-glucosidase inhibitors α 雙糖酶抑制劑，392

α-glucosidase α- 雙醣酶，395

β-adrenergic antagonists β 拮抗劑，81

β-lactam antibiotics β 內醯胺抗菌劑，430

β-lactamase; penicillinase β- 內醯胺酶（青黴素酶），430

β-lactam β 內醯胺環，430

γ-amino butyric acid; GABA γ- 胺基丁酸，94, 164

ε-Aminocaproic acid (Amicar®), 350, 352

A

Abacavir (Ziagen®; Ziager®) (ABC), 478, 487

Abaloparatide (Tymlos®), 418, 420

Abarelix (Plenaxis®), 372, 533, 535

Abatacept (Orencia®), 211, 214

Abciximab (ReoPro®), 350, 352

Abiraterone acetate (Zytiga®; 澤珂錠), 412, 413, 533

absence seizures (petit mal) 失神性癲癇（小發作），103

absorption 吸收，5

Acamprosate (Campral®), 179

Acarbose (Precose®), 395, 399

Acebutolol (Sectral®), 85, 88, 293, 301, 322

Acetaminophen (Panadol®; Scanol®; Tylenol®; 普拿疼), 202

Acetazolamide (Diamox®), 67, 272, 274

acetic acid 乙酸；醋酸類衍生物，199, 227

acetylation 乙醯化，13

acetylcholine; Ach 乙醯膽鹼，54, 94, 220

acetylcholinesterase; AchE 乙醯膽鹼酯酶，56

acetyl-CoA 乙醯輔酶 A，55

Acetylcysteine (Fluimucil®), 252, 255

Acetylsalicylic acid (Aspirin®), 197, 204, 349

acetyltransferase 乙醯轉移酶，444

Aclidinium Bromide (Bretaris®), 261

acquired immunodeficiency syndrome; AIDS 後天免疫缺乏症候群，474

acrolein 丙烯醛，516

acromegaly 肢端肥大症，366

action potential 動作電位，93

activated charcoal 活性碳，557

acute lymphoblastic leukemia; ALL 急性淋巴白血病，520

acute myeloid leukemia 急性骨髓白血病，522

Acyclovir (ACV) (Zovirax®), 464, 465, 484

Adalimumab (Humira®), 211, 213, 239, 242

Addison's disease 愛迪生氏症，377

addition 加成作用，27

Adefovir dipivoxil (Hepsera®; 干適能), 464, 468, 485

adenine 腺嘌呤，466

adenoma of pancreas 胰臟腺瘤，518

Adenosine (Adenocard®), 324

adenosine deaminase 腺苷去胺酶，522

adenosine diphosphate receptor antagonists ADP-P2Y12 受體拮抗劑 , 348

adenosine diphosphate; ADP 苷酸雙磷酸 , 341

adenosine monophosphate; AMP 腺苷單磷酸 , 94

adenosine triphosphate; ATP 腺苷三磷酸 , 94

adenosine 腺苷酸 , 94, 172, 468

adenylate cyclase 腺苷酸環化酶 , 261

adhension molecules 附著分子 , 208

adrenergic agonists 腎上腺素性致效劑 , 60, 74, 256

adrenergic antagonists 腎上腺素性拮抗劑 , 60, 290

adrenergic drugs 腎上腺素性藥物 , 60

adrenergic receptors 腎上腺素性受體 , 58

adrenocorticoids 皮質類固醇 , 375

adrenocorticotropic hormone; corticotropin; ACTH 腎上腺皮促素 , 366

adsorbents 吸附劑 , 230

adverse drug reactions; ADRs 不良藥物反應 , 45

Aebiglutide (Tanzeum®), 400

Afatinib (Gilotrif®), 539, 545

afferent neurons 感覺（輸入）神經元 , 51

affinity 親和力 , 21

Aflibercept (Zaltrap®), 540, 547

agitation 精神激昂 , 151

agonists 致效劑 , 21

AIDS-related Kaposi's sarcoma AIDS 有關的卡波西氏肉瘤 , 526

Albendazole (Albenza®), 498, 500

Albiglutide (Tanzeum®), 396

albumin 白蛋白 , 10

Albuterol (Ventolin®; Ventoline®), 78, 261

Alcohols 醇類 , 125, 501

Aldehydes 醛類 , 501

Aldesleukin (Interleukin-2) (Proleukin®), 536

aldosterone antagonists 醛固酮拮抗劑 , 271, 297

aldosterone 醛固酮 , 377, 379

Alemtuzumab (Campath®), 541, 549

Alendronate (Fosamax®) 福善美 , 417, 419

alfa-2a, Peginterferon, 464

alfa-2b, Interferom, 464

Alfentanil (Alfenta®), 122, 126, 130

Alfuzosin (Uroxatral®; Xatral®), 83, 87, 282, 283

Alirocumab (Praluent®), 357, 359

Aliskiren (Tekturna®), 300, 302

Alitretinoin (Panretin®), 550

alkylating agents 烴化劑 , 511

allergic rhinitis 過敏性鼻炎 , 252

Allopurinol (Zyloric®), 207, 208

Almotriptan (Axert®), 133, 135

Alogliptin (Nesina®), 397, 400

Alosetron (Lotrenex®), 237

Alpha-amino-3-hydroxy-5-methyl-4-isoxazole propionic acid receptors AMPA 受體 , 109

Alprazolam (Xanax®), 165, 169, 171

Alprenolol (Apllobal®), 293, 300

Alprostadil (Caverject®), 279, 282, 283

Alteplase (Activase®), 348, 352

Altretamine (Hexalen®), 515, 530

Aluminum hydroxide; Al(OH)$_3$ 氫氧化鋁 , 224, 225

Alzheimer's disease; AD 阿茲海默症 , 100

Amantadine (Symmetrel®), 97, 99, 100, 473, 486

Ambenonium (Mytelase®), 63, 68

Ambroxol (Abroxol®), 251, 255

amebiasis 阿米巴痢疾 , 489

amide 醯胺類 , 143

Amikacin (Amikin®), 439, 453

Amiloride (Midamor®), 271, 274

amino penicillins 胺基青黴素 , 430

Aminoglutethimide (Cytadren®), 380

aminoglycosides 胺基配醣體, 437

Aminophylline (Neophylline®), 260

Amiodarone (Cordarone®), 310, 322

Amitriptyline (Elavil®), 134, 135, 157, 163

Amlodipine (Norvasc®), 296, 302, 328, 329

Ammonium chloride; NH_4Cl 氯化銨, 251, 255

Amobarbital (Amital®), 167, 171

Amobarital 青發, 176

Amoxapine (Amokisan®), 160, 163

Amoxicillin / Clavulanic acid (Amoxil®; Augmentin®), 219, 224, 432

Amphetamine (Dexedrine®) 安非他命；冰塊；安公子；冰糖；安仔, 78, 81, 125, 172, 175, 176

Amphotericin B (Fungizone®), 457, 463

Ampicillin (Prentrexyl®), 432

Ampicillin + Sulbactam (Unasyn®), 432

Amprenavir (Agenerase®), 482, 488

Amrinone (Inocor®), 308

Amyl nitrite, 327

Amyl nitrite, 329

anabolic drugs 促進骨質生成藥物, 417

anabolic steroids 蛋白質同化類固醇, 411

Anagliptin (Suiny®), 397, 400

Anakinra (Kineret®), 212, 214

anal suppository 肛栓, 9

analgesia 鎮痛期, 136

anaphylaxis, allergy 過敏, 192

anaplastic astrocytoma 未分化星狀瘤, 519

Anastrozloe (Arimidex®), 404, 409, 532, 535

androstenedione 雄烯二酮, 401, 535

angina pectotoris 心絞痛, 324

angiotensin converting enzyme inhibitors; ACEI 血管收縮素轉換酶抑制劑, 297

angiotensin converting enzyme; ACE 血管收縮素轉換酶, 290, 297

angiotensin I; AgI 血管收縮素 I, 290

angiotensin II receptor blockers; ARBs 血管收縮素 II 受體拮抗劑, 297

angiotensin II; AgII 血管收縮素 II, 290

angiotensin receptor-neprilysin inhibitor; ARNI 血管收縮素受體－腦啡肽酶抑制劑, 305

angiotensinogen 血管收縮素原, 290

Anidulafungin (Eraxis®), 460, 463

ankylosing spondylitis 關節強硬性脊椎炎, 211

antagonism 拮抗作用, 27

antagonists 拮抗劑, 21, 121

anthracene 蒽, 226

anthracycline 蒽環類抗生素, 514, 524

anthraquinone glycosides 蒽醌類配醣體, 226

anthrax 炭疽病, 439

anti-angiogenesis 抑制血管新生, 536

antibiotics 抗生素, 425

anticoagulants 抗凝血劑, 342

antidiarrheals 止瀉劑, 230

antidiuretic hormone; ADH; vasopressin 抗利尿激素, 365, 366

antihelmintic drugs 抗蠕蟲藥, 497

antimetabolites 抗代謝藥物, 511

antimicrobial agents 抗菌劑, 425

antimotility drugs 蠕動藥物, 230

antiplatelets 血小板抑制劑, 342

antipseudomonal penicillins 抗綠膿桿菌青黴素, 430

antiresorptive drugs 抗骨質再吸收藥物, 417

antisecretory drugs 抗分泌劑, 230

antiseptics 防腐劑, 501

antispasmodic drugs 解痙劑, 71

antithrombin III; AT III 抗凝血酶 III, 343

Antithymocyte globulin (Thymoglobulin), 191

antitussives 鎮咳劑, 249

Apalutamide (Erleada®), 533

Apixaban (Eliguis®), 345, 351

aplastic anemia 再生不良性貧血, 444

Apomorphine (Apokyn®), 98, 100

Aprepitant (Emend®), 233, 235

Aprotinin (Trasylol®), 351, 352

arabinofuranosyl transferase 阿拉伯糖基轉移酶, 454

arabinogalactan 阿拉伯半乳聚醣, 454

arachidonic acid 花生四烯酸, 195, 257

Arformoterol (Brovana®), 78, 81, 261

Argatroban (Acova®), 345, 346, 351

Aripiprazole (Abilify®), 153

Armodafinil (Nuvigil®), 173, 175

aromatase inhibitors 芳香酶抑制劑, 402

aromatase 芳香酶, 404

Arsenic trioxide (Trisenox®), 550

Artemisinin, 492, 499

Asparaginase (Elspar®), 515, 529

asparagine 天門冬素, 529

aspartate 天門冬胺酸, 94

aspartic acid 天門冬酸, 529

aspiration pneumonia 吸入性肺炎, 95

Aspirin, 352

AT1 receptor antagonists AT1 受體拮抗劑, 299

Atazanavir (Reyataz®), 482, 488

Atenolol (Tenormin®), 85, 88, 134, 135, 179, 293, 301

Atomoxetine (Strattera®), 174, 176

atonic seizure 無張力癲癇, 103

Atorvastatin / Amlodipine (Caduet®; Lipitor®), 355, 358, 359

Atosiban (Tractocile®), 276, 278, 371, 374

Atovaquone / Proguanil (Malarone®), 492, 499

Atracurium (Tracrium®), 73

atrial fibrillation; AF 心房顫動, 316

atrial flutter; AF 心房撲動, 316

Atropine (Sal-Tropine®), 61, 69, 125

attention-deficit/hyperactivity disorder; ADHD 注意力不足過動症, 172

atypical antidepressants 非典型抗憂鬱劑, 155

Auranofin (Ridaura®), 210, 213

Aurothioglucose (Solganal®), 210, 213

autonomic nervous system; ANS 自主神經系統, 51

Avanafil (Stendra®), 279, 283

Avatrombopag (Doptelet®), 339, 340

Axitinib (Inlyta®), 539, 543

axon 軸突, 93

Azacitidine (Vidaza®), 513, 524

Azathioprine (Imuran®), 189, 191, 212, 214, 238, 242

Azelastine (Astelin®), 253, 255

Azilsartan (Azilva®), 300, 302

Azithromycin (Zithromax®), 442

Aztreonam (Azactam®), 435, 437

B

B cell chronic lymphocytic leukemia; B-CLLB 細胞慢性淋巴白血病, 549

Bacitracin (Baciguent®), 451, 452

Baclofen (Befon®), 112

bactericidal drugs 殺菌型藥物, 426

bacteriostatic drugs 抑菌型藥物, 426

Baloxavir Marboxil (Xofluza®), 474, 487

Balsalazide (Colazal®), 238, 242

Barbiturates, 125

bardykinin, 305

Baricitinib (Olumiant®), 212, 214

baroreceptors 感壓受器, 290

Basiliximab (Simulect®), 190, 191

basophils 嗜鹼性白血球, 192, 256

Bazedoxifene (Duavee®) 結合型雌激素, 419

BCG vaccine (TheraCys®), 536

Beclomethasone (Basocort®; Beclomet®), 253, 255, 257

Belinostat (Beleodaq®), 540, 546

Bempedoic acid (Nexletol®), 358, 359

Benazepril (Lotensin®), 299, 302

Bendamustine (Treanda®), 512, 518

benign prostatic hyperplasia; BPH 良性攝護腺肥大 , 282

Benzalkonium chloride, 502

Benzathine penicillin G (Bicillin®), 431

Benzocaine (Americaine®), 144

Benzodiazepines 苯二氮平 , 125, 154, 179

Benzonatate (Tessalon®), 250, 254

Benztropine (Cogentin®), 70, 99, 100

Benzylpenicillin (Penicillin G) (BenPen®), 431

Beractant (Survanta®), 263

Besifloxacin (Besivance®), 450

Betamethasone (Rinderon®), 213, 379

Betaxolol (Kerlone®), 67, 85, 88, 293, 301

Bethanechol (Urecholine®), 60, 62, 68, 239, 242

Bevacizumab (Avastin®) 癌思停 , 540, 547

Bexarotene (Targretin®), 550

bezoar 糞石 , 222

Bicalutamide (Casodex®), 412, 413, 533

Bictegravir-Emtricitabine-Tenofovir (Biktarvy®), 481, 489

biguanides 雙胍類 , 392

bile acid sequestrant resin 膽酸結合樹脂 , 354

bilirubin 膽紅素 , 448

Bimatoprost, 67

Bioavailability; F 生體可用率 , 9

Bioequivalence; BE 生體相等性 , 9

Biperiden (Akineton®), 70

bipolar disorder 躁鬱症 , 151

Bisacodyl (Dulcolax®), 226, 229

Bismuth (Pepto-Bismol®), 219, 224

Bismuth subcarbonate 次碳酸鉍 , 231

Bismuth subcitrate, 225

Bismuth subsalicylate; Pepto-Bismol® 次水楊酸鉍 , 225, 231, 232

Bisoprolol (Concor®; Zebeta®), 85, 88, 293, 301

bisphosphonates 雙磷酸鹽類 , 417

Bitolterol (Tornalate®), 261

Bitolterol Mesylate (Tornalate®), 78

Bivalirudin (Angiomax®), 345, 346, 351

bladder cancer 膀胱癌 , 519

Bleomycin (Bleocin®), 514, 525

blood-brain barrier; BBB 血腦障壁 , 10

Bortezomib (Velcade®), 540, 545

Bosutinib (Bosulif®), 538, 543

Botulinum toxin 肉毒桿菌毒素 , 55, 114

bradycardia 心搏徐緩 , 313

bradykinesia 動作遲緩 , 95

Bradykinin 緩動素 , 195

brain tumor 腦瘤 , 518

brand name; trade name 商品名 , 3

breast cancer 乳癌 , 517

Bremelanotide (Vyleesi®), 407, 409

Bretylium (Bretylol®), 322

Brimonidine, 67

Brinzolamide (Azopt®), 67, 273, 274

Brivudine (Zoster®), 466, 485

broad-spectrum agents 廣效型 , 426

Bromhexine (Bisolvon®), 251, 255

Bromobenzene 溴苯 , 555

Bromocriptine (Cycloset®; Parlodel®), 97, 98, 100, 370, 374, 399

bronchodilators 支氣管擴張劑 , 249

bronchogenic carcinoma 支氣管源癌 , 517

brucellosis 布氏桿菌病 , 439

Bruton's tyrosin kinase; BTKBruton's 酪胺酸激酶 , 543

budding 發芽狀突出 , 476

Budesonide (Pulmicort®), 238, 242, 253, 255, 258

bulk-forming laxatives 膨脹性瀉劑 , 226

Bumetanide (Bumex®), 269, 273, 292, 300

Bupivacaine (Marcaine®), 144

Buprenorphine (Buprenex®) 丁基原啡因，123, 128, 130, 176

Bupropion (Wellbutrin®; Zyban SR®) 耐煙盼，160, 164, 175, 176, 182, 236

Buserelin (Suprefact®), 532, 534

Buspirone (Busron®), 170, 171

Busulfan (Myleran®), 512, 518

Butenafine (Mentax®), 461

Butoconazole (Femstat®), 461

Butorphanol (Stadol®), 122, 128, 130, 135

C

Cabazitaxel (Jevtana®), 514, 527

Cabergoline (Dostinex®), 98, 100, 370, 374

Cafazolin, 433

Caffeine 咖啡因，175

calcidiol 25- 羥基維生素 D, 414

calcineurin inhibitors; CNI calcineurin 抑制劑，187

calcineurin 鈣調磷酸酶，187

Calcitonin-salmon 鮭魚降鈣素，418, 420

calcitonin 降鈣素，413

calcitriol 1,25 二羥基維生素 D, 414

Calcium carbonate 碳酸鈣，224, 225

calcium channel blockers; CCBs 鈣通道阻斷劑，290

calcium sensitizier 鈣離子增敏劑，311

Calfactant (Infasurf®), 263

Campotheca 喜樹類，528

Canagliflozin (Invokana®), 398, 400

Candesartan (Atacand®), 300, 302

Cangrelor (Kengreal®), 349

Cannabinoid receptor type 1; CB 1 大麻受體，181

Capecitabine (Xeloda®), 513, 521

Capreomycin (Capastat®), 453, 455, 457

capsid 殼衣，475

Captopril (Capoten®), 298, 299, 302, 304

Carbachol (Carboptic®), 62, 67, 68

Carbamazepine (Tegretol®) 癲通，106, 109, 110, 179

carbapenems 碳醯胺基類，429

Carbenicillin (Geopen®), 432

Carbetapentane citrate (Toclase®), 250, 254

Carbidopa, 97

Carbimazole (Neo-Thyreostat®), 386, 387

Carbocysteine (Decough®), 252, 255

carbonic anhydrase inhibitors; CAIs 碳酸酐酶抑制劑，268

carbonic anhydrase; CA 碳酸酐酶，272

Carboplatin (Paraplatin®), 512, 519

Carboprost tromethamine (Hemabate®), 275, 277

cardiac output; CO 心輸出量，290

cardiolipids 心脂質，524

Carfilzomib (Kyprolis®), 540, 545

Carmustine (BCNU; BiCNU®; Gliadel®), 512, 518

carrier 載體，18, 55

Carteolol (Cartrol®), 67, 84, 85, 88

Carvedilol (Cardiol®), 84, 88, 293, 301

Caspofungin (Cancidas®), 460, 463

Castor oil (Neoloid®) 蓖麻油，226, 229

catechol-O-methyltransferase inhibitors; COMTI 兒茶酚胺 - 氧 - 甲基轉移酶抑制劑，96

catechol-O-methyltransferase; COMT 兒茶酚胺 - 氧 - 甲基轉移酶，58, 96

CCR5 antagonists CCR5 拮抗劑，476

Cefaclor (Ceclor®), 434

Cefadroxil (Duricef®), 433

Cefazolin (Ancef®), 433

Cefdinir (Omnicef®), 434

Cefditoren (Spectracef®), 434

Cefepime (Maxipime®), 434

Cefiderocol, 434

Cefixime (Suprax®), 434

Cefotaxime (Claforan®), 434

Cefotetan (Cefotan®), 434

Cefoxitin (Mefoxin®), 434

Cefpodoxime (Banan®), 434

Cefprozil (Cefzil®), 434

Ceftaroline fosamil (Teflaro®), 434

Ceftazidime (Tazidime®), 434

Ceftibuten (Cedax®), 434

Ceftizoxime (Cefizox®), 434

Ceftobiprole (Zevtera®), 434

Ceftolozane / Tazobactam (Zerbaxa®), 434

Ceftriaxone (Rocephin®), 434

Cefuroxime (Zinacef®), 434

Celecoxib (Celebrex®), 202, 204

cell cycle nonspecific; CCNS 細胞週期非專一性, 509

cell cycle-specific; CCS 細胞週期專一性, 509

cellulose derivatives 纖維素衍生物, 227

central nervous system; CNS 中樞神經系統, 51, 93

Cephalexin (Keflex®), 433

Cephalosporins 頭孢菌素, 433

Certolizumab (Cimzia®), 239, 242

Certolizumab pegol (Cimzia®), 211, 213

cervical cancer 子宮頸癌, 519

Cetirizine (Zyrtec®), 253, 255

Cetrorelix (Cetrotide®), 372

Cetuximab (Erbitux®) 爾必得舒, 541, 548

Cevimeline (Evoxac®), 63, 68

chelation therapy 螯合治療, 558

chemical antagonism 化學性拮抗, 27

chemical name 化學名, 3

chemokine receptor type 5; CCR5 趨化因子受體第 5 號, 476

chemokins 趨化因子, 208

chemoreceptor trigger zone; CTZ 化學受體激發區, 232

chemotherapeutic agents 化學治療藥物, 425

chemotherapy 化學療法, 425

Chenodiol (Chenodeoxycholic acid; CDCA), 241, 243

Chlamydial 披衣菌, 441

Chlorambucil (Leukeran®), 511, 512

Chloramphenicol (Chloromycetin®) 氯黴素, 444, 446

Chlordiazepoxide (Librium®), 165, 171, 179

Chlorhexidine (Betasept®), 502

Chlorine compounds 氯化物, 502

Chlormezanone (Aleton®), 114

Chloroquine (Aralen®), 491, 499

Chlorothiazide (Diuril®), 270, 273, 292, 300

Chlorpheniramine (Chlor-Trimeton®), 253, 255

Chlorpromazine (Wintermin®), 152, 234, 235

Chlorpropamide (Diabinese®), 394, 399

Chlorthalidone (Hygroton®), 270, 273, 292

Chlorzoxazone (Solaxin®), 113

cholecalciferol 維生素 D_3, 414

cholera 霍亂, 439

cholesterol absorption inhibitors 膽固醇吸收劑, 354

cholesterol 膽固醇, 457

Cholestyramine (Questran®), 356, 359

choline acetyltransferase; ChAT 膽鹼乙醯轉移酶, 55

cholinergic agonists 膽鹼性致效劑, 60

cholinergic antagonists 膽鹼性拮抗劑, 60, 95, 256

cholinergic drugs 膽鹼性藥物, 60

cholinergic nerve 膽鹼性神經, 54

cholinergic receptors 膽鹼性受體, 58

choline 膽鹼, 55

choriocarcinoma 子宮絨毛膜癌, 520

Choriogonadotropin alfa (Ovidrel®), 369, 374

chromaffin cell 嗜鉻細胞, 51

chronic lymphocytic leukemia 慢性淋巴白血病 , 511

chronic myelogenous leukemia; CML 慢性骨髓白血病 , 518

chylomicrons 乳糜微粒 , 353

Ciclesonide (Alvesco®; Omnaris®), 253, 255, 258

Ciclopirox (Loprox®), 462

Cidofovir (Vistide®), 464, 472, 486

Cilostazol (Pletal®), 350, 352

Cimetidine (Tagamet®), 221, 224

Cinacalcet (Sensipar®), 418, 420

Cinoxacin (Cinobac®), 450

Ciprofloxacin (Cipro®), 450

Cisapride (Prepulsid®), 240, 243

Cisatracutium (Nimbex®), 73

Cisplatin (Platinol®; Platinol-AQ®), 512, 519

Citalopram (Celexa®), 158, 163, 170, 171, 280, 281, 283

Cladribine (Leustatin®), 513, 522

Clarithromycin (Biaxin®), 219, 224, 442

Clevidipine (Cleviprex®), 296, 302

Clindamycin (Cleocin®) 氯林絲菌素 , 442, 446

Clinical Trials 臨床試驗 , 29

Clioquinol (Cortin®), 494, 499

Clofarabine (Clolar®), 513, 523

Clofazimine (Lamprene®), 456, 457

Clomiphene (Clomid®), 403, 409

Clomipramine (Anafranil®), 157, 163, 281, 283

Clonazepam (Klonopin®; Rivotril®), 108, 111, 113, 165 169, 171

Clonidine (Catapres®), 86, 88, 129, 131, 175, 176, 179, 294, 301

Clopidogrel (Plavix®), 349, 352

Clorazepate (Tranxene®), 165, 171, 179

Clostridium difficile 梭狀芽孢桿菌 , 443

Clotrimazole (Mycelex®), 461

Cloxacillin (Tegopen®), 431

Clozapine (Clozaril®), 153

Cobalamin 維生素 B_{12} , 336

Cocaine 古柯鹼 , 79, 145, 176, 177

Codeine 可待因 , 122, 127, 130, 254

Colchicine (Colcrys®) 秋水仙素 , 206, 208

Colesevelam (WelChol®), 356, 359, 399

Colestipol (Colestid®), 356, 359

collecting duct 集尿管 , 267

colorectal cancer 轉移性結腸直腸癌 , 519

competitive/nondepolarizing neuromuscular blockers 競爭型／非去極化神經肌肉阻斷劑 , 71

congestive heart failure; CHF 充血性心臟衰竭 , 303

Conivaptan (Vaprisol®), 371, 374

Conjugated estrogen 結合型雌激素 , 401

conjugation 結合反應 , 13

constipation 便秘 , 219

core protein 核心蛋白 , 475

co-receptor 協同受體 , 476

corpus striatum 紋狀體 , 95

Corticorelin (Acthrel®), 372

corticosteroids 醣皮質素 , 263

Corticotropin (Acthar®), 374

corticotropin-releasing hormone; CRH 皮質促素釋放激素 , 366

Cortisol (Cortef®), 379

Cortisone (Cortone®), 379

Cosyntropin (Cortrosyn®), 374

covalent bond 共價鍵 , 19

C-peptide C 胜肽 , 388

creatinine 肌酸酐 , 15

cretinism 呆小症 , 381

Crohn's disease; CD 克隆氏症 , 237

Cromolyn (Intal®), 253, 255, 259

cryptosporidiosis 隱孢子蟲病 , 489, 494

Cryptosporidium 隱孢子蟲 , 494

crystalluria 結晶尿，448

Cushing's syndrome 庫欣氏症候群，377

cutaneous T-cell lymphoma; CTCL 表皮性 T 細胞淋巴瘤，546

C-X-C chemokine recepter type 4, CXCR4 趨化因子受體第 4 號，476

cyanide; CN- 釋出氰化物，296

Cyanocobalamin 氰鈷胺，336

cyclic guanosine monophosphate; cGMP 環鳥苷單磷酸，278

Cyclizine (Marezine®), 235

cyclooxygenase inhibitors 環氧酶抑制劑，348

cyclooxygenase-1; COX-1 環氧酶 -1，195

cyclooxygenase-2; COX-2 環氧酶 -2，195

cyclooxygenase 環氧酶，195

Cyclopentolate (Cyclogyl®), 70

cyclophilin 親環素蛋白，187

Cyclophosphamide (Cytoxan®; Endoxan®), 212, 214, 512, 516

Cycloserine (Seromycin®), 453, 456, 457

Cyclosporin (Sandimmune®), 187, 191, 212, 214, 238, 242

cypionate, Testosterone, 410

Cyproterone (Androcur®), 411, 413

cysteinyl leukotriene-1; CysLT1 白三烯素受體，258

cysts 囊胞，493

Cytarabine (Cyclocide®; Cytosar-U®) Ara-C, 513, 522

cytidine 胞苷，524

cytokine release syndrome; CRS 細胞激素釋放性症候群，190

Cytomegalovirus; CMV 巨細胞病毒，464

cytosine 胞嘧啶，468, 521

cytotoxic agents (drugs) 細胞毒殺性藥物，187, 511

cytotoxic antibiotics 細胞毒殺性抗菌劑，511

D

Dabigatran (Pradaxa®), 345, 346, 351

Dacarbazine (DTIC-Dome®), 515, 530

Daclatasvir (Daklinza®), 486, 470

Daclizumab (Zenapax®), 190, 191

Dactinomycin (Actinomycin D; Cosmegen®), 514, 525

Dalbavancin (Dalvance®), 436, 437

Dalteparin (Fragmin®), 345, 351

Danaparoid (Orgaran®), 345, 351

Danazol (Danocrine®), 406, 409

Dantrolene (Dantrium®), 112

Dapagliflozin (Farxiga®), 398, 400

Dapoxetine (Priligy®), 281, 283

dapoxetine, 280

Dapsone (Avlosulfon®), 456, 457

Daptomycin (Cubicin®), 425, 436, 451, 452

Darbepoetin alfa (Aranesp®), 338, 340

Darifenacin (Enablex®), 71

Darolutamide (Nubeqa®), 533

Darunavir (Prezista®), 482, 488

Dasabuvir (Exviera®), 464, 471, 486

Dasatinib (Sprycel®), 538, 543

Daunorubicin (Daunomycin®), 514, 524

decarboxylase 羧基酶，96

Decitabine (Dacogen®), 513, 524

Declatasvir, 464

decongestants 去鼻充血劑，249

deep vein thrombosis; DVT 深層靜脈栓塞，341

Deferoxamine, 558

Degarelix (Firmagon®), 372, 533, 535

Delafloxacin (Baxdela®), 450

Delavirdine (Rescriptor®), 479, 488

delusions 妄想，151

Demeclocycline (Declomycin®), 440

dendrites 樹突，93

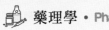
Denileukin diftitox (Ontak®), 550

Denosumab (Prolia®), 418, 419

Deoxycorticosterone; DOC (Percorten®), 379

deoxycytidine kinase 氧胞苷激酶, 522

deoxythymidine monophosphate; dTMP 去氧胸腺苷單磷酸, 520

deoxyuridine diphosphate; dUDP 去氧尿苷雙磷酸, 520

deoxyuridine monophosphate; dUMP 去氧尿苷單磷酸, 520

depolarization 去極化, 93, 313

deposition 沉積作用, 413

Deprenyl (Lopar®), 99, 100

depression 憂鬱症, 155, 161

Desflurane (Suprane®), 138, 139, 142

Desipramine (Norpramin®), 157, 163

Desloratadine (Clarinex®), 253, 255

Desmopressin (Minirin®), 370, 374

Desogestrel, 407

Desvenlafaxine (Pristiq®), 158, 159, 163

Dexamethasone (Decadron®), 213, 379

Dexfenfluramine (Redux®), 236

Dexlansoprazole (Dexilant®), 221, 225

Dexmedetomidine (Precedex®), 129, 131

Dexmethylphenidate (Focalin®), 79, 174, 175

Dexrazoxane (Zinecard®), 524

Dextroamphetamine (Dextrostat®), 174, 175

Dextromethorphan (Medicon®), 250, 254

Dezocine (Dalgan®), 127, 130

diabetes insipidus 尿崩症, 370

diabetic gastroparesis 糖尿病胃輕癱, 239

diabetic nephropathy 糖尿病腎病變, 298

diabetic peripheral neuropathy 糖尿病周邊神經病變, 108

diacylglycerol; DAG 二醯甘油, 59, 162

diarrhea 腹瀉, 219

Diazepam (Valium®), 111, 113, 165, 171, 179

Diazoxide (Hyperstat®), 295, 301

Dibucaine (Anesin®), 144

Diclofenac (Voltaren®), 200, 204

Diclofenamide, 273, 274

Dicloxacillin (Dynapen®), 431

Dicycloplatin (Dicycloplatin®), 519

Didanosine (Videx®) (Dideoxyinosine; DDI), 478, 487

Dienogest, 407

Diethylcarbamazine (Hetrazan®), 498, 500

Diethylpropion (Tenuate®), 236

Diethylstilbestrol (Stilphostrol®), 401, 531, 532

Difenoxin (Motofen®), 232

Diflunisal (Dolobid®), 201, 204

Digitoxin, 307

Digoxin, 307, 316

Digoxin-immune fragement for antigen binding; Fab (Digibind®) Digoxin 免疫結合抗原, 308

Digoxin-induced ventricular dysrhythmias 毛地黃誘發的心室心律不整, 316

Dihydroergotamine (Migranal®; DHE), 133, 135

dihydrofolate reductase 二氫葉酸還原酶, 520

dihydrofolic acid; FH_2 二氫葉酸, 520

dihydropteroate synthase 二氫蝶酸合成酶, 447

dihydropyridine 二氫吡啶, 296

dihydrotestosterone; DHT 二氫睪固酮, 282

dihydroxyphenyl glycolaldehyde; DOPGAL 二羥基苯羥乙醛, 57

dihydroxyphenylalanine; DOPA 二羥基苯丙胺酸, 56, 57

diiodotyrosine; DIT 雙碘酪胺酸, 382

Diltiazem (Cardizem®), 297, 302, 311, 324, 325, 328, 329

Dimenhydrinate (Dramamine®), 235

Dimercaprol (Dimaval®) (British antiLewisite; BAL), 558

Dinoprostone (Prostaglandins E$_2$; PGE$_2$; Cervidil®), 275, 277

dipeptidyl peptidase 4; DPP-4 二肽基胜肽酶, 396

Diphenhydramine (Benadryl®), 234, 235, 253, 255

Diphenoxylate / Atropine (Lomotil®), 231, 232

diphtheria 白喉, 441

Dipyridamole (Persantine®), 350, 352

Direct Acting Antivirals; DAAs 直接抗病毒藥物, 469

direct-acting cholinergic agonists 膽鹼性致效劑, 61

Dirithromycin (Dynabac®), 442

disease-modifying antirheumatic drugs; DMARDs 疾病修飾型抗風濕藥物, 195, 209

disinfectants 消毒劑, 501

Disopyramide (Disopyran®), 321

disseminated tuberculosis 擴散性結核病, 452

dissociative anesthesia 解離性麻醉劑, 141

distal convoluted tubule 遠曲小管, 267

distribution 分布, 5

Disulfiram (Antabuse®), 179

disulfiram-like syndrome 戒酒反應, 28

diuretics 利尿劑, 290

Divalproex (Depakote®), 107, 110, 134, 135

DNA polymerase DNA 聚合酶, 465, 522

DNA polymerase α DNA 聚合酶 -α, 523

DNA-dependent RNA polymerase DNA 一依賴性 RNA 聚合酶, 454

Dobutamine (Dobutrex®), 74, 77, 80, 310

Docetaxel (Taxotere®), 514, 527

Docosanol, 464

Docusate calcium, 228, 230

Docusate sodium (Dioctyl sodium sulfosuccinate; DSS) (Colace®), 228, 230

Dofetilide (Tikosyn®), 323

Dolasetron (Anzemet®), 233, 235

Dolutegravir (Tivicay®), 481, 489

Domperidone (Motilium®), 234, 235, 240

Donepezil (Aricept®) 愛憶欣, 66, 68, 101, 103

dopa decarboxylase inhibitors; DDCI 多巴脱羧基酶抑制劑, 96

dopa decarboxylase; DDC 多巴脱羧基酶, 56, 57, 96

Dopamine (Intropin®); DA 多巴胺, 57, 74, 76, 80, 94, 97, 310, 366

dopamine receptor agonists 多巴胺受體致效劑, 97

dopamine receptor hyper-responsiveness 多巴胺受體過度反應所致, 87

dopaminergic agents 多巴胺類藥物, 95

dopamine-β-hydroxylase; DBH 多巴胺 -β- 羥化酶, 57

Doripenem (Doribax®), 435, 437

Dorzolamide (Trusopt®), 67, 273, 274

dose; D 投藥劑量, 11

dose-response curve 劑量－反應曲線, 22

Dosulepin (Prothiaden®), 157, 163

downregulated 向下調節, 19

Doxapram (Doprem®), 173, 175

Doxazosin (Cardura®; Doxaben®), 83, 87, 282, 283, 293, 301

Doxepine (Sinequan®), 157, 163

Doxorubicin (Adriamycin®), 514, 524

Doxycycline (Vibramycin®), 440

DPP-4 (dipeptidyl peptidase IV), 397

Dronabinol (Marinol®), 234, 235

Dronedarone (Multaq®), 323

Droperidol (Inapsine®), 234, 235

Drospirenone, 405, 407

drug candidate 候選藥物, 29

drug rebound headache 反彈性頭痛, 132

drug-food interaction 藥物與食物間交互作用, 25

Dulaglutide (Trulicity®), 396, 400

Duloxetine (Cymbalta®), 158, 159, 163, 169, 170, 171

duration of action 作用期, 16

Dutasteride (Avodart®), 283

dynorphines 強啡類, 121

dystonia 肌張力不全, 112

E

Echothiophate (Phospholine®), 66, 67, 68

Econazole (Spectazole®), 461

Edinger-Westphal nucleus 埃韋二氏核, 125

Edoxaban (Savaysa®), 345, 351

Edrophonium (Tensilon®), 63, 68

Efavirenz (Sustiva®), 479, 488

effector tissue 作用組織, 51

efficacy 效力, 21

Eflornithine (Ornidyl®), 496, 500

Elbasvir (Zepatier®), 470, 486

Elbasvir-grazoprevir (Zepatier®), 471

electrocardiography; ECG; 心電圖, 314

Eletriptan (Relpax®), 133, 135

ELISA 一粒沙, 180

Eltrombopag (Promacta®), 339, 340

Eluxadoline (Viberzi®), 237, 241

Elvitegravir (Stribild®), 481, 489

Empagliflozin (Jardiance®), 311, 398, 400

Emtricitabine (Emtriva®), 478, 487

Enalapril (Vasotec®), 299, 302

Enalaprilat (Vasotec®), 299, 302

endocytosis 胞飲, 382

endorphins 內啡類, 121

Enflurane (Ethrane®), 138, 139, 142

Enfuvirtide (Fuzeon®), 484, 489

enkephalin 腦啡類, 121

Enoxacin (Penetrex®), 450

Enoxaparin (Lovenox®), 345, 351

Enoximone (Perfan®), 308

Entacapone (Comtan®), 97, 98, 100

Entamoeba histolytica 疾阿米巴原蟲, 493

Entecavir (Baraclude®), 464, 468, 485

enteric-coated preparations 腸衣錠, 8

enterohepatic circulation 腸肝循環, 14

ENTRESTO®, 305

Enzalutamide (Xtandi®), 533

enzyme inducers 酵素誘導劑, 13

enzyme inhibitors 酵素抑制劑, 13

enzyme 酵素, 18

Ephedrine 麻黃鹼, 79, 81

epidermal growth factor receptor; EGFR 表皮生長因子受體, 537

epidual and caudal anesthesia 硬膜外及脊尾麻醉, 145

Epinephrine; Epi 腎上腺素 (Bosmin®; Adrenalin®), 51, 74, 75, 80, 94

Epirubicin (Ellence®), 514, 524

Eplerenone (Inspra®), 271, 273, 292, 300, 381

Epoetin alfa (Epogen®), 338, 340

Epoetin beta (Recormon®), 338, 340

Eprazinone (Eftapan®), 251, 254

Eprosartan (Teveten®), 300, 302

Eptifibatide (Integrilin®), 350, 352

erectile dysfunction; ED 勃起功能障礙, 278

Erevacycline (Xerava®), 440

Ergonovine (Ergotrate®), 275, 277

ergosterol 麥角固醇, 457

Ergotamine (Ergomar®), 133, 135

Eribulin (Halaven®), 514, 527

Erlotinib (Tarceva®), 538, 542

Ertapenem (Invanz®), 435, 437

Erythromycin (Ilotycin®) 紅黴素, 243, 441

erythropoietin; EPO 紅血球生成素, 267, 337

Escherichia coli 大腸桿菌, 437

Escitalopram (Cipralex®), 170

Eslicarbazepine acetate (Aptiom®), 106, 110

Esmolol (Brevibloc®), 85, 88, 293, 301, 322

Esomeprazole (Nexium®), 221, 225

esophageal cancer 食道癌, 525

Estazolam (Eurodin®), 165, 171

ester 酯類, 143

Estitalopram (Lexapro®), 158, 163

estradiol 雌二醇, 401, 535

Estramustine (Emcyt®), 532, 534

estriol 雌三醇, 401

estrogen 雌激素, 400

estrone 雌酮, 401, 535

Eszopiclone (Lunesta®), 167, 171

Etanercept (Enbrel®), 211, 213

Ethacrynic acid (Edecrin®), 269, 273, 292, 300

Ethambutol (EMB) (Myambutol®), 453, 454, 456

Ethanol 酒精；乙醇, 177, 501

Ethinyl estradiol (Estinyl®), 401, 531, 532

Ethionamide (Trecator®), 453, 455, 457

Ethosuximide (Zarontin®), 109, 111

Ethylene glycol 乙二醇, 558

Ethylene-diamine-tetra-acetate; EDTA, 558

Ethynediol diacetate, 407

Etidronate (Didronel®), 417, 419

Etodolac (Lodine®), 200, 204, 213

Etomidate (Amidate®), 140, 142

Etoposide (VP-16) (Eposin®), 515, 528

Etoricoxib (Arcoxia®), 202, 204

Etravirine (Intelence®), 479, 488

Everolimus (Zortress®), 189, 191

Evolocumab (Repatha®), 357, 359

Ewing's sarcoma 尤恩氏瘤, 525

excitement 興奮期, 136

excretion 排泄, 5

Exemestane (Aromasin®), 532, 535

Exenatide (Byetta®), 396, 400

exercise-induced bronchospasm; EIB 運動所誘發的氣喘, 260

exocytosis 胞泄方式, 54

expectorants 祛痰劑, 249

eye drops 眼藥水, 9

Ezetimibe (Ezetrol®), 356, 359

F

Fadrozole (Afema®), 404, 409

Famciclovir (FCV) (Famvir®), 464, 466, 484

Famotidine (Gaster®), 221, 224

febrile seizures 小兒熱痙攣, 108

Febuxostat (Uloric®), 207, 208

Felbamate (Felbatol®), 109, 111

Felodipine (Plendil®), 302

Female sexual interest / arousal disorder; FSIAD 女性性興趣或喚醒障礙, 406

Fenfluramine (Pondimin®), 236

Fenofibrate (Tricor®), 356, 359

Fenoldopam (Corlopam®), 296, 302

Fenoprofen (Nalfon®), 200, 204

Fenoterol (Berotec®), 74, 78, 81, 261

Fentanyl (Sublimaze®), 122, 126, 130

Ferrous fumarate; Femiron® 丁烯二酸鐵, 336

Ferrous gluconate; Fergon® 葡萄糖酸鐵, 336

Ferrous sulfate; Feosol® 硫酸亞鐵, 336

Fesoterodine (Toviaz®), 71

Fexofenadine (Allegra®), 253, 255

fibrinogen 纖維蛋白原, 341

fibrin 纖維蛋白, 341

fight or flight response 戰鬥或備戰反應, 53

Filgrastim (Neupogen®), 338, 340

film coated tablets 膜衣錠, 8

Finafloxacin (Xtoro®), 450

Finasteride (Proscar®; Propecia®), 282

first dose syncope 第一劑量昏厥現象, 82

first-dose phenomenon 第一劑量昏厥現象，293

first-pass effect 首度效應，7

FK-binding protein 12; FKBP-12FK 結合蛋白 12, 188

Flecainide (Tambocor®), 321

Flibanserin (Addyi®), 406, 409

Floxuridine (FUDR®), 513, 521

Fluconazole (Diflucan®), 461, 463

Flucytosine (Ancobon®), 460, 463

Fludarabine (Fludara®), 513, 523

Fludrocortisone (Florinef®), 379

flukes 吸蟲，497

Flunisolide (Aerobid®; Nasarel®), 253, 255, 258

Flunitrazepam (FM2), 176

Fluoroquinolones 氟喹林酮類，449, 451, 455

Fluorouracil (Adrucil®), 513, 521

Fluoxetine (Prozac®) 百憂解，134, 135, 157, 163, 169, 170, 171, 236, 280, 283

Fluoxymesterone, 410

Fluphenazine (Permitil®), 152

Flurazepam (Dalmane®), 165, 171

Flurbiprofen (Ansaid®), 200, 204

Flutamide (Eulexin®), 413, 533

Fluticasone (Cutivate®; Flixonase®), 253, 255, 258

Fluvastatin (Lescol®), 355, 359

Fluvoxamine (Faverin®; Luvox®), 158, 163, 170

folic acid analogs 葉酸類似物，513, 519

folic acid 葉酸，335, 519

follicle-stimulating hormone; FSH 濾泡刺激素，400

Follitropin alfa (Gonal-F®), 369, 374

Follitropin beta (Follistim®), 369, 374

Fomivirsen (Vitravene®), 472, 486

Fondaparinux (Arixtra®), 345, 351

Formoterol (Foradil®; Perforomist®), 74, 78, 81, 261

Formoterol+Budesonide (Symbicort®), 258

Fosamprenavir (Lexiva®), 482, 488

Fosaprepitant (Emend®), 233, 235

Foscarner, 464

Foscarnet (Foscavir®), 472, 486

Fosfomycin (Monurol®), 436, 437

Fosinopril (Monopril®), 299, 302

Frovatriptan (Frova®), 133, 135

Fulvestrant (Faslodex®), 404, 409, 532

Furosemide (Lasix®), 269, 273, 292, 300

Fusidic acid (Fucidin®), 445, 446

fusion 融合，55

G

G protein-coupled receptors system G 蛋白偶合受體，19

GABA transaminase; GABA-TGABA 轉胺酶，106

Gabapentin (Neurontin®), 108, 111

galactorrhea 乳漏症，154

Galantamine (Nivalin® 利憶靈；Reminyl®), 66, 68, 102, 103

Gallium nitrate, 419

gametocyte 配子體，490

Ganciclovir (Cytovene®), 425, 464, 472, 486

ganglionic blocking agents 神經節阻斷劑，60, 71

Ganirelix (Antagon®), 372

gastric carcinoma 胃癌，519

gastrin 胃泌素，220

gastroesophageal reflux disease; GERD 胃食道逆流，219, 239

gastrointestinal stromal tumor 胃腸道基質腫瘤，542

gastroparesis 胃輕癱，219, 441

Gatifloxacin (Tequin®), 450

Gefitinib (Iressa®; 艾瑞莎), 537, 538

Gemcitabine (Gemzar®), 513, 522

Gemfibrozil (Lopid®), 356, 359

Gemifloxacin (Factive®), 450

Gemigliptin (Zemiglo®), 397, 400

Gemtuzumab (Mylotarg®), 541, 549

general anaesthetics; GA 全身麻醉劑 , 135

generalized anxiety disorder; GAD 廣泛性焦慮症 , 168

generalized seizures 全面性癲癇 , 103

generic or official name 學名或法定名 , 3

Gentamicin (Garamycin®), 439

Giardia lamblia 腸梨形蟲 , 497

giardiasis 梨形蟲病 , 489

gigantism 巨人症 , 366

Glecaprevir (Mavyret®), 464, 470

Glecaprevir-pibrentasvir (Mavyret®), 471

Gliclazide (Diamicron®), 394, 399

Glimepiride (Amaryl®), 394, 399

glioblastoma multiforme 多形性神經膠母細胞瘤 , 519

Glipizide (Glucotrol®), 394, 399

globin 血紅蛋白 , 335

glomerular filtration 腎絲球過濾 , 14, 267

glomerulus 腎絲球 , 267

glucagon-like peptide-1; GLP-1 升糖素類似胜肽 , 396

glucagon 升糖素 , 396

glucocorticoids 糖皮質素 , 20, 256, 375, 392

glucose-6-phosphate dehydrogenase; G-6-PD 葡萄糖 -6- 磷酸去氫酶 , 448

glucose-dependent insulinotropic polypeptide; GIP 葡萄糖依賴胰島素釋放多胜肽 , 396

glucuronic acid 葡萄醣醛酸 , 13

glucuronidation 葡萄醣醛酸化 , 13

glucuronyl transferase 葡萄糖醛苷轉移酶 , 444

glutamate 麩胺酸 , 94

Glutaraldehyde (Cidex®) 戊二醛 , 501

Glyburide (Micronase®), 394, 399

Glycerin (Osmoglyn®), 272, 274

Glycerin suppository 甘油塞劑 , 229

Glycerol, 67

Glyceryl guaiacolate (Guaifenesin®; Robitussin®), 251, 255

glycination 甘胺酸化 , 13

glycine 甘胺酸 , 13, 94

glycopeptides monomer 造醣胜肽單體 , 429

glycopeptides 醣胜肽 , 429, 435

glycoprotein IIb/IIIa receptor antagonists 糖蛋白 IIb/IIIa 受體拮抗劑 , 348

glycoprotein 醣蛋白 , 475, 526

Glycopyrrolate (Robinul®), 70

Glycopyrronium bromide (Seebri®), 262

glycosaminoglycan 糖胺多糖 , 343

glycosylated hemoglobin; HbA1c 糖化血色素 , 387

Gold sodiumthiomalate (Aurolate®), 210, 213

Golimumab (Simponi®), 211, 213

Gonadorelin (Factrel®), 372

gonadotropin-releasing hormone; GnRH 性釋素 , 366, 400

good clinical practice; GCP 優良臨床試驗規範 , 29

Goserelin (Zoladex®), 372, 532, 534

gout 痛風 , 205

Granisetron (Kytril®), 233, 235

granulocyte colony-stimulating factor; G-CSF 顆粒性白血球群落刺激因子 , 337

granulocyte macrophage colony-stimulating factor; GM-CSF 顆粒性白血球－巨噬細胞群落刺激因子 , 337

Grave's 氏疾病（Grave's disase 突眼良性甲狀腺腫）, 384

gray baby syndrome 灰嬰症候群 , 444

Grazoprevir (Zepatier®), 470, 486

Griseofulvin (Grifulvin®), 462

growth hormone; somatotropin; GH 生長素 , 366

growth hormone-inhibiting hormone; GHIH; somatostatin; SST 生長素抑制激素 , 366

growth hormone-releasing hormone; GHRH 生長素釋放激素 , 366

Guanabenz (Wytensin®), 86, 88

Guanadrel (Hylorel®), 86, 88

Guanethidine (Ismelin®), 86, 88, 294, 301

Guanfacine (Tenex®), 86, 88

guanine; G 鳥糞嘌呤 , 511

guanosine triphosphate; GTP 鳥苷三磷酸 , 278

guanosine 鳥苷酸 , 523

guanylate cyclase; GC 鳥苷酸環化酶 , 278, 326

gynecomastia 男性女乳症 , 154, 221

H

H. influenzae 流行性感冒嗜血桿菌 , 434

H. pylori 幽門螺旋桿菌 , 219

H+/K+ ATPase H+/K+ 幫浦 , 221

H₁ blockers H₁ 拮抗劑 , 193

H₂ blockers H₂ 拮抗劑 , 193

H₂ Receptor Antagonists; H₂ RAs H₂ 拮抗劑 , 220

hairy cell leukemia; HCL 毛樣細胞白血病 , 522

hallucinations 幻覺 , 151

Haloperidol (Haldol®), 152, 234, 235

Halothane (Fluothane®), 137, 139, 142

hay fever 枯草熱 , 192

head and neck cancer 頭、頸癌 , 519

heart failure; HF 心臟衰竭 , 303

hematopoietic growth factors 造血生長因子 , 337

hematuria 血尿 , 448

heme 血鐵質；原血紅素 , 335, 491

hemozoin 瘧原蟲色素 , 491

Heparin 肝素 , 342, 351

hepatic encephalopathy 肝腦病變 , 227

Heroin 海洛因 , 126, 130, 176

Herpes Simplex Virus; HSV 單純疱疹病毒 , 464

Hexachlorobutadiene 氯丁二烯 , 555

Hexachlorphene (G-11; Phiso Hex®) 六氯酚 , 502

high ceiling diuretics 高效能利尿劑 , 269

high density lipoproteins; HDL 高密度脂蛋白 , 353

high-efficacy 高療效 , 124

highly active antiretroviral therapy; HAART 高活性抗反轉錄病毒療法 , 476

Histamine 組織胺 , 94, 195, 220, 256

histidine decarboxylase 組織胺酸去羧基酶 , 192

histidine 組織胺酸 , 192

histone deacetylase inhibitors 組織蛋白去乙醯酶抑制劑 , 536

histone deacetylase; HDAC 蛋白去乙醯酶 , 546

Histrelin (Vantas®), 372, 532, 534

HIV fusion inhibitors 融合抑制劑 , 476

HMG-CoA reductase inhibitorsHMG-CoA 還原酶抑制劑 , 354

Hodgkin's lymphoma 何杰金氏症 , 511

Homatropine (Equipin®), 70

homeostasis 恆定 , 267

hormonal agents 荷爾蒙製劑 , 511

hormone 荷爾蒙 , 365

Human chorionic gonadotropin; hCG (Novarel®), 369, 374

human immunodeficiency virus 人類免疫缺乏病毒 , 474

Hydralazine (Apresoline®), 295, 301

Hydrochlorothiazide (Microzide®), 270, 273, 292, 300

Hydrocodone (Anexsia®；Hycodon®), 122, 127, 130, 249, 254

hydrogen bond 氫鍵, 19

Hydrogen peroxide H_2O_2 雙氧水, 502

hydrolysis 水解, 13

Hydromorphone (Dilaudid®), 122, 126, 130

hydroxocobalamin 羥鈷胺, 336

Hydroxychloroquine (Plaquenil®), 210, 213, 491, 499

Hydroxyurea (Hydrea®), 190, 515, 530

hyperlipidemia 高血脂症, 353

hyperthyroidism 甲狀腺機能亢進, 384

Hypoactive sexual desire disorder; HSDD 性慾過低症, 406

hypomethylating agents 去甲基化藥物, 513

hyponatremia 低血鈉, 371

hypothyroidism 甲狀腺機能低下, 384

hypoxanthine-guanine phosphoribosyl transferase; HPRT 黃嘌呤 - 鳥嘌呤磷醣基核甘轉換酵素, 205

I

Ibalizumab (Trogarzo®), 484, 489

Ibandronate (Bovina®), 417, 419

Ibritumomab tiuxetan / Yttrium-90 (IT-Y90) (Zevalin®), 549

Ibritumomab Tiuxetan / yttrium-90 (Zevalin®), 541

Ibrutinib (Imbruviva®), 538

Ibuprofen (Motrin®), 200, 204

Ibutilide (Corvert®), 323

Idarubicin (Idamycin®), 514, 524

Idelalisib (Zydelig®), 550

idiosyncrasy 特異體質, 448

Idoxuridine (Stoxil®), 466, 485

Ifosfamide (Ifex®), 512, 517

IgE antagonists IgE 拮抗劑, 256

Imatinib (Gleevec®；基立克), 538, 542

Imipenem (Primaxin®), 435, 437

Imipramine (Tofranil®), 156, 163

immunostimulants 免疫刺激劑, 511

immunotherapy 免疫療法, 509

incretin 腸泌素, 396

Indapamide (Lozol®), 270, 273, 292

Indinavir (Crixivan®), 482, 488

indirect-acting adrenergic blockers 間接作用型腎上腺素性拮抗劑, 81

indirect-acting cholinergic agonists 間接作用型的膽鹼性致效劑, 61

Indomethacin (Indocin®), 200, 204, 213, 276, 278

infiltration and block anesthesia 浸潤及阻抑麻醉, 145

inflammatory bowel disease; IBD 發炎性腸道疾病, 237, 378

Infliximab (Remicade®), 211, 213, 239, 242

Inhalational 吸入給藥, 9

Innovar, 140, 142

inosine monophosphate; IMP 肌苷單磷酸, 520

inositol diphosphate; IP_2 肌醇二磷酸, 162

inositol monophosphate; IP_1 肌醇單磷酸, 162

inositol triphosphate; IP_3 肌醇三磷酸, 59

inositol 肌醇, 162

Institutional Review Board; IRB 體試驗倫理委員會, 29

Insulin aspart (NovoLog®), 391

Insulin degludec (Tresiba®), 391, 392

Insulin detemir (Levemir®), 391

Insulin glulisine (Apidra®), 391

Insulin lispro (Humalog®), 391

Insulin, 392

insulinotropic hormones 胰島素釋放激素, 396

integrase inhibitors 整合酶抑制劑, 476

integrase 整合酶, 476

Interferon alfa-2a (Roferon-A®), 536

Interferon alfa-2b (Intron A®), 469, 485, 536

interleukins 細胞間質素, 256

intermediate density lipoproteins; IDL 中等密度脂蛋白, 353

intestinal flora modifier 腸道菌叢調節劑, 230

intracellular receptors 細胞內受體, 19

Intramuscular; I.M. 肌肉注射, 7

intravenous regional anesthesia 靜脈局部麻醉, 145

Intravenous; I.V. 靜脈注射, 7

intrinsic activity 內在活性, 21

intrinsic factor 生性因子, 336

inulin 菊糖, 15

investigational new drug; IND 新藥人體試驗, 29

Iodides 碘化物, 385

Iodine compounds 碘化物, 501

Iodine solution 碘溶液, 501

Iodine tincture 碘酊, 501

Iodophors 碘載體, 501

Iodoquinol (Yodoxin®), 494, 499

ion channel 離子通道, 18

ionic bond 離子鍵, 19

Ipragliflozin (Suglat®), 398, 400

Ipratropium (Atrovent®), 70, 254, 255, 261

Iprindole (Prondol®), 157, 163

Irbesartan (Avapro®), 300, 302

Irinotecan (Camptosar®), 515, 528

iron 鐵劑, 335

irreversible cholinesterase inhibitors 不可逆型的膽鹼酯酶抑制劑, 61

irritable bowel syndrome; IBS 腸激躁症候群, 219, 236

islet-cell tumor 胰島細胞瘤, 518

Isocarboxazid (Enerzer®), 159, 163

Isoflurane (Forane®), 138, 139, 142

Isoflurophate (Floropryl®), 66, 68

Isoniazid; INH (Rimifon®), 453, 456

isonicotinic acid 異菸鹼酸, 453

Isopropylalcohol 異丙醇, 501

Isoproterenol (Isuprel®; Isoprenaline®), 74, 76, 80

Isosorbide (Ismotic®), 272, 274

Isosorbide dinitrate (Isodil®), 327, 329

Isosorbide mononitrate (Imdur®), 327, 329

Isradipine (Prescal®), 296, 302

Istaroxime, 313

Itraconazole (Sporanox®), 461, 463

Ivabradine (Corlanpr®), 310, 311

Ivermectin (Mectizan®; Stromectol®), 498, 500

Ixabepilone (Ixempra®), 514, 527

Ixazomib (Ninlaro®), 540, 545

J

juvenile idiopathic arthritis 幼年型原發性關節炎, 211

K

Kanamycin (Kantrex®), 439, 455, 457

Kaopectin (Pecolin®), 231, 232

keratitis 角膜炎, 466

keratoconjunctivitis 角膜結膜炎, 466

Ketamine K 他命 (Ketalar®), 141, 142, 176, 180

Ketoconazole (Nizoral®), 381, 461, 463

ketonuria 酮尿, 387

Ketoprofen (Orudis®), 200, 204

Ketorolac (Toradol®), 200, 204

Klebsiella pneumonia 肺炎克雷伯氏菌, 437

L

Labetalol (Trandate®), 84, 88, 293, 301

lactic acid 乳酸, 227

Lactobacilli (Bacilor®), 231, 232

Lactulose 乳酮糖 (Duphalac®), 230

Lamivudine (Epivir® 干安能), 464, 468, 478, 485, 487

Lamotrigine (Lamictal® 樂命達), 107, 111

Lancosamide (Vimpat®; Vipat®), 107, 111

lanosterol 羊毛脂醇 , 459

Lanreotide (Somatuline®), 372

Lansoprazole (Takepron®), 221, 225

Lapatinib (Tykerb®; 拉帕替尼), 539, 544

Latanoprost, 67

laxatives 緩瀉劑 , 226

Ibrutinib (Imbruvica®), 543

lead compound 領先化合物 , 29

Ledipasvir (Harvoni®), 470, 486

Ledipasvir+Sofosbuvir (Harvoni®), 471

Leflunomide (Arava®), 210, 213

legionnaires disease 退伍軍人症 , 441

leishmaniasis 利什曼病 , 489, 495

Leishmania 利什曼原蟲 , 495

Lemborexant (Dayvigo®), 168

Lennox-Gastaut syndrome 雷葛氏症候群 , 109

Lenvatinib (Lenvima®), 539, 544

Lepirudin (Refludan®), 345, 351

leprosy 痲瘋病 , 452

Lesch-Nyhan 症候群萊希－尼亨症候群 , 205

Letrozole (Femara®), 404, 409, 532, 535

leukemias 白血病 , 517

leukotrienes modulators 白三烯素調節劑 , 256

Leukotrienes 白三烯素 , 195, 256

Leuprolide (Eligard®; Lupron®), 372, 532, 534

Levalbuterol (Xopenex ®), 78, 261

Levetiracetam (Keppra®), 110, 112

Levocetirizine (Xyzal®), 253, 255

Levodopa / Benserazide (Madopar®), 97

Levodopa / Carbidopa (Sinemet®), 97

Levodopa; L-Dopa 左多巴 (Dopar®), 96, 100

Levofloxacin (Levaquin®), 450, 453

Levomilnacipran (Fetzima®), 158, 159, 163

Levonorgestrel (Norplant®), 405, 407, 409

Levorphanol (Levo-Dromoran®), 122, 126, 130

Levosimendan (Simdax®), 311, 313

Levothyroxin; T$_4$ (Levothroid®), 385, 386

Lidocaine (Xylocaine®), 107, 144, 321

Lidocaine+Prilocaine (Emla®), 281, 283

ligand-gated ion channel 配體調控離子通道 , 19

Linaclotide (Linzess®), 237, 241

Linagliptin (Trgjenta®), 397

Lincomycin 氯林絲菌素 (Lincocin®), 442, 446

Linezolid (Zyvox®), 436, 443, 446

Liothyronine; T$_3$ (Cytomel®), 385, 386

Liotrix (Thyrolar®), 385, 386

lipid bilayer envelope 脂質雙層包膜 , 475

lipid peroxidation 脂質過氧化作用 , 524

lipid pneumonia 脂質性肺炎 , 229

lipoprotein lipase 脂蛋白脂酶 , 356

lipoprotein 脂蛋白 , 353

lipoxygenase; LOX 抑制脂氧酶 , 258

lipoxygenase 脂氧酶 , 195

Liraglutide (Victoza®), 396, 400

Lisdexamfetamine (Vyvanse®), 172, 174, 175

Lisinopril (Prinivil®), 299, 302

Lithium 鋰鹽 , 162, 164, 558

livedo reticularis 網狀青斑 , 99

liver cancer 肝癌 , 518

Lixisenatide (Adlyxin®), 396, 400

loading doses 負載劑量 , 17

Lobeglitazone (Duvie®), 395, 399

local anaesthetics; LA 局部麻醉劑 , 135

Locaserin, 236

Lomefloxacin (Maxaquin®), 450

Lomustine (CCNU; CeeNU®), 512, 518

long-acting β₂-agonists 長效型 β₂ 致效劑，256, 261

loop diuretics 亨利氏環利尿劑，268

loop of Henle 亨利氏環，267

Loperamide (Imodium®), 231, 232

Lopinavir / Ritonavir (Kalerta®), 482, 488

Loratadine (Claritin®), 253, 255

Lorazepam (Ativan®), 108, 111, 165, 171, 179

Losartan (Cozaar®), 299, 300, 302, 305

Lovastatin (Mevacor®), 354, 359

Lovastatin / Niacin (Advicor®), 358

low density lipoproteins; LDL 低密度脂蛋白，353

low molecular weight heparin; LMWH 低分子量肝素，345

Loxapine (Loxitane®), 152

LSD 搖腳丸或一粒沙，176

Lubiprostone (Amitiza®), 228, 230, 237

lung surfactant 肺泡表面張力素，263

luoxetine (Prozac®), 281

Lusutrombopag (Mulpleta®), 339, 340

luteinizing hormone; LH 黃體生成素，366, 400

Lutropin alfa (Luveris®), 369, 374

M

macrocytic anemia 大血球性貧血，336

Macrolides 巨環類抗菌劑，440

macrophages 巨噬細胞，208

Mafenide (Sulfamylon®), 448

Magnesium hydroxide; Mg(OH)₂ 氫氧化鎂，223, 225, 227, 230

Magnesium oxide; MgO 氧化鎂，224, 225, 227, 230

Magnesium sulfate; MgSO₄ 硫酸鎂，227, 230

Magnesium trisilicate; Mg₂Si₃O₈ 三矽酸鎂，224, 225

maintenance doses 維持劑量，17

malaria 瘧疾，489

Malathion, 66

malignant hyperthermia 惡性高體溫，72, 138

malignant melanoma 惡性黑色素瘤，511, 518

mammalian target of rapamycin kinase inhibitors mTOR 激酶抑制劑，536

mammalian target of rapamycin; rapamycin; mTOR 在哺乳類動物細胞的標靶，188

mania 躁，161

Mannitol (Osmitrol®), 67, 272, 274

Maprotiline (Ludiomil®), 157, 163

Maraviroc (Selzentry®), 484, 489

mast cell 肥大細胞，192, 256

maximal efficacy 最大效力，22

MDMA 搖頭丸，176

Mebendazole (Vermox®), 498, 500

Mecamylamine (Inversine®), 61, 71

Mechlorethamine (Mustargen®), 512, 517

Meclizine (Bonine®), 235

Meclofenamate (Meclomen®), 201, 204

median effective concentration; EC₅₀ 半數有效濃度，24

median effective dose; ED₅₀ 半數有效劑量，24, 136

median lethal dose; LD₅₀ 半數致死劑量，24

medication overuse headache; MOH 藥物過用頭痛，132

Medroxyprogesterone acetate (Depo-Provera®), 405, 532, 534

Medroxyprogesterone, 409

medullary depression 延髓麻醉期，136

medullary thyroid cancer 甲狀腺髓樣癌，542

Mefenamic acid (Ponstan®), 201, 204

Mefloquine (Lariam®), 492, 499

megaloblastic anemia 巨母紅血球性貧血，336

Megestrol acetate (Megace®), 405, 409, 532, 534

meglitinides 類衍生物 , 392

melanocyte stimulating hormone; α-MSH 黑色素細胞刺激素 , 236

Melarsoprol (Arsobal®), 496, 500

Meloxicam (Mobic®), 201, 204

Melphalan (Alkeran®), 511, 512

Memantine (Namenda®), 102, 103

menopausal hormone replacement therapy; HRT 更年期的荷爾蒙替代療法 , 408

Menotropins (Pergonal®), 369, 374

Mepenzolate (Cantil®), 70

Meperidine (Demerol®), 122, 126, 130

Mephenoxalone (Dorsiflex®), 114

Mepivacaine (Carbocaine®), 144

Mercaptopurine (Purinethol®), 238, 242, 513

Meropenem (Merrem®), 435, 437

Mesalamine (Asacol®), 238, 242

Mescaline 墨西哥仙人掌鹼 , 180

Mesna (Mesnex®), 517

Mesoridazine (Mellerzin®), 152

metabolism 代謝 , 5

Metaproterenol (Alupent®), 74, 77, 81

Metformin (Glucophage®), 392, 399

Methadone (Dolophine®) 美沙冬 , 122, 126, 148, 130, 176

Methamphetamine (Desoxyn®), 79, 172, 175

methanesulfonate 甲烷磺酸鹽 , 518

Methanol 甲醇 , 558

Methazolamide (Neptazane®), 273, 274

methemoglobinemia 變性紅血球素血症 , 295

Methenamine (Urised®), 449, 451

Methenolone, 411, 412

Methicillin (Staphcillin®), 431

methicillin resistant staphylococcus aureus; MRSA Methicillin 具抗藥性之金黃色葡萄球菌 , 435

Methimazole (Tapazole®), 386, 387

Methohexital (Brevital®), 167, 171

Methotrexate (Rheumatrex®; Trexall®), 209, 213, 239, 242, 513, 520

Methoxamine, 74

Methoxyflurane (Penthrane®), 138, 139, 142

Methoxypolyethylene glycol-epoetin beta; MPEG-epoetin beta (Mircera®), 338, 340

Methscopolamine (Pamine®), 70

Methyclothiazide (Enduron®), 270, 273, 292, 300

methylation 甲基化 , 13

Methylcellulose (Methocel®) 甲基纖維素 , 227, 229

Methyldopa (Aldomet®), 87, 88, 294, 301

Methylenedioxymethamphetamine (MDMA), 172, 175

methylnorepinephrine 甲基正腎上腺素 , 294

Methylphenidate (Ritalin®), 81, 172, 174, 175

Methylprednisolone (Medrol®), 189, 191, 258, 379

Methyltestosterone, 410

methyltransferase 甲基轉移酶 , 192

Metoclopramide (Primperan®), 234, 235, 240, 242

Metocurine (Metubine®), 73

Metolazone (Zaroxolyn®), 270, 273, 292

Metoprolol (Betaloc®; Lopressor®), 85, 88, 135, 293, 301

Metronidazole (Flagyl®), 219, 224, 425, 494, 499

Metyrapone (Metopirone®), 380

Mexiletine (Mexitil®), 321

Micafungin (Mycamine®), 460, 463

Miconazole (Monistat®), 461

microcytic anemia 缺鐵性貧血小血球性貧血 , 335

microtubule 微小管 , 93, 526

Midazolam (Versed®), 140, 142, 165, 171

Midodrine (Amatine®), 77, 80

Mifamurtide (Mepact®), 536

Mifepristone (Mifegyne®; RU486), 405, 409

Miglitol (Glyset®), 395, 399

migraine headache 偏頭痛, 131

Milnacipran (Milpran®), 159, 163

Milrinone (Primacor®), 308

Miltefosine (Impavido®), 495, 500

Mineral oil 礦物油, 228, 229, 230

mineralocorticoids 礦物皮質素, 375

minimal alveolar concentration; MAC 最低肺
泡濃度, 136

minimum bacteridal concentration; MBC 最
低殺菌濃度, 427

minimum inhibitory concentration; MIC 最低
抑菌濃度, 427

Minocycline (Minocin®), 440

Minoxidil (Loniten®), 295, 301

Mirabegron (Betmiga®), 81

Mirtazapine (Remoron®), 161, 164

Misoprostol (Cytotec®), 222, 225, 275, 277

Mitomycin (Mutamycin®), 514, 525

Mitotane (Lysodren®), 381, 515, 530

mitotic inhibitors 有絲分裂抑制劑, 511

Mitoxantrone (Novantrone®), 514, 525

Mivacurium (Mivacron®), 73

Moclobemide (Aurorix®), 160, 163

Modafinil (Provigil®), 173, 175

moderate agonists 中效致效劑, 124

Moexipril (Univasc®), 299, 302

Molindone (Moban®), 152

Mometasone (Nasonex®), 253, 255, 258

monoamine oxidase B; MAO-BB 型單胺氧化
酶, 96, 99

monoamine oxidase inhibitors; MAOIs 單胺
氧化酶抑制劑, 155, 159

monoamine oxidase; MAO 單胺氧化酶, 58,
57, 159

monobactams 單菌黴素, 429

monocytes 單核細胞, 208

monoiodotyrosine; MIT 單碘酪胺酸, 382

mononuclear granulocyte; MNP 單核白血球,
205

Montelukast (Singulair®), 254, 255, 258

Morphine 嗎啡 (MScontin®), 122, 124, 130,
176

Mosapride (Mosapulin®), 240, 243

motilin 胃動素, 441

Moxifloxacin (Avelox®), 450, 453

Mozavaptan (Physuline®), 371

mucin glycoproteins 黏液醣蛋白, 251

mucolytic agent 痰液溶解劑, 249

multiple myeloma 多發性骨髓瘤, 511

Mupirocin (Bactroban®), 445, 446

Muromonab CD3 (Orthoclone OKT-3®), 190,
191

muscarinic 蕈毒鹼型, 58

mustard metabolite 芥子代謝物, 517

myasthenia gravis; MG 重症肌無力, 65

Mycobacterium leprae 痲瘋分枝桿菌, 452

Mycobacterium tuberculosis 結核分枝桿菌,
452

mycolic acid 壁酸, 453

Mycophenolate mofetil (Myfortic®), 189, 191

mycoplasmal pneumonia 黴漿菌肺炎, 441

mycosisfungoides 蕈狀肉芽腫, 517

myeloid growth factors 骨髓生長因子, 337

myocardial infarction; MI 心肌梗塞, 303

myoclonic seizure 肌陣攣性癲癇, 103

myxedema 黏液性水腫, 381

N

Na⁺/K⁺ ATPase 鈉 - 鉀腺苷酸三磷酸酶, 306

Nabilone (Cesamet®), 234, 235

Nabumetone (Relafen®), 201, 204

nacrolepsy 猝睡症, 172

Nadolol (Corgard®), 84, 85, 87, 134, 134,
135, 293, 300

Nafarelin (Synarel®), 372

Nafcillin (Unipen®), 431

Naftifine (Naftin®), 461

Nalbuphine (Nubain®), 122, 128, 130

Nalidixic acid (NegGram®), 450

Nalmefene (Revex®), 123, 129, 131, 179

Naloxone (Narcan®), 123, 125, 129, 131

Naltrexone (Depade®; Vivitrol®), 123, 129, 131, 179

Nandrolone, 411, 412

Naphazoline (Privine®; Sudafed®), 74, 77, 252, 255

Naproxen (Naprosyn®), 200, 204

Naratriptan (Amerge®), 133, 135

narcotic antitussive 麻醉性鎮咳劑 , 249

Narlaprevir (Arlansa®), 470, 486

narrow-spectrum agents 狹效型 , 426

nasal drops 滴鼻劑 , 9

Nateglinide (Starlix®), 395, 399

natural penicillins 天然青黴素 , 430

Nebivolol (Bystolic®; Nabilet®), 85, 88, 293, 300

Nedocromil (Tilade®), 254, 255, 259

Nefazodone (Serzone®), 161, 164

negative feedback 負回饋機制 , 365

Neisseria gonorrhoeae 淋病奈瑟菌 , 434, 427

Nelarabine (Arranon®), 513, 523

Nelfinavir (Viracept®), 482, 488

Neomycin (Mycifradin®), 439

Neostigmine (Prostigmin®), 61, 63, 68, 240, 242

nephrogenic diabetes insipidus 腎因性尿崩症 , 270

Neratinib (Nerlynx®), 539, 545

nerve block anesthesia 神經阻斷麻醉 , 145

nerve terminals 神經末梢 , 93

Nesiritide (Natrecor®), 311, 313

Netilmicin (Netromycin®), 439

Netupitant / Palonosetron (Akynzeo®), 233, 235

neuraminidase inhibitors 神經胺酶抑制劑 , 473

Neuraminidase 神經胺酶 , 473

neurofibrillary tangles 神經纖維絲纏結 , 101

neurofients 神經絲 , 93

neuroglia 神經膠細胞 , 93

neuromuscular blockers 神經肌肉阻斷劑 , 60, 71

neurons 神經元 , 93

neurotensin 神經降壓素 , 94

neurotransmitters 神經傳遞物質 , 54

neutropenia 嗜中性白血球減少 , 337

Nevirapine (Viramune®), 479, 488

new drug application; NDA 新藥查驗登記 , 29

Niacin (Vitamin B₃; Nicotinic acid), 358, 359

Nicardipine (Cardene®), 296, 302, 328, 329

Niclosamide (Niclocide®), 498, 499, 500

Nicotine 尼古丁 (Nicorette®), 60, 181

nicotinic acid, 359

nicotinic M; NM 肌肉型菸鹼性受體 , 58

nicotinicN; NN 神經型菸鹼性受體 , 58

nicotinic 菸鹼型 , 58

Nifedipine (Adalat®), 276, 278, 296, 302, 328, 329

Nifurtimox (Lampit®), 496, 500

Nilotinib (Tasigna®), 538, 543

Nilutamide (Anandron®; Nilandron®), 412, 413, 533

Nimetazepam K5 或紅豆 , 176

Nimodipine (Nimotop®), 296, 302

Nintedanib (Ofev®), 539, 544

Nisoldipine (Baymycard®), 296, 302

Nitazoxanide (Alinia®), 495, 500

nitric oxide; NO 一氧化氮 , 94, 278

nitrite 亞硝酸鹽 , 326

Nitrofurantoin (Furadantin®), 451, 452

nitrogen mustard gas 氮芥子氣 , 512

Nitroglycerin 三硝基甘油 (Nitrostat®), 278, 326, 327, 329

Nitroprusside (Nitropress®), 295, 301

nitroprusside, Sodium, 279

nitrosourea 亞硝基尿素 , 512

Nitrous oxide 一氧化亞氮；笑氣 , 139, 140, 142

Nizatidine (Tazac®), 221, 224

N-methyl-D-asparate receptorsNMDA 受體 , 109

non small cell lung carcinoma 非小細胞肺癌 , 519

non-anthracyclines 非蒽環類抗生素 , 514, 524

non-competitive/depolarizing neuromuscular blockers 非競爭型／去極化神經肌肉阻斷劑 , 72

non-dihydropyridine 非二氫吡啶 , 296

Non-Hodgkin's lymphoma 非何杰金氏症淋巴瘤 , 511

non-narcotic antitussive 非麻醉性鎮咳劑 , 249

non-nucleoside reverse transcriptase inhibitors; NNRTIs非核苷反轉錄酶抑制劑, 476

non-selective β-adrenergic antagonists 非選擇性的 β 拮抗劑 , 83

norepinephrine and dopamine reuptake inhibitors; NDRIs 正腎上腺素及多巴胺再回收抑制劑 , 174

Norepinephrine; NE 正腎上腺素 (Levophed®; Noradrenaline®), 22, 54, 74, 76, 80, 94

Norethindrone, 405, 407, 409

Norfloxacin (Noroxin®), 450

Norgestimate, 405, 407

Norgestrel, 407, 409

Nortriptyline (Aventyl®), 157, 163

Noscapine (Narcotine®), 250, 254

NPH (Neutral protamine hagedorn), 390

NPH insulin (Humulin N®), 391

NS3/4A serine protease inhibitorsNS3/4A 絲胺酸蛋白酶抑制劑 , 470

NS5A polymerase inhibitors NS5A 聚合酶抑制劑 , 470

NS5B polymerase inhibitors NS5B 聚合酶抑制劑 , 470

nucleoside/nucleotide reverse transcriptase inhibitor; NRTIs 核苷／核苷酸反轉錄酶抑制劑 , 476

nucleus tractus solitarius; NTS 孤獨核 , 233

Nystatin (Mycostatin®), 462

O

Obinutuzumab (Gazyva®), 541, 548

obsessive-compulsive disorder; OCD 強迫症 , 168

Octreotide (Sandostatin®), 372

Ofatumumab (Aezerra®), 541, 548

Ofloxacin (Floxin®), 450

oil/gas partition coefficient 油／氣體分配係數 , 137

ointment 軟膏 , 9

Olanzapine (Zyprexa®), 153

Olmesartan (Benicar®), 300, 302

Olopatadine (Patanase®), 253, 255

Olsalazine (Dipentum®), 238, 242

Omadacycline (Nuzyra®), 440

Omalizumab (Xolair®), 259

Ombitasvir (Viekira Pak®), 470, 486

Ombitasvir-paritaprevir-ritonavir-dasabuvir (Viekira Pak®), 471

Ombitasvir-paritaprevir-vitonavir (Technivie®), 471

Omeprazole (Losec®), 221, 225

oncogene 致癌基因 , 509

Ondansetron (Zofran®), 233, 235

on-off phenomenon 開－關現象 , 96

onset of action 起始作用期 , 16

opioid analgesics 鴉片類鎮痛劑 , 121

opioid peptides 類鴉片胜肽, 94

Orexin receptor 食慾激素受體, 168

organophosphate cholinesterase inhibitors
有機磷膽鹼酯酶抑制劑, 66

Oritavancin (Orbactiv®), 436, 437

Orlistat (羅氏鮮；Xenical® 讓你酷), 236

ornithine decarboxylase 二胺戊酸去羧酶,
496

Oseltamivir (Tamiflu® 克流感), 464, 473, 486

Osimertinib (Tagrisso®), 538, 542

osmotic diuretics 滲透性利尿劑, 268

osmotic laxatives 滲透性瀉劑, 226

osteoclasts 蝕骨細胞, 414

osteogenic sarcoma 骨性肉瘤, 517

osteoporosis 骨質疏鬆症, 416

Ouabain, 307

outer membrane 外膜, 430

ovarian cancer 卵巢癌, 519

overactive bladder; OAB 膀胱過動症, 78

Oxacillin (Prostaphlin®), 431

Oxaliplatin (Eloxatin®), 512, 519

Oxandrolone, 410

Oxaprozin (Daypro®), 200, 204

Oxazepam (Serax®), 165, 171, 179

Oxcarbazepine (Trileptal®), 106, 110

oxicam 昔康類衍生物, 199

Oxiconazole (Oxistat®), 461

oxidation 氧化, 13

Oxolamine citrate (Oxola®), 250, 254

Oxybutynin (Ditropan®), 71

Oxychlorosene, 502

Oxycodone (Oxycontin®), 122, 127, 130

Oxymetazoline (Nezeril®; Sindecon®), 74, 77,
252, 255

Oxymorphone (Numorphan®), 122, 126, 130

oxytocic agent; uterine stimulants 子宮收縮
劑, 274

Oxytocin; OT 催產素 (Pitocin®), 274, 277,
365, 366, 371, 374

P

Paclitaxel (Taxol®) 紫杉醇, 514, 526

Paget's disease 佩吉氏症, 416

Palifermin (Kepivance®), 241, 243

Paliperidone (Invega®), 153

Palivizumab (Synagis®), 464, 474, 487

Palonosetron (Aloxi®), 233, 235

Pamidronate (Aredia®), 417, 419

p-aminobenzoic acid; PABA 胺基苯酸, 447

p-Aminosalicyclic acid (PAS), 455, 457

Pancuronium (Pavulon®), 73

panic disorder 恐慌症, 168

Panitumumab (Vectibix®), 541, 548

Panobinostat (Farydak®), 540, 546

Pantoprazole (Panoloc®), 221, 225

Para-Aminosalicyclic acid, 453

paranoia 妄想狂, 151

parasympathetic nervous system 副交感神
經系統, 51

Parathion, 66

parathyroid hormone; PTH 副甲狀腺素, 413

parenteral 非腸道途經給藥, 6

Paritaprevir (Viekira Pak®), 470, 486

Paritaprevir+Ombitasvir+dasabuvir (Viekira
Park®), 471

Paromomycin (Humatin®), 439, 494, 499

Paroxetine (Paxil®), 158, 163, 170, 171, 280,
281, 283

paroxysmal supravemtricular tachycardia;
PSVT 陣發性心室上搏動過速, 316

partial agonists 部分致效劑, 21, 121

partial seizures 局部性癲癇, 103

passive diffusion 被動擴散, 6

paste 糊劑, 9

patent ductus arteriosus; PDA 開放性動脈導
管, 201

Pazopanib (Votrient®), 539, 544

Pegaspargase (Oncaspar®), 515, 530

Pegfilgrastim (Neulasta®), 338, 340

Peginterferon alfa 2b (PEG-Intron®), 469

Peginterferon alfa-2a (Pegasys®; PEG-Intron®), 469, 485

Pegloticase (Krystexxa®), 208

Pegvisomant (Somavert®), 367, 374

Pemetrexed (Alimta®), 513, 521

Penbutolol (Levatol®), 84, 87

Penciclovir (Denavir®), 464, 466, 484

Penicillamine (Cuprimine®), 210, 213, 558

penicillin binding protein; PBPs 青黴素結合蛋白, 430

Penicillin V (V-cillin®), 431

penicillinase-resistant penicillins 抗青黴素酶青黴素, 430

Penicillin-resistant pneumococci; PRPPenicillin 具抗藥性的肺炎鏈球菌, 444

Penicillins 青黴素, 430

Pentamidine (Pentacarinat®), 496, 500

Pentazocine (Taliwn®), 122, 127, 130

Pentobarbital (Nembutal®), 167, 171

Pentostatin (Nipent®), 513, 523

pepsin 胃蛋白酶, 219

peptic ulcer disease; PUD 消化性潰瘍, 219

peptidoglycan 胜肽聚醣, 430

Peramivir (Rapivab®), 473, 486

Perampanel (Fycompa®), 109, 112

perchlorate; ClO_4^- 過氯酸鹽, 385

Pergolide (Permax®), 100

Perindopril (Aceon®), 299, 302

peripheral nervous system; PNS 週邊神經系統, 51

pernicious anemia 惡性貧血, 336

peroxidase 氧化酶, 382

peroxisome proliferator activated receptor; PPARrα 氧化體增殖劑激活受體 α, 356

Perphenazine (Trilafon®), 152, 234, 235

Pertuzumab (Perjeta®), 541, 549

pharmacodynamic phase 藥物效用相, 4

pharmacokinetic phase 藥物動力相, 4

pharmacokinetics 藥物動力學, 3

pharmacological antagonism 藥理性拮抗, 27

pharmaeceutical phase 藥劑相, 4

Phase II 第二相, 13

Phase I 第一相, 13

Phencyclidine 天使塵, 141, 180

Phenelzine (Nardil®), 97, 159, 163

Phenobarbital (Luminal®) 魯米拿, 107, 111, 167, 171

Phenolic conpound 酚化物, 502

Phenothiazines, 125

Phenoxybenzamine (Dibenyline®), 82, 87

Phentermine (Duromine®), 236

Phentolamine (Regitine®), 82, 87

Phenylephrine (Analux®; Neosynephrine®), 74, 77, 80, 252, 255

Phenytoin (Dilantin® 癲能停), 105, 107, 109, 110, 321

pheochromocytoma 嗜鉻性細胞瘤, 82

Phosphate, 419

phosphatidylinositol 4,5-biphosphate; PIP_2 磷脂醯肌醇雙磷酸, 162

phosphatidylinositol; PI 磷脂醯肌醇, 58, 162

phosphodiesterase inhibitors; PDEI 磷酸二酯酶抑制劑, 278, 348

phosphodiesterase type 5; PDE-5 第五型磷酸二酯酶, 278

phosphodiesterase; PDE 磷酸二酯酶, 260

Phospholipase; PLA_2 磷脂酶 A_2, 257

phospholipids 磷脂質, 524

phosphoramide mustard 磷醯胺氮芥, 516

physiological antagonism 生理性拮抗, 27

Physostigmine (Antilirium®), 61, 66, 68

Phytonadione 維生素 K_1, 347

Pibrentasvir (Mavyret®), 470, 486

Pilocarpine (Slagen®), 63, 67, 68

Pimozide (Orap®), 153

Pindolol (Visken®), 84, 85, 88, 293, 300

pinpoint pupils 針狀瞳孔 , 125

Pioglitazone (Actos®), 395, 399

Piperacillin (Pipril®), 432

Piperacillin / Tazobactam (Zosyn®), 432

Pirbuterol (Maxair®), 78, 81, 261

Pirenzepine (Gastrozepine®), 70, 222, 225

Piroxicam (Feldene®), 201, 204

Pitavastatin (Livalo®), 355, 359

Pitolisant (wakix®), 174, 176

plaques 沉澱斑塊 , 100

plasma concentration; C 血漿濃度 , 11

plasminogen activators 胞漿素原活化劑 , 347

plasmin 胞漿素 , 347

Plasmodium falciparum 惡性瘧原蟲 , 490

Plasmodium malariae 三日瘧原蟲 , 490

Plasmodium ovale 卵形瘧原蟲 , 490

Plasmodium vivax 間日瘧原蟲 , 490

platelet activating factor; PAF 血小板活化因子 , 341

Plazomicin (Zemdri®), 439

Plecanatide (Trulance®), 229, 230

pleural mesothelioma 胸膜間皮瘤 , 521

Plicamycin, 419

Plummer's disease 普侖默氏病 , 384

plydentate ligands 多牙配位基 , 558

pneumonia 肺炎 , 439

Podophyllum 足葉草類 , 528

Polycarbophil (FiberCon®), 227, 229

polycycstic ovary syndrome; PCOS 多囊性卵巢症 , 393

polydipsia 劇渴症 , 387

Polyene 聚烯類 , 457

Polyethylene glycol (Miralax®), 227, 230

polymerization 聚合作用 , 429

polymorphonuclear granulocyte; PMN 多型核白血球 , 205

Polymyxins B 黏菌素 , 451, 452

polysaccharides 多醣類 , 227

polyuria 多尿症 , 387

Ponatinib (Iclusig®), 538, 543

Poractant alfa (Curosurf®), 263

Posaconazole (Noxafil®), 463

postherpetic neuralgia 疱疹後神經痛 , 108

post-traumatic stress disorder; PTSD 創傷後壓力症候群 , 168

postural instability 姿態不穩 , 95

potassium-sparing diuretics 保鉀型利尿劑 , 268

potency 效價 , 22

Povidone-iodine 優碘 , 501

Pralatrexate (Fololyn®), 513, 521

Pralidoxime, 66

Pramipexole (Mirapex®), 97, 98, 100

Pramlintide (Symlin®), 398, 400

Prasugrel (Effient®), 349

Pravastatin (Pravachol®), 355, 359

Pravastatin / Aspirin (Pravigard PAC®), 358

Praziquantel (Biltricide®), 498, 500

Prazosin (Minipress®), 82, 87, 293, 301

Pre-clinical Tests 臨床前試驗 , 29

Prednisolone (Meticorten®;Prednon®), 189, 191, 213, 258, 379

Prednisone (Meticorten®), 213, 258, 379

Pregabalin (Lyrica®), 108, 111

preganglionic neuron 節前神經元 , 51

pregnenolone 孕烯醇酮 , 380

prehormone 荷爾蒙先質 , 414

Premature ejaculation; PE 早發性的射精 , 280

premenstrual dysphoric disorder; PMDD 經前障礙症 , 157

presynaptic receptor 突觸前受體 , 21

Primaquine (Leoprime®), 491, 499

primary aldosteronism 原發性醛固酮過多症 , 377

primary hypertension 原發性高血壓 , 289

Primidone (Mysoline®) 邁蘇靈 , 108, 111

prinzmental's or variant angina 變異型心絞痛，325

Pristinamycin (Pyostacine®), 445, 446

Probenecid (Benemid®), 206, 208

Procainamide (Pronestyl®), 316

Procaine (Novocaine®), 144

Procaine penicillin G (Crysticillin®), 431

Procarbazine (Matulane®), 515, 530

Procaterol (Mrptin®), 78, 81, 261

Prochlorperazine (Novamin®), 234, 235

Procyclidine (Kemadrin®), 100

progesterone 黃體酮，405

progestins 黃體素，400, 405

proinsulin 胰島素，388

prolactin inhibiting factor; PIF 促乳素抑制因子，154

prolactin; PRL 促乳素，366

Promethazine (Pyrethia®), 234, 235

Propafenone (Rythmol®), 322

Propantheline (Pro-Banthine®), 70

propionic acid 丙酸類衍生物，199

Propofol (Diprivan®), 141, 142

Propoxyphene (Darvon®), 122, 127, 130

Propranolol (Inderal®), 83, 85, 87, 135, 179, 293, 300, 322, 328, 329

Propylthiouracil (Procil®), 386, 387

prostaglandin E 前列腺素 E，220

Prostaglandins; PGs 前列腺素，195, 197, 256, 274, 275

prostate cancer 前列腺癌，519

Protamine sulfate 魚精蛋白，343

protease inhibitors 蛋白酶抑制劑，476

protease 蛋白酶，476

proteasome inhibitors 蛋白酶體抑制劑，536

protein misfolding 蛋白質錯誤摺疊，100

proteoglycan 蛋白多醣，210

Proteus mirabilis 奇異變形菌，437

Protirelin; Thyrotropin-Releasing hormone; TRH (Relefact TRH®), 372

proton pump inhibitors; PPIs 質子幫浦，221

proto-oncogene 前致癌基因，509

Protriptyline (Vivactil®), 157, 163

proximal convoluted tubule 近曲小管，267

Prucalopride (Motegrity®; Resolor®), 229, 230, 240, 243

Pseudoephedrine (Nordrine®; Sudafed®), 79, 81, 252, 255

pseudomembranous colitis 梭狀屬偽膜性結腸炎，435

Pseudomonas aeruginosa 綠膿桿菌，437

Psilocybin, 180

Psilocybine 西洛西賓，176

psoriatic arthritis 牛皮癬關節炎，211

Psyllium hydrophilic colloid (Metamucil®), 227, 229

pulmonary embolism 肺栓塞，95

pure agonists 單純致效劑，121

pure estrogen receptor antagonists 純雌激素受體拮抗劑，402

purine analogs 嘌呤類似物，513, 519

purine 嘌呤，519

Pyrantel pamoate (Antiminth®), 498, 500

Pyrazinamide; PZA (Aldinamide®), 453, 455, 456

Pyridostigmine (Mestinon®), 63, 68

Pyridoxine 維生素 B_6，97

Pyrimethamine / Sulfadoxine (Fansidar®), 492, 499

pyrimidine analogs 嘧啶類似物，513, 519

pyrimidine 嘧啶，519

pyruvyl transferase 丙酮酸轉移酶，436

Q

Quazepam (Doral®), 165, 171

Quetiapine (Seroquel®), 153

Quinapril (Accupril®), 299, 302

Quinidine (Panquin®), 316, 492, 499

Quinine 奎寧 (Qualaquin®), 492, 499

Quinupristin/Dalfopristin; Q/D (Synercid®), 444, 446

R

Rabeprazole (Parjet®), 221, 225

radiation 放射治療, 509

Raloxifene (Evista®), 403, 409, 419

Raltegravir (Isentress®), 481, 489

Ramelteon (Rozerem®), 168, 171

Ramipril (Altace®), 299, 302

Ramosetron (Nasea®), 233, 235

Ramucirumab (Cyramza®), 540, 548

Ranitidine (Zantac®), 221, 224

Ranolazine (Ranexa®), 328, 329

Rasagiline (Azliect®), 99, 100

Rasburicase (Elitek®), 207, 208

Raynaud disease 雷諾氏症, 82

Reboxetine (Vestra®), 159, 163

receptor activator of nuclear factor kappa-B ligand inhibitor; RANKLI 細胞核 κ-B 受體活化因子配體抑制劑, 417

receptor activator of nuclear factor kappa-B ligand; RANKL 細胞核 κ-B 受體活化因子配體, 418

receptor 受體, 18

red neck syndrome 紅頸症候群, 436

reduction 還原, 13

Regorafenib (Stivarga®), 539, 544

Regular insulin (Humulin R®), 391

Remifentanil (Ultiva®), 122, 126, 130

remodeling 重塑, 414

renin-angiotensin-aldosterone system inhibitors 腎素 - 血管收縮素 - 醛固酮抑制劑, 290

renin-angiotensin-aldosterone system; RAAS 腎素 - 血管收縮素 - 醛固酮系統, 297

renin 腎素, 267

Repaglinide (Prandin®), 395, 399

replication fork 複製叉, 528

repolarization 再極化, 313

Reserpine (Serpasil®), 86, 88, 97, 294, 301

resorption 再吸收, 413

respiratory distress syndrome; RDS 呼吸窘迫症候群, 263

Respiratory syncytial Virus; RSV 流行性感冒及呼吸道融合病毒, 464

rest and digest response 休息和消化反應, 53

resting potential 靜止電位, 313

resting tremor 坐震顫, 95

Retapamulin (Altabax®), 445, 446

Reteplase (Retavase®), 348, 352

Retigabine (Trobalt®), 109, 112

retrovirus 反轉錄病毒, 474

reverse transcriptase 反轉錄酶, 474, 477

reversible cholinesterase inhibitors 可逆型的膽鹼酯酶抑制劑, 61

Reye's syndrome 雷氏症候群, 199

rhabdomyosarcoma 橫紋肌肉瘤, 526

rheumatoid arthritis; RA 類風濕性關節炎, 208

Ribavirin (Virazole®), 464, 469, 485

Rifabutin (Mycobutin®), 453, 454

Rifampin (RIF) (Rifadin®), 453, 454, 456

Rifapentine (Priftin®), 453, 454

Rifaximin (Xifaxan®), 451, 452

rigidity 肌肉僵硬；僵直, 95, 112

Rilpivirine (Edurant®), 488

Rimantadine (Flumadine®), 473, 486

Risedronate (Actonel®), 417, 419

Risperidone (Risperdal®), 153

Ritodrine (Yutopar®), 74, 78, 81, 276, 278

Ritonavir (Norvir®), 482, 488

Rituximab (MabThera®; Rituxan®), 211, 213, 541, 548

Rivaroxaban (Xarelto®), 345, 351

Rivastigmine (Exelon®) 憶思能 , 66, 68, 102, 103

Rizatriptan (Maxalt®), 133, 135

Rocuronium (Zemuron®), 73

Rofecoxib (Vioxx®), 202, 204

Roflumilast (Daliresp®), 260, 262

Rolapitant (Varubi®), 233, 235

Romidepsin (Istodax®), 540

Romiplostim (Nplate®), 339, 340

Romosozumab (Evenity®), 418, 419

Ropinirole (Requip®), 97, 98, 100

Ropivacaine (Naropin®), 144

Rosiglitazone (Avandia®), 395, 399

Rosuvastatin (Crestor®), 355, 359

Rotigotine (Neupro®), 97, 98, 100

roundworms 線蟲 , 497

Roxithromycin (Acevor®), 442

Rufinamide (Banzee®), 107

Ruxolitinib (Jakavi®), 190, 191

S

Sacubitril / Valsartan (Entresto®), 305

Sacubitril, 305

Salbutamol (Albuterol®), 74, 81

Salicylic acid 水楊酸 , 558

Salmeterol (Serevent®), 74, 78, 81, 261

Salmeterol+Fluticasone (Advair®), 258

Saquinavir (Invirase®), 482, 488

Sarecycline (Seysara®), 440

Sargramostim (Leukine®), 338, 340

Sarilumab (Kevzara®), 212, 214

Sarin, 66

Satavaptan (Aquilda®), 371

Saxagliptin (Onglyza®), 397, 400

schizont 裂殖體 , 490

schizophrenia 思覺失調症 , 151

Scopolamine (Transderm-Scop®), 70, 234, 235

Secobarbital 紅中 (Seconal®), 167, 171, 176

secondary hypertension 繼發性高血壓 , 289

selective estrogen-receptor modulators; SERMs 選擇性雌激素受體調節劑 , 402

selective norepinephrine reuptake inhibitors; SNRIs 選擇性 NE 再回收抑制劑 , 155

selective serotonin reuptake inhibitors; SSRIs 選擇性 5-HT 再回收抑制劑 , 155

selective β-adrenergic antagonists 選擇性的 β 拮抗劑 , 83

selectve norepinephrine reuptake inhibitors; NRIs 選擇性正腎上腺素再回收抑制劑 , 174

Selegiline, 97, 99

semiquinone 半醌 , 524

Senna 番瀉葉 , 226

Sermorelin (Geref®), 372

serotonin and norepinephrine reuptake inhibitors; SNRIs5-HT 和 NE 再回收抑制劑 , 155

serotonin syndrome 血清胺症候群 , 157

serotonin; 5-HT 血清胺 , 94, 131, 195

Sertaconazole (Ertaczo®), 461

Sertraline (Zoloft®), 134, 135, 158, 163, 170, 171, 280, 281, 283

Sevoflurane (Sevofrane®; Ultane®), 138, 139, 142

sex hormones 性激素 , 375

short stature 侏儒症 , 366

short-acting beta 2 agonists; SABAs 短效型 , 261

Sildenafil (Viagra®), 279, 283

Silodosin (Urief®), 83, 87, 282, 283

Silver sulfadiazine (Agazine®), 448

Simeprevir (Olysio®), 470, 486

Simvastatin (Zocor®), 355, 359

Simvastatin / Ezetimibe (Vytorin®), 358

Simvastatin / Niacin (Simcor®), 358

Sirolimus (Rapamune®), 188, 191

Sitagliptin (Januvia®), 397, 400

slow acting antirheumatic drugs; SAARDs 抗風濕藥物, 209

small cell lung carcinoma 小細胞肺癌, 519

social anxiety disorder 社交恐懼症, 168

Sodium 2-mercaptoethane sulfonate, 517

Sodium bicarbonate; NaHCO₃ 碳酸氫鈉, 223, 225

sodium channel blockers 鈉通道阻斷劑, 271

sodium glucose co-transporter 2 inhibitors; SGLT2 amylin 類似物及鈉－葡萄糖共同輸送器抑制劑, 392

Sodium hypochlorite 次氯酸鈉, 502

Sodium stibogluconate (Pentostam®), 495, 500

Sodium thiosulfate 硫代硫酸鈉, 296

Sofosbuvir (Sovaldi®), 464, 486

Sofosbuvir-velpalasvir-voxilaprevir (Vosevi®), 471

Sofosbuvir-velpatasvir (Epclusa®), 471

Solifenacin (VESIcare®), 71

Solithromycin (Solithera®), 443, 446

Solriamfetol (Sunosi®), 173, 176

Soman, 66

somatic nervous system; SNS 體神經系統, 51

Somatostatin (Stilamin®) 生長素抑制激素, 94, 372

Somatotropin (Genotropin®), 366, 374

Somatrem (Protropin®), 366, 374

soma 細胞本體, 93

Sorafenib (Nexavar®) 雷莎瓦, 539, 543

Sorivudine (Usevir®), 466, 485

Sotalol (Betapace®; Sotacor®), 84, 85, 87, 323, 293, 300

spare receptor 儲備受體, 21

spasmolytic drugs 解痙劑, 112

spasticity 痙攣, 112

Spectinomycin (Trobicin®), 445, 446

Spermicides 殺精劑, 408

spinal anesthesia 脊髓麻醉, 145

Spironolactone (Aldactone®), 271, 273, 292, 300, 381

sporozoites 生殖芽胞, 490

squamous cell carcinoma 鱗狀上皮細胞癌, 530

stabilizers of mast cells 肥大細胞穩定劑, 256

stable angina 穩定型心絞痛, 325

Stanozolol, 411, 412

Stavudine (Zerit®) (Didehydrodeoxythymidine; d4T), 478, 487

Steven-Johnson Syndrome; SJS 史蒂芬－強森症候群, 480, 449

stimulant laxatives 刺激性瀉劑, 226

Streptococcus orientalis 亞洲鏈球菌, 435

Streptokinase (Streptase®), 347, 352

Streptomyces kanamyceticus 卡那霉素鏈黴菌, 427

Streptomyces spectabilis 壯觀鏈黴菌, 427

Streptomycin (Streptomycin®), 439, 453

Streptozocin (Zanosar®), 512, 518

strong agonists 強效致效劑, 124

subcutaneous; S.C. 皮下注射, 8

sublingual tablets 舌下錠, 8

substance P 物質 P, 94

substantia nigra 黑質體, 95

Succimer (Dimercaptosuccinic acid; DMSA), 558

Succinylcholine (Anectine®), 61, 72, 73

Sucralfate (Ulsanic®), 222, 225

Sufentanil (Sufenta®), 122, 126, 130

sugar-coated tablets 糖衣錠, 8

Sulconazole (Exelderm®), 461

Sulfacetamide (Cetamid®), 448

Sulfadiazine (Agazine®), 448

Sulfamethoxazole / Trimethoprim (Baktar®), 448

sulfanilamide 胺基苯磺醯胺, 447

Sulfasalazine (Azulfidine®), 210, 213, 238, 242

sulfate 硫酸鹽, 13

sulfation 硫酸化, 13

Sulfinpyrazone (Anturane®), 207, 208

Sulfisoxazole (Gantrisin®), 448

sulfonamides 磺胺藥, 270, 447

sulfonylureas 磺醯脲素類, 392

Sulindac (Clinoril®), 200, 204

Sumatriptan (Imigran®), 133, 135

Sunitinib (Sutent®), 539, 543

superoxide radicals 過氧化基, 524

supravetricular dysrhythmias 心律不整, 315

Suramin (Germanin®), 497, 500

surface anesthesia 表面麻醉, 145

surfactant 界面活性劑, 226

surgery 外科手術, 509

surgical anesthesia 外科手術期, 136

sustained-release preparations 持續釋放錠, 8

Suvorexant (Belsomra®), 168

sympathetic nervous system 交感神經系統, 51

sympathomimetics drugs 擬交感神經藥物, 74

synaptic vescicles 突觸小泡, 55

synaptic vesicle protein 2A; SV2A 突觸囊泡蛋白, 110

syndrome of inappropriate antidiuretic hormone secretion; SIADH 抗利尿激素分泌不當症候群, 371

synergism 協同作用, 27

syphilis 梅毒, 441

systemic lupus erythematosus; SLE 紅斑性狼瘡, 378

T

Tabun, 66

tachycardia 心搏過速, 313, 315

tachyphylaxis 作用漸減性, 79

Tacrine (Cognex®), 66, 68, 102, 103

Tacrolimus (Prograf®), 188, 191

Tadalafil (Cialis®), 279, 283

Tamoxifen (Nolvadex®), 402, 408, 532

Tamsulosin (Flomax®), 87, 282, 283

Tapentadol (Nucynta®), 129, 131

tapeworms 條蟲, 497

targetes drugs 標靶藥物, 511

Tasimelteon (Hetlioz®), 168, 171

Taxanes 紫杉醇類, 514, 525

Tedizolid (Sivextro®), 443, 446

Tegaserod (Zelnorm®), 237

Teicoplanin (Targocid®), 436, 437

Telavancin (Vibativ®), 436, 437

Telbivudine (Tyzeka®), 464, 468, 485

Telithromycin (Ketek®), 443, 446

Telmisartan (Micardis®), 300, 302

Temazepam (Restoril®), 165, 171

Temisirolimus (Torisel®), 540, 545

Temozolomide (Temodar®), 512, 519

Tenecteplase (Thkase®), 348, 352

Teniposide (VM-26) (Vumon®), 515, 529

tennis elbow 網球肘, 114

Tenofovir (Viread®; TDF), 464, 469, 478, 485, 487

Tenoxicam (Mobiflex®), 201, 204

Terazosin (Hytrin®), 83, 87, 282, 283, 293, 301

Terbinafine (Lamisil®), 461

Terbutaline (Brethine®; Bricanyl®), 74, 77, 78, 81, 261

Terconazole (Terazol®), 461

Teriparatide (Forteo®), 418, 420

termination of action 作用消失期, 16

testicular cancer 睪丸癌, 517

Testosterone enanthate, 410

Testosterone, 410

testosterone 睪固酮, 282, 410

Tetracaine (Pontocaine®), 144

Tetrachlorocarbon 四氯化碳, 555

Tetracycline 四環素 (Achromycin®), 219, 224, 439, 440

Tetrafluoroethylene 四氟乙烯, 555

tetrahydrocannabinoid; THC 四氫大麻酚, 181

tetrahydrofolic acid; FH$_4$ 四氫葉酸, 520

Tetrahydrozoline (Tyzine®), 77, 252, 255

Theobromine 可可鹼, 173, 175

Theophylline 茶鹼 (Theo-Dur®), 173, 175, 260

therapeutic index; T.I. 治療指數, 24

therapeutic range 治療範圍, 16

Thiabendazole (Mintezol®), 498, 500

Thiamylal (Surital®), 167, 171

Thiazide diuretics Thiazide 類利尿劑, 268

thiazolidinediones 類衍生物, 392

Thimerosal, 502

Thioamides 硫醯胺類, 386

thiocyanate; SCN⁻ 硫氰酸鹽, 296, 385

Thioguanine (Tabloid®), 513, 522

Thiopental (Pentothal®; Trapanal®), 140, 142, 167, 171

Thioridazine (Mellaril®), 152

Thiothixene (Navane®), 152

thrombin receptor antagonists 凝血酶受體拮抗劑, 348

thrombin 凝血酶, 341

thrombolytic drugs 血栓溶解劑, 342

thrombophlebitis 血栓性靜脈炎, 433

Thrombopoietin receptor agonists; TRAs 血小板生成素受體致效劑, 339

thrombopoietn 血小板生成素, 337

thromboxane; TXA$_2$ 血栓素 A$_2$, 195, 197, 341

thymidine kinase 胸腺嘧啶核苷激酶, 465

thymidine 胸腺嘧啶核苷, 477

thymidylate synthase 胸腺嘧啶合成酶, 460

thymine 胸腺嘧啶, 521

thyroid-binding globulin; TBG 甲狀腺結合球蛋白, 382

thyroid-stimulating hormone; TSH 甲狀腺促素, 366

thyrotoxic crisis 甲狀腺危象, 385

thyrotropin-releasing hormone; TRH 甲促素釋放激素, 366

thyroxine; tetraiodothyronine; T$_4$ 甲狀腺素, 381

Tiagabine (Gabatril®), 108, 111

Ticagrelor (Billanta®), 349

Ticarcillin (Ticarpen®), 432

Ticarcillin / Clavulanic acid (Timentin®), 432

Ticlopidine (Ticlid®), 349, 352

tics 抽搐, 154

Tigecycline (Tygacil®), 436, 445, 446

Tiludronate (Skelid®), 417, 419

Timolol (Timoptic®), 67, 84, 85, 87, 134, 135, 293, 300

Tinidazole (Tindamax®), 494, 499

Tioconazole (Vagistat-1®), 461

Tiotropium (Spiriva®; Tiova®), 70, 261

Tipepidine (Asverin®), 250, 254, 482, 488

Tirofiban (Aggrastat®), 350, 352

tissue factor; TF 組織因子, 342

tissue plasminogen activator; t-PA 組織型胞漿素原活化劑, 347

Tizanidine (Sirdalud®), 113

Tobramycin (Nebcin®), 439

Tocilizumab (Actemra®), 212, 214

tocolytic agent 子宮收縮抑制劑, 274

Tofacitinib (Xeljanz®), 212, 214

Tolazamide (Tolinase®), 394, 399

Tolbutamide (Orinase®), 393, 394, 399

Tolcapone (Tasmar®), 97, 98, 100

tolerance 耐藥性, 124

Tolmetin (Tolectin®), 200, 204

Tolnaftate (Tinactin®), 462

Tolterodine (Detrol®), 71

Tolvaptan (Tolvat®), 371

tonic-clonic seizures (grand mal) 強直－陣攣
性癲癇（大發作）, 103

Topical 局部給藥, 9

Topiramate (Topamax®), 109, 111, 134, 135,
179, 236

topoisomerase inhibitors 拓樸異構酶抑制劑,
511

Topotecan (Hycamtin®), 515, 528

Toremifene (Fareston®), 532

Torsades de pointes; TdP, 316

Torsemide (Demadex®), 269, 273, 292

Tositumomab / 131I-tositumomab (Bexxar®),
541, 549

total peripheral resistant; TPR 全身週邊阻力,
290

Tourette syndrome 妥瑞氏症, 151

toxic epidermal necrolysis syndrome; TENS
毒性表皮溶解症, 480

toxic nodular goiter 毒性結節甲狀腺腫, 384

toxoplasmosis 弓漿蟲病, 489

Trabectedin (Yondelis®), 512, 519

trachoma 砂眼, 439

Tramadol (Ultraam®), 129, 131, 281, 283

Trandolapril (Mavik®), 299, 302

Tranexamic acid (Transamin®), 351, 352

transcobalamin II 第二型轉鈷胺, 336

Transdermal 經皮吸收給藥, 9

Tranylcypromine (Parnate®), 159, 163

Trastuzumab (Herceptin®), 541, 549

Trastuzumab emtansine (Kadcyla®) (T-DM1),
541, 550

Travoprost, 67

Trazodone (Desyrel®), 161, 164

Tretinoin (Vesanoid®), 550

Triamcinolone (Kenacort®), 189, 191, 253,
255, 379

Triamterene (Dyrenium®), 271, 274

Triazolam (Halcion®), 165, 171

Trichlormethiazide (Metahydrin®), 270

trichomoniasis 滴蟲病, 489

tricyclic antidepressant; TCA 三環式抗憂鬱
劑, 155

Trifluoperazine (Stelazine®), 153

Trifluridine (Viroptic®), 464, 466, 484

Trihexyphenidyl (Artane®), 70, 99, 100

triiodothyronine; T_3 三碘甲狀腺素, 381

Trimipramine (Surmontil®), 157, 163

Triptorelin (Diphereline®; Trelstar®; Trelstar
Depot®), 532, 534, 372

Troleandomycin (Triocetin®), 442

trophozoite 滋養體, 490, 493

Tropicamide (Mydriacyl®), 70

Tropisetron (Novartis®), 233, 235

Trospium (Trosec®), 71

Trypanosoma 錐蟲, 496

trypanosomiasis 錐蟲病, 489

tuberculosis 結核病, 452

Tubocurarine; d-TC 管箭毒素, 72

Tubocurarine, 61, 73

tumor lysis syndrome; TLS 腫瘤溶解症候群,
523

tumor necrosis factor α; TNF-α 腫瘤壞死因
子 α, 208

tumor suppressor genes 腫瘤壓抑基因, 509

tumor 腫瘤, 509

type 1 diabetes mellitus; T1DM 第一型糖尿
病, 387

type 2 diabetes mellitus; T2DM 第二型糖尿
病, 387

type I topoisomerase 第一型拓樸異構酶, 527

type II topoisomerase 第二型拓樸異構酶,
527

typhus 傷寒 , 439

tyramine 酪胺 , 159

tyrosine hydroxylase; TH 酪胺酸羥化酶 , 56, 57

tyrosine kinase inhibitors 酪胺酸激酶抑制劑 , 536

tyrosine kinase-linked receptors 具酪胺酸激酶活性的受體 , 19

tyrosine kinase 酪胺酸激酶 , 389

tyrosine 酪胺酸 , 56

U

U-100 Insulin glargine (Lantus®), 391

U-300 Insulin glargine (Toujeo®), 391, 392

ulcerative colitis; UC 潰瘍性結腸炎 , 237, 447

Ulipristal acetate (Ella®), 406, 409

Umeclidinium (Incruse Ellipta®), 261

uncoating 脫殼 , 99, 473

uncomplicated urinary tract infections 非複雜性的泌尿道感染 , 436

Undecylenic acid (Desenex®), 462

unstable angina 不穩定型心絞痛 , 325

upregulated 向上調節 , 19

uracil 尿嘧啶 , 521

Urea (Ureaphil®), 272, 274

uridine diphosphate glucuronosyl transferase 核苷雙磷酸葡萄醣醛酸轉移酶 , 481

urinary system 泌尿系統 , 267

urine tissue plasminogen activator; u-PA 尿型胞漿素原活化劑 , 347

uriticaria 蕁麻疹 , 192

Urofollitropin (Fertinex®), 369, 374

Urokinase (Abbokinase®), 347, 352

Ursodiol (Urso-deoxycholic acid; UDCA), 241, 243

V

vaginal suppository 陰道栓劑 , 9

Valacyclovir (VCV) (Valtrex®), 464, 465, 484

Valdecoxib (Bextra®), 202, 204

Valganciclovir (Valcyte®), 464, 472, 486

Valnemulin (Econor®), 445, 446

Valproate sodium (Depakene®), 107, 110

Valproic acid (Depakene®) 帝拔癲 , 106, 110

Valrabicin (Valstar®), 514, 524

Valsartan (Diovan®), 300, 302, 305

van der Waals 凡得瓦力 , 19

Vancomycin (Vancocin®) 萬古黴素 , 435, 437

Vancomycin resistant enterococci; VRE Vancomycin 具抗藥性之腸球菌 , 443

Vandetanib (Caprelsa®), 538, 542

Vaniprevir (Vanihep®), 470, 486

Vardenafil (Levitra®), 279, 283

Varenicline (Champix® 戒必適), 182

Varicella Zoster Virus; VZV 帶狀疱疹病毒 , 464

vasodilators 血管擴張劑 , 290

Vasopressin (Pitressin®), 94, 370, 374

Vecuronium (Norcuron®), 73

Velpatasvir (Epclusa®), 464, 470, 486

Venlafaxine (Effexor®), 158, 163, 169, 170, 171

ventricular dysrhythmias 心室心律不整 , 315

ventricular fibrillation; VF 心室顫動 , 316

ventricular premature contraction; PVC 心室早期收縮 , 316

ventricular tachrcardia; VT 心室搏動過速 , 316

Verapamil (Isoptin®), 134, 135, 296, 302, 311, 316, 325, 324, 329

very low density lipoproteins; VLDL 極低密度脂蛋白 , 353

vesicular monoamine transporter; VMAT 囊泡單胺轉運蛋白 , 57

Vidagliptin (Galvus®), 400

Vidarabine (Vira-A®), 466, 484

Vigabatrin (Sabril®) 赦癲易, 108, 111

Vildagliptin (Glavus®), 397

Viloxazine (Vivalan®), 159, 163

Vinblastine (Velban®), 514

vinca alkaloids 長春花生物鹼, 514, 525

Vinca rosea 長春花植物, 525

Vincristine (Oncovin®), 514

Vinorelbine (Navelbine®), 514

violinist wrist 提琴腕, 114

Vitamin B_3, 359

vitamine D 維生素 D, 413

vitamine K epoxide reductase 維生素 K 環氧化物還原酶, 346

vocalization 發聲作用, 154

Volume of Distribution; Vd 分布體積, 11

Von willebrand disease; vWD 類血友病, 371

Vorapaxar (Zontivity®), 350, 352

Voriconazole (Vfend®), 463

Vorinostat (Zolinza®), 540, 546

Vortioxetine (Brintellix®), 161, 164

Voxilaprevir (Vosevl®), 470, 486

W

Warfarin (Coumadin®), 346, 352

Wilm's tumor 威爾斯氏腫瘤, 525

withdrawal syndrome 戒斷症狀, 124

X

Xanthine oxidase 黃嘌呤氧化酶, 522

Xylometazoline (Otrivin®; Xylomet®), 77, 252, 255

Z

Zafirlukast (Accolate®), 254, 255, 258

Zalcitabine (Hivid®) (Dideoxycytidine; ddC), 478, 487

Zaleplon (Sonata®), 167, 171

Zanamivir (Relenza®), 464, 473, 486

Ziconotide (Prialt®), 129, 131

Zidovudine (Retrovir®) (Azidothymidine; AZT), 477, 478, 487

Zileuton (Zyflo®), 258

Ziprasidone (Geodon®), 153

Zoledronate (Aclasta®), 417, 419

Zollinger-Ellison syndrome 若埃二氏症候群, 221

Zolpidem (Ambien®), 167, 171

Zomitriptan (Zomig®), 133, 135

Zonisamide (Zonegran®), 107, 111, 236

zygote 受精卵, 490

國家圖書館出版品預行編目資料

藥理學 / 呂安云編著. – 三版. – 新北市：
新文京開發出版股份有限公司, 2024.01
面；　公分

ISBN　978-986-430-987-0（平裝）

1. CST: 藥理學

418.1　　　　　　　　　　　　　112018573

藥理學（三版）　　　　　　　　　（書號：**B431e3**）

編 著 者	呂安云
出 版 者	新文京開發出版股份有限公司
地　　址	新北市中和區中山路二段 362 號 9 樓
電　　話	(02) 2244-8188（代表號）
Ｆ Ａ Ｘ	(02) 2244-8189
郵　　撥	1958730-2
初　　版	西元 2018 年 10 月 31 日
二　　版	西元 2021 年 02 月 15 日
三　　版	西元 2024 年 01 月 02 日